The Mark
of
Shame

Stigma of Mental
Illness and an Agenda
for Change

恥の烙印

精神的疾病への
スティグマと
変化への道標

スティーブン・P・ヒンショー｜著
Stephen P. Hinshaw

石垣琢麿｜監訳　柳沢圭子｜訳

Ψ
金剛出版

◉凡例
・本文中の原注は「＊1」と記し、巻末に一括する。
・本文中の訳注は「＊A」と記し、各章末に一括する。

日本語版への序文

二〇〇七年に初版が世に出てから一〇年が過ぎ去った。日本語版が出版されると聞いて、本書に対する新しい読者を得られることを心から嬉しく思う。

初版が出版されて一〇年後のいま、精神的疾病に関するスティグマとの戦いでの勝利を――あるいはせめて進歩を――報告できていたら、こんなに嬉しいことはなかっただろう。そのときは、この翻訳書が勝利の宴に花を添えることになったに違いない。しかし、状況は相変わらず悲惨なものである。(a) この有害な構成概念の本質を理解すること、(b) 精神的疾病に関連する偏見、差別、スティグマを減じるための組織的努力を強化すること、という二点へのニーズはまったく高まっていない。以下、その問題を検討したい。

まず、精神的疾病の重圧は世界中で高まりつづけている。精神障害の高い罹患率が示すように、非常に多くの人々が疾病を抱えて苦しんでいる。実際に、精神障害は特別な家族の限局的でまれな問題ではない。どのような家族をも苦しめる可能性があり、しばしば大変重篤な問題を引き起こす。加齢に伴う疾患が生じると、亡くなる直前まで、身体的疾病より精神的疾病のほうが障害関連の重圧は大きくなる。重篤な精神的疾病は、危険行動、身体的健康の低下、ヘルス・ケアへの関心の低下、自殺などの原因となり、寿命を一〇年から二五年も短くする。世界保健機関によると、精神的疾病に係わる費用は数十億ドルでは収まらず、数兆ドルにのぼると試算されている。個人の、家族の、社会の苦痛と負担は、国家予算を超えるまでになっているのである。精神障害への治療法が数多く開発されているにもかかわらず、完全な治癒はまだむずかしい。それよりも、考えられないくらいの多くの人がまだ治療を受けることができないでいるという事実のほうが問題である。こうしたことが、本人と家族の恥の意識と同様に、エビデンスベースの治療に対しても差別意識を生むことにつながっているのである。実際のところ、当事者が効果的な治療法へアクセスすることはほとんどなく、内在化したスティグマは支援を求めようとする当事者の気持ちを萎えさせてしまっている。

次に、これは悲劇的なことなのだが、精神障害に関する一般市民の知識は増えたにもかかわらず、その態度は強くスティグマを含んだままであり、それは特に社会的拒否と社会的距離の面において顕著である。たとえば、アメリカでは、精神的疾病が暴力的行為に関連すると信じている人が、六〇年前の三倍以上になっているのである。その理由のひとつは、銃撃事件へのマスコミの過剰な報道である――それはしばしば、精神障害というきわめて限定された理由から生じた犯罪なのだというレッテルをはられる。最近数十年間で脱施設化が強力に推し進められてきたが、その後のコミュニティ支援にはほとんど財政的支援が行なわれていないため、膨大な数のホームレスと希望を失った人々（hopeless）が出現している。自殺率が殺人率よりもきわめて高いという事実、あるいは、精神的疾病を抱えている人々は罪を犯すよりも犯罪の犠牲にきわめてなりやすいという事実は報道されないままである。

日本に目を向けると、二〇一三年に安藤たちが、精神的疾病へのスティグマが非常に強いことを明らかにしている。日本人サンプルで最も多かった反応は、精神的疾病からのリカバリーに対する強い悲観主義であった。それと同時に、精神的疾病をその個人に帰責する傾向も強かった。つまり、精神的疾病は生物学的原因からというよりも、パーソナリティに関連した原因、あるいは社会的原因から生じるという考え方が強いということである。また、精神的疾病を抱えた人々と社会的距離を取りたいという欲求も非常に強かった。ここから日本人は台湾やオーストラリアよりも精神的疾病に対するスティグマが強いことがわかっている。これには、同調圧力が強いという文化的な要因が関連しているのだろう。それは文化的価値の中心でありつづけているし、そのためにコミュニティケアよりも施設でのケアを求めるのかもしれない。

スティグマに対する解決策のひとつは、精神的疾病が遺伝的要因によって引き起こされた「脳疾患」だという考え方を広めていくことである。論理的には、常軌を逸した行動がコントロール不可能な原因に帰せられれば、スティグマをくじくことができるはずである。しかしながら、精神障害を遺伝的あるいは生化学的な原因に帰すればスティグマが完全に解消できると信じることは間違っている。このような帰属のありかたによって、当事者への非難は減少するが、同時に悲観主義と社会的距離が高まるからである。そのため、精神病理モデルは、還元主義的な生物学的原因論よりも、生物学的脆弱性と環境危険因子との相互作用をさらにいっそう強調するようになった。

精神的健康に問題を抱えた人を「人として扱うこと（humanizing）」はきわめて重要である。それは、倫理的なモデルから生じる非難や、還元主義的な生物学への帰属から生じる悲観主義と関連する非難に対抗する力を生む。現在とは異なるメディアの利用や表現で、地方レベル、国家レベル、国際レベルで精神的疾病についてのアクティヴ・ダイアローグを繰り広げなければならない。また、それは、「閉じたもの」ではなく「開かれたもの」である必要がある。

スティグマを減らす道にはさらに何が必要だろう？　本書の最後に書かれているように、スティグマのような社会的問題との戦いは複雑であり、多元的な努力が必要とされる。政治は反差別法の立法を命じ、法の遵守を強化しなければならない。メディアは、これまで頻繁に報道されてきた、無能力で暴力的だという当事者のイメージや表現を止めなければならない。コミュニティサービスは社会的孤立ではなく社会的統合を促進すべきである。エビデンスベースの治療法もさらに普及させねばならない。つながりと共感が懲罰的な対応や哀れみ（それらは本質的にスティグマによるものである）にとってかわらなければならない。

最後に、精神的疾病は基本的人権の問題だということを指摘しておきたい。精神的疾病を抱えた人々を人として扱い、それによっていまなお悲惨と絶望の代名詞でありつづけている恥の意識とスティグマを解消するために、すべての社会において、政策立案者、臨床家、研究者、家族、そして当事者の最善の努力が必要とされている。どのような社会も、精神障害を性格が弱いからだと非難しつづけたり、問題解決のための生産的な議論を制限しつづけたりすることはできない。問題と恥の意識が結びついている期間が長ければ長いほど、精神的疾病を抱えた人々への悪影響は日々強くなっていくだろう。

さらに光ある未来を期待しつつ、私は本書の日本語訳が出版されることを心から歓迎する。

二〇一六年六月

カルフォルニア大学バークレイ校にて
スティーブン・P・ヒンショー

謝辞

このような本は、仕事というよりも、書きたいからこそ書くものである。執筆期間を通じて、私はさまざまな考え方を知り、多種多様な科学的文献を読み、歴史書から最新の新聞雑誌記事に至るまで参考資料を渉猟した。周囲のサポートがなければ、このようなことはできなかっただろう。

何年も前、ダンテ・チッケッティは、彼が編集している学術誌『発達と精神病理学（Development and Psychopathology）』の特別号に、スティグマと精神的疾病に関する論文を寄稿するよう勧めてくれた。私が当時、父の長年の精神的疾病について本を書いていたことや、精神障害に付いて回る恥の意識と沈黙への興味を募らせていたことを知っていたからである。その論文をダンテとシェリー・トスと一緒に書いた後、この本も共同で執筆することになった。しかし、私が作業をどんどん進めたのに対し、ほかの二人には別の仕事が増えていったため、共著は実現しなかった。とはいえ、本書に出てくる子どもについてのヴィネット〔短い挿話〕や、回復力と発達問題に関する主要な考え方のいくつかは、二人が提示してくれたものである。二人の骨折りとサポートに心からの感謝を伝えたい。

大勢のスティグマ研究者が私の考えに影響を与えた。パトリック・コリガン、ジェニファー・クロッカー、ジョン・ドヴィディオ、アメリゴ・ファリーナ、スーザン・フィスク、サミュエル・ガートナー、アーヴィング・ゴッフマン、ニック・ハスラム、ブルース・リンク、ブレンダ・メイジャー、デイヴィッド・ペン、ジョー・フェラン、ノーマン・サルトリウス、オットー・ウォールほか、多くの先駆者に深い称賛の意を表したい。おかげで、この本を書くことができた。次世代の研究者と活動家はこのような人たちに深く感謝しなければならない。

注意深く丁寧に各章の草稿を読んでくれた、アンドレア・スティアーとルーディ・メンドーザ＝デントンにも厚い感謝の意を表する。二人の批評は鋭く、洞察に満ちていた。一部の章について核心を突く意見をくれた、デイヴィッド・ドノヴァン、ジョエル・ルムールト、リン・オコナーにもお礼を申し上げたい。マリオ・アセヴェス、ブライアン・ボーン、ジェシカ・ボレッリ、ホイットニー・ブレックワルド、ジョン・ゲリー、リズ・オーエンズの提案、激励、さまざまなサポートにも感謝している。また、最終稿直前の草稿には、匿名の人物二人が的確な意見をくれた。そのほか、ケイ・レッドフィールド・ジャミソンは、私がカリフォルニア大学ロサンジェルス校（UCLA）神経精神医学研究所で実習していたときの指導者を務め、スティグマの問題への感性を高めてくれた。深く感謝している。さらに、見事な手際で編集を手助けしてくれたキャサリン・ファンにもお礼の言葉を述べておく。

オックスフォード大学出版局の担当編集者、キャサリン・カーリンは、この本の出版の可能性を話し合って以来、ずっと全面的に励ましてくれた。本を書く人なら誰でも知っているように、本当に完成するのかどうかに疑念がわいたとき、そのようなサポートと励ましは必要不可欠である。キャサリンは、大切なメッセージを伝える時機を察する鋭いアンテナをもっている。

多くの意味で、この本の構想はずっと以前に生まれていた。父が長年、精神障害を抱えていたことや、大人になった私に徐々にそれを打ち明けるようになったことを含めて、子どもの頃からのさまざまな経験がなければ、精神的疾病やそのスティグマに興味をもつことはなかっただろう。そして、母の支えがなかったら、私の家族は誰一人、あの状況を乗り切れなかっただろう。この本のルーツは、父と母の両方にある。

妻のケリー・キャンベル・ヒンショーは、心理的、知的な面で絶えず私をサポートしてくれた。妻もいま、本の出版に取り組んでいて、持ち前の芸術的な審美眼を世界の子どもたちのために生かそうとしている。妻への愛情と感謝の念は尽きることがない。いままさに大人になろうとしている長男、ジェフリー・ウィン・ヒンショーには、科学と思いやりを融合させてライフワークに取り組んでもらいたい。私の最大の望みは、末っ子のエヴァン・ロバート・ヒンショーのためにこそある。この子が成長していく世界には、人間性を奪い、スティグマを与える精神的疾病というものが、いまよりずっと少なくなっていてほしいのである。

また、手垢のついた言葉だが、事実なので記しておきたい。ここで挙げた方々には深い敬意を表するが、この本に誤りがあったなら、それはひとえに私の責任である。

重要性を増しつづけるこの分野が、本書によって関心や興味を引きつけるとともに、さらに精緻になるよう、強く願っている。しかし、この本によって、新進の研究者や臨床家、あるいは落胆しつつも希望を捨てていない精神障害の当事者または家族を、たった一人でも手助けできたなら幸いである。精神障害を抱えたすべての人、そしてそのケアをしている人やサポートシステムに、本書を捧げたい。私たちはただ、懸命な努力が報われるよう求めているだけである。

序文

精神的疾病[*A]は、人類の誕生以来ずっと存在し、無数の人とその家族、地域社会に影響を及ぼしてきた。現在では精神障害に関わる大きな前進が続々と起きており、特に治療法の選択肢は著しく進歩している。しかし、精神障害に示される感情的反応と言えば、いまだに恐怖や憐れみや軽蔑がほとんどで、社会は依然として追放、処罰、放置といった対応を取っている。精神的疾病の性質を考えれば、共感をもちつづけにくいのは無理もないが、敬意に欠けた不公正な扱い方を見ると、もっと深い理由があることが察せられる。

ある面では、変化も感じられる。精神障害を抱えた人の「カミングアウト」が増えてきていることである。いまでは有名人がさまざまな経験を公にしている。たとえばキティ・デュカキス（民主党の元大統領候補だったマイケル・デュカキスの妻）は物質乱用と気分障害と電気けいれん療法について、女優のブルック・シールズは産後うつ病について、ジャーナリストのジェイン・ポーリーは双極性障害について、作家のウィリアム・スタイロンは自殺衝動について、そして人気スポーツ選手（たとえば、ニューヨーク・ヤンキースの選手で、二〇〇五年にアメリカンリーグのMVPに選ばれたアレックス・ロドリゲス）も心理療法を受けたことを打ち明けている。[*1] 一般人の態度もオープンになっていて、心理療法を受けたり、プロザックなどの向精神薬を服用したりしていることを告白するようになってきている。では、私たちは本当にオープンで寛容な、新しい時代を迎えたのか?

一九九九年には、ビル・クリントン大統領とティッパー・ゴア〈当時、副大統領だったアル・ゴアの妻〉が、史上初のホワイトハウス精神保健会議を主催した。[*2] この会議では、精神障害の重要性が宣言され、精神障害を抱えた人には身体疾患を抱えた人と同様の敬意を払うべきであることが明言された。また同年、アメリカ公衆衛生局長のデイヴィッド・サッチャー博士が、精神障害に関する報告書を発表している。これほど高い官職の人物が精神障害の報告書を発表したのは初めてだった。その画期的な報告書のなかで目を引いたのは、スティグマこそが「精神的疾病と精神保健の領域で、今後の前進を阻む最も手強い障害物だ」という主張である。[*3] どちらの出来事も、今後、精神的疾病に関する公の議論が日常的に行なわれるようになるという希望を生んだ。注目度では劣るものの、二〇〇三年の夏には、精神保健に関する新自由委員会が、アメリカの現在の精神医療制度を「めちゃくちゃ」だと改めて評し、変革すべき重要な点は、精神保健問題への一般市民の理解を高めること、精神的疾病を早期に発見すること、医療を受ける機会の格差を解消すること、科学的研究の質を高めること、サービスの提供方法を家族や消費者を中心にしたものにすることだと指摘した。[*4] ほかの国々も、全国レベルの啓発活動を精力的に進めている。[*5]

これらは実に明るい徴候である。しかし、その裏で起きている現象にも目を向けなければならない。たとえば、有名人による精神的疾病の告白に、別の有名人が猛攻撃して話題をさらったこともあった。一例として、俳優のトム・クルーズはブルック・シールズを激しく非難し、「精神的疾病は弱さを表していて、薬物療法は体を蝕む」などという見解を二〇〇五年に示している。社会全体を見渡すと、精神的疾病の原因と治療法の研究費はいまだに身体疾患の研究費に遠く及ばないし、精神障害への保険適用はほかの病気への保険適用と同等ではない。しかも、精神保健分野の専門家や科学者までもが、スティグマと闘うことを強いられている。精神障害の研究と治療が、名誉ある仕事とは見られていないためである。

精神的疾病を抱えた人は依然として差別を受けている。住居の獲得や就労の面でまともな機会を奪われ、投票する権利、運転免許を取得する権利、子どもの親権を維持する権利も制限されている。この種の差別は、能力低下が証明されたからではなく、ただ精神障害の病歴があるというだけで行なわれることが多い。メディアのなかのステレオタイプは、精神的疾病を抱えた人の暴力の多さを強調し、嘘や嘲りさえ交えてこのテーマを扱う。実際には、暴力を振るう可能性が高いのは精神的疾病を抱えた人のうち少数の人だけである。逆に、重い精神障害を抱えた人は、暴力犯罪の**被害者**になる危険性が一般の人よりはるかに高い。この事実は、精神的疾病を経験している非常に多くの人が、きわめて低い水準の生活を送っていることを物語っている。[*6]

精神障害を抱えた人は昔から、処罰や残酷な仕打ちだけでなく、大量虐殺の標的にさえされてきた。現在では、善意から進められた脱施設化によって大半の精神科病院から入院患者がほぼ消えたが、地域治療には十分な資金が投じられてこなかった。そのため、たちまちホームレスになったり、数十年前の大きな州立病院と変わらないほど劣悪な施設に住まざるをえなくなったりした人が、都市の路上にあふれることになった。存続している公立病院も、人手不足、患者への暴行、薬物の売買、危険なほど大量の向精神薬の投与、自殺といった問題を抱えている。[*7]

このような状況はどの国でも同じである。放置し、見捨てるという傾向は、国境や文化の垣根には遮られないのである。

精神的疾病に抱かれている悪いイメージや、無知の蔓延ぶりを考えると、精神障害を抱えた多くの人が何年も、いや何十年も手助けを求めないのも不思議ではない。[*8] 事実を隠すという対処法を取る人はいまだに多い。精神的疾病の病歴は、大半の人にとって決して打ち明けたくない人生経験のひとつだからである。家族は強い影響を受け、罪悪感や自責の念を覚えたり、困難に遭遇したり、心理的負担をはっきり感じたりする。さらに、「精神的疾病になるのは親の育て方が悪いからだ」という一般的な考え方が、家族へのスティグマをあおる。実際、つい最近まで、精神保健従事者の間でもこの考え方が幅を利かせていた。

スティグマ

では、精神的疾病に関心がある人は、この現状をどう理解すればよいのか？ **スティグマ**とは、社会の主流からおとしめられている集団に属するがゆえに負う、強烈な恥ずべきしるし、または欠陥を意味する。人種的少数派は、いつの時代もスティグマを負わされてきた。ほかの多くの外集団も同じである。私が主張したいのは、精神的疾病を抱えた人はきわめて強いスティグマを受けるということであり、このテーマを本格的に研究する人のほぼすべてが、同じ考えをもつようになってきている。

たとえば、現代社会で最も屈辱的な呼ばれ方は何か？　次のような言葉について考えてほしい。頭がおかしい、バカ、気違い、精神異常、いかれている、狂っている、頭の病気、気が触れている——精神的疾病の類義語や俗語はほかにも山ほどあり、民族や人種や性別に関わる罵り言葉と同じく、相手を嘲るものである。子どもが自分の嫌いな相手をけなし、追い払おうとするとき、初めて口にする言葉もこのなかにある。私たちは一生、スティグマを与える言葉を使いつづけるのである。大部分の人は現在の規範に従って、一世代前によく聞かれた人種と民族に関わる罵り言葉を使わなくなっているが、精神障害を意味する罵り言葉にはほとんど制約がない。無知をさらした人を「知恵遅れ」と呼び、常軌を逸した行動を取る人を「精神異常者」と呼び、支持できないアイディアを「気違いじみている」「正気でない」と評することは、許容されるばかりか、ごく日常的なことである。

昔から精神的疾病を表すのに使われてきた言葉についても、考えてみてほしい。狂気、精神錯乱はそのほんの一部にすぎない。これらの言葉は永続的な理性の喪失を意味しており、それを理由に、精神的疾病を抱えた人の権利の制限が正当化されることも少なくない。精神的疾病自体がもたらす苦痛だけでも壮絶なのに、人に顧みられず、恥ずべき有害な人間とみなされては、生きていくことさえ不可能になるかもしれない。

精神的疾病には、家族にとっても社会の成員にとっても対処しにくい部分が多々ある。実際、自暴自棄な行動や、怒りに満ちた行動、不合理な行動、抑えの利かない行動は、見る人に身の危険を感じさせるうえに、心の基本的な安定感とコントロール感を揺るがしかねない。そのようなとき、相手と距離を取って侮辱の言葉すら浴びせれば、少なくとも短期的には自尊心を守り、脅威をかわせる場合がある。しかし、距離を取り、拒絶することは、不安と無知を増幅させ、悪循環を引き起こす。

いったん激しい非難を始めると、人は、精神的疾病を抱えた人には人間としての基本的資質がないと考えるようになる。人間以下という地位が与えられた場合、たいてい過酷な運命が待ち受けていることは歴史が証明している。精神障害を抱えた人たちがこれまでに味わってきた苦しみは筆舌に尽くしがたいが、次の例を読めば漠然とは理解できるかもしれない。[*9]

- 大昔の人間の頭蓋骨に、丸い穴があけられた形跡がある。それは、ほかの人間が円形の鋭利な器具を使わない限り、あけられない穴である。おそらく、頭のなかから悪霊を追い出そうとしたものと思われる。
- いつの時代にも、世間の人々は精神障害を抱えた人を社会の中心から追放して、周縁に置き去りにする傾向があった。「精神異常者は社会ののけ者で、狼人間のように田園地帯をさまよい、馬小屋や豚小屋に寝泊まりした……人々はそのような人を嘲ったり、殴ったり、拷問を加えたり、火あぶりにしたりした[*10]」。
- 一四〇〇年代後半から数百年にわたり、ヨーロッパの何十万人もの女性が魔女の烙印を押された。多くは精神障害を抱えていたと見られるが、悪名高い『魔女への鉄槌(Malleus Maleficarum)』に書いてある教会の公式な規則に従い、女性たちは拷問され、火刑に処せられた。目的は、体のなかから悪魔を追い出し、魂を救うことだった。
- ルネサンス後、ヨーロッパでは精神的疾病を抱えた人のために収容施設《アサイラム》が作られたが、そこでの「ケア」には、鎖や、足かせ付きのさらし台が使われ、鞭打ちや殴打も行なわれた。また、言語に絶するほど不潔で過密な状態が一般的だった。患者は理性を失っているため、ほかの人ほど苦痛を感じないという思い込みが、このような扱いを正当化した。

- 一八、一九世紀の貴族と市民は精神的疾病を抱えた人のための収容施設を見学した。鎖につながれて支離滅裂なことをつぶやいている被収容者を、動物園の動物よろしく観察するためである。このような見学はちょっとした娯楽というわけではなく、富裕層の多くは収容施設に足繁く通った。
- 二〇世紀にヒトラーが導入した強制断種と大量虐殺という政策は、ユダヤ人、ロマ、同性愛者だけでなく、精神的疾病や精神遅滞を抱えた人も対象にしていた。しかし、ヒトラーが権力を握る何年も前に、欧米全域の科学者と精神保健の専門家は、優生学運動の名のもとに、精神的疾病を抱えた人の断種を義務づける法案を推進していた。これがナチスの手本となったのである。
- 現在の精神保健制度では、施設を出た人に基本的なケアすら提供できず、ホームレスを生み出している。ホームレスの人の三分の一以上が重い精神的疾病を抱えているが[*11]、住む場所が見つかっても、体系的なケアは受けられない。現在の多くの「地域」住宅は都市中心部〔スラム化していることが多い〕に隔離されていて、かつての施設と同様、居住者を絶望させるだけでなく、早死にさせることさえある。
- 精神障害を抱える人がアメリカで最も多い施設は、拘置所と刑務所になった。原因は、精神的疾病が引き起こす行為を犯罪とみなす傾向が強まっていることと、大半の公立精神科病院が閉鎖されたことである。刑務所での心理的ケアや精神科医療はあまりにも不十分で、暴力的な環境にさらされれば予後は悪化するだけである。[12] 警察官や法執行官に提供される訓練は皆無に等しい。

- メディアでの精神障害を抱えた人の描き方は、相変わらずステレオタイプと嘲りに満ちていて、精神障害を無能力や暴力と同一視している。このような描写が、広告、新聞記事、テレビ番組、ラジオ番組、映画を通じて、一般市民の態度と感情的反応を形成するのである。
- スティグマは世界中に見出される。インドでは、精神障害を抱えた人が屋外に出されたまま鎖で杭につながれることがあり、ますます正気を失っていく。日本には、個人的な弱みを人に見せたがらないという傾向があり、精神障害を抱えていることは一生、黙っているべきことだとされがちである。中国での調査でも、強烈なスティグマ付与があることが明らかになっている。トルコでは最近、精神科病院での虐待が判明した。麻酔なしでの電気けいれん療法が、懲罰として子どもにまで行なわれていたのである。欧米諸国では、精神障害を抱えた人の半数が治療を求めないか、ケアを受けることができない。第三世界では、この割合が九〇%近くに達する。[13]
- アメリカでは、過去数十年間で精神的疾病に関する知識が向上したが、特に重い精神障害へのスティグマ付与はかえって**強まった**。[14] また、うつ病、注意欠如・多動性障害(ADHD)、自閉症などの診断率が上昇したことで、希望がもてる反面、スティグマを与えられる子どもや青少年や成人が増える恐れもある。

要するに、意識が向上し、情報が増えたにもかかわらず、精神障害を抱えた人の境遇はまだ不安定だということである。精神障害の話題は得てして社会の主流の議論から締め出されているため、精神的疾病を抱えた大半の人の状況や経験は伝わりにくい。その結果、変革運動を起こすことも難しくなる。

本書の目的

私はこの本で、二つの大きな疑問に取り組もうとしている。まず、精神的疾病を抱えた人はなぜ、とりわけアメリカのような近代的かつ非宗教的な社会で、いまだにこれだけのスティグマを受けているのかということである。言い換えると、ここ数十年間で人間の行動への考え方が激変し、科学的知識が格段に向上しただけでなく、精神的疾病は珍しいものではないという認識も広まってきているにもかかわらず[*15]、なぜスティグマはいまだに蔓延しているのか？　共感とサポートを切実に必要とするのに、精神的疾病はなぜ、共感的な反応を呼び起こすことなく、それを断ち切ってしまうのか？

私はこの疑問に取り組むため、さまざまな考え方を参考にするつもりである。科学的な考え方のひとつとして、社会心理学も採り入れる。社会心理学とは、集団間の関係を扱い、人が「自分と密接な関わりがある」とみなす人々（内集団）と、「よそ者」とみなす人々（外集団）を瞬時に識別する心理的プロセスを研究する学問である。また、社会学からは、ラベリング理論――権利を奪われた人への反応を方向づける、ラベルの力についての理論――の考え方を採り入れる。

さらに進化心理学からは、他者がもつ特定の差異や逸脱を感知する、自然選択されたメカニズムについて論じる。そのほか歴史上の動向も検証し、これまで人間が精神障害に示してきた反応や対応をたどっていく。この分析からわかるのは、精神障害に対する社会の態度の変化が周期的に繰り返されていることである。前進したかと思えば、また恐怖や排除や残虐行為へと逆戻りするのである。

つまるところ、近年さまざまな進展があったとはいえ、精神障害を抱えた人は依然として、驚くべき割合で差別とスティグマを受けている。その結果として起きる放置や排除といった反応によって、十分な研究費の確保と臨床的ケアが妨げられ、「精神的疾病は死ぬまで治らず、絶望的で、忌み嫌われてもしかたないものだ」という誤解が生まれる。当事者も、家族も、地域社会も、社会全体も、その影響を広く被っている。

二つめの根本的な疑問は、古くからあるこの問題にどのような解決策が取れるかということである。精神障害に関わるスティグマと闘ううえで、手引きとなるような知見は存在するのか？私は、臨床心理学、社会心理学、精神医学、分子遺伝学、公衆衛生学、立法政策、宣伝戦略など、多様な分野に目を向けながら、この問題について論じるつもりである。たとえば、精神障害を「脳の病気」とみなすことは、思考を明確にしたりスティグマ付与を低減させたりするのにプラスなのか、マイナスなのかについても検討する。また、最も成果を上げそうな社会啓発活動や社会変革のほか、個人レベルで取れる手段も考察する。急速な前進は保証できないが、現在、オープンな風潮が生まれ、進歩が見られるのは事実である。個人的な体験の告白は、きわめて重要な変革の手段である。そのような体験談によって、精神的疾病に人間味を与えられるかもしれない。

本書の構成

第一章では、精神障害という、とらえにくい概念の定義を提示し、主な精神的疾病のいくつかを、例を用いて説明する。この章の目的は、精神的疾病から生じる症状や支障を描写することと、科学者や一般市民が逸脱行動をどのように理解しようとしてきたかを考察することである。また、ステレオタイプ化、偏見、差別、スティグマという、互いに関連した概念も定義し、本書全体の土台を築く。スティグマという言葉は、強烈であるだけでなく、過激だとさえ言える。もともとは身体に刻まれたしるしや烙印を意味し、現在では、その人に根深い欠陥があることを示す深い心理的な「汚点」と結びつけられている。したがって、「精神障害は本当にスティグマを受けている」と主張するには、十分な根拠が必要である。[*16]

第二章では、スティグマと差別に関わる社会心理学、社会学、進化心理学の考え方を検討する。その中で、興味深いさまざまな研究の結果を取り上げる。スティグマのプロセスはどの社会集団にもきわめて広く見られるが、これを抑制し、克服することは可能だということが、この章で明らかになる。

第三章では、精神障害に対する考え方と反応の歴史を、先史時代から一九世紀末まで検討する。過去一〇〇年間は科学的知識が著しく進歩したため、二〇世紀の考え方は第四章で別個に扱う。この一〇〇年の動向をすべて論じようとすれば、それだけで本が一冊できあがるかもしれないが、ここでは、精神的疾病への現代のスティグマ付与に関連した、特に重要なテーマのみを取り上げたい。

第五章では、精神的疾病に対する一般市民の知識、態度、行動反応の科学的データを検討し、精神障害を抱えた人が本当にいまもスティグマを受けているのかという疑問について考える。また、家族、精神保健の専門家、当事者自身の視点も取り上げる。「スティグマ付与はいまも存在するのか」というのは、口先だけの問いかけではない。数十年前、有力な研究者と評論家が、精神障害に関わるスティグマは過去のものになったという結論を下したのである。私は証拠を慎重かつ客観的に評価するつもりである。発達の問題に関しては情報がきわめて限られているが、子どもとスティグマについてのデータも紹介する。

第六章では、言葉遣いの習慣、公共メディアが伝える内容、精神保健従事者が示す態度、差別的な政策、当事者および家族の物語《ナラティヴ》に見られる考え方などを指標として、スティグマ付与の証拠を幅広く検討する。このようなデータはきわめて大きな力をもっている。実際、科学的ではない素材が示す証拠のほうが、正式な科学研究の結果よりいっそう興味深い場合もある。

第七章では、前章までの内容をまとめて、精神的疾病のスティグマについて簡潔かつ総合的に説明する。この章で中心となるのは、脅威——知覚者と、スティグマの受け手の双方に関わる脅威——の概念である。[*B] 実際、行動パターンや精神的疾病というラベル自体が、社会の成員に現実的な脅威と象徴的な脅威を与えることを考えれば、これまでの精神障害への残酷な対応もおおかた説明できる。この章の目的は、精神的疾病への否定的な反応について社会全体を責めることではなく、なぜ恐怖と排除と非難が起こりがちなのか、その原因を理解することである。第八章では、精神的疾病へのスティグマ付与に関する今後の研究に向けて、提言や戦略を述べる。この章の内容が、社会全体はもちろん、この興味深くも悩ましいテーマに挑む次世代の研究者にも役立つことを願っている。

残りの章では、精神的疾病へのスティグマおよび差別と闘う方法を考察する。まず第九章では、社会全体に広く影響を及ぼせるような、法律、政策、地域社会の取り組みの戦略を論じる。第一〇章の焦点は公共メディアと、精神保健従事者の態度および慣習である。第一一章では、精神障害を抱える人とその家族について考え、治療を受けることと権利擁護団体に参加することの重要性に目を向ける。高い効果が得られると言われている治療を受けることは、スティグマと闘う唯一の方法ではないが、きわめて重要な方法ではあるだろう。最後の第一二章では、スティグマに関心をもつ人にとっての今後の懸念事項と課題を検討する。

個人的な背景と最終目標

精神障害とは何か、そしてなぜ精神障害がスティグマを受けるのかという問いは、複雑で難しい反面、いたく興味をそそり、徹底的に解明するだけの価値がある。この問題にややこしい歴史があり、膨大な量の研究結果が存在することを考えると、証拠は客観的に検討しなければならない。しかし、精神的疾病がこれまで放置や差別や残虐行為という反応を受けてきたことを考えると、冷静でいることは難しく、特に変革の提案をせずにはいられない。したがって、私は両者のバランスを取るよう努めるつもりである。この問題がいくら切迫したものだとはいえ、証拠を綿密かつ科学的に評価できなくなることは避けたい。しかし、それと同時に、客観的なだけの立場を超えて、スティグマの克服のために明確で実際的な提言を行ないたいのである。

私の個人的な背景が、この問題に独自の視点を与えているかもしれない。第一に、私は仕事で発達精神病理学――子ども、青少年、成人の精神障害の原因について研究する学問――に携わっている。一般的な科学的原理にも興味があるが、一人一人の生活のなかに存在する、独特で動的な変化のパターンにも関心がある。このような二元的な視点はスティグマのようなテーマには重要である。スティグマは、一般則に従いながらも、各当事者や家族ごとに独特で個別の現れ方をするからである。

第二に、私は臨床心理士として、評価手順と治療プログラムについて多くの経験をもっている。たとえば、注意力や学習の問題を抱えた子どものサマーキャンプ・プログラムを何度も実施してきたし、治療法の研究は博士論文の執筆時から行なってきた。そのおかげで、子ども、成人、家族が受けるスティグマとその影響をじかに見ることができた。また、研究者として訓練を受けたため、科学的証拠を評価する経験も積んでいる。

第三に、私には家族として精神的疾病に関わった経験がある。そのうち最も大きいのは、父が長年にわたって双極性障害を抱えていたことだが、その他の親族も何人か、別の精神障害を抱えていた。父は多くの面で打たれ強かったが、疾病自体と、それによって受けたスティグマは、父だけでなく家族全員にも大きな打撃を与えた。このような経験が、客観性と、経験者の視点の融合に役立つことを願っている。[*17]

結局、私の目的は次のようになる。精神的疾病と、それが引き起こす人間の反応への理解を促すこと。精神障害と、それに対するスティグマ付与のさらなる研究を活性化させること。（精神障害によって生じる大きな苦難を認識しながら）精神的疾病に伴いがちな混乱と絶望に襲われている人への共感を喚起すること。そして、地域レベル、国家レベル、国際レベルで差別とスティグマ付与の低減につながる、個人、家族、社会の行動をはっきり提示することである。近年、治療と研究に大きな進歩があったとはいえ、精神障害は今後も当分、存在しつづけ、生活の支障や、能力の低下や、悲劇さえ生み出すだろう。スティグマが一夜にして消え去ることはなさそうである。それでも私たちは、人類史上あまりにも長く続いてきた強烈な不名誉と嘲りを、精神障害を抱えた人たちに今後も味わわせてはならない。明るい未来をもたらすには、無知を知識に変え、保護的ケアと不十分な地域介入ではなく効果的な治療を実施し、法律で平等を義務づけ、精神障害の（ステレオタイプではなく）現実との接触によって人々の共感を引き出す必要がある。精神障害を経験する人も、その家族や地域社会も、それ以下の状態に置かれてはならない。

◉訳注

＊精神障害名について
本書における精神障害名の日本語訳は、基本的に、原著が執筆された当時のＤＳＭ-Ⅳ（あるいはＤＳＭ-Ⅳ-ＴＲ）に準拠する。

＊Ａ――「精神的疾病」
本書では、原著でmental illnessと記されているものを精神的疾病、mental disorderを精神障害と訳す。精神疾患（mental disease）という用語は、原著では慎重に排除されている。疾患とは、クレペリンが疾患単位と呼んだ意味のものであり、一定の病因、症状、経過、予後、病理組織的

所見などを備えた病的な状態を指す。疾病とは「健康」と対置される「病的」に相当する概念で、疾患によるものだけでなく、人間が社会で生存していくうえで不都合な状態を指す。障害という用語は、disease や illness の概念が不明瞭であることから生じる混乱を避けるために、包括的な概念として使用されている（大熊、二〇一三）。原著において mental disorder が用いられている場合は、ＤＳＭやＩＣＤのような操作的診断基準に掲載されている障害を指している。

文献――大熊輝雄（原著）「現代臨床精神医学」第12版改訂委員会（編集）（二〇一三）『現代臨床精神医学 改訂第12版』金原出版

＊Ｂ――「知覚者」

本書における知覚者とは、精神的疾病に対してスティグマを付与する恐れがある人々全体を指す。

目次

目次

002 — 凡例
003 — 日本語版への序文 — スティーブン・P・ヒンショー
007 — 謝辞
011 — 序文
033 — 第一章 精神障害とは何か、スティグマとは何か
071 — 第二章 社会心理学、社会学、進化心理学からの視点
111 — 第三章 精神的疾病に対する歴史上の考え方とスティグマ
141 — 第四章 精神障害に対する現代の考え方
171 — 第五章 スティグマの証拠（1）— 科学的研究から
205 — 第六章 スティグマの証拠（2）— 日常生活から

245 ―第七章　精神的疾病のスティグマ―議論の総括

271 ―第八章　研究の方向性と重要課題

299 ―第九章　スティグマを克服するために（1）―法律・政策・地域の取り組み

339 ―第一〇章　スティグマを克服するために（2）―メディアと精神保健の専門家

363 ―第一一章　スティグマを克服するために（3）―家族と当事者

385 ―第一二章　今後の課題

403 ―原注

451 ―監訳者あとがき―石垣琢麿

v ―文献

i ―索引

恥の烙印

——精神的疾病へのスティグマと変化への道標

The Mark of Shame : Stigma of Mental Illness and an Agenda for Change

第一章

精神障害とは何か、スティグマとは何か

カールは学校では人並みの成績を修め、数人の友人もいたが、高校卒業後、人付き合いを避けるようになった。それから一〇カ月たったいまは、一日中、自室でひとりごとをつぶやき、部屋からめったに出てこない。頭のなかは理解しがたい考えでいっぱいになっていた。何カ月か前には、赤の他人が路上で自分に合図を送り、危険を——具体的にどんな危険かはわからないが——伝えてきているように思えた。最近、珍しく自室から出て家族の前に現れるときは、手で耳をふさいでいることが多い。「おまえは最低の人間だ。おまえなんて、電波を送るための道具にすぎない」という声を遮るためである。家族は心配を募らせている。カールの頭には、自分が壮大な陰謀の的で、自室を除く家全体に盗聴器が仕掛けられているという考えしか浮かばなくなってきている。また、そのような考え自体がFBI（米連邦捜査局）に伝わってしまうとも信じている。

することといえば、タバコを吸い、同じCDを繰り返し聴くことくらいである。付き合いのあった残り少ない人たちも、カールがご執心の大げさな陰謀話ばかり聞かされて、電話をかけてこなくなった。頭のなかの声が怖くてたまらなくなると、カールは興奮してわめきながら自宅を飛び出すことがある。そんなとき家族は、近

所の人たちにどう思われるかと、強い不安に襲われる。このような行動は激化していったが、カールはどんな医師や専門家にも断固として会おうとしない。それどころか、本人から見れば、問題は自分の心ではなく外の世界にあるのである。家族はうろたえ、うちの一九歳の息子はなぜここまで理性を失い、世間と隔絶してしまったのかと頭を抱えている。親類や近所の住民の間ではすでに好奇心や不安の的になっており、嘲笑を受けはじめていたが、そのような人たちには一体、何と答えればいいのだろう？

　二五歳のアリスは朝の四時に目が覚めるようになった。起きた瞬間から気力がみなぎり、どんどんアイディアが浮かんでくる。そこで、自宅から国内外の取引先に電話やメールを入れ、さまざまな新発明の計画を話して相手を驚かせた。そのなかには、一見、独創的に思える計画もあったが、少し考えれば非現実的なものにすぎなかった。昼間のアリスはカーラジオでやかましい音楽を流しながら車を飛ばし、次から次へと顧客と会っては、自分の新たな投資計画のすばらしさや、勤めている会社を乗っ取る計画など、仕事と無関係の話をして顧客を心配させ、しまいには怒らせた。また、服と本の購入に大金を注ぎ込みはじめたため、恋人も心配するようになった。一度に数千ドルを使うことさえあったのである。しかし、周囲の人から注意を受けるとアリスは怒り、みんなが服を買わせてくれ、自由にやらせてくれさえすれば、自分は飛躍的にキャリアアップできるのに、なぜ邪魔をするのかと言うのだった。酒やコカインなどの薬物も際限なく求めた。

　しかし、あふれる気力と多幸感を覚えながらも、アリスは絶望的な考えを抱き、ときどき怒りの爆発を起こすようになった。世間の人たちはなぜ私のペースについてこられないのだろう？なぜ私が世界的な投資家への階段を上っていることを理解しようとしないのだろう？　間もなく、判断力が低下しはじめた。社長に相談もせず、オフィスの大改造をするために設計コンサルタントを雇い、多額の支払いを約束してしまったこともある。

人から注意されることに怒りは募る一方だったが、やがて「クラッシュ」が訪れた。職場に行かなくなり、沈んだ気分から抜け出せなくなったのである。動きは鈍くなり、感情は不安定で傷つきやすくなった。「こんな人生を生きる価値は本当にあるのかしら」と心のなかでつぶやき、そのうちはっきり口に出して問うようになった。電話のコードを抜いてアパートでひとり一日中、眠っていると、国際的なカリスマ投資家になるという壮大な計画は遠い記憶になっていった。いま特に強く感じるのは、極度の疲労と絶望である。恋人はアリスの人格の変わりように戸惑い、どうやって精神科病院に連れていこうかと頭を悩ませている。

自宅から一キロほどの食料品店へ歩いていくとき、四一歳のホセが感じたのは、最初はうっすらとした不安でしかなかった。何かがおかしい――心の奥に小さな穴があいていて、なるべく早く家に帰れと告げている。しかし、その数日後にショッピングカートを押しながら店内に入ると、恐怖が全身に広がった。「息が止まってしまう」。こんな感覚は初めてだった。血管を巡る血液の流れがありありと感じられる。このまま気絶して死んでしまうのではないか。ホセは必死で息を継ぎながら、店から自宅へと走った。まるで自分の体から抜け出して、この危機的状況を遠くから眺めているような気分だった。何度かしゃがみ込んでは、どうにか立ち上がりながら、ようやく自宅のあるブロックまでたどり着くと、動悸も徐々に落ち着いてきた。自宅のリビングに足を踏み入れたときは、ほっとして泣きそうになった。

その日以降、ホセは自宅から一ブロックしか歩かなくなった。しかし、そんなに近くでも、外にいると不安感がかすかにうごめきはじめた。ついには一歩も外に出なくなったが、それも不思議ではない。職場には病欠の連絡を入れ、毎日、自宅で仕事をさせてくれと上司に頼み込んだ。ホセにとって、自宅と外とはまったく違う世界になっていた。食料品店で経験した、心臓発作で息が止まりそうなあの感覚は何としてでも回避したい。

ホセの世界は狭まる一方である。食事にも出かけず、映画も観に行かず、ただ自宅にいるまま出前を取り、友人に持ってきてもらったレンタルビデオを観るだけである。現在、ホセの最大の関心事は安全であり、どんな犠牲を払ってでも二度とあの恐怖は味わいたくないと思っている。

ベティは最近、食べもののことを考えると、蔑みと嫌悪の念を覚える。激しい空腹はまだしょっちゅう感じるが、必要なのは自制を保つことだと確信している。これまでの一七年間の人生は、思いどおりにいかないことばかりだった。家族を喜ばせるために、よい成績を取ろうと努めたとき。男の子に気に入られるために、かわいく見せようとしたとき。一〇代前半に太りすぎてしまったとき。いま強く信じているのは、一日のカロリー摂取を六〇〇キロカロリーに抑えられれば、理想的な体型になれるうえに、感情と空腹感も完全にコントロールできるということだった。実のところ、太るまいという気持ちは絶対的な信念となっていた。それと比べれば、ほかの目標など、みなどうでもよくなってしまう。これまでもベティには完璧主義の気味があったが、いまでは少年のような完璧な体型を手に入れることだけをひたすら目指している。しかし、この目標は永遠に実現しそうにない。嫌な部分、つまり太っている証拠がひっきりなしに見つかってしまうからである。

一六八センチの身長に対して、体重は四二キロまで落ち込んだ。ときどきふらつくだけでなく、体力の衰えによって厳しい運動メニューを続けることも難しくなっている。しかし、それでもベティは努力をやめず、低脂肪の食品を最少限しか口にしない。ほかの人から見れば、ベティはやせこけ、骸骨のようにさえ見えるのに、本人はお腹のあたりがまだ少しふっくらしていると感じ、その丸みを何としてでもなくしたいと思っている。食事中ほかの人が、もっと食べろと思いきって忠告すると、ベティは激しい怒りを覚える。以前のように食べたいだけ食べて太っていた自分に逆戻りしないよう、どうしても食欲を抑えなければならないのに、この人たちにはなぜわからないのだろう？

ブライアンが生まれて数カ月たった頃、両親は、名前を呼んでもブライアンがほかの子たちのような反応を示さないことに気づきはじめた。しばらくの間、耳が聞こえないのかとさえ思っていた。家族がどれだけ愛情を示そうとしても、ブライアンは応えなかった。母親が抱きしめようとすると、体をこわばらせ、後ろを向いて抵抗した。

幼児期には、近所の子どもと目を合わせたり一緒に遊んだりするよりも、ブロックや人形などのおもちゃを交互にまっすぐ並べるほうがずっとおもしろいようだった。離れた場所にあるものを両親が指さしても、そちらを見ないどころか、両親が関心をもったものを自分に伝えたがっていることにさえ気づかないようだった。しゃべりはじめた頃は、耳にした言葉を繰り返すことがほとんどで、自発語は一切なかった。三歳になる頃には、日課に少しでも変更があるとかんしゃくを起こすようになり、ほどなく両親は疲れきってしまった。

ブライアンが自分だけの世界で生きているという印象は、ひと月ごとに強まってきている。いちばんの楽しみは、ぴかぴか光るもの、特に回転させられるものを眺めるか、音楽を聴くことのようである。聴くだけでなく、きわめて正確にハミングで歌える曲もある。

両親の心のなかでは、どこで育て方を間違ったのかという思いが強まってきている。なぜうちの息子は近所の子たちとこんなに違うのだろう？　ふつうにしゃべったり、ほかの子と楽しく遊んだりできる日が、いつか来るのだろうか？　どうやってブライアンをふつうの人の世界に連れ戻そう？　しかし、ブライアンが食料品店や自宅付近の路上で大きな怒りの爆発を起こすと、周囲から冷たい視線を浴びるため、両親は公の場にはこの子を連れていくまいと思うようになっていた。

両親は友人から、発達障害を抱える子どものための早期集中介入プログラムについて知らされた。心理療法家が自宅を訪問し、ご褒美を用いたり一対一の時間を多く設けたりすることによって、目を合わせ、会話を促す方法を家族に指導するのである。しかし、両親はそのプログラムを調べる気にもならないほど疲れており、生後数カ月間に自分たちが失敗を犯したに違いないという思いから逃れられずにいる。

精神的な疾病は、世界で何億もの人を苦しめている。最近アメリカで行なわれた調査では、精神的疾病の有病率はきわめて高く、比較的重篤で機能を損なう疾病を抱える人が、人口の約六%にのぼることが判明している。そのような疾病は深刻な影響をもたらすことがある。アメリカの一年間の自殺者数は三万人以上で——その大半に重い精神障害が関係している——この人数は殺人事件で死亡する人の約二倍に当たる。[*1] 自殺者の生前の様子を調べると、行動の逸脱や、感情的苦痛、社会的孤立、手助けを得るための本人と家族による積極的な努力（ただし往々にして失敗している）、そして精神的疾病につきものの深い苦しみが示されている。

最初の例に出てきたカールは、妄想を抱き、幻覚があり、思考が乱れ、やる気と感情が乏しくなっていることから、統合失調症という精神障害の診断が下された。次の例のアリスは、躁のような気分の高揚の後、激しいうつに陥ったため、双極性障害と診断された。ホセはパニック障害と広場恐怖を抱えている。それでパニック発作の再発を避けたがり、外出を極端に怖がるのである。ベティはやせることにこだわり、著しい体重減少を示したため、神経性無食欲症と診断された。ブライアンは自閉性障害（別名、自閉症）を抱えている。社会的に孤立し、変化を嫌い、言語発達が著しく遅れていたのはそのせいである。

以上のような簡単な説明だけでも、このような精神障害が生活に明らかな支障を生むことがわかる。もっと多く見られる精神障害、たとえばうつ病や、注意欠如・多動性障害（ADHD）、学習障害なども、やはり大きな苦痛と能力の低下を引き起こす。さらにパーソナリティ障害では、怒り、依存性、強迫性といった極端な特質が、長年にわたってその人の精神世界と行動様式に浸透し、社会的な接触や精神的な健康にきわめて有害な影響を及ぼす場合がある。

科学者、臨床家、一般市民は、このような行動と感情のパターンをどう説明すればよいのだろうか？いつの時代にもさまざまな定義と説明が用いられてきたが、現在のモデルの大半は医学的な分類システムに基づいており、根底に「精神的疾病」があると考えられている。しかし、精神的疾病の概念を定義する作業は、きわめてややこしい。それどころか、精神障害とは何なのかという問題は、人文科学のなかでも特に難しく、激しい議論を巻き起こす。難しさの一因は、脳に関して未知の事柄がまだ多いこと、特に、脳と環境がどう相互作用して行動や感情や自己認識を生むのかが解明されていないことである。もうひとつの問題は、人間の文化がきわめて多様だということである。ある社会では逸脱だとみなされる社会的罪悪や行動が、別の社会では適正だとみなされる場合もある。さらに、精神的疾病は多くの不可解な症状を示すという問題もある。そのような症状は不合理で自滅的な場合が多く、ほかの人たちに脅威を与える場合も少なくない。それを見た人は、自分の精神の安定と自制心も簡単に崩れ去ってしまうのではないかと、不安に陥るかもしれない。

精神的疾病を説明し定義するため、何世紀も前から、臨床的、哲学的、科学的な視点の論文や本が書かれてきた。精神障害とは厳密には何なのか、そして精神障害は現実に存在するのか[*2]についてさえ、今日まで大論争が続いている。このテーマに関してはおびただしい量の論争や発言や証拠があり、ここではとうてい紹介しきれない。ただ、精神的疾病を定義するのに用いられてきたモデルをいくつか提示したい。

しかし、スティグマに関する本でなぜこんなことを論じる必要があるのだろうか？　さっさと本題に入って、さまざまな精神障害へのスティグマ付与について論じたほうがよいのではないか？　私はそうは思わない。なぜなら、精神障害の定義は社会の反応に大きく影響するという、重大な事実があるからである。言い換えると、社会の反応は、精神的疾病の理解に大きく左右されるのである。

実は、精神障害の特徴的な行動に対して社会が示す反応には、少なくとも二つの中核的な層がある。第一に、当事者の特定の行動と感情のパターンは、社会に反射的とも言える恐怖反応を誘発することがある。特に、逸脱の度合いが大きかったり、その行動や感情が人を怯えさせるものだったりした場合はなおさらである。要するに、その行動が十分に脅威だとみなされると、それを見た人はよく考えずに相手を避けることはもちろん、罰しさえする傾向があるということである。

とはいえ、どんな人にも、予期せぬ出来事の原因を探ろうとする強い傾向がある。これが第二の層である。専門用語を使うなら、私たちは異常な出来事に対して**原因帰属**を行なう[*3]。日常的な社会規範に反し、往々にして不安をあおるような異常行動が示されると、人は特に説明を求めがちである。その説明は、特定の文化と時代において逸脱行動を理解し説明するのに使われるモデルと深く関わっている。だからこそ、私たちの社会が精神障害をどのように定義し、どのように理解しているかを考えなければならないのである。定義の内容によって、最初の反応がより反射的に生じたり、そうでなくなったりする場合さえある。たとえ、ある人がまだ**精神的疾病**または**精神障害**を抱えた人に会ったことがなくても、この言葉がもつ社会的な意味と、そこから予想される社会的交流のありようから、その人の示す反応が決まってしまう可能性は非常に高い。

たとえば、行動の逸脱は悪霊の憑依によって起きると考えられている場合には、最初の反射的に生じる反応のほかに、また違った一連の反応が起きるだろう。その反応は、倫理的、宗教的な制約事項に合わせて、懲罰的なものになる可能性はきわめて高い。一方、意志の弱さや道徳心の弱さが原因だとみなされた場合は、異なる社会的反応が予想される（厳しい非難の声が上がったり、もしかしたらその人の道徳心を鍛える試みがなされたりするかもしれない）。また、親の育て方や遺伝子の欠陥が原因とされるときは、それぞれ違った反応が予想されるだろう。これらの説明の多くが同時に存在することを考えると、反応は複雑に入り交じったものになる。

要するに、人々が考える**精神障害**の意味は、逸脱行動に関する予想や最終判断が引き出される際の最大のフィルターとなるのである。ここからは、科学者、臨床家、そして一般市民がそのような行動パターンを主にどのように定義してきたかを見ていく。

精神障害の定義

統計的にまれなもの

現在よく使われる定義――ただし、直観的なレベルではこれまでずっと重要だったはずのもの――は、**統計モデル**に関係する定義である。異常と精神障害を、統計上の標準から逸脱しているかどうかによって定義するのである。身長や血圧といった生物学的な特質や、うつや多動性といった心理、行動面の特質を集団内で調べてみると、その分布は正規曲線を描くことが多い。つまり、大半の人が分布の中央付近に集中し、その特質がきわめて強い人や弱い人の数はそれより格段に少ないのである。この見方からすれば、逸脱は統計的にまれなもので、一般集団のなかではめったに起きない極端な行動だと考えられる。分布の両端に位置する人は文字どおり「異常」で、その集団の統計上の標準、つまり平均値からは遠くかけ離れている。

精神障害のなかには、この見方で定義されるものが多数ある。たとえば、悲しい気分、悲観主義、気力のなさ、自己価値感の低下の得点が上位数%に入る人は、通常、うつ病とみなされる。注意不足や衝動性や多動が上位に入る人は、ADHDと診断される。

ここで、ただちに浮かび上がる問題が二つある。一つめは、どこまでが正常で、どこからが異常かを区切る点数はたいてい恣意的だということである。それが本当に正規分布であるなら、カーブの両端はなだらかに下がり、集団内の質的に異なる層を分ける境界のようなものはない。そのため、何人の成人がうつ病で、何人の子どもがADHDなのかといった基本的な問題について――それを言うなら高血圧の人の数もそうだが――論争が絶えない。統計モデルには、異常の線引きが恣意的だという欠点があることが多い。

二つめの問題は、統計的に言えば正規分布の両端の人数はどちらも同じくらい少ないのに、現実には、片方の端の人だけが社会からラベルを貼られたり診断名を付けられたりしがちだということである。たとえば、過度なうつ状態の人には診断名が付けられるが、うつ状態がない人には付けられない。ADHD関連の症状が多い人には診断名が付けられるが、集中力の高い人には診断名が付けられない。実世界では、統計モデルに社会の規範や価値観が加わるのである。

要するに、統計モデルは出発点としては便利かもしれないが、ただ統計的に逸脱しているからといって、欠陥や機能不全や精神障害があるとは限らないということである。また、統計上は明らかに「標準的な」特質や状態であっても、支障をもたらすものもある。たとえば、歯のフッ素塗布を行なわない地域では大多数の子どもに虫歯があるが、だからといって、歯に穴があいたり歯周病になったりすることが健康的であるはずはない。[*4] 心理的な問題で言えば、親による子どもの虐待は、かつて考えられていたより、あるいは親自身が認めたよりもはるかに多いことがわかったが、発生率が高いからといって、有害ではないとか虐待の予防介入が必要ないとは言えない。[*5] 統計モデルは便利ではあるが、行動を異常または病的だと断定するためには、概してほかの判断基準が必要である。

社会規範と社会的逸脱

　異常、特に精神障害という異常を定義するのに世界中で使われている最大の基準は、その行動パターンが統計的にではなく、社会的に逸脱しているかどうかということかもしれない。個人の集団がひとつの社会単位として結束するには、行動の指針や規範を設けなければならない。この規範に違反して結束を脅かす行為は、迷惑で例外的な行為という烙印を押されるうえ、違反者を特定して、社会の主流から外れた下位集団へと追いやる強い社会的圧力にさらされる。それによって違反者が罰を受けて孤立すれば、多数派の人々の規則遵守が強化され、社会の結束が保たれる。[*6]

　逸脱行動が集団にとって脅威であればあるほど、精神障害というラベルを貼りたい誘惑は強まる。このラベルを貼れば、原因は規範や基準自体ではまったくなく、本人のなかにある不合理で制御不能な力だということになるからである。「正気」の人間なら、集団の掟にあえてここまで背いたはずがない。その行動は、根本的な変調を来たした異常な内的作用が引き起こしたのに違いない。このように考えることによって、侵された規範と制約事項そのものは維持される。

概して、この社会学的な考え方では、逸脱行動が相対的で文化と密接に結びついている点が強調される。社会的逸脱について言えば、何が許容されるかは各文化の価値観と規範によって決まるため、全世界で共通して「これは逸脱だ」という烙印が押される行動パターンは、必ずしも存在するとは限らない。しかし、社会集団には規範を示して守らせる必要があるのだから、少なくとも**いくつか**の種類の行動を逸脱と定めることは、必然的であり、普遍的な行為でもある。

したがって、この考え方は、異常な行動または精神障害を客観的に定義したい者に難題を突きつける。そもそも、精神障害が社会的逸脱や社会的罪悪の言い換えでしかないのなら、精神的疾病の研究が客観的かつ科学的であるかどうかはきわめて疑わしい。逸脱モデルの社会的相対主義は、客観的で普遍的な定義の基盤を見つけようとする努力と相いれないからである。それに、社会的逸脱または政治的逸脱が安易に精神障害ということにされれば、社会統制に悪用されかねない。たとえば旧ソ連では、特定の政治的信念を精神的疾病によるものだと決めつけていたし、アメリカにおける精神障害の公式な分類では、一九七〇年代前半まで同性愛を精神障害のひとつに数えていた。[*7] 社会的、政治的慣行に沿わない行動や、既存の社会状況への抗議が、ことごとく精神的な欠陥や疾病のせいにされれば、体制自体の是非は不問に付されてしまう。社会的逸脱モデルのみを根拠として、精神障害によって生じる行動を定義するときは、細心の注意を払わなければならない。

倫理的な罪悪

このモデルは社会規範と社会的逸脱モデルの延長であり、社会のルールだけでなく、倫理的、道徳的な決まりをも破る行動に精神障害の烙印を押す。異常行動は、統計的にまれだとか社会的に逸脱しているというだけでなく、根本的に不道徳だともみなされる。

人間は歴史を通じてほぼずっと、主に倫理的な考え方によって異常行動を認識し、定義し、対応してきた（第三章を参照のこと）。この考え方からすれば、その行動パターンは堕落し、倫理的に不健全であるうえ、当該の人間は通常、徳性が低いと非難されるため、厳罰に処せられることが多い。それどころか、社会集団全体への見せしめのために、処罰は得てして過酷をきわめる。

　有史以来――一部の文化では現在でも――倫理モデルには「不道徳な行動は悪霊や悪魔の憑依によるものだ」という主張が含まれていた。ただし、このような「体内侵入」説では当人の責任は免除されないことが多い。むしろ、憑依を防ぐために自由意志や精神力を発揮しなかったとみなされるため、きわめて重い罰が下されることもありうる。つまり、外的なものの憑依のせいだと考えられても、当人はたいてい非難を免れないのである。

　重要なのは、倫理モデルが過去の遺物でもなければ、非欧米社会だけのものでもないという点である。現代社会の人たちもまた、異常行動の多くを不道徳とみなす傾向がある。先に述べたように、つい三〇年ほど前まで同性愛が精神障害の烙印を押されていたことや、現在、同性結婚について論争が起きていることを考えれば、そのような行動が倫理的な視点から眺められることがわかる。さらに、ホームレスの人たちに示される態度や、ホームレスになる理由の論じられ方も考えてみよう。最低限の住まいすら確保できない人には、激しい反感が示される。一般的に、行動と感情は意志でコントロールできるとみなされるため、行動と感情の逸脱はいまだに倫理的な過ちと考えられることが多い。異常行動に対する倫理的な視点は依然として健在なのである。

　問題は、倫理的な視点以外から精神障害を説明しようとすれば――特に、異常な行動を生物学的な視点と医学モデルで考えようとすれば――スティグマが低減されるのかどうかということである。これについては次章以降で大いに論じたいが、ここでは、そのような努力や運動が大きな困難にぶつかっていることを強調しておきたい。要するに、多くの逸脱行動に、不可解で恐ろしく、脅威となる側面があるせいで、必ずと言ってよいほど意志の弱さや堕落が原因に挙げられるのである。感情面と行動面の反応が倫理的に判断されがちだという事実は、スティグマと闘う際、重要な問題としてつねに考慮しなければならない。

個人的な支障と生態学的な考え方

これは精神障害の定義に関する比較的新しい考え方で、逸脱した行動パターンが支障をもたらすかどうかを基準にする。つまり、精神障害によって生じる行動は、統計上まれだとか、社会的な逸脱だとか、倫理的な罪悪だといった尺度で定義するのではなく、その行動が支障やハンディキャップを引き起こすかどうかで定義すべきだというのである。問題になるのは、「その行動パターンは本人の社会的または職業的機能や、学業、親密な人間関係、全般的な幸福に大きな問題を引き起こすか」ということである。答えがイエスであれば、精神障害が考えられるかもしれない。ノーであれば、その行動パターンには異常な面があるかもしれないが、精神的疾病には該当しない。

一例を挙げると、発達上、極端に衝動的で多動な行動は、統計上まれで社会的に（場合によっては倫理的にも）逸脱しているとみなされるかもしれない。しかし、本人の適応とほかの人の権利を損なわない限り、それは生産性を押し上げる適応的かつエネルギッシュな行動様式と言える場合もあるだろう。逆に、その行動が学校で――大人の場合は職場で――大きな問題を起こしたり、ケアする人や仲間との関係の妨げになったりすれば、ＡＤＨＤという精神障害のせいだとみなせるかもしれない。[*8] この考え方からすると、精神障害または行動障害という判断は、問題行動が支障やハンディキャップを生むかどうかで決まるのである。

この定義は一見、興味深いが、実際は穴だらけである。第一に、本人がどれほど支障を経験しているかを評価するには、かなりの客観的判断が必要になる。ある人にとって「適応」だと感じられる状態も、ほかの人には相当な試練に感じられるだろう。それと関係するが、支障かどうかは誰の視点から決めるのか？　本人か、そのケアをしている人か、それとも社会一般か？　それぞれの見方が食い違うことも十分、考えられる。そのうえ、心理面または行動面で同程度の障害をもつ二人が、違った社会環境に遭遇する状況もありうる。一人は支持的で融通のきく環境に恵まれるかもしれないが、もう一人は厳しい硬直した環境に置かれるかもしれない。二人の行動と機能不全は、初めは同じでも、経験する支障は、前者はきわめて小さく、後者は大きいだろう。この場合、後者だけが精神障害を抱えていると推測するのは、論理的だろうか？　精神的疾病を、生物学的な要因など本人の内的な要因のみによるものだと考える人は、主にこの点を疑問視している。

個人的な支障またはハンディキャップという概念は、必然的に**生態学的**だと言える。なぜなら、（a）その人の特質と（b）環境または生態的地位の特徴の、適合度を考慮しているからである。この見方からすると、精神障害はその人の内部にあるのでも、社会的状況にあるのでもなく、両者の接点にある。そう考えれば、精神障害とそのスティグマの軽減方法について、興味深いヒントが得られる。つまり、有意義な改善をもたらすためには本人の性質を変えるのではなく、適合度を変えなければならないということである。本人の治療ではなく——あるいは治療に加えて——学校や職場の配慮があれば、適合度は変わるかもしれない。要するに、障害とスティグマの克服を手助けするには、教室、職場、家庭、社会全般がもっと受容的になる必要があるかもしれないということである。

この定義のおもしろさは、異常行動が本人の幸福や適応に及ぼす影響を考慮している点にある。また、本人の特質や行動と、社会的、文化的状況の相互作用についても、数々の興味深い問題を提起している。一部の混乱した行動——たとえば、重い精神障害を思わせるようなひどく不合理な行動——は、どんな社会的状況でも不適応を起こすほど激しいものだが、この生態学的モデルの要点は、精神障害の有無を見きわめるのに、本人の置かれた状況や環境がきわめて重要だということにある。

医学モデル

医学的視点に基づいたモデルには、これまでのモデルと対照的な考え方が見られる。ヒポクラテスは精神状態と苦痛の原因を四つの体液のアンバランスだと考えたが、医学モデルはそれ以来、生物科学的な考え方を確立しようとしてきた。医学モデルでは異常行動を、体内または脳内の欠陥か過剰の現れだとみなしている。医学と科学が尊ばれた二〇世紀には、異常行動に関するさまざまな医学的な考え方が欧米の多くの社会で幅を利かせるようになり（第四章を参照のこと）、脳の画像化などの技術的進歩によって、このような考え方はさらにもてはやされるようになった。

精神障害の医学モデルとはどのようなものなのか？　端的に言えば、精神障害を内科的疾患にたとえるのである。内科的疾患では、さまざまな器官または器官系が感染を起こしたり病気にかかったりして、正常に機能できなくなる。精神障害の場合、起きる問題は行動的、精神的なもので、損傷を受けた器官は脳ということになる。まず、診断医は**症状**（報告される問題）または**徴候**（客観的な指標）について質問する。それによって、根底にある病気がわかるかもしれないからである。しかし、症状と徴候は特異的ではない（たとえば発熱があったら、インフルエンザかもしれないし、髄膜炎かもしれない。集中力が低いのは、ＡＤＨＤによる場合もあれば、うつ病、アルツハイマー病、あるいは単なる退屈による場合もある）ため、診断医は一緒に現れる症状の群、つまり**症候群**を探す。最終的な目的は、何らかの原因——**障害**または**疾患**——をもった症候群を見つけることである。[*9] 要するに、異常行動を文化的または倫理的な基準の世界から取り出して、病気の状態という、客観的かつ普遍的な科学の世界へ移したいのである（それでも、文化特有の徴候というものはやはりあるだろうが）。

内科的疾患にたとえた場合、主にどのような問題が生じてくるかは、現実的なレベルでも観念的なレベルでも明らかである。第一に、医学モデルをどの行動や感情の「障害」に適用するかを決めるには、やはり統計的な異常さや、社会的逸脱、倫理的な罪悪、個人的な支障に関する判断に基づかざるをえない。つまり、異常行動に関する一〇〇％客観的な考え方はありえないということである。それどころか、「純粋な」医学モデルを定義しようとするときは、混乱した行動または不適応な行動という判断が、どんな社会的状況のもとで生まれるかを無視しがちである。また、実際には不当だったり非人道的だったりする社会規範に問題があるのに、個人のなかにある生物学的な異常を探してしまう危険もある。例として、一八世紀から一九世紀にあった恐ろしいケースを紹介しよう。それは**逃亡狂**（ドラペトマニア）という「病名」で、一部の奴隷はこの精神的疾病があるために、主人のもとから逃亡したくなると考えられたのである。[*10] 医学モデルを不用意に適用すると、誤りどころか、抑圧にさえつながりかねない。

第二に、身体疾患の医学モデルでは、腹痛や発熱の持続といった生物学的な症状と徴候を、X線写真や各種臨床検査の異常といった、客観的で生理学的な病気の標識と結びつける。このような厳然たる基準値で症状を確認するのである。しかし、精神的な機能不全の場合、症状は心理的なものである。悲しい気分が続いたり、活動レベルが高すぎたり、実際の聴覚刺激がないのに声が聞こえたりするわけで、通常、それを裏づける客観的指標はない。おそらく精神障害へのスティグマの付与がなくならない一因は、厳然たる生物学的指標がないため、身体疾患のような現実感がないことだろう。しかし、高解像度での脳の画像化など、神経科学における技術的進歩のおかげで、いくつかの精神障害には神経的、神経生理学的な基盤があるという驚くべき新たな証拠が見つかった。[*11] そのため、「重い精神的疾病は観察可能かつ客観的で、脳に原因がある」という認識がさらに広まることが期待されている。

ただし、ここで指摘しておきたいことがある。まず、**すべての**精神的経験が脳の神経化学作用から起きるわけではないこと。そして、重い精神的疾病に関連する神経画像を見ると、その症状を引き起こしたのが必ずしも遺伝子や、脳の構造や、生物学的プロセスだとは言いきれないし、生物学的介入だけが適切な治療法だとも言いきれないということである。脳はきわめて可塑性が高い。つまり経験が、脳の構造と、ニューロンの経路および発火パターンを決めるのである。生物学と経験は車の両輪のように作用するのだから、医学モデルは、この二要素にまたがったプロセスを扱えるよう拡張されなければならない。

　医学モデルはひとつではない。よく医学モデルの原型とみなされるのは、感染症である。感染症では、ウイルスなどの感染因子が宿主のなかで作用し、病的状態を生み出す。しかし、医学モデルの原型と言われる感染症においてさえ、宿主生物の特定の性質が発病を遅らせたり防いだりすることがある。つまり、発病への経路は必ずしも単純ではないのである。また、衛生設備や公衆衛生の改善によって、現在、欧米社会で最も致死率が高いのはもはや感染症ではなく、心血管疾患やがんなどになっている。これらはいずれも多面的な疾患群であり、複数のプロセスに（遺伝的リスクや環境有害物質などのほか、心血管疾患の場合はライフスタイルにまで）誘発されて、疾患の共通経路をたどる場合がある。そのうえ、大半の精神障害の遺伝的素因は単一の遺伝子ではなく、複数の遺伝子の組み合わせであり、遺伝子同士が相互作用を起こしたり、環境と相互作用したりする。[*12] 医学モデルは、取り扱い範囲を広げて環境や文化や発達まで検討しない限り、脳への還元主義に陥る危険性がきわめて高い。

有害な機能不全

　一九九〇年代、精神障害とは何かを理解するための比較的新しい理論的枠組みが、ジェローム・ウェイクフィールド（Jerome Wakefield）によって考案された。[*13] ウェイクフィールドの定義は統合的で、社会規範および個人的な支障と、生物科学的で進化論的な考え方の両方を採り入れている。この理論によって、精神障害を定義する科学的な取り組みのあり方は一新された。

有害な機能不全モデルにおけるウェイクフィールドの第一の主張は、異常行動は、社会規範に明らかに反するか本人に大きな支障を与えない限り、精神障害とはみなせないということである。つまり、定義の第一の要素が害に関係しているのである。社会規範を採り入れたすべての定義と同様、害という要素もまた、文化によって変わってくる。つまり、ある社会や文化では害または支障を与えるとみなされる事柄が、ほかの社会や文化ではそうではないかもしれないのである。肝心なのは、ある行動パターンを精神障害だと断定する際、社会と本人の判断は**必要不可欠**な要素だという点である。

それどころか、害がないなら特別な対応を取る必要もない。ウェイクフィールドは医学に関連した興味深い例を挙げている。世の中には、少数ながら、足指が六本ある状態で生まれてくる人がいる。ただ、六本目の指があっても本人には大した害がない（移動の妨げにもならなければ、足を負傷しやすくなるわけでもない）ため、医師への紹介は必要ないし、通常は障害とも考えられない。この考え方からすると、害の証拠がひとつもないのなら、障害もないのである。

しかし、この判断基準だけではあまりにも相対的すぎて、定義として実用的ではない。それどころか、害と呼ばれるものの実態が社会的逸脱に等しく、深刻な医学的問題や神経的問題を伴わない場合も十分ありうる。したがって、その行動パターンが精神障害に該当するためには、進化論的な意味の**機能不全**でもなければならない。つまり、自然選択された心的機制に異常があり、意図されたように（自然選択されたように）機能していないということである。

この部分は理解が少し難しい。自然選択によって発達した器官は、特定の生態的地位での生き残りに役立つような自然機能をもっている。たとえば視覚系には、世界を絵のように知覚するという目的がある。それと同じように、自然選択は複雑な自然機能をもつ脳と中枢神経系を発達させた。自然機能は、進化がもたらしたものであり、人が健康に生きるために必要不可欠なものである。

　自然機能の意味を、ウェイクフィールドにならって鼻の例で説明しよう。鼻という器官の機能のひとつは眼鏡を支えることだが、これは明らかに自然選択された機能ではない。自然選択された機能は、嗅覚作用である。脳の複雑なシステムには、はっきり認識できる自然機能がたくさんある。たとえば、(a)脅威への対応を決定するために、環境を評価する機能、(b)食糧のありか、捕食者の居場所、配偶者候補の居場所を記憶する機能、(c)ヒトの場合、将来の不測の事態に備えるために、綿密に計画を立て、推論する機能などである。目的論的証明——このような機制は最初から目的を考えて作られたとか設計されたという主張——は避けなければならないが、ウェイクフィールドは、一般的な進化論の用語を使って自らの主張を述べようとしている。進化論から考えれば、身体的機制または心的機制の自然の機能は、その設計と働きから推論できるというのである。

　このモデルで重要なのは、ある行動パターンが心的機制の**機能不全**を表していない限り、精神障害は存在しないという主張である。具体例を挙げると、人が眉をひそめるような宗教的信念を表明することは、特定の文化では社会的または倫理的に逸脱しており、したがって有害だと解釈されるかもしれないが、おそらく機能不全は存在しないだろう。つまり、精神障害ではない。一方、ある人が継続的に幻覚か妄想を表明したら、そのような行動は本人にも社会にも有害なだけでなく、機能不全であるとも言える。なぜなら、視聴覚処理系の自然の機能に異常があるか(幻覚)、空想と明白な事実を区別する精神の能力に異常がある(妄想的信念)からである。慢性的な抑うつ気分が社会的ひきこもりと自殺念慮を招く場合や、自閉症が極度の孤立と共感の欠如を招く場合も、同じことが言えるかもしれない。本人が害を被っているだけでなく、行動活性化、動機づけ、気分の調整

（自閉症の場合は人付き合いの仕方と共感）を司るシステムも、確実に機能不全になっている。

　このモデルは興味をそそるが、精神と感情の健全なメカニズムや自然の機能が、まだ完全には解明されていないという問題を抱えている。正しく機能する精神や心的機制が理解できていなければ、何が本質的に機能不全なのか、わかるはずがない。批判はほかにもある。精神障害によって生じる行動は、いたって正常な心的機制の働きなのではないかということである。つまり、その心的機制は、自然選択された大昔の環境では正常なものだったが、現代の環境には合っていないだけかもしれないのである。たとえば、ヘビやクモを見て不安になるのは本人にとっては苦しみや害なのだろうが、人類史の初期にそれが生き残りに役立ったことを考えれば、このような反応は理解できるし、（機能不全ではなく）適応的だと言えるだろう。進化生物学ではよく知られていることだが、特質というものは、それが発生した環境では適応的であっても、状況が変わればきわめて不適応にもなるのである。[14]

　要するに、有害な機能不全モデルは、（a）社会的、文化的規範および本人への害と、（b）自然選択および進化に関する科学的知識という、二本柱で精神障害を定義しようとする新しい試みなのである。このモデルには、神経科学、進化論、社会文化的状況が行動に及ぼす影響など、多くの領域での知識の拡充が必要である。将来、このモデルから派生するほかのモデルにも、同じことが言えるだろう。

発達精神病理学

　これまでに紹介したどのモデルも取り上げていない、重要な事実がひとつある。精神障害によって生じる行動は、固定して変化しないわけではなく、絶えず変化する流動的なものだということである。これは正常な行動も同じである。時の経過とともに強まったり弱まったりするばかりか、社会的状況によっても変化する。しかも、精神障害は（突然、思いがけず脳に損傷でも受けない限り）出し抜けに現れるわけではなく、徐々に、段階的に明らかになってくる。発達精神病理学モデルの支持者は、発生学、発達心理学、システム理論などさまざまな科学分野の指針を用いながら、精神障害とは、多くの個人的要因と環境要因の複雑な相互作用が発達とともに表面化し、健全な機能と不適応な機能の両方を引き起こした結果だと説明しようとする。[*15] このモデルには、個人的な支障と生態学的な考え方、医学モデル、有害な機能不全モデルが一部ずつ採り入れられている。ただし、精神障害が前段階の発達状態から現れることをより明確に示し、生物学的基盤と環境要因が相互作用しつづけることを強調している。

発達精神病理学の原則のひとつは、正常な行動パターンと異常な行動パターンは連続しているというものである。前述のように、異常行動は突然、不意に現れるわけではなく、正常な発達が阻まれたり違う方向へそれたりするプロセスによって生じる。たとえば、統合失調症の重い症状は青年期か成人期に現れるが、それよりはるか前の幼児期に、運動と言語のかすかな障害や、情緒的問題が現れることが多い。[*16]

第二に、精神障害はずっと同じ状態に留まっているわけではない。精神障害を抱える人はたいてい、比較的正常で健全な機能を示す時期と、病的な時期とを繰り返す。このような再発と寛解からわかるのは、精神的健康と精神障害が動的なプロセスから生じるということである。還元主義的な生物科学的モデルや社会的モデルから想像されるほど、精神障害は正常な機能とかけ離れてはいないのである。

第三に、精神的疾病には明らかに生物学的素因が存在するが、本人が経験する症状や支障には周囲の状況が大きく影響する。生態学的モデルと同じく、発達精神病理学モデルの支持者も、精神障害の発現では常に個人と環境が一体不可分だと考える。ただし、発達精神病理学モデルは生態学的モデルを発展させ、人間と環境は互いに影響を与え合うと仮定している。たとえば、ある子どもが幼少期に引っ込み思案で内気だった場合、親が過保護にするといった特定の反応を示し、その後の子どもの行動パターンをさらに決定づけるかもしれない。このようなプロセスは発達とともに反復したり、拡大したりする傾向がある。これが**トランスアクション**である。[*17]

要するに、発達精神病理学モデルが強調するのは、遺伝子と生物学的要因、家庭、文化といったさまざまなレベルの多くの影響要因が、発達の全段階を通じて相互作用し、健全な機能と障害された機能の両方を引き起こすということである。このモデルは、生物医学的要因のみ、あるいは環境要因のみを強調する、あまりにも単純な考え方に疑問符を突きつける。脳の複雑さや、社会的、文化的環境の多様さ、そして発達期にそれらが相互作用を起こす可能性の高さを考えると、精神障害は単純明快なものではなく、多面的で複雑なものなのである。

まとめ

この章で紹介した精神障害に関するさまざまな考え方と定義には、多種多様な視点が見受けられた。統計モデルは、出発点としては便利かもしれない。しかし、まれな特質が本質的に有害だとか、よく見られる特徴がすべて適応的などと短絡的に決めつけることはできない。また、社会的逸脱または倫理的罪悪に基づく定義には、極端な文化的相対主義という問題だけでなく、社会的権力や政治的権力の持ち主が社会統制のために精神障害のラベルを悪用するという危険性もある。それでもやはり、社会規範や道徳は、精神障害と健全さを区別する重要な根拠となっている。次に、個人的な支障またはハンディキャップという判断基準には、「問題行動が支障を生むかどうかは、社会的状況によっても、行動と環境の生態学的な適合度によっても大きく変わる」という反論が付いて回る。医学モデルはこの一〇〇年間に欧米社会で再び勢いづいたが、身体的な徴候と症状をそっくりそのまま精神に当てはめることは必ずしも容易ではないし、意識と人格と精神的疾病の神経的基盤はまだ完全には解明されていない。有害な機能不全モデルは、個人的な害や支障という判断基準と、自然選択された心的システムの機能不全という判断基準を、明らかに一体化させようとしている。このモデルは有望ではあるものの、進化論的な意味での機能不全と、正しく機能しているのに現代の環境に合わない心的機制とが混同されてしまう恐れがある。最後の発達精神病理学モデルは、遺伝的素因、生物学的基盤、環境要因、社会的・文化的状況が複雑な相互作用を起こして、健全な機能と不適応な機能の両方を生むと論じている。この考え方からすると、精神障害について一方向のみから見た単純なモデルは存在しえない。つまり、異常行動の発生を理解するには、学際的な取り組みが必要だということである。

結局、精神障害には満足のいく定義も単純な定義もない。仮にあったとしたら、精神障害へのスティグマの付与はずっと理解しやすくなるだろう。精神障害を定義するときはつねに社会的な判断がある程度は入り込むものだが、だからといって、精神障害が架空のもので実在しないなどという不合理な結論に流されてはならない。現在は生物学的、医学的な理論的枠組みが優勢になっているが、還元主義的な医学モデルの説明は正確ではない。生物学的要因と環境要因の相互作用によって行動が形成されることは、特に精神障害に関して言えば、ごく一般的な現象である。精神障害が発生する部位はきわめて複雑なヒトの脳であり、脳は社会環境と複雑かつ入り組んだ相互作用を起こすのだから、精神的疾病を単純に定義できるとは考えにくい。[*18]

精神障害に対する公式見解

では、現代において精神障害は公式にはどのように考えられ、どのように定義されているのか？　大半の教科書に載っている判断基準では、主な特徴として、通常、統計的な異常さと、社会的逸脱と、個人的な支障またはハンディキャップとを組み合わせて紹介している。倫理モデルは現在、あまり重視されていない。現代の社会と科学が宗教と縁遠いためであろう。医学モデルのほか、一部では発達精神病理学もクローズアップされつつある。[*19]

アメリカでは、一九九四年に刊行され、二〇〇〇年に改訂された『精神疾患の診断・統計マニュアル』第四版（DSM-IV）が公式の分類システムになっている。これに載っている精神障害の定義には、ウェイクフィールドの有害な機能不全モデルが反映されており、精神的疾病には個人的、社会的な不適応と機能不全が含まれると書いてある。著者たちはまず、すべての精神障害に当てはまる一貫した定義は見つけられないと前置きしたうえで、次のように記している。

> 精神障害はいずれも、次のようなものとして概念化されている。それは、個人のなかに発生し、現在の苦しみ（苦痛な症状など）もしくは能力の低下（一つ以上の重要な領域における機能の障害など）に関わっているか、あるいは苦しみ、死、心痛、能力の低下、重大な自由の喪失が生じる危険の増大に関わっているような、行動面、心理面の重要な症候群またはパターンである。さらに、この症候群またはパターンは、ただ単に愛する者の死といった特定の出来事に対する反応として予想可能な、文化的に認められたものであってはならない。最初の原因が何であれ、現時点では、その人の行動的、心理的、生物学的な機能不全の現れとみなされるものでなければならない。逸脱行動も……主にその人と社会の間の摩擦も、機能不全の現れでない限り、精神障害ではない。[*20]

ここには、有害な機能不全モデルの影響がはっきり見て取れる。ただし、**機能不全**の意味が明記されていない。これは、脳の機能に関する知識基盤が現在まだ不完全であることの表れである。それでもとにかく、DSMの編集者は精神障害という分類を真の機能不全による行動のみに適用し、単なる社会的な逸脱や本人だけに支障となる行動は除外しようとしている。

ＤＳＭ-Ⅳへの重要な批判のひとつに、固定的な分類カテゴリーに対するものがある。症状リストや付随しがちな特徴を挙げているだけで、絶えず変化する精神障害の流動性を正しく理解していないというのである。精神障害によって生じる行動は、その人の対処戦略や適応力や社会的ネットワークとともに存在しているにもかかわらず、カテゴリー分類システムの短い診断名では、そのような多面的な描写がしにくい。そのうえ、ステレオタイプ化、つまり人間が単なる一つのラベルに置き換えられてしまう危険性もある。なぜなら、現在の診断に該当する行動群が発達期のどんな相互作用によって生まれたかを、横断的な描写ではうまく伝えられないからである。もう一つの批判は、複数の異なる発症経路が、ＤＳＭでは同じ診断にたどり着く恐れが十分あるというものである。これは「等結果性」と呼ばれるプロセスであり、症状のみに基づいた記述的な分類の限界を露呈させている。[*21]

　科学者と臨床家にとっての大きな問題は、精神障害が本当にカテゴリーと呼べるものなのか――別の障害や、正常な機能と明確に分離できるものなのか――それとも症状の程度という連続的な変数を、無理やりイエスかノーかで分類した結果なのかということである。大半の専門家は、ＤＳＭ-Ⅳに載っている状態のなかにはカテゴリーと呼べるものがほとんどないと言う。行動の程度に無理やり区切りを付けただけだというのである。しかし、治療法を決めるという臨床上の必要性を考えれば、そのようなカテゴリーを指定することも有意義で実際的かもしれない。そもそも、どこで区切るかは、完全に恣意的なものというわけではなく、データに依拠することもできるのである。[*22] ただし、カテゴリーを指定すれば、スティグマを負わせることになる。したがって、区切り点をわずかに上回る人と下回る人の差がほとんどないとき、診断名を付けることのメリットとデメリットを、臨床家は吟味しなければならない。[*23]

　ＤＳＭ-Ⅳにはどんな精神障害が載っているのだろうか？　この章の冒頭に挙げた例のほかにも、数えきれないほどの種類が挙げられている。[*24] 診断カテゴリーがこれだけ多様なのは、精神障害の範疇が急拡大していることの表れである。ここ五〇年間の拡大ぶりはすさまじく、現行のDSMは一九五二年刊の初版よりはるかに大部になった。このことはスティグマ付与に注目すべき影響を及ぼす。一方では、精神障害の種類が増え、それを抱える人が多くなれば、一般市民が精神的疾病をもっと身近に感じるようになる可能性がある。しかし、精神的疾病というラベルを貼られる人が増えれば、（a）精神的疾病というラベル自体がすでにおとしめられたものであるため、より多くの人がより強いスティグマを受ける恐れがあるし、（b）かつては正常範囲だと思われていた状態が、どんどん疾病の範疇にのみ込まれ、精神的疾病という概念の重要性が薄れるかもしれない。なかには、精神的疾病の拡大を冷ややかに眺めている人もいる。この拡大ぶりは、現代生活の日常的諸側面が治療対象にされつつあることを示しているだけでなく、向精神薬の新規市場を生み出そうとする製薬会社の露骨な策略でもあると言うのである。[*25]

実にさまざまな状態が精神的疾病だとみなされている現状を考えると、本書ではそのどこまでを扱えばよいのかという疑問が生じてくる。精神障害のなかでも、特にひどく機能が損なわれる重篤なものだけを考察するべきなのだろうか？ つまり（統合失調症、重いうつ病、双極性障害、強迫性障害、広場恐怖とパニック障害、自閉症などのように）中等度から強度の遺伝性をもち、明らかな神経生物学的基盤があり、文化による差異が認められず、深刻な支障を生じるような精神障害だけを取り上げるべきなのか？[*26] たしかに、スティグマ付与の証拠が特に多いのは、これらのカテゴリーであろう。しかし、それほど重くない精神障害もスティグマを受ける可能性はある。特に、観察者は――特定の状況でしか目立たないような――比較的軽い逸脱を、本人の弱さのせいにするかもしれないし、子どもや青少年の場合には、親の育て方が最大の原因だと考えられるかもしれない。したがって、本書では精神障害に対して狭い見方ではなく包括的な見方を採用するつもりである。ただし、スティグマや差別を受ける精神障害の種類を明記する必要があることは強調しておきたい。それを明記せずに、スティグマを「精神障害」のせいにすれば、「精神障害はみな同じだ」という主要なステレオタイプを助長することになるからである。[*27]

最後に述べたいのは、精神障害がどのような個人的、経済的影響をもたらすかということである。一九九〇年代半ばに、「世界疾病負担」に関する画期的な報告が発表された。ここでいう負担とは、世界中のさまざまな疾病に伴う個人的、職業的、経済的な支障や、能力の低下のことである。この権威ある報告によれば、支障と能力低下の程度によって選ばれた世界の十大疾病のうち、四つまでが精神障害だったという。うつ病、統合失調症、双極性障害、強迫性障害である。そのうえ、うつ病は今後一〇年以内に世界で最も支障をもたらす疾病になると見込まれている。罹患率が高いうえに（一生のうちに大うつ病性障害になる人は全人口の一〇%以上で、特に女性は危険性が高い）、就労や人間関係はもちろん、自殺や追加的な健康リスクという形で死亡率にまで大きく影響するからである。現にアメリカでは一九九〇年代に、「精神障害をすべて合わせた場合の負担は、**ありとあらゆる**疾病が生む負担全体の一五%以上を占め、がん全種類に伴う負担を少し上回っている」と言われていた。[*28] 精神障害の影響は、現実に存在するうえ、拡大の一途をたどっていることがわかる。

要するに、臨床、科学、哲学のレベルで完全に満足のいく精神障害の定義は、依然として見出しにくいということである。しかし、多くの身体疾患も同じ不確実性をもっている。定義の正確性はいまだに不完全だし、健全な機能との境界も明確ではない。症状が思考や感情や行動であるならば——そして心と脳と行動の関係がまだ研究途上にあるならば——完全な定義を見出しにくいのも無理はない。精神的疾病は多くの当事者と家族にとって過酷な現実である。目標の達成、安全、健康、判断力、親密な人間関係を大きく損なう重い精神的疾病を抱えている人は、現在、全人口の六％に達し、中等度の精神的疾病を抱えている人はそれよりはるかに多い。[29] ここから先は、精神障害に対する社会の反応がどのようなものかを見ていくが、この問題を考えるにはまずスティグマという概念の定義が必要になる。

ステレオタイプ化、偏見、差別、スティグマ

精神障害に——いや、どんな特質や特徴でもかまわないが——スティグマが与えられるとは、どういうことなのだろうか？　答えを出すには、まずスティグマの概念を、ステレオタイプ化や偏見や差別といった、関連するプロセスと区別しなければならない。もちろん、互いに重複する部分はあるが、相違点を強調すれば本書の内容がより明確になるだろう。

ステレオタイプ、偏見、差別

第一に、**ステレオタイプ**とは、ある社会集団に関して全か無かの考え方で作られる信念である。この信念は、個人差や一人一人の個性を無視して、集団全体を性格づけてしまう。たとえば、学者はうぬぼれが強いとか、隣町の住民は横柄だとか、ある民族は感情を抑制しすぎる（あるいは怠惰である、敵意に満ちている、縄張り意識が強い）とか、身体障害のある人は依存的で惨めだなどといった具合である。

人はみな、日々複雑な社会に対処しているため、心的カテゴリーを作って認知資源を節約しようと、よくステレオタイプ化を行なう。集団の特徴に基づいて行動を分類したり予測したりすれば、意思決定が速くなる。最近の用語を使えば、ステレオタイプは認知的**スキーマ**——人が自分の世界を整理するのに使う、頭のなかの枠組み——だと考えられる。ステレオタイプは正しい情報から作られている場合もあるが、ほんの一片の真実から過度の一般化が行なわれていることが多い。真っ赤な嘘である場合もある。[30]

ステレオタイプが硬直化し、とりわけその個人や集団に関する具体的なデータが無視されると、否定的で侮蔑的なニュアンスが生じやすい。これが**偏見**である。偏見とは、相手が特定の集団の一員であることに関係する、理不尽かつ不当で、過度に一般化された、否定的な要素をもつ態度だと定義されている。偏見（prejudice）という言葉は「早まった判断」を意味する。つまり、ある社会集団の成員について、証拠なしに特定の特徴をもっていると決めつけるのである。ステレオタイプは集団の成員を十把一絡げに描写することだが、偏見はもっと暗い感情的なニュアンスを含んでいる。民族や人種の差異に関する偏見は、社会心理学の研究テーマになることが多い。[*31]

差別は、ある人が特定の集団の一員であるために、その人に不当な扱いや有害な行為を加えることである。差別を煽動するのは、個人や家族や地域社会である場合もあるが、文化全体や国家全体の場合もある。差別が行なわれると、標的となった集団の権利は制限される。差別的な慣行は公認されていない場合もあれば、法律や司法判断によって公認されている場合もある。

わかりやすい考え方を紹介しよう。ステレオタイプ化は、集団の弁別における**認知**の側面を意味する。異質な社会集団や未知の社会集団の成員を一緒くたに考え、自分が属する一次的集団と区別する。それに対して偏見は、そのような弁別における**感情**の側面を意味する。外集団の成員をおとしめるのである。差別は**行動**による反応、特に他者の権利を制限したり、他者に露骨に危害を与えたりする行為を指す。一部の研究者は、すべてを偏見という一語で表したうえで、認知、感情、行動面におけるその現れを認めているが、これらの概念を切り離して考えたほうが、社会的認知と感情と対人行動の関係をはっきりさせられるだろう。

ステレオタイプと偏見と差別は直線的につながっていると考えても、一見、間違ってはいないように思える。つまり、ステレオタイプが必然的に偏見のある態度を生み、それが差別的な慣行を助長するという流れである。しかし実際には、態度と感情と行動は決して完全につながっているわけではない。そこには複雑な作用が働くのである。[*32] たとえば、「精神障害を抱えている人は何をするかわからない」といったステレオタイプを口にするか、「そういう人は倫理的に間違っている」といった偏見に満ちた態度を示しつつも、精神障害を抱えた同僚や友人と付き合うなどして、蔑視している集団の成員と密に関わりつづけることは十分ありうる。要するに、集団全体への考えや感情が、個々の成員と直結しない場合もあるのである。そのうえ、現代社会には問題をさらに複雑にしている要因がある。それは、偏見のある態度をさらけ出すことができないか、少なくとも抑制させる力が働いていることである。おかげで、従来のような態度の尺度では偏見を見出しにくい。このような隠された偏見や無意識の偏見については、後で詳しく論じる。

さらに、ある少数派集団が過去に差別を受けた経験があると、その集団の成員に一度も会ったことのない人まで、ステレオタイプ化を行なったり偏見を抱いたりする場合がある。そして偏見を抱けば、被害者の窮状は被害者自らが招いたものだという考え方から、差別的な慣行の持続を助長してしまう恐れがある。言い換えると、無意識の「システム正当化」が偏見を生み、そのバイアスと偏見が、不平等を持続させる考え方を生むかもしれないのである。知覚者が個人レベルの偏見をまったく示さなくても、制度化された政策（差別的な法律など）があれば、外集団の成員へのスティグマ付与は実際に起こりうる。[*33]

スティグマ

では、**スティグマ**という概念は何を意味するのか？昔、激しい非難の的となった集団の成員には、目に見える不名誉の印を付けるため、文字どおり烙印が押された。スティグマはそんな歴史上の慣習から生まれた残酷な言葉である。刻まれた印は、その人が欠陥をもち、基準から逸脱していることを示していた。したがって、社会の成員全員がその人の地位の低さを知っていたわけである。

辞書を見ると、スティグマは「汚名、不名誉、不面目の印」「恥辱のしるし、個人の名声に付いた傷」だと記されている。『ランダムハウス類語辞典』には、スティグマの類義語として「不面目、汚点、汚れ、不名誉、汚名、悪評」が挙げられている。[*34] スティグマとは、何らかの特徴をもっていることを理由に特定の人を丸ごとおとしめることであり、その特徴は、一般社会から嫌われ、おとしめられ、辱められている集団の一員であることと関係している。スティグマという言葉には、その集団と関わりのある人への厳しい倫理的判断が含まれている。

一九六〇年代前半、社会学者のアーヴィング・ゴッフマン（Erving Goffman）がこの概念に関する名著を世に出した。『スティグマの社会学』である。この本には、ある文化のなかでおとしめられている状態または特質を示す個人の、複雑な社会的相互作用や自己認識のパターンが詳しく書かれている。ゴッフマンによれば、スティグマの語源は古代ギリシャにあり、次のようなものを指していたという。「その人の倫理的状態の異常さまたは劣悪さをさらすために、体に付けられた印。体に刻み込まれるか焼き付けられ、その人が奴隷か、犯罪者か、裏切り者であることを知らしめた。印のある者は汚れた人間である。儀式を通じて汚された、とりわけ公の場では避けるべき者なのである」[*35]。

スティグマの複数形である**スティグマータ**（stigmata）は、昔から、磔刑に処せられたイエスの体の釘や槍の痕を指してきた。目に見える屈辱と苦痛のしるしである。ただし、この言葉には興味をそそる使い方がもうひとつあった。一五世紀から一七世紀にかけて、ヨーロッパの広い範囲で魔女の発見と拷問と処刑が盛んに行なわれていた頃（第三章を参照のこと）、魔女とみなされた者の皮膚にある無感覚な部分をスティグマータと呼んだのである。そのような部分があるのは、悪魔に心身を乗っ取られた証拠だった。したがって、スティグマータの発見は、魔女という「診断」にとって必要不可欠だったのである。

現代では、スティグマと言えば、体に付けられた印自体ではなく、その根底にある不名誉や恥辱を意味する。それどころか、ゴッフマンは次のように述べている。

そもそも……スティグマをもつ者は人間とは言えないと私たちは考えている。この前提のもとにさまざまな差別を行ない、それを通じて——効果的に多くの場合、無意識にではあるが——効果的にその人の人生の機会を狭めている。私たちは、スティグマの理論、つまりその人の劣等性と危険性を説明するイデオロギーを作り上げる……。多種多様な欠点を、もともとの欠陥のせいにする傾向もある……。さらに、その人が自らの境遇から身を守ろうとすることをまさに欠陥の現れとみなし、欠陥自体もその自衛反応も、本人か親か仲間がした行為に下された当然の罰だと考えることがある。こうして、私たちはその人に対する扱い方を正当化するのである。*36

容易に想像できるように、スティグマにはステレオタイプ化の要素が含まれている。個人を、ある特徴をもった集団の成員として眺め、どんな個性よりも集団のアイデンティティを重視するのである。また、偏見も含まれている。その人への見方が、得てして極端なほど否定的な色合いを帯びているからである。さらに、差別も含まれている。知覚者、地域社会、社会全体が、その人を避け、排除し、罰するからである。

しかし、スティグマは単なるこれらの構成要素の寄せ集めではない。スティグマを負った人にとって、それは定義どおり、強烈な不名誉の内なる「印」なのである。また、社会の多数派にとっては、批判的な態度と反応をこのまま持続させ、エスカレートさせてもよいという許可証になる。そのためスティグマとは、ただ単に否定的な態度、つまり偏見があるだけの状態ではない。しかも、スティグマを受けた下位集団と関わりがあるというだけで——たとえば、家族、同僚、友人にまで——スティグマが与えられる場合がある。ゴッフマンはこれを「儀礼的なスティグマ」と呼んでいる。スティグマが及ぼす波紋は大きい。

　現在の考え方では、スティグマ付与とは、継続的な侮辱を生む一連の社会的プロセス（比較し、特定し、おとしめること）だとみなされている。知覚者はまず、相手が外集団の一員であることを示す相違点を認識する。そして、その特徴（およびそれが表す集団のアイデンティティ）を激しくおとしめることにより、相違点の認識がスティグマ付与に発展する。ここで起きる重要なプロセスは、相手の短所すべてをその特徴のせいにすることである。つまり、相手には本質的な欠陥があるとみなすのである。また、自己成就予言というプロセスも起きる。知覚者は、相手が重篤な機能不全による行動を示すだろうと予想し、スティグマを受けた人は自分が社会から拒絶されるだろうと予想する。その結果、両者の接触は険悪なものになる。スティグマを受けた人の行動はまさにステレオタイプどおりになっていき、それによって悪しき相互作用の連鎖が始まるだろう。スティグマに関する最近の理論は、特にスティグマを受けた人への影響に注意を払っており、社会のステレオタイプと、スティグマを受けた人の特徴および対処能力が動的な相互作用を起こすことを強調している。[*37]

　数十年前にゴッフマンが概念化して以来、スティグマに関する研究と理論化は非常に盛んになった。同性愛者であること、ＨＩＶとエイズ、尿失禁、継父母による養育、身体障害、さまざまな身体疾患、生活保護の受給、高齢、肥満、左利きなど、現在、実に多くの対象に関するスティグマのプロセスが分析されている。心理学研究の文献にはスティグマ関連の引用が何千件も含まれており、件数はさらに増えている。[*38]

　リンク（Link）とフェラン（Phelan）が行なったスティグマに関する重要な考察のなかで、「社会的権力はスティグマにとって必要不可欠な要素である」という重要な主張がなされている。つまり、人と人との間には数多くの相違点があるが、スティグマを受けるのはそのなかの一部にすぎないということである。スティグマ付与が起きるには、知覚者が社会的権力の持ち主でなければならない。何が正しく、何が誤りか、あるいは何が健全で、何が病的かに関するその人の世界観がほかの人に対して影響力をもたなければならないのである。[*39] たしかに、ある社会のなかで地位の低い人が高い人の悪口を言ったり、けなしたりしても、ふつうは大した社会的影響を及ぼさない。スティグマが生まれるのは、権力の持ち主がほかの人をおとしめたときだけである。しかし、権力の移動が起きれば、かつてスティグマを受けていた特質の地位が高まるかもしれない。それはスティグマのプロセスに変化の余地がある証拠である。

　スティグマは知覚者の見方のなかに存在するのか、それとも逸脱者の反応のなかに存在するのか？　ゴッフマンは次のように答えている。

> スティグマを受けた人は、自分のアイデンティティについて私たちと同じ考えをもつ傾向がある。これは重要な事実である……。社会全体から取り込んだ基準によって、ほかの人たちが欠点だとみなしている自分の特質に敏感になってしまう……。抱く可能性が最も高いのは恥の意識である。自分の特質のひとつを、もっていると恥ずかしいものだと認識するのである。[*40]

要するに、知覚者の侮辱的な態度を、その特質の持ち主が内在化してしまう可能性が高いということである。[*41]

　しかし、最近の文献では、スティグマを受けたからといって、必ずしも自尊心が低下するとは限らないことが強調されている。それどころか、外集団の成員の心理面、行動面の反応は実にさまざまで、スティグマを受けていない集団の成員より自尊心が高い人も少なくない。そのような人はスティグマと偏見に対して、自己価値感が必ずしも損なわれないような対処戦略を、認知、行動、感情面で使うのかもしれない。[*42]

スティグマ付与は、陰湿で包括的なものである。いったんスティグマを受けると、その人は差別を受け、さまざまな社会的相互作用から締め出されることが多い。そのうえ知覚者は、スティグマを受けた人の機能のありとあらゆる側面を、おとしめられている特質から解釈しがちである。スティグマ付与のプロセスに含まれる断定的な考え方が、すべてに適用されるのである。[*43] スティグマのプロセスを通じて、その欠陥は過大視され、ついにはその人の個性はおろか、人間性までもが矮小化される。

スティグマは普遍的であると同時に、文化特有のものでもある。外集団を見つけ、おとしめ、スティグマを与えようとする点では、どの社会も文化も同じである。しかし、何が逸脱かということは文化によって違うし、時とともに変わる。たとえば、女性の体型を例に取ると、細めが好まれるか太めが好まれるかは、時代とともに変わってきたし、社会によっても違っていた。[*44] ここで希望がもてるのは、ある文化で特定の特質がよい評価を受けるようになると、それを取り巻くスティグマが、知覚者にとっても、スティグマを受ける側にとっても、薄れる可能性があることである。

では、精神障害の烙印を押されることが、近い将来、いまよりましな社会的地位を得て、スティグマ付与があまり行なわれなくなる可能性はあるのだろうか？　一部の文化では、昔もいまも、シャーマンや宗教指導者の奇異な行動が――たとえそれが妄想的な行動であっても――見る者に崇敬の念を抱かせてきた。現在の先進工業国でも、ある種の「狂気」を創造の才と同一視する傾向がある。しかし、精神的疾病は両極端な社会的認識を受けることが多い。徹底的な嫌悪の対象にもなれば、強い興味や、畏敬、崇敬の対象にもなる。ふつうのものとして扱われること、つまり厄介ではあるが一般に受け入れられた日常生活の一部とみなされることは、それよりもはるかに困難な目標だった。

スティグマ付与によって**個性**が矮小化されると、その人の**人間性**も軽視される恐れがある。おとしめられ、しるしを付けられ、スティグマを受けた人を、知覚者が人間以下の存在とみなすようになれば、その人を罰するどころか命さえ奪いかねない反応が起きる日も遠くはない。相手を人間以下だと認識すれば、社会的権力の持ち主は、その人を排除し、ときには死に至らしめてもよいと感じるようになるだろう。少しでも敬意を払うべき基本的な特質が、相手にはまったくないと考えるからである。[*45]

まとめると、**スティグマ**とは、おとしめられた社会集団の一員であることによって個人に深く刻み込まれた、恥辱と不名誉の印を意味する。スティグマ付与においては、社会の別の成員たちがその集団や特徴をおとしめるようになり、その人がもっている特徴すべてを、アイデンティティに欠陥があるという見方から解釈しはじめる。また、多数派の考え方を前面に押し出した社会的、制度的な構造と政策が用いられ、その集団に害が及ぶこともある。スティグマ付与には、ステレオタイプ化と偏見と差別の要素が明らかに含まれているが、スティグマ付与という言葉には、その人を外面的にも内面的にも深くおとしめるニュアンスのほか、すべてを欠陥のある性質のせいにする包括性と、知覚者がその人に関して即座にステレオタイプを持ち出す傾向が、より深く表現されている。さらに、スティグマのプロセスではスティグマの自己付与も起きる。スティグマを受けた集団の成員は、周囲から受け取る否定的なメッセージを内在化し、事実を隠すという対処法を使用しがちなのである。[*46]最後に、スティグマ付与は人間性の否定にもつながりかねない。相手を人間以下の存在だとみなせば、過激な仕打ちを加えてもよいことになる。

次章以降で中心となる問題は、精神障害を抱えた人がこれほどひどいスティグマをどのようにして受けるのか、そしてその理由は何なのかということである。そこを出発点に、排除に関する社会心理学と社会学、自然選択と進化論、精神障害に対する態度の歴史、スティグマと差別を証明するのに使われるさまざまな研究方法について検討していく。

第二章

社会心理学、社会学、進化心理学からの視点

何十年も前から、社会学者と社会心理学者は偏見と差別とスティグマの理解に大きく貢献してきた。また、自然選択の原理によって人間の行動パターンを理解しようとする進化心理学が、近年、より高い説明能力を得て支持を増やし、興味深い知見をもたらしている。この章では、これら三つの学問分野の基本的な主張を検討し、人間がほかの人間を社会的におとしめ、スティグマを与えるという一般的な性向の根底にあるメカニズムについて、明確な考え方を提示したい。紹介する研究の多くは、人種的偏見に関するものである。人種的偏見については、二〇世紀後半のアメリカの学校における人種分離廃止や公民権運動の影響もあって、多くの研究が行なわれてきた。そのような研究を精神障害に適用できるかどうかは必ずしも明確ではないため、可能な場合には精神的疾病との比較や、精神的疾病に対する教訓を示すことにする。また、スティグマのプロセスについては膨大な量の研究が行なわれており、ここでは一部しか取り上げることができない。

スティグマ付与は対人プロセスであって、知覚者、つまりスティグマの与え手と、おとしめられる者、つまりスティグマの受け手の双方が必要である。重要なのはスティグマ付与の原因究明であるため、この章の分析では、主に知覚者と、スティグマを与える性向のメカニズムに焦点を合わせる。ただし、スティグマは本質的に関係性のなかに存在するだけでなく、

スティグマ付与が受け手に与える影響を理解する必要もあるため、拒絶に対する受け手の反応の研究も取り上げる。

スティグマの社会心理学と社会学

社会心理学は、主に次のようなテーマを研究する。（a）社会的認知、つまり他者の認識に関わる認知的な構造とプロセス、そして（b）集団間の葛藤と敵意（およびその裏面とも言える、共感と利他主義）である。社会学は、あらゆる文化に見られる社会的構造と社会的プロセス、特に社会的権力を扱う。これらの研究の主な前提は、人間はきわめて濃密に関わり合う生きもので、どの文化にも広範な社会的比較のプロセスがあるということである。また、人は社会を能動的に認識するとはいえ、その文化の社会的価値観に関するメッセージの多くは広く行き渡っていて、過剰学習されるため、無意識のまま自動的に行なわれる処理も少なくない。スティグマを克服するためには、おそらく自動的な処理の働きを止めなければならないだろう。

半世紀前は、大半の研究と理論が、「偏見とスティグマは、知覚者の権威主義的人格やその他の精神障害といった、根深い個人的性向から生じる」という前提に基づいていた。しかし、いまではその考え方が根本から変化し、誰でも社会的比較を行なうということ、スティグマ付与はどこにでも見られること、社会的権力とスティグマには明らかな関連性があることを強調するようになっている。つまり、スティグマ付与は、ありふれた心理的機能（カテゴリー化する性向など）、社会的プロセス（内集団と外集団の識別など）、構造的な変数（不平等な社会的権力や正義など）のなかに組み込まれているのである。確かに、特に強く偏見を示したりスティグマを与えたりしがちな人格タイプもあるだろうが、スティグマのプロセスは日常的に起きている。それでも、スティグマのプロセスは変えられないわけではない。つまり、ステレオタイプ化やスティグマはどこにでも生じるが、自動的な発生は意識的な思考によって抑制できるし、社会政策を変革すれば、「下流」つまり個人の態度や行動に変化が起きやすくなるのである。

　基本的に、世界のどの地域に住む人間にとっても、社会集団の形成は生き残りに必要なことだった（現在も同じである）。人間には、**内集団**と同一化し、その成員を**外集団**の成員と区別する基本的な性向がある。内集団とは、自分が生まれつき属している社会的な群れまたは共同体であり、外集団とは、よそ者とみなされる氏族や部族や共同体のことで、とりわけ資源が乏しいときには生き残りを脅かす恐れがある。[*1] 内集団との同一化には、類似性と近接性と馴染み深さの認識、家族の絆または文化的な絆の共有、肌の色などの目に見える特質が関係している。人が内集団と外集団の成員を区別しはじめるとき、その行為を正当化する必要性はほとんどない。つまり、人間には「自分の仲間」をほかの人たちから隔てるプロセスを開始しようとする強い衝動がある。

　外集団をおとしめる性向については、考慮すべき社会心理学的な問題がいろいろある。ここではまず、そのような否定的な認識を受けがちな特徴と、そのプロセスの根底にありそうな主要な次元について考える。次に、スティグマ付与に関わるいくつかの重要な特質と、よそ者をおとしめる内集団の成員にとってスティグマが果たす機能を取り上げる。社会学のラベリング理論に関しては、スティグマ付与を引き起こす社会的ラベルの威力に少し触れ、最後に、スティグマの形成と発展と維持に関わる、心理、社会、制度の各レベルについてまとめる。[*2]

スティグマの受け手――分類と次元

　スティグマをテーマとしたゴッフマンの重要な著書では、スティグマを受けがちな特徴を三種類、挙げている。第一のカテゴリーは身体的な変形で、ゴッフマンはこれを「体の忌まわしい部分」と呼んだ。それはたとえば、肥満や、顔または体の損傷、あるいは身体的な障害またはハンディキャップなどである（**ハンディキャップ**は、障害のある人がパンの切れ端や小銭を乞うために「手（hand）に帽子（cap）」を持っていたことから生まれた言葉で、単語自体にスティグマ付与が反映されている）。第二のカテゴリーは「部族」的な特徴である（権力者と異なる、家族および先祖代々の特質と文化的な標識。人種、宗教、国籍など）。第三のカテゴリーは特質上の欠点で、軽蔑されている人格のほか、「意志の弱さ、横暴さまたは残酷さ、危険で硬直した信念、誠意のなさとみなされる」ような行動形態もこのなかに含まれる。「このような欠点は、たとえば精神障害、投獄、嗜癖、アルコール依存、同性愛、失業、自殺企図、過激な政治的行動などの履歴から推測される」[*3]。ゴッフマンによれば、特質上の欠点は、その外集団に関するステレオタイプのみから推測される場合もあるという。つまり、知覚者は問題の行動パターンにじかに接しなくても、そのような特質をもつ人の**評判**に影響されうるのである。実際、ある人が精神障害の履歴をもっている場合、社会的知覚者はその人に実際に会ったり交流したりする前に、スティグマを与えてしまうことがある。

しかし、スティグマ関連の文献の多くは、ゴッフマンが挙げた三種類の特徴を基本的に無視してきた。確かに、この三種類は相互排他的ではない。肥満の人は、身体的な変形（太りすぎであること）をもつとともに、特質上の欠点（この状態を招いた原因である自制心の欠如）も示しているとみなされるかもしれない。また、この三種類は包括的でもない。たとえば、女性はいつの時代も差別とスティグマを受けてきたが、女性であることはどのカテゴリーにも該当しない。そのうえ、同じカテゴリー内に重要な区別があることも明示していない。「特質上の欠点」のカテゴリーでいえば、養子へのスティグマ付与と暴力犯罪のスティグマには重要な違いがあるだろうし、いずれもうつ病のスティグマとは異なるだろう。しかし、この章の最後で論じるように、進化心理学はこの分類をよみがえらせた。

そのほか、スティグマという反応を形成する次元的な要因に注目した人もいる。なかでも最も精巧なモデルは、エドワード・ジョーンズ（Edward Jones）

らが生み出したもので、六つの基本的な次元を提案している。（a）秘匿可能性――おとしめられた状態がどれだけ目立つか、あるいは隠せるか。（b）経過――その状態や特質が時間とともにどのように変化するか。（c）破壊力――対人的な相互作用をどれだけ損なうか。（d）美醜――体または顔が標準からどのように逸脱しているか。（e）原因――おとしめられている状態がどのように発生したか、そしてそれはコントロール可能だとみなせるかどうかという、きわめて重要な次元。（f）危険性――その状態が与える危険や脅威。[*4] これらの次元を精神障害に当てはめてみよう。

　第一に、**秘匿可能性**は、目立つ特徴から隠れた「印」に至るまでの、スティグマを受ける特質の連続体である。目立つ特徴とは、人種的な特徴や、明らかな容貌の損傷などであり、隠れた印とは、投獄や精神障害の履歴などである。一見すると、隠すことのできない、明らかで目立つ印のほうが、スティグマが強いように思えるかもしれない。しかし、隠せる特質には特殊なジレンマがある。たとえば、自分または家族に精神的疾病の病歴がある場合、どのような問題が生じるかを考えてほしい。この事実を人に打ち明けるべきか？「発覚」しないように、行動や自己呈示の仕方を変えることは可能か？　それでも結局は知られてしまったら、どうなるのか――好ましい相互作用の可能性がついえてしまうのか？　隠せるスティグマを抱えた人（およびその家族）は、得てして相互作用のパートナーに事実を知られることを強く警戒し、ストレスと役割葛藤を引き起こす。[*5] それによって生じる緊張は相手に伝わりかねない。そうなれば、相手は隠されたスティグマに気づきはじめ、もし打ち明けられたらどのように対応すればよいのかと、やはり不安になる可能性がある。奇妙な話だが、明白で激しい精神的疾病より、それほど重くないもののほうが隠しやすいため、かえってスティグマが強まる場合がある。知覚者から、その人の意志力が弱いのだと責められるからである。

　第二に、スティグマを受ける特質がたどる**経過**は、対人関係に影響を及ぼす。ほかの要因が等しい場合、その特質の持続期間は受容度の低さと関連する。たとえば、麻痺やエイズなどの慢性的な病気は、急性の病気に比べ、はるかに強いスティグマを被りがちである。精神障害について言うなら、重い精神的疾病は必ず慢性で、軽快することがないと固く信じられている。この考え方が、精神的疾病への強いスティグマ付与に大きく関係している。精神障害は治療できるし、逆境に負けず適応的に機能することも十分可能だという認識が広まれば、それに応じてスティグマも弱まるかもしれない。

第三に、おそらく精神障害は、社会的接触にきわめて**大きな破壊力をもつ**とみなされるだろう。特に重い症状では理性と一貫性が失われるうえに、精神障害というラベル自体に否定的な連想が付いて回るからである。精神障害を抱えた人は何をするかわからないという考えをもっていれば、知覚者は不安と恐怖を覚えて、そのような人を避けたり拒絶したりする可能性が高い。社会的接触をどのように破壊し、どのような脅威をもたらすかは、精神障害の種類によって大きく異なる——たとえば、重い抑うつは、興奮状態の妄想症とはまったく違うし、そのどちらも強迫的な行動パターンや物質乱用とは違う——ものの、精神的疾病という包括的なラベルが喚起するさまざまな予想が、社会的接触の破壊を示唆するため、スティグマを引き起こす場合がある。

第四の次元である**美醜**に関して言うと、他人の容姿と魅力に対して抱く好みについては膨大な量の文献があり、美の基準に合わない人間を拒絶する傾向は強いということがわかっている。[*6] 目立った容貌の損傷がある人に対しては、根深い感情的反応が引き起こされるかもしれない。精神的疾病について言うなら、身なりがだらしなく、きわめて不合理な行動をとる人間は、嫌悪感を催させるだろう。しかも、統合失調症などに使われる一部の抗精神病薬を摂取すると、運動や姿勢、あるいは顔面の筋肉組織に影響する副作用が生じかねない。容貌を損ない、恒常化する恐れもある症候群——遅発性ジスキネジア——

が現れることもあり、よだれをたらし、顔をしかめる仕草が顕著になる。[*7] 精神障害に対する一部の介入は、治療を受ける人の美しさを減じ、スティグマ付与を促す恐れがあるのである。

第五の次元は**危険性**である。危険や明白な脅威を与えがちな状態であればあるほど、スティグマを受けやすいように思われる。主な例として、ハンセン病（かつては、らい病と呼ばれていた）がある。この病気は激しいスティグマを受ける細菌性の感染症で、長い間、世界各地に患者収容所が建設されていた。それどころか、"leper"（らい病患者）という言葉自体が、不名誉や孤立やスティグマを暗示する。患者収容所がどれだけ外界と隔絶されてきたかを見ると、感染拡大を防ぐために、社会がいかに徹底的に患者を追放するかがうかがえる。精神障害に関して言うと、最も顕著なテーマは危害を加える危険性である。これは暴力のステレオタイプが盛んにあおってきたイメージで、たとえばメディアは精神障害を抱える人の予測不能性と攻撃性を強調して描いてきた。そのほか、象徴的な脅威もある。なぜなら、精神障害によって生じる行動は、知覚者に社会構造の崩壊に対する恐怖や、自らの精神的安定に関する不安へと目を向けさせるからである。

最後に挙げる次元は**原因**（その特質がどのようにして生まれたか）だが、これは理論的にも臨床的にもきわめて重要である。まず、社会心理学の重要なテーマである帰属理論から論じよう。[*8] 帰属とは、行動に対する原因の説明であり、予期せぬ行動や社会的に逸脱した行動が起きたとき、特によく行なわれる（予測可能な行動であれば、その原因を理解しようとする動機づけはほとんどない）。原因は複数の次元によって分類できる。たとえば、内的なものか外的なものか、永続的か変化しやすいかといった次元だが、どの次元も、感情的、行動的な反応に影響する。

スティグマに強く関係し、原因の概念と深く関わる重要な次元は、原因の**コントロール可能性**である。具体的に言うと、否定的な特質が、本人にとってコントロール可能な原因から生じていると考えられた場合、知覚者は一般的に責めたり激しく非難したりし、拒絶と処罰に至ることが多い。逆に、否定的な行動がコントロール不能な原因によると考えられれば、非難が起きないだけでなく、思いやりと同情が強まるはずである。ワイナー（Weiner）らがこれに関する実験的証拠を示している。本人にとってコントロール不能な状態（身体的な変形）が逸脱行動の原因だと知覚者が考えた場合、同情と思いやりが生まれる可能性が高いが、異常行動が意志によるコントロール（行動的、精神的な問題）と結びつけられた場合、拒絶と敵意が生まれる。[*9]

そこには、「精神障害によって生じる行動は意志の弱さか、その他のコントロール可能な原因から起きる」という考え方がある。だからこそ、精神的疾病と関連づけられる不適切かつ社会的に逸脱した行動パターンは、共感的な反応ではなく、敵意に満ちた反応に遭うことが多いのである。しかし、医学モデルでは、精神的疾病は本人のコントロールできない自然的プロセスから生じるとみなす。したがって、このモデルは非難を軽減し、受容と同情を促すはずである。精神障害の医学的な考え方が歴史を通じて周期的に現れ、ここ数十年間、再び注目されていることを考えると、これはきわめて重要な問題であるため、後で詳しく論じる。[*10]

ここでもうひとつ、原因とコントロールの認識に大きく関わる社会心理学的な構成概念を紹介したい。それは「公正世界」仮説である。[*11] この仮説の主な前提は、「人は、貧困、疾病、甚だしい逸脱行動など、人間の苦しみを示す衝撃的な例を目にすると、強く心が痛むことが多い」というものである。知覚者はそのような悲劇に直面して、罪悪感はおろか、事態を改善する責任さえ感じるかもしれないが、無力感と絶望感にもさいなまれるかもしれない。すると防衛機制として、「世界は気まぐれで残酷なわけではなく、実際には公正で公平なのだ」という考えにしがみつきたくなる。そうすることによって、同じような苦しみが自分に降りかかってもおかしくないという考えを振り払おうとするのである。

しかし、公正な世界を信じることは、「苦しみは本人が招いたものに違いない」という言い分につながる。世界が本当に公平なのであれば、不幸になるだけのことを本人がしたのだろう、という理屈である。悪い出来事が起きるかどうかは本人がコントロールできると考えれば、「罪悪感をなくし、自分の時間とお金を注ぎ込んで助けなければならないという、嫌な予感を振り払えるうえに、やはり世の中は因果応報なのだと安堵することもできる」[*12]。要するに、公正な世界を信じていると、知覚者は脅威や不安や苦しみを感じさせる行動パターンを、本人がコントロールできるものだと考えたくなるのである。それによって、社会の仕組みは実は公平なのだと安心し、逸脱行動を示す人に厳しい対応をとるようになる。これが精神的疾病のスティグマにどのような影響を及ぼすかは明白である。

スティグマの主な特徴とスティグマ付与

ここではスティグマの特徴をいくつか取り上げる。いずれの特徴も、精神障害を抱えた人に明らかに関連している。

広範さ　ある社会や文化で特に目立つ状態があると、その状態は地位が低いという強力な合意が生まれることが多い。つまり、おとしめられた集団に関するステレオタイプは、きわめて**広範**に浸透するのである。とりわけ、現代社会では活字と映像メディアが多大な影響力をもつ——欧米化していない文化ではストーリーテリングや文学や民間伝承がその役割を果たす——ため、おとしめられ、忌避されている人種集団、宗教集団、行動を同じくする集団がどれなのかについては、たいていかなりの意見の一致が見られる。さまざまな特質および行動のうち、許容されるものとされないものとの境界線は、共同体の社会構造さえ左右する。その境界線は、言い換えれば内集団と外集団の境界線である。[*13]

ある外集団に対する社会の見方は、ふつう真実だとみなされ、誤解やステレオタイプだとはみなされない。子どもが就学前にそのようなステレオタイプを知るという事実は、ステレオタイプがいかに強力かを物語っている。特定集団のステレオタイプな描き方に反対する人でさえ――スティグマを付与される状態の持ち主自身も含めて――そのような描き方が存在すること自体は知っているだろう。[*14]

要するに、ある文化に属する大半の人が、外集団の成員に関する社会のステレオタイプを過剰学習してしまうため、外集団の成員に遭遇すると自動的にステレオタイプが喚起されるのである。知覚者自身が気づいていなくても、その否定的なステレオタイプは強く条件づけられた感情的、行動的反応を引き起こす。[*15] **潜在的な**ステレオタイプと偏見は、意識的かつ露骨に表現されるものとは違い、無意識的なものである。現在、人種に関する研究の多くが、意識的な内省なしに行なわれる潜在的なステレオタイプ化と偏見を扱っている。しかし、精神障害を抱えた人への潜在的態度については、わかっていることがほとんどない。[*16]

アンビバレンス　スティグマを与える反応の第二の主な特徴は、反応の表出に**アンビバレンス**が伴うことである。まず提示したいのは、「不安を引き起こす行動への反応は本質的に複雑で、同情と厳しい批判とがせめぎ合う」と言う前提である。現代社会では、大部分とは言わないまでも、多くの人が、衝突しがちな二つの価値観をもっている。（a）平等主義――人間はみな同等の価値をもち、社会の成員全員に平等な機会が与えられるべきだという考え。（b）個人主義――個人の努力がその人の地位の向上を決定するという考え。このうち平等主義的な考え方が強ければ、スティグマを受けた集団を認識したとき、自分をその集団と同一化したり、同情したり、その社会的、行動的問題の引き金になった社会的不公正を正そうとするだろう。しかし、個人主義的な考え方が強ければ、スティグマを受けた集団の成員を努力不足だと非難するだろう。[17]

つまり、スティグマを受けている集団の成員は、一方では落ち度もないのに不利な立場に置かれているとみなされ、その一方では逸脱していて、本人こそが問題のある行動や特質の最大の責任者だとみなされるかもしれないのである。この二つの認識は同時に起こりうるため、アンビバレンスが生じやすく、同情と拒絶の両方が示されることになる。その結果、スティグマを受けた人への反応は不安定になりがちで、共感と嫌悪感の間で揺れ動く。しかも、わずかな刺激があっただけで——たとえば、その集団の別の成員を見ただけで——最初は肯定的だった反応が否定的に変わりかねない（その逆もある）[18]。このような複雑さはスティグマの研究の妨げになるが、スティグマの低減にとってはいっそう悩ましい問題になる。それでも、最初に思いやりが見られるなら、希望がある。介入の取り組みの糸口になるからである。[19]

人種的、民族的な偏見と女性差別に関しては、ここ半世紀の社会の変化によって、公に示してよい態度の基準が変化した。これが状況を複雑にしている。人種差別や性差別の表現は、かつて一般的だった露骨で偏狭なものより、目立たない形になった可能性がある。この「現代的」あるいは「象徴的な」偏見を示す人は、外集団へのあからさまな嫌悪ではなく、個人の責任を強調する保守的な政治的見解を示すかもしれない。[20] このような表出のしかたは、現代社会の成員が偏った態度や感情について、深く、無意識でさえあるアンビバレンスを抱えていることを示している。

人種や性別に関する態度とバイアスについては、露骨に表明してよいかどうかに関する社会の基準がここ数十年間で変わったが、精神障害に関する基準が同様に変化したかどうかはきわめて疑わしい。精神的疾病に対するバイアスとスティグマは、多くの場合、露骨に示されている。将来、社会的道徳観が変わり、精神障害を露骨に蔑むことがひんしゅくを買うようになれば、目立たない「現代的な」スティグマ付与と潜在的なバイアスの形で、態度が表出されるケースが増えるかもしれない。

不安　知覚者と、スティグマを受けた人が相互作用すると、両者に**不安**が生じることが多い。明らかな偏見をもっている知覚者は、外集団の成員と接する際、相手からの敵意を予想するだろう。それが不安を生じさせる。そうでない知覚者も、スティグマを受けている人を恐れて避けるよう条件づけられているため、相互作用を行なうのは危険なのではないかと純粋に危惧するかもしれない。その結果、不安と嫌悪感が生まれる恐れがある。[*21] また、知覚者が相手を差別せず受容的に振る舞いたいと心から望んでいても、特に、スティグマを受けている集団の成員と接した経験がない場合には、振る舞い方がわからないということもありうる。平等または共感的な振る舞いを真摯に心がけ、相手のステレオタイプ化されたイメージを抑制しようとすれば、抑えつけている考えやステレオタイプが「リバウンドする」つまり、よみがえってくることになりかねない。[*22] このような場合にも不安が生じる可能性がある。

　スティグマを受けている人からすると、特にそれが目立たないスティグマや隠されたスティグマである場合、会話、社交の機会、仕事の面接といった多くの社会的接触に不安が伴いがちである。この不安は、問題の状態を相手に「知られて」しまう可能性と、その後の拒絶に対する恐怖に関係があるのだろう。実際、差別を受けている場合、新しい人と出会ってもまた拒絶されるのではないかという警戒が生じがちで、緊張と猜疑心につながる。このような不安は、甚だしいストレスだけでなく、健康リスクという形でも蓄積しかねない。[*23] 結局、知覚者の反応もスティグマの受け手の反応も、不安に彩られることになる。多くの精神障害のように、「印」が隠せるものである場合、この傾向は特に強くなるだろう。

スティグマの受け手には、**拒絶に対する感受性**という概念が関係する。これは、社会的パートナーと相互作用を行なうとき、傷つくことや拒絶されることを予期する傾向を指す。この感受性が強ければ、回避行動または敵意さえ生じて、行動的な交流をさらに妨げてしまいかねない。関連する概念に、**スティグマ意識**というものがある。これは、スティグマ付与が存在し、社会的交流の最中にそれが起きるだろうという予想のことである。[*24] このような概念は、これまで精神障害を抱える人には体系的に適用されなかったが、適用すれば有益かもしれない。

自己侮辱と恥の意識　スティグマ付与は、おとしめられた人に例外なく自尊心の低下と恥の意識をもたらすのか？　スティグマに関する古典的な文献は、イエスと答えている。絶え間ない拒絶と差別(**実行されたスティグマ**とも呼ばれる)を経験していると、否定的な原因帰属を否応なく内在化してしまい、恥の意識(**感じられたスティグマ**)をもつようになるというのである。[*25] 恥は「誤ったこと、不名誉なこと、不適切なことを自分がしたという意識から生じる苦痛に満ちた心的感情」と定義され、[*26] 人間の生活のきわめて強い社会的性質と、人間の内省的傾向によって引き起こされる。社会的基準または倫理的基準を満たせないと、恥の意識によって侮辱の内在化が生じる。

しかし、現在の研究では、外集団の成員が例外なく恥の意識や自尊心の低下を示すわけではないことが判明している。それどころか、現在、社会心理学者はスティグマを、ありふれた社会認知的、対人的プロセスと関係し、被害者に多様な反応を生むものとして概念化している。これは、「スティグマ付与は根深い偏見をもった知覚者が伝達するプロセスで、スティグマの受け手に必ず心理的ダメージを与える」という考え方とは対照的である。

スティグマを受けた人のなかでは、自尊心を保つためにいくつかの機制が働く可能性がある。たとえば、人から否定的なコメントを浴びせられた場合、それを自分の欠点ではなく偏見のせいにしたり、けなされた特質を自分にとって重要ではないものだと考えたり、スティグマを受けている集団と同一化して、その集団のために活動したりするかもしれない。[*27]

　しかし、精神障害の場合、自尊心の低下と恥の意識が生じる可能性はきわめて高い。理由のひとつは、多くの精神的疾病の症状そのものに、悲しい気分や、社会的孤立、自責の傾向があることである。たとえば、大うつ病の中核的な特徴には、罪悪感を覚えることや、悪い出来事を過度に自分の責任と考えることがある。恥の意識はこの症候群自体の一部と言えるかもしれない。そのうえ、多くの精神的疾病が生活に大きな混乱をもたらす。入院、人間関係の破綻、金銭的な損失などである。このような出来事の後は、強い恥の意識が生まれて当然だろう。要するに、その人の精神と人格が「印を付けられた」状態である場合、恥の意識が生じる可能性が高いのである。

　民族的、人種的少数派の場合、成員同士の連帯は肯定的な帰属意識の形成を大いに助けてきた。しかし、精神障害を抱えた人たちからなる、形のない「集団」との同一化を促す推進力は、つい最近までほとんどなかった。精神障害を抱えた人はこれまでほぼずっと政治的な権利を奪われた、目に見えない存在だったのである。自助団体と権利擁護団体は、スティグマ克服の強力な手段になる可能性がある（第一一章を参照のこと）。

スティグマとスティグマ付与のメカニズム

　スティグマ付与を動機づけ、促すメカニズムはどのようなものなのか？　言い換えると、ほかの人、特に精神的疾病を抱える人にスティグマ付与を行なう社会的知覚者には、どのようなメリットや利益があるのか？[*28]

（1）社会的アイデンティティと外集団への軽蔑の促進

有力な一次的集団に属していることには、明らかなメリットがある。資源、地位、それに生き残りにさえ有利なのである。したがって、内集団の成員との社会的一体感をもつことには、強い動機づけがあるわけである。それどころか、人間は内集団との一体感をもつように作られているとさえ思えるほどである。「最小条件集団」の研究によれば、内集団との一体感を育むには、ほんのわずかな理由づけしか必要ないという。つまり、完全に恣意的に誰かを内集団の成員に指定しても、強い一体感が生じうるのである。名目は、座っている席の近さでも、着ているシャツの色でも、コインを投げて上になった面でもかまわない。[*29]

内集団アイデンティティは、いくつかの影響を生む。認知面では、内集団の成員を自分と似ていると考えるようになる。感情面では、内集団の成員への肯定的感情と共感的関心が増す。行動面では、接近し、協力し、手助けする可能性が高まる。[*30] また、内集団アイデンティティが強い場合、外集団の成員との比較を行ない、社会心理学者の言う「下向きの比較」によって相手をおとしめがちになる。つまり、内集団と強く同一化すると、内集団をそれ以外の人とはっきり区別するようになるのである。

しかし、内集団に属していれば必ず、外集団の成員を見下すようになるのか？ これに関する研究結果はさまざまである。しかし、結論を言えば、そのような傾向はありそうだが、内集団びいきは必ずしも外集団の侮辱にはつながらない。二〇世紀半ばに、これに関連する研究をいち早く行なったオールポート（Allport）は、次のように述べている。

外集団と比較するとき以外、私たちは自分の内集団を認識できないだろうが、それでもやはり内集団は心理的に最も重要である。私たちは内集団のなかで生き、内集団に頼って生き、ときには内集団のために生きる。外集団への敵意は帰属意識を強めるのに役立つが、必要条件というわけではない。[31]

結局、内集団の成員と強い絆を形成すれば、必ず偏見とスティグマ付与が生じるという結論は下すべきでないということである。

内集団と外集団は最小の条件下でも団結するかもしれないが、競争があるとき、特に資源が乏しいときは、団結はいっそう強まりやすい。「現実的集団葛藤理論」によると、ある社会集団または共同体の経済的、政治的生存力を脅かす集団（あるいは中核的な価値観を揺るがす集団）は、特にスティグマを受ける可能性が高いという。言い換えると、競争と脅威は内集団への同一化をいっそう強め、外集団への軽蔑をさらに深めるのである。[32] このことがはっきり示唆しているのは、精神的疾病を抱えた人が無力で支援の必要な存在――社会的資源を枯渇させそうな集団――だとみなされれば、スティグマ付与が強まる可能性が高いということである。また、政治指導者やメディアが「精神的疾病の存在は共同体の経済状態や社会状態にとって脅威になる」と強調すれば、やはり偏見が強まるだろう。

(2) 自尊心の向上　外集団の成員をけなすと、内集団との社会的一体感が強まるだけでなく、その人の自尊心も向上するということを示す、明らかな証拠が存在する。つまり、自分より地位の低い人と下向きの比較を行なうと、知覚者の自己認識が改善する場合があるのである。[33]

ファイン（Fein）とスペンサー（Spencer）は、自尊心が傷つくような情報を受け取った人が、ステレオタイプ化された外集団の成員を軽蔑的に描写しがちであることを示した。そして、そのような否定的な評価を行なうと、自己イメージの回復と強化が起きたのである。[34] 特に憂慮すべきは、自己価値感に打撃を受けたとき、ステレオタイプの存在が自尊心を高めるための便利で有効な道具になるという事実である。実際、ステレオタイプはあまりにも広く浸透し、文化的に受容されているため、たとえ外集団の成員を侮辱するのに利用しても、罪悪感や良心の呵責をあまり引き起こさない。どうやら、外集団の成員を激しく非難することは、知覚者が自己認識を改善できる安全で簡単な方法のようである。

しかし、自尊心の向上だけではスティグマ付与を説明することはできない。第一、誰を侮辱の標的にするかについて、大半の文化で人々の意見が一致するのはなぜなのか、自尊心の向上では説明できない。スティグマの標的が一致するためには、何かほかの社会的プロセスも働いているはずである。そのうえ、外集団の成員が自分に押しつけられたステレオタイプを信じてしまったり、ときには侮辱に同調してしまったりする傾向も、自尊心の向上ではうまく説明できない。さらに、社会的制度によって引き起こされる構造的な差別とスティグマも説明できない。それでも、内集団の少なくとも一部の成員にとっては、自尊心の向上は外集団を中傷する動機づけになりそうである。[*35]

（3）システム正当化　世界のどの社会でも、地位、富の得やすさ、権力は階層構造をなしている。社会にこのような基本的傾向があることを考えると、もてる者にとって、もたざる者をけなすことは、おそらく既存の社会構造を正当化するのに役立つだろう。言い換えると、権力と富がたいてい階層的に分配されているからこそ、階層の上部にいる人たちは、自分たちの高い地位は正当で公正なものだと信じるため、階層内の恵まれない人たちを見下すのである。

ここで、先に述べた「公正世界」仮説との類似性に注目してほしい。世界を公正だと信じていると、恵まれない人の苦しみを本人のせいにしたくなることがあるという仮説である。現状を強化し、地位の高い知覚者の後ろめたさを軽減する「正当化のための神話」は、何種類かある。たとえば、社会は能力主義だとか、この世は公平だなどという信念がそれだが、そう考えることによって、自分の特権的な地位は差別的なシステムから生まれたのではなく、努力と犠牲の賜物だとみなせるのである。[*36]

この観点から見ると、スティグマ付与は社会的不公正の原因ではなく、結果であることになる。この結果が、内集団と外集団の階層的な関係を維持しているのである。システム正当化の考え方は、偏見とスティグマを上から眺めさせてくれる。つまり、スティグマを解消するプログラムには、差別的な社会政策の変革を含めなければならないという視点を与えてくれるのである。さらに、誰を差別の標的にするか――当然、社会階層の低い人たちである場合が多い――について、大半の社会で人々の意見が一致することも、これで説明がつく。

(4)死への不安と恐怖の抑制　スティグマ付与のもうひとつの機能は、知覚者が生と死について考えたときに感じる、強い不安を抑制しやすくすることである。人は誰でも、生というものが気まぐれで儚いことや、世界中に悲惨な状況があることに実存的な不安を覚える。そのような不幸や死を意識すると精神的にまいってしまいかねないため、最低限の感情のバランスを保つべく、ある程度の健全性と安定性を維持できる世界観をもとうとする。しかし、外集団の成員、特に個人的、社会的な脅威となりそうな人間の存在は、知覚者の根本的な信念体系と安定性を揺るがす恐れがある。**存在脅威管理理論**によると、人は外集団の成員にスティグマを与えることによって、そのような脅威だけでなく恐怖心さえも抑制するという。これが安定性の維持に役立つのである。[*37]

現に、死について考えさせられると、外集団の成員への厳しい意見がさらに強まることが実験的証拠で明らかになっている。特に、外集団に身体的な変形や極端な行動障害があると、生の儚さを思い知らされるため、この傾向が強まる可能性がある。この興味深い視点に立てば、スティグマは集団間の構造的なプロセスだという考え方が変わる。心理的な脅威が生じ、その脅威を避けるために、印の付いた人に厳しい対応が取られがちな状況を、実存的に、生の意味という観点から考えるようになるのである。スティグマには、社会構造に組み込まれた機能だけでなく、深い心理的な機能もあるわけである。

ラベリング理論とその修正版

ラベリング理論は、「現実は社会的に構築される」つまり「アイデンティティは社会的プロセスに強く左右される」と強調する、社会学的、哲学的見解から生まれた。社会的権力の持ち主（あるいは、たとえば専門家などの、社会によって認められている人）が、逸脱行動の抑制または治療を始めるためにその行動にラベルを貼ると、貼られた人は、ラベルと一致するような特質と役割アイデンティティをもつようになる。これがラベリング理論である。このプロセスはラベルを貼られた人のアイデンティティを根本から変え、新たな社会的役割を生み出す。

次のような主張について考えてほしい。社会には逸脱行動――**残基的逸脱**と呼ばれるもの――が山ほどあるが、多くは一時的なものとみなされるか、そうでなくても多数派から大目に見られている。しかし、そのような行動が頻繁に示され、非常に目立つ場合、正式に烙印を押され、診断名を付けられる可能性が高い。こうしてラベルを貼られた人は、新たな役割に従って行動することを期待される。さらに、そのような期待は自己イメージを変えるとともに、逸脱行動の継続を強化するような一連の出来事を引き起こす。分類されてラベルを貼られる人は、逸脱行動を示す人のほんの一部にすぎないが、ラベルを貼られると、逸脱した役割を特徴とする人生を送りやすくなるのである[*38]。

例として、未成年者の非行を取り上げよう。反社会的な行為を犯す青少年、特に男子は大勢いるが、そのうち身柄を拘束されて法の裁きを受けるのはほんの一部だけである。このような行為に非行というラベルが正式に貼られると、さまざまな社会的プロセスが動き出す。たとえば、勾留や保護観察、公的記録の収集、そして非行者という社会と本人の認識などである。裁かれた青少年はこの非行者の役割を引き受け、アイデンティティと将来が明らかな影響を受ける。精神的疾病に関する主張も、これと同じようなものである。社会の成員はさまざまな逸脱行動が示すが、そのような行為が精神障害の証拠として特定され、烙印を押され、ラベルを貼られると、精神的疾病患者の役割を反映した「人生」が始まるというのである。

この**第一次ラベリング理論**はきわめて急進的だった。精神的疾病という独立した実体を否定し、精神障害はラベリングのプロセスで生み出されると明確に示唆していたからである。ラベリング理論は一種の警告の役割を果たし、心理学的、精神医学的なラベルの使用を強く躊躇させた（一九六〇年代と七〇年代の反精神医学運動については第四章も参照してほしい[*39]）。

しかし、すぐに批判の声が上がった。ラベルを貼られるような行動は、診断名やラベルがあってもなくても、完全に独立して存在するものだというのである。実際、ここ数十年の科学の進歩によって、重い精神的疾病の生物学的な現実性を否定することはきわめて難しくなった。また、臨床研究によって、多くの治療法が（本質的に有害なのではなく）有益であることが証明されつつある。そのように考えれば、正確な診断名、つまりラベルを貼られることは、きわめて建設的なことかもしれない。自責の念が弱まる可能性もあるし、苦痛と支障をもたらす精神障害の特徴を理解する枠組みが得られるし、必要な介入を受ける手段にもなる。要するに、第一次ラベリング理論の主張――その状態を生み出した全責任はラベルにあるという主張――は、ほとんどの方面で急速に勢いを失ったのである。[*40]

しかし、たとえラベリング自体が機能不全を生むことはないとしても、ラベルのもつ否定的な意味合いが、精神障害を抱えた人にきわめて有害な影響を及ぼしうる証拠は、次々に示されている。現に、**第二次ラベリング理論**または**修正版ラベリング理論**について、次のように述べられている。

> この理論の基本的な前提は以下のとおりである。持続的な精神的疾病をラベルが「引き起こす」わけではないかもしれないが、精神障害の治療に伴うスティグマは、本人の自尊心を低下させ、対人ネットワークを狭め、就労と収入の機会を減少させること――いずれもストレスを強める要因――によって、疾病の経過に悪影響を与える。このようなストレス因子は、症状悪化の危険性をもたらす。[*41]

つまり、精神的疾病というラベルや、精神科病院への入院歴、治療中の患者という身分はすべて、スティグマを与える反応を知覚者に起こさせたり、当事者にその否定的反応の内在化を起こさせたりしかねないのである。第二次ラベリング理論では、精神障害自体に関連した能力低下のほかに、ラベルが、意欲の低下、事実の秘匿、社会的ネットワークの縮小をもたらす場合があると主張している。[*42] 現在のスティグマの概念は、第二次ラベリング理論の主張に依拠している部分が大きい。

さまざまなレベルにおけるスティグマの起源と機能

この項では、三つのレベル――スティグマ付与に関わる心理的、社会的、構造的要因――での概念化を行ない、これまでの内容をまとめる。これら三つのレベルは、本質的に絡み合っている。そのため、スティグマは明らかに個人のなかにあるとか、もっぱら社会的なものだとか、ひとえに構造的、制度的なものだなどと断定することはできない。スティグマ付与は、相互に関連した動的なプロセスのなかに組み込まれている。個人レベルでは認知、態度、アイデンティティ形成などのプロセスに、社会的レベルでは集団間のさまざまな現象に、構造的レベルでは制度的、経済的な状態および要因に組み込まれているのである。[*43] 外集団の成員へのスティグマ付与に関係する、自然選択された生物学的性向があるという考え方も台頭してきている。スティグマに関する進化論的な考え方は、この項の後で論じる。

(1)個人的、心理的プロセス　人間には、社会をカテゴリー化する強い性向がある。私たちの対人環境はきわめて複雑で、すぐに情報過多になってしまう。そのため、この膨大な量の社会的情報をさばき、管理できるよう、高度に発達した認知構造が備わっている。頭のなかの枠組み、つまりスキーマによって、社会を「分類」するのである。このような道しるべや近道がなければ、どのような人も、日々出会う無数の社会的刺激をうまく切り抜けられないだろう。それで、よその町から来た人や、髪の色の違う人、自分より社会的地位の高い人や低い人を、その集団について形成されたスキーマをもとに素早く判断するのである。社会に対するこのような認識の仕方は、ともするとステレオタイプに変わりやすいが、知覚者が疲れているとき、時間がないとき、ほかの刺激や決定に気を取られているときは、認知資源の温存に役立つ。[*44]

　このようなカテゴリー化を行なうと、馴染みのない社会集団の成員が「みな同じ」に見えてくる。これがいわゆる**外集団同質性**効果である。その一方で、内集団の成員は比較的多様で、一人一人異なり、個性があると認識される。さらに知覚者は、特殊性を理由に、比較的まれで否定的な出来事（暴力や攻撃など）と、別のまれなカテゴリー（民族的少数派集団や、精神障害を抱えた人など）を結びつけがちである。[*45] これがいかにステレオタイプ化を招きやすいかは、容易にわかるだろう。

カテゴリー化から生じる影響はほかにもある。知覚者は報酬を内集団の成員に与えたがる。また、外集団の成員より内集団の成員の努力を高く評価する。さらに、内集団の成員の**よい**特質と、外集団の成員の**悪い**特質を抽象レベルで符号化し、結果として、そのような特質が想起されやすくなったり、さらなるステレオタイプが生まれたりする。要するに、人を内集団と外集団にカテゴリー化すると、それを増幅するプロセスが起き、もともとあった内集団びいきと外集団への軽蔑を持続させるのである。[*46] そのように考えると、スティグマ付与が生じるには、重大な社会的不公正も構造的不平等も必要ない。どの社会にもある、まったく正常なありふれた社会認知パターンから生じるのである。

この社会認知的プロセスの最も注目すべき特徴は、自動的に、しかも瞬時に生じる点かもしれない。つまり、ほかの人間、特に外集団の成員のイメージに直面すると、スキーマが素早く無意識のうちに作動するのである。それによって生じる認知処理は自動的で、認知資源の温存に役立つ。これは衝撃的な考え方だが、ラベルを貼ったりステレオタイプ化したりする性向は、人間にとって根本的で、もしかしたら不可避の部分かもしれないということに気づかせてくれる。

しかし、このような性向から生じるスティグマ付与と差別は、完全に固定して変更不可能なわけではない。人間は、意識的な社会的処理を行なうのに必要な認知的、感情的エネルギーを投じることができる。そうすれば、個人に関する複雑な情報が、手っ取り早いステレオタイプではなく、バランスの取れた思慮深い意見に統合される。努力と練習を積めば、ステレオタイプな考え方や反応を克服し、ステレオタイプを打ち砕く考え方に到達できる。自動的なステレオタイプ化から脱却するには、偏りのない反応のしかたを何度も練習しなければならない。ディヴァイン（Devine）の言葉を借りると、それには「意思と注意と時間」が必要である。[*47] このような受容と思いやりを育む方法については、本書の後半で再度、検討する。

もうひとつの心理学的な構成概念は、知覚者の**個人差**である。つまり、外集団の成員に、ステレオタイプ化や偏見や差別を比較的示しがちなタイプの人がいるかもしれないのである。一九四〇年代と五〇年代には、「権威主義的人格」が強い関心を集めた。これは、極端に保守的な政治的見解を表明し、複数の民族的、人種的集団に敵意を示しがちなタイプのことである。[*48] いまでは、偏見とスティグマの原因を権威主義的人格に――あるいは、何らかの人格タイプに――帰する考え方は、ほぼ支持を失っている。しかし、精神障害を抱えた人は劣っている（そして強制的な介入を必要とする）といった特定の権威主義的な考え方が、精神的疾病を抱えた人との間に取りたいと望む社会的距離と関連していることは、実証されている。[*49]

個人差に関するもっと新しい概念は、社会的支配志向である。これは、階層状の競争的な社会構造を公正かつ公平だと考える傾向である。実際、この志向が弱い人より強い人のほうが、人種的なバイアスと偏見を強く示す。[*50] ただし、精神障害を抱えた人にスティグマを与える態度を示す傾向が、このような個人差から予測できるかどうかは、まだわかっていない。

(2) 社会的プロセス　社会的レベルでのスティグマの分析に関係するのは、**社会的アイデンティティ**（内集団への帰属意識）、**内集団高揚**（自分の内集団を支持するのに用いられる方法）、**外集団卑下**（外集団の成員を見下すこと）である。これらのプロセスはあらゆる国や文化で見られるため、内集団と外集団の区別に関わる全人類共通の機能である可能性が高い。

このようなプロセスに伴う重要な現象が、**自己成就予言**である。知覚者が外集団の成員をおとしめると、外集団の成員との社会的交流はぎくしゃくするか、不愉快なものになるだろうという予想が生まれることが多く、この予想が相手に伝わってしまう。たとえ知覚者がそのような露骨なバイアスをもたずに接しても、精神的疾病のような、印の付いた状態に関するステレオタイプは広く浸透しているため、スティグマを受けている側は、相手がバイアスをもっていると思い込むかもしれない。そのため、相手が実際より厳しく自分を判断していると考えてしまい、振る舞い方がためらいがちで控えめになる可能性がある。そこから悪循環が始まって、最初はバイアスをもっていなかった知覚者も、距離を置いたり、よそよそしくしたり、敵意を抱いたりしはじめる。こうして、予言の自己成就が完了するのである。[*51]

スティグマの社会的な説明における重要なテーマに、スティール（Steele）らによる**ステレオタイプ脅威**の研究がある。この研究の前提は、文化的なステレオタイプ――「女性は数学に弱い」とか「アフリカ系アメリカ人は学力が低い」など――は社会に広く浸透しているということである。スティグマを受けている人が、明らかにステレオタイプが存在する状況で能力を発揮しなければならなくなると、悪い成績しか示せないことが多い。外集団の成員の**スティグマ意識**が強い場合、つまりスティグマ付与を強く意識している場合には、特にこの傾向が現れる可能性が高い。

一連の古典的研究では、社会的地位の低い少数派集団に属する人が知能テストを受ける場合、そのテストが認知能力の診断用だと思わされると――つまり、ステレオタイプ脅威が引き起こされると――最初のテスト結果よりも点数が低くなる。しかし、同じテストにもっと無難なラベル（「サンプル用」など）を付けた場合には、点数が下がらない。女性が数学能力のテストを受ける際にも、同じ現象が起きる。[*52] この根底にあるプロセスについては、次のような説がある。外集団の成員はステレオタイプによって不安をかき立てられ、もし成績が悪ければステレオタイプを実証してしまうと恐れるようになる。その不安——そして、テストよりステレオタイプへの意識の集中——が、成績悪化を招く可能性があるというのである。

この観点からの研究の結果は、民族的少数派集団と女性に関してはすでに確認されている。しかし、精神障害を抱えた人にどの程度、同じ現象が起きるかは、ほとんどわかっていない。[*53] たとえば、精神障害を抱えた人が社会的相互作用や就職の面接に臨む場合、振る舞いのぎこちなさや無能力に関するステレオタイプ脅威を感じる恐れは十分あるし、それが結果に悪影響を与えてもおかしくはない。この領域は今後、研究すべき重要なテーマである。

そのほかにも、スティグマ関連の社会理論に大きく関わる脅威がある。たとえば知覚者は、自分の礼節や倫理や安定性が、外集団の成員（特に精神障害を抱えた人）に揺るがされるのではないかという**社会的脅威**を感じるかもしれない。この現象は、（a）現実的集団葛藤理論と（b）存在脅威管理理論で強調されている。前者は、乏しい資源をめぐる競争がスティグマを強める恐れがあると主張し、後者は、外集団の成員が根源的な恐怖を引き起こして象徴的な脅威を与えると説く。[*54] 一方、偏見やスティグマの受け手は**アイデンティティ脅威**を感じるかもしれない。スティグマを与えるような、社会からの特定の種類のメッセージが、外集団の成員の社会的アイデンティティを根底から脅かすのである。そのようなメッセージ——および自分自身の対処能力——を受け手がどのように**評価**するかは、スティグマへの最終的な反応を予測するのにきわめて重要である。[*55] これらの脅威理論については、

第七章で示すスティグマの統合モデルで詳しく論じる。

（3）構造的プロセス　人間社会には階層構造が蔓延しており、そこには必ず、もてる者ともたざる者がいる。この考え方からすると、スティグマ付与は根本的な不平等を持続させるための、システム正当化のプロセスだということになる。実際、階層の底辺にいる人はスティグマを受ける可能性がきわめて高い。偏見は、そのような人の苦しみを「本人のせいにする」のに役立ち、知覚者（およびシステム）を無罪放免にする。*[56]

これと関連するのが、特定の文化や社会における差別の**制度的支援**（現状を維持する文化的慣習）の問題である。たとえば、幼児向け文具のなかの「肌色」のクレヨンは、薄い黄褐色かピンク色で、ヨーロッパ系アメリカ人の肌の色には近いが、ほかの民族集団の肌の色とは異なる。また、過去数十年にわたって子ども向けの人形はたいてい色白で、有色人種の子どもでさえ、自分の肌の色に近い人形よりそちらを好んでいた。*[57]精神的疾病に関連するものでは、二〇〇五年にニューイングランドの玩具メーカーが、バレンタインデー向けの特別なギフト商品を生産した。それは「あなたに狂っています」と書かれたクマのぬいぐるみで、拘束衣に身を包み、手に収容令状（本人の意に反して精神科病院に入院させる法的文書に似たもの）を持っていた。*[58]この嘲笑的な「狂気」の描き方は、精神的疾病に関する制度的、文化的なメッセージを端的に示している。

より大きなレベルで見ると、文化的信念と社会制度は互いに補強し合っている。たとえば、プロテスタントの倫理は能力主義社会を構築させるが、能力主義社会は「懸命に働けば報われる」という信念を持続させる。精神的疾病を抱えた人について言うと、そのような人は無能だという信念が雇用差別を持続させ、雇用差別がスキルと能力の修得を妨げて、もともとの信念を強化する。[59] 要するに、社会制度や一般文化レベルで働くプロセスが、ステレオタイプ化とスティグマ付与の大きな推進力になっている可能性があるのである。

もうひとつのマクロ変数は経済情勢である。主な仮説は、経済の安定期よりも不況期のほうが、逸脱への社会の関心が強くなる――そして反応が厳しくなる――というものである。言い換えると、「景気が悪い時期には社会の周縁の人たちへの不寛容と敵意が強まり、それに伴って、かつて受容されていた人や、それまで許容されていた行動の主にスティグマが与えられる傾向が激化するはずだ」ということである。[60] これには、経済的苦難によって社会的知覚者のストレスが高まることが影響すると考えられる。このシナリオは、まさに現実的集団葛藤理論そのものである。乏しい資源をめぐる競争が、外集団への強い偏見をかき立てるのである。

ホヴランド（Hovland）とシアーズ（Sears）の研究に、古典的な例が示されている。一九〇〇年代前半におけるアメリカ深南部の綿価格と、アフリカ系アメリカ人に対するリンチの件数に、統計的関連性があるという証拠が発見されたのである。具体的に言うと、綿価格の低さ――農民にとっては経済的苦難――が、アフリカ系アメリカ人の殺害件数の増加と関連していた。[61] この主張が完全に正しいかどうかは別として、重い精神的疾病や精神遅滞を抱えた人に、社会がかなりの予算と資源を割いていることを思い出してほしい（ただし、身体疾患に対する支出額には及ばない）。経済的に苦しい時期には、そのような支援を差し伸べる意欲が弱まりかねない。その証拠に、景気後退期には精神保健と福祉の予算が削減される。要するに、経済的要因は精神障害を抱えた人への寛容度に、直接、間接の影響を与える可能性があるということである。

まとめると、おとしめられている人への反応は、心理的レベル、社会的レベル、構造および制度的レベルで起き、それぞれが密接に絡み合っている。重要な問題は、スティグマ付与にさらに深い原因があるかどうかである。つまり、「特定の特徴をもった人間を排除する、自然選択された性向」というレベルの内的なプログラミングはあるのか？　近年、人間の行動に対する進化論的な説明が再び行なわれるようになり、そこではスティグマのプロセスに関する説明もなされている。次項では、それについて考察したい。

進化心理学とスティグマ

もともと社会生物学と呼ばれていた進化心理学は、過去三〇年にわたって、ときに賛否両論を巻き起こしながらも重要なテーマに取り組んできた。複雑な人間の行動を、生物学的な基盤をもつ、自然選択されたプロセスとして説明しようとしたのである。[62] 人間の社会的行動にこのような原理を適用することは、大きな思考の転換だった。二〇世紀には長い間、人間の行動の文化的、社会的原因のみに注目していたからである。進化論的な説明の台頭に、憤りを覚える人もいた。というのも、一九世紀後半から二〇世紀前半にかけて流行した、社会ダーウィン主義の非科学的で人種差別的な考え方がよみがえる懸念があったし、特定の状況のなかで取られる複雑な社会的行動が、生物学的適応というあまりにも単純な概念に矮小化される恐れがあったからである。しかし、進化論的な視点から精緻な分析が行なわれたおかげで、人間の社会的行動のパターンが、自然選択された機制から生じる現実的な可能性が再び論じられるようになった。

進化論的な視点から見ると、自然選択は、種の生き残りに関わる問題を解決するような適応をもたらす。心理的なレベルで言うと、精神にはさまざまな領域に特化された「モジュール」があり、それぞれが個々の適応の問題を解決するようになっていると考えられる。[63] 社会的相互作用に関して言うと、社会的パートナーや社会集団と同盟を組むことには、複雑に入り組んだメリットとデメリットがあると言われている。ニューバーグ（Neuberg）らは次のように述べている。

> 人間はいまも昔も、社会的な生きものである……。集団構造のなかでうまく機能する人のほうが、将来の世代に遺伝子を伝えやすいだろう……。そうだとすれば、長年の間に、社会性というものが、人間にとって生物学的基盤をもつ特徴になってもおかしくはない。ただし、だからといって人間の目的と行動が完全に向社会的であるわけではない。おもしろいことに、協力的な集団という環境自体が、利己的な搾取的行動を取る機会をふんだんに提供するのである……。おそらく、集団の円滑な機能を脅かしたり妨げたりする人を特定し、ラベルを貼り、成員たちがその人に集団のメリットを与えないように仕向け、必要とあらばその人を集団から隔離する、そんな機制があるに違いない……。私たちに言わせれば、スティグマ付与はこのような機制である。[*64]

　言い換えると、人間はこれまでずっと、繁殖、育児の分担、協力の相手として他者を必要としてきたが、密接な社会的相互作用にはデメリットもある。たとえば、住居や経済資源や性的パートナーをめぐる競争、攻撃や暴力の可能性、感染症への罹患などである。社会的接近を促す他者の特徴や、逆に遠ざけたり拒絶させたりする特徴に対しては複雑な形で適応する必要があり、適応するには、進化して特定の目的をもった複雑な一連の機制が必要になる。ここでの前提は、「接近と忌避のバランスをうまく取れた祖先ほど、生き残って子孫をもうける確率が高かった」ということである。これはまさに自然選択である。

　スティグマ付与を進化論的モデルで考えようとする理由のひとつは、伝統的な社会心理学的モデルにいくつかの問題があることである。社会心理学的モデルでは、さまざまな文化や社会で、どの特徴にスティグマが与えられやすいかを必ずしもうまく予測できなかった。言い換えると、スティグマ付与の一貫性と普遍性をあまり上手に説明できないのである。このような一貫性には、もっと根源的な原理が必要である。

スティグマについて最も精緻な進化論的見解を提示したのは、カーズバン（Kurzban）とリアリー（Leary）である。ここではこの二人の分析を多く用いるが、ニューバーグらによる総合的な説明も採り入れる。[*65] ただし、自然選択された機制と適応が働いている現代の環境は、それらが現れた数万年前または数十万年前の環境と大きく異なるということを忘れてはならない。実際、多くの不適応行動は、単にこのような遺伝子と現代の環境の不一致のせいかもしれない。ニューバーグらが述べているように、「一部のスティグマが、人間の進化における過去の社会的、物理的環境に適応していたからといって、現在も適応的であるわけではない」[*66]。それでも、自然選択された性向という遺産は、強固で根強い可能性がある。

社会的排除に向かう適応

主な前提は、「社会的接近の戦略だけでなく、無差別な社会的接触への警戒も、人間の自然選択には有利に働いた」というものである。確かに、ある人が「出会う人間全員と多少なりとも付き合いをもったら、その人はきわめて奇妙であり、自然選択には明らかに不利だろう」[*67]。社交性に適切な「ブレーキ」をかける機制があるという状況証拠に関連して、カーズバンとリアリーは、人間以外の種に見られる社会的排除の例に言及している。霊長類が主だが、その他のいくつかの種についても、病気の徴候を示す個体や、社会集団を襲う個体を、避けたり直接罰したりする例を紹介している。人間の場合、顕著だと思われる適応が三つある。（a）**二者の協力**――「詐取する」傾向があったり、こちらに返報する資源がなかったりするために、社会的交換の相手として疑わしい人間を避けたり罰したりする。（b）**寄生虫の忌避**――伝染病や、感染しうる寄生虫をもっていそうな人を避ける。（c）**連合搾取**――肌の色や国籍の違いを理由に、従属する集団を支配する。

二者の協力　人間はなぜ、どのように、交換と協力の相手を選ぶのかという問題は複雑である。相互作用のパートナーを選ぶときは、自分が相手に搾取される危険性を吟味しなければならない。つまり、分かち合ったり協力したりするメリットと、相手が返報しなかったり協力者になれるだけの資源をもたなかったりする可能性を、慎重に比較して判断しなければならないのである。

互恵的利他主義では、後で相手から返報があり、見返りを得られそうな場合にのみ、重要な資源を分かち合うことが適応上、有利に働く。カーズバンとリアリーは、昔の狩猟者が、獲物を仕留められなかった別の狩猟者に余った食料を分配したことを例に挙げている。そこには、自分が狩りに失敗したときに返報してもらえるだろうという期待があった。しかし、相手を厳しく選択しなければ、最初に分配した者が搾取される恐れがある。そうなれば、生き残りの確率は明らかに低下する。仮説によると、「詐取検知」モジュール――ほかの人間が返報しない傾向をもっていることに敏感に気づく認知プロセス――の進化は、生き残りに必要だったという。

相互増強では、自分のスキルを補うスキルをもつ人を尊重する。このような、スキルを尊重し合う互恵的なシステムからは、友好関係が生まれる可能性が高い。しかし、相手が資源をほとんどもっていなければ（「社会資本」が少なければ）、こちらは無駄な投資をして損をすることになる。したがって、自然選択では、友好関係を築けるかどうかと、その後の返報があるかどうかを見きわめられる知覚者が有利だろう。

カーズバンとリアリーはこれらの概念を踏まえ、相手選びでは次の三つの特徴が危険信号になるという仮説を立てている。（a）行動の予測不能性――相手が返報する可能性や、スキルを提供してくれる可能性を評価しにくい。（b）もっている社会的、経済的資源の乏しさ（貧しさや虚弱さを示すものなど）――その人と協力したり友好関係を築いたりしても、メリットはほとんどなさそうだという判断を生む。（c）詐取の証拠――後で交換も返報もせず、こちらの資源を搾取したことを示す証拠。では、この分析は精神障害とどのように関連しうるか？

まず、すでに述べたように、精神障害を抱えた人がスティグマを受けるかどうかには、行動の予測不能性が深く関わっている可能性がある。多くの精神障害では、感情と行動の表出に一貫性と規則性がなくなる。相手が奇異で予測不能な思いがけない行動を取った場合、それは知覚者にとって、将来の交換を当てにできない可能性――それによって社会的脅威が生じる可能性――を意味するかもしれない。第二に、機能を損なう精神障害や慢性的な精神障害は、経済的生産性を上げることも、社会参加を活発化させることもない。それどころか、いくつかの精神的疾病には、長期にわたってマイナスの経済的影響をもたらすことを示す明らかな証拠がある。[*68] となると、その人には交換に値する社会的資源がほとんどないと認識されても無理はない。第三に、返報のない社会的交換の最たるもの、つまり詐取は、ゴッフマンが挙げた「特質上の欠点」というカテゴリーと直結しているように思える。特質上の欠点には不誠実も含まれるのである。[*69] 精神障害を抱えた人が示す奇異な行動や、一貫性のない行動、不合理なまでに凝り固まった行動は、返報が期待できないという合図になるだろう。

そうなると、進化心理学的な見方からすれば、精神的疾病を抱えた人は予測不能で、重要な社会資本を欠き、場合によっては社会的な返報を当てにできない相手だとパートナー候補に思われる可能性が高い。このような認識は、拒絶に関わる自然選択されたモジュールを刺激するだろう。

寄生虫の忌避　進化に関して、いま拡大している研究分野が、寄生虫の影響である。ウイルス、細菌、昆虫といった寄生虫は、宿主生物に重い病気を引き起こすだけでなく、命さえ奪いかねない。重要なのは、このような寄生虫が、宿主と生物学的に同種の「被害者」にきわめて感染しやすいことである。進化論的な考え方からすると、社会的な絆を結ぼうとする性向および圧力と、寄生虫をもっていそうな仲間を避けようとする性向および圧力という、相いれない要素があることになる。実際、病気をもっている宿主を避けなければ、その人は適応上、きわめて不利になるだろう。

宿主になる多くの種が、寄生虫に対して複雑な防御システムを進化させた。たとえば、生物化学的、免疫的防御のほか、毛繕いの儀式、寄生虫をもっていそうな同種の個体を避ける行動パターンがそうである。しかし、寄生虫感染のリスクをとらえる完璧な検知システムはない。そこで、相手の行動を観察して推論することになる。進化論的な考え方によると、他者の病気や寄生虫感染の徴候を警戒することは、人間の自然選択に有利に働いたという。感染している恐れのある人に気づかないこと（偽陰性の誤り）は、過剰に検知し、無害な人を排除すること（偽陽性の誤り）よりはるかに深刻だからである。

では、防御のための忌避行動を引き起こすのは、どのような徴候なのか？

第一に、寄生虫が与えるダメージによって、その人の容貌の対称性が損なわれる場合がある。体の一部に染みや病変や変色が現れるのである。また、筋肉や筋肉調節機構が損なわれ、行動に異常を来たす場合もある……。第二に、寄生虫がいると、寄生虫に対する防御機構が活性化する可能性もある……。たとえば、シラミに感染した鳥は、感染していない鳥より求愛行動が少なく、毛繕いをすることが多い……。最後に、一部の寄生虫は、感染を広げるため、宿主に咳やくしゃみや体液の排出などを起こさせる。[70]

したがって（対称的な顔立ちを好むことも含めて）美的価値観は、寄生虫感染を予防するかもしれないのである。[71] 体調不良や能力低下も、寄生虫や病気の感染から生じている可能性があるため、検知システムの対象になるだろう。そうなると、染みなどがあって魅力的ではない場合や、姿勢または運動行動に逸脱（強迫性障害による過剰なまでの身繕いなど）が見られる場合は、その人を排除するきっかけになる可能性もある。

感染が疑われる人に示されそうな反応は、忌避、特に密接な身体的接触を避けることだろう。二者間で詐取をした人に対しては強い処罰欲求が働くが、容貌の損傷、病気、魅力の欠如への主たる反応は、避けることと遠ざかることである。この考え方からすれば、人間は、容貌を損なっていたり、異常な動きを見せたり、文化的な美の基準に合わない特質をもっていたりする人とは、密接な接触を避けたくなることになる。この機制は、身体障害および一部の精神障害へのスティグマ付与と関係しているように思われる。

連合搾取 このカテゴリーは人間が昔からもっている性向、つまり、自分にとって馴染みのない「部族」や、異なる共同体または国家の成員を、内集団と外集団の区別の原理に従って避ける性向と関係している。カーズバンとリアリーによれば、この内集団への同一化という自然選択されたプロセスには、外集団の成員に対する処罰と支配だけでなく搾取までもが含まれるという。このような性向をもっていると、自然選択に有利なのである。仮説では、進化には次のような傾向があったと述べている。（a）内集団と異なる集団を認識すること、（b）外集団の成員と競争し、打ち負かした相手を処罰すること、（c）征服した外集団の女性に性的搾取を行なうことである。このような適応戦略をとらせる複雑な機制について考えることは重要だが――また、集団間の葛藤と戦争という長く重苦しい人類の歴史を考えると、このような機制を説明に使いたくなるが――これらの傾向は、精神障害ではなく、民族的、国家的、宗教的な基準に基づいた部族のスティグマと関連しているように思われる。ただし、後でこの話題に戻り、通常は民族や国籍の異なる人に付与されるスティグマが、状況によっては精神的疾病にも関わってくる可能性について検討する。

予測の具体性　進化論的な考え方の重要な特徴は、予測が具体的なことである。たとえば、ゴッフマンが提示した三つのカテゴリーのモデルは、スティグマとスティグマ付与に関する社会心理学的な説明とはあまり関連がないように見えたが、カーズバンとリアリーが提示した三つの検知モジュールとは驚くほど似通っている。二者間の社会的相互作用で詐取する人や社会資本が少ない人は、「特質上の欠点」と明らかに関連性をもっているし、寄生虫感染の危険性の検知は、ゴッフマンが挙げた身体的な変形および「体の忌まわしい部分」（そして一部の精神障害の予測不能な行動）と密接に関わっている。また、連合搾取モデルは、国籍や民族や人種の異なる人の支配に関係する、部族のスティグマと強い関連性をもっている。

さらに進化論モデルは、三つの検知メカニズムに関わる**感情的反応**も具体的に予測している。二者間の交換に違反した人や、社会資本が乏しそうな人は、暗黙の社会契約または明確な社会契約を破ったことによって、怒りを引き起こすと予測される。感染症を広めそうな人は嫌悪感と恐怖を引き起こすだろう。外集団の部族の成員は、「身内の」集団または国家に脅威を与えるので、恐怖だけでなく憎悪もあおる。

そして**行動反応**については、先に強調したように、二者間で契約に違反した人や詐取した人は罰せられ、感染症をもっていそうな人は忌避され、外集団の「部族」の成員は支配と搾取を受け、みな殺しにさえされるということが明確に予想される。精神障害は、社会契約への違反と、ある種の寄生虫感染の忌避の両方と関連があると思われる。そのため、予想される社会の反応は忌避から処罰にまで及ぶが、内集団つまり身内の部族と対立する国家集団や民族集団が受けるような、集団レベルでの搾取やみな殺しはまず含まれないはずである。しかし、精神障害を抱えた人が搾取やみな殺しを誘発する状況も、多少はあるかもしれない。この点については、第四章で再び論じる。

ほかの社会的相互作用パターンに関する進化心理学の説明と同じく、人間行動には化石記録がないため、支持的証拠を確立することは難しい。それでも進化論モデルは、スティグマをもっぱら社会的、文化的なものとして概念化する人たちへの警鐘になるし、進化論モデルを支持する論拠も現れてきている。この考え方は、精神的疾病に関するスティグマの普遍性を理解する手がかりになる。

結論としての問題提起

偏見と差別とスティグマ付与の社会心理学的、社会学的側面については、これまで多くの研究が行なわれてきた。それに加えて、現在、進化心理学モデルが説明能力を獲得しつつある。これらの考え方を検討した際には、スティグマに関連する個人的な反応傾向（カテゴリー化とステレオタイプ化、排除に関わる検知モジュールなど）、社会的なメカニズム（内集団バイアス、自己成就予言、ステレオタイプ脅威など）、制度的なプロセスと構造（政治経済における慣習、システム正当化、文化的支援など）を強調した。スティグマ付与は複数の原因から生じる可能性が高いため、いずれかひとつのレベルや下位システムのみを見ても、十分には理解できない。

社会認知的な説明と進化論的な説明が抱える重要な問題は、還元主義に陥りやすいことと、スティグマの不可避性について悲観主義に陥りかねないことである。もし（a）カテゴリー化とステレオタイプ化に関連した、不可避かつ自動的な社会認知的プロセスが存在するとともに、(b)重要な逸脱を検知してスティグマを与える、自然選択された適応があるとすれば、排除と処罰を行なう性向は「人間性の一部」なのではないかという疑問がわいてくる。しかし、もう一度、強調しておくが、人間には変化の余地がある。自動的にではなく努力しながら情報処理を行なうことも可能だし、外集団との社会的接触すべてでスティグマのプロセスが起きると決まっているわけではない。[*72] 確かに、スキーマの形成とステレオタイプ化によって認知資源を節約する性向や、内集団と外集団を識別する性向、社会的な詐取をしたり病気や寄生虫を感染させたりしそうな人を検知して避ける性向は、人間にしっかり根づいているかもしれない。しかし、だからといって、偏見や排除は不可避だとか、倫理的に正当だということにはならない。

オスカンプ(Oskamp)が述べているように、一部の偏見とスティグマは、かつて人類の進化において有利に働いたかもしれないが、近代的な戦争と生殖技術を支えるテクノロジーが発達した現在では、種の生き残りにとって大きな脅威となっている。[*73] 実際、政府は懲罰的な規範ではなく平等主義的な規範を推進することもできるし、病気や寄生虫を感染させそうな人は親や医療従事者がケアすればよいのだし、敵対する部族集団同士は、より大きな連合体の一部となり、向社会的な上位目標を推進することで結束できると、カーズバンとリアリーは指摘している。[*74] たしかに、スティグマ付与のプロセスの根源は人間性のなかにも、人間が生み出した社会的、政治的な構造のなかにも深く根づいているように見えるが、偏見とスティグマに、人をおとしめ、屈辱と恐怖を与える面があることは宿命のように不可避なわけではないという点が重要である。スティグマには通常、深いアンビバレンスが伴い、共感や関心と、不安、恐怖、敵意とが入り交じっている。だからこそ、外集団の成員への親近感と同情を育むことが、価値ある目標といえるのである。ただし、その育み方を考える前に、精神障害に対するスティグマ付与の歴史的、経験的な証拠や、一般文化のなかにある証拠を示したい。

第三章

精神的疾病に対する歴史上の考え方とスティグマ

人類の歴史が始まってから、さまざまな社会や文化は異常行動をどのように概念化してきたのか？ 精神的疾病を抱えた人への待遇は、時代によってどのように変わってきたのか？ 過去を理解すれば、いま社会が取り組んでいる精神障害の理解と脱スティグマ化に役立つのか？ この章では、主に以上のような問いを考える。

歴史、人類学、精神医学の文献には、異常行動に抱かれてきたさまざまな考え方や、精神障害を抱えた人が置かれてきた境遇が鮮明に描かれている。[*1] 有史前については憶測がはびこっているが、文化的慣習の記録が始まってからは、一般的ではない行動パターンを示す人間についての記述が頻繁に登場する。聖書を含めて、古代の文書の多くが情報の宝庫である。そのような記述のなかには、現代の精神的疾病のとらえ方と驚くほど近いものもある。ここでは、歴史上のパターンや動向を包括的かつ詳細に紹介することはできない。このテーマだけで本一冊（あるいは数冊）分の長さになってしまうだろう。したがって私は、現在の考え方の起源を理解し、現代社会に存在する多くの概念的枠組みの基盤を築くため、選択的に説明するつもりである。主に精神障害を抱えた成人を取り上げるが、歴史のなかで子どもがどのようにとらえられてきたかも簡単に紹介する。また、情報の大半が欧米文化に関するものであるため、そちらに焦点を合わせているが、できるだけ欧米以外の考え方にも言及する。

歴史に関する文献は、過去を大まかに、ステレオタイプに近い描き方で説明しがちである。たとえば、古代ギリシャやローマの自然主義的なモデルと、暗黒時代の混沌や無知を対比したり、一五〇〇年代と一六〇〇年代の魔女狩りと、啓蒙時代後期（フランス革命やアメリカ革命と同時代〔一七〇〇年代後半〕）の人道的待遇を比較したりする。しかし、現実ははるかに複雑である。どの時代も、過去の考え方の痕跡を残しつつ、次の時代の前兆を宿している。*2 また、歴史というのは順序正しく前進し、人間の態度は時代とともに必ず人道的で進歩的になっていくという見方は正しくない。むしろ、歴史は循環するといったほうがはるかに真実に近い。精神的疾病を引き起こすのは生物学的要因なのか環境要因なのか、本人のコントロールは及ぶのか及ばないのか、懲罰的なケアを行なうか人道的なケアを行なうかというテーマは、時代を超えて行きつ戻りつしている。近年、精神的疾病の科学的理解と治療は大きく前進したが、心理学と神経科学にはまだ未知の部分がきわめて多いため、現代の見解も不完全なものである。また、現在の考え方が必ずしも思いやりに満ちているわけではない。倫理的な見方と無知をいまだに引きずっているからである。一般的には、歴史は進歩的な未来に向けて一直線に進んでいくと思われているが、実際には環状の軌道をぐるぐる回っているようなもので、混乱に満ちている。現在の状況は、実現しえたはずの理想的な状況とはまったく違っているのである。

古代の二項対立とテーマ

(1)重要な二項対立と言えば、哲学で伝統的に論じられてきた精神と身体の分裂、つまり二元論である。人間が内省を始めて以来、意識が生々しく経験したことを身体機能と結びつけることは難しかったに違いない。精神というものは昔から大きな謎のひとつであり、人間の意識と自由意志を説明するのに、さまざまな生命エネルギーが持ち出されてきた。根本的な問題は、意識の経験が、身体——特に脳——に根差した身体的プロセスから生じるのか、それとも精神生活は化学的、生理的要因とは無関係で、独自の発生源と本質をもっているのかということである。精神生活の独立性を唱える後者の考え方を二元論と呼ぶが、二元論的な説明は、脳の知識が爆発的に増えた近年では疑問視される傾向にある。現在、問われているのは、意識の経験がどのように脳の機能と関連しているかである。[*3] このテーマは、哲学者と神経科学者と臨床家に重要な問題を提起している。

　精神障害という言葉自体を考えてほしい。この言葉は、「精神」障害が「身体的な」疾患やプロセスとは別ものであることを明示しており、それはいくつかの意味合いをもっている。たとえば、精神障害の生じる場所が身体ではなく精神なのであれば、精神障害など実在しないと思われてしまう恐れがある。作り話だとか、本人が精神生活を十分コントロールできていないのではないかなどと思われるのである。その一方で、もし精神が単なる身体的プロセスより高次のレベルにあると考えられたなら、精神障害は理性と道徳観念が根本的に欠けている証拠だとみなされるだろう。精神障害を抱えた人には、人間の最も根源的な特質がないと思われ、人間とは呼べないとみなされるかもしれない。

(2)精神障害の原因帰属にも、やはり分裂があった。(a) 悪魔や悪霊などの邪悪な力と、(b) 疾患に関連した自然の要素やプロセスという、二種類の原因が考えられてきたのである。どちらの説が支持されたかが、各時代の特徴となっていることも多い。しかし、現実にはいつの時代も、精神障害に関する多くの見解に、悪魔信仰の考え方と生物医学的な考え方が**入り交じっていた**。たとえば、一六世紀から一八世紀までのヨーロッパの広い範囲では、精神障害の原因は四つの体液のアンバランスであり（その二〇〇〇年ほど前にヒポクラテスが最初に広めた考え方を拡張したもの）、それに超自然的な力や霊的な不調状態が影響すると考えられていた。これらの要因はいずれも永続的なものであるため、精神障害に関して悲観主義が支配していたのも意外ではない。現在は生物医学的な考え方がますます精緻になっているが、そのような考え方のなかにも、混乱した行動に対する価値判断やステレオタイプ化された見方が潜んでいる。

(3)第三の二項対立は、古くから対比されてきた、決定論と自由意志である。人間の運命は、星、自然の周期、物理法則といった外的な要因に支配されているのか？　それとも、この世で唯一、人間だけは、自分の未来をコントロールし、自らの意志で選択する能力をもっているのか？　この問題ははるか以前から、哲学的、倫理的な論争のテーマになっており、人間の機能の乱れに関して興味深い意味合いをもっている。もし人間の行動が、悪魔であれ生物医学的要因であれ、外的な要因や自然法則によってのみ決定されるなら、本人の努力や自由意志で行動を少しでも変えられる望みはほとんどないように思われる。しかし、人間の行動が意志と努力の産物なら、問題のある結果が生じたとき――たとえば行動面、感情面に深刻な障害が起きたとき――は、責任が本人に帰せられる可能性が高い。

つまり、異常な行動パターンを示す人は、板挟みになってきたのである。混乱した行動の原因が、本人にはコントロールできない決定論的な要因だとみなされれば、人々の見方は悲観的どころか宿命論的なものにさえなるだろう。一方、本人の弱さや意志力の欠如が原因だとみなされれば、厳しい倫理的反応が起きる。いずれにしても、反応は温かくも共感的にもならないだろう。

(4)治療とケアの分野では、懲罰的な方法を用いるか人道的な方法を用いるかという、きわめて大きな二項対立があった。放置や乱暴なケアはどの時代にも横行し、想像を絶するほど非人間的な慣行も多かった。患者に敬意を払う治療的なケアが実施され、続けられた例は、少なくとも歴史記録のなかでは比較的まれだった。そのまれな例においても、新しいケアへの改革はたいてい短命に終わっている。しかも、精神障害を抱えた人は社会の主流から追放されがちだったため、どのような境遇に置かれているかは大半の市民の目にはほとんど触れなかった。したがって、変革運動を展開することはきわめて難しかったのである。

（5）最後のテーマは、科学と人道主義全般が前進してから、行動と感情への理解が同程度に前進するまでに、大きな時差があることである。人間の知識に多くの重要な前進があったルネサンス期と啓蒙時代でさえ、精神障害によって生じる行動の理解はなかなか前進しなかった。思いやりのあるケアが行なわれていた証拠はあるが、そのような進歩的な反応はたいてい、人道主義と科学の一連の前進のなかでも最後のほうで起きていた。この伝統的なパターンを打ち破ることはきわめて難しい。

古代――ギリシャとローマ

序文で述べたように、古代の頭蓋骨には穿孔の形跡、つまり円形の穴をあけられた形跡がある。これは、その人から悪霊を追い出そうとしたことの状況証拠である。一部の例では、穿孔の周囲に治療を施した形跡があり、その人が穿孔によって死ななかったことと、穿孔の目的が外科手術だったことを示している。[*4] 悪霊を追い出そうとしたのであれ、原始的な外科手術だったのであれ、「著しく混乱した行動は悪霊の憑依のせいだ」という考え方が、長い間、優勢だったことは間違いない。

要するに、精神障害の主な因果モデルは、悪魔信仰に基づいたものだったということである。ただし、歴史を通じて大半の人間社会と文化が示してきた性質と傾向を見れば、これは驚くには当たらない。神秘的な力がこの世を支配しており、不可解な出来事はそのような力と霊によるものだという考え方は、いつの時代にもあったのである。憑依への原因帰属は、古代エジプト、中国、ギリシャ、それに中東の文書からも発見されている。たとえば、紀元前五〇〇〇年前後に、エジプトで悪魔に憑依された王女を治療する試みがなされた証拠がある。これは、混乱した行動への対応としては比較的人道的な方法だった。一般的には、憑依された人は殺害されたのである。[*5] 実際、聖書によれば、旧約聖書の時代には混乱した行動は死刑に値する罪だったという。

さまざまな時代に、多種多様な霊——先祖、動物、英雄、神——が人間に憑依できると考えられた。明らかに動物の霊によるものだと信じられていた病気には、タラント病（タランチュラの憑依によると考えられた舞踏性躁病）、狼狂（狼の憑依）などがあり、このような考え方はつい最近まで残っていた。星や月といった、その他の要因も原因だと思われていた。多くの文化の世界観を見ると、自然現象や行動的現象を理解する枠組みそのものが、宗教的、神学的な考え方のみからできていた。そのような考え方は古代のヒンドゥー文化にもあったため、西洋だけの現象ではなかったようである。

では、異常行動を示す人への見方にはどのような影響があったのか？　悪魔や霊の憑依といった超自然的な力を信じることは、排除や処罰の要素をもつさまざまな慣行を生んだ。死刑もそのひとつである。超自然的な力の信仰には倫理的な側面があるため、このような反応も意外ではない。しかし、憑依されたことを理由に、その人が崇敬や畏敬の対象になる例もあった。たとえば、欧米以外の一部の文化では、いまだにシャーマンや神霊治療家が敬われているし、現代社会では、とてつもない創造性と影響力をもつ先見の明の持ち主には「狂気」が宿っていると思われている。[*6] ただし、その中間の反応はほとんどなかった。異常な行動パターンは、人間以下という見方（およびそれによって生じる恐怖と追放）か、それより頻度は低いものの、人間を超えた存在という見方（およびそれに伴う畏敬と崇敬）のどちらかを引き出しがちだったのである。欠けているのは、精神障害を抱えた人も社会の主流に属しているという考え方である。

ホメロスの時代（紀元前八〇〇年頃）のギリシャでは、人が精神的疾病になるのは神に心を奪われたからだと広く信じられていた。ホメロスの戯曲には、それによって人間の行動が混乱する場面がいくつも出てくる。そのうえ、一部の神殿は避難所の役割を果たしはじめた。その神殿は医神アスクレピオスにちなんだ名称を与えられ、宗教的色彩を帯びた治療を行なった。介入には、運動、作業、娯楽、そして神殿とその周囲の森の神聖さを用いた。[*7] 患者はこの神殿に入ると一定期間、断食をし、入浴と休養によって清めを受けた。なかには、麻薬によって夢うつつの状態にされた人もいたが、これは宗教的な幻視を強めるとともに、神官に崇敬の念を抱かせるためだった。神官は幻視を解釈し、さまざまな介入法を処方した。このような治療用の神殿は、ギリシャに数百箇所、設けられたと見られている。

しかし、精神的疾病の症状を示す人の大多数は、このような避難所には行けなかった。多くの人が、石を投げつけられるか殺されたのである。できる範囲のことを家族にしてもらいながら、ただ自宅にいさせられた人も多かったに違いない。結局、避難所のような神殿があったとはいえ、ギリシャでは精神的疾病に少なからぬ恥が伴っていたのである。[*8]

アテネの黄金時代には、思想と文化の多くの側面に変化が起きたが、精神障害に関する考え方もそのひとつだった。その直前の紀元前六世紀には、まだあまり前例がなかった人体解剖が行なわれている。自然主義と科学的研究の精神が徐々に広まりはじめていたのである。しかし、精神的疾病は多くの場合、まだ霊的な状態や神々の仕業によるものだと考えられていた。それを変えたのはヒポクラテスである。ヒポクラテスが生きた時代は紀元前五世紀から四世紀で、同時代の人物として、ペリクレス（政治家）、トゥキディデス（歴史家）、ソフォクレス（悲劇作家）、ソクラテス（哲学者）、アリストファネス（劇作家）といった華々しい面々が名を連ねている。ヒポクラテスは

「医学の父」だっただけでなく、現代の心理学と精神医学の多くの部分の創始者でもある。メランコリア（重い抑うつ）、認知症（認知機能の喪失）、せん妄（激しい意識の乱れ）、産後精神病（出産後の女性が示すきわめて不合理な行動）の臨床的な説明をいち早く記しただけでなく、精神障害の分類を初めて作成し、そこにてんかん、躁病、メランコリア、妄想症を含めた。特筆すべきは、身体的な疾患状態と同じく、心理的な症状にも自然の原因があると主張したことである。さらに、思考、感情、行動の源は脳だとも考えた。当時、精神的症状に与えられていた説明が、ほぼ完全に超自然的で悪魔信仰に基づくものだったことを考えると、これらの洞察の独創性、近代性には目を見張らされる。

しかし、それ以上の前進をもたらす確固とした神経学的、心理学的研究は行なわれなかった。[*9] ヒポクラテスは、空気または息（プネウマ）が主な生命エネルギーだと信じていた。ヒンドゥー文化で信じられている、プラーナ（呼気）のようなものである。また、特に顕著な精神的疾病の原因は体液にあるという生理学説も唱えていた。粘液が多いと、気質と性格が粘液質（不活発）になり、黒胆汁がたまると、メランコリア（うつ病）を発症しやすくなり、黄胆汁は不安によるかんしゃく、短気、悪夢に関係し、血液の過剰は気分の揺れや変化に関係しているというのである。

このような、霊性や悪魔信仰とまったく異なる自然主義的な考え方は、同時代人やその直接の後継者には完全には受け入れられなかった。プラトンは狂気を、生理学的要因と神の両方によるものだと考えた。それでも、ヒポクラテスと同様に、家族が思いやりに満ちたケアを行なうことを提唱した。プラトンの弟子のアリストテレスは、人間の特質の大半を宿しているのは脳ではなく心臓だと考え、神経の状態や病気は、心臓が発する蒸気の温度と関係しているという考えを提示した。

精神障害に対するヒポクラテスの考え方は、治療法にどのような影響を与えたのか？　重視されたのは、体液のバランスを回復させることだった。メランコリアの場合には、休養、運動、禁欲、禁酒によってそれができると考えられた。ヒポクラテス自身は瀉血を熱心に推奨したわけではないが、血液の過剰が気分と行動に影響するという考えが瀉血の普及を促し、以後二〇〇〇年間、瀉血が一般的に行なわれることになる。催吐性の（嘔吐を催させる）物質も処方された。

ヒポクラテスの死後、ギリシャ文明の中心地はアテネからアレクサンドリアに移った。その後、ローマ帝国が地中海沿岸全域やその他の地域まで支配するようになると、心理学と精神障害の科学の前進に急ブレーキがかかりはじめた。治療法は、隔離、瀉血、さまざまな罰、催吐性の薬草を組み合わせたものだった。残念ながら、アスクレピオスの神殿で始まった楽観的な養生法は姿を消し、乱暴な介入法がとられるようになった。「狂気」または悪魔を脅かして追い払うため、患者の体の上で飛び跳ねたり、患者を殴ったりすることもあった。

歴史のなかには、忘れかけられた思想家や実践家が無数にいる。紀元前一世紀頃のアレクサンドリアでは、アスクレピアデスという医師が、（a）幻覚と妄想の現象を切り離し、（b）急性と慢性の精神障害を明確に区別し、（c）精神的疾病は（超自然的な力や体液ではなく）もっぱら感情的な変調によるものではないかと考え、（d）当時、一般的になっていた瀉血や、監獄または地下牢での監禁とは対照的に、音楽、休養、リラックスといった療法を奨励した。この人物はきわめて先進的な考えと治療法を数多く提唱したが、追随者はほとんど現れなかった。[*10]

それより多く見られたのは、ケルススの考え方である。ローマ人のケルススは、精神的疾病を抱えた人に対しては（「足かせ」か鎖などで）抑制すること、必要なものを与えず空腹にさせておくこと、真っ暗闇にいさせること、故意に怖がらせることを柱とした治療法が最適だと声高に主張した。怖がらせるのは、乱れた思考から本人の注意をそらすためだったが、その背景には、精神障害は基本的な心的能力と知的機能を損なうという考え方があった。精神のうち、理性を打ち出す部分に働きかけられないのなら、怖がらせて正しい感性を取り戻させるしかないという理屈である。ローマ帝国が絶頂期を迎える頃には、医学的、科学的思想の多くが迷信と神秘主義に逆戻りしていた。

紀元二世紀に生きたガレノスは精神障害を包括的に説明したが、そこには進んだ考え方と、紛らわしい憶測とが入り交じっていた。たとえば、脳の温度の高さや低さが精神障害を助長すると考える一方で、病んだ臓器の近くにある臓器は、「交感」というプロセスによって病気になるという考え方も示した。ガレノスの考え方は現在ではきわめてややこしく見えるが、ヒポクラテス以降の精神障害の理解としては最高水準であり、その後一五〇〇年以上、生きつづけることになる。ジルボーグ（Zilboorg）が述べたように、「改治史家は、五世紀後半の異民族によるローマの大侵略を強調し、その出来事で古代史と中世史を分ける……［しかし］医学史の暗黒時代は、紀元二〇〇年のガレノスの死去とともに始まった」[*11]。

医学的状態に対する施設ケアについて言うと、公立病院がローマに現れたのは、ようやく紀元四世紀末になってからだった。しかし、精神障害を抱えた人のための特別な設備はまだなかった。ビザンティウムとイェルサレムでは、四世紀と五世紀にそのような施設がいち早く作られている。アラブ諸国とイスラム諸国で収容施設でのケアが始まったのは、ヨーロッパに施設が現れる数百年も前のことである[*12]。西洋世界では、思いやりのあるケアの主な形態は一部の修道院で生まれた。

以上、ギリシャとローマの考え方をざっと見てきたが、ここから何が学べるだろうか？　第一に、古代というひとつの時代のなかにも、科学的な前進と後退の循環——そして思いやりと残酷さの循環——があったということである。第二に、精神障害の超自然的な考え方も生物医学的な考え方も、人道的なケアと結びついていたことである。前者には治療のための神殿があり、後者にはヒポクラテスの自然主義的な考え方があった。ただし、どちらの考え方も不寛容と乱暴な扱いを助長した。つまり、精神障害の概念モデルと実際の扱い方を安易かつ自動的に結びつけることはできないのである。第三に、先に挙げた主要テーマのとおり、精神障害に関する科学的理論はギリシャの黄金時代においてさえ、「ハード」サイエンス（物理学や化学など）や数学の前進に大きな後れをとっていたということである。この傾向が予言するように、精神保健を志す人はこの先ずっと困難な闘いを強いられることになる。

中世から魔女の迫害まで

ローマ帝国が衰退の途をたどった数百年間は、いくつかの動向によって、精神的疾病に関する科学的思考が停止した。ローマ文化には多様な考え方があったが、そのなかには帝国の辺境から伝わった迷信もあった。ギリシャの理念や基本思想に対しては不信感が蔓延していた。キリスト教が興隆し、人間の本質を説明する深遠な哲学的、霊的基盤が模索されたために、自然主義への関心は衰え、混乱した行動に関する哲学的、宗教的、オカルト的なさまざまな考えが注目されるようになった。やがて、倫理的な世界観が再び主流となる。行動上の逸脱は、心理的、生理学的要因の影響ではなく、善と悪の永遠の闘いが生むものだと考えられた。死体解剖は禁じられ、人間の行動は、人道主義と科学ではなく、宗教と道徳の観点から評価され、判断された。

修道院は避難所となり、医術と心理学的技術が使われつづけた。しかし、キリスト教の教義が広まった結果、患者の内部から厄介な悪霊を追い出すための悪魔払いなどの慣行が認められるようになった。一方、イスラムとビザンティン帝国の研究者や医師は、ギリシャ人の考え方の一部を受け継いだ。九世紀には、バグダッドに住むアル・ラージーがガレノスの理念を支持し、精神的疾病を抱える人専用の病棟を設けた。[*13] ヨーロッパの世界観は、ほぼ完全に倫理的、宗教的なものとなった。医師に代わって修道士などの聖職者が治療の施し手となり、精神障害を抱えた人の闘病は（身体疾患の場合の闘病も）聖なる力と悪魔の力による壮大な闘いを反映するものとなった。

ただし、このような考え方ばかりではなかった。一二〇〇年代に著された『バルトロメウスの百科事典』には、一部の精神障害は身体的要因と感情的要因の双方によって生じる可能性があると書かれている。しかし、同じ時代にlunatic（精神異常者を意味する英単語。月を意味するラテン語lunaから派生した）という言葉が正式に使われるようになったのは、混乱した行動に月の相が関係していると考えられていたためである。天体現象と、身体的な誘因および倫理的な欠点が結合することによって、邪悪な力がその人に襲いかかると考えられたのである。

いまや宗教的教義が世論の公式な基盤となり、精神的疾病は異端者の証となった。信仰が篤くないから、悪魔に憑依されたというわけである。この理屈の重要な点は、患者の弱さが憑依のきっかけを作ったとみなされ、悪魔への原因帰属と、本人の責任およびコントロール能力を認める考え方とが一体化していたことである。

精神障害を抱えた人をケアするための、ヨーロッパで最も名高い拠点が、ベルギーのゲールに生まれた。[*14] ゲールは、地域社会に根差した介入のモデルとして発展することになる。精神障害を抱えた人はゲールの地域社会のなかに住み、敬意を受けた。その敬意は、宗教的な同情心と、精神障害は治せる病気だという考えが融合して生まれたものだった。しかし、ヨーロッパの多くの地域では、一般的な「ケア」の仕方と言えば田舎への追放か、監獄、地下牢、かつて修道院だった建物での監禁だった。特殊な檻や、鉄格子の付いた箱、あるいは市壁のなかの塔までもが監禁に使われた。こうして、施設収容の時代が幕を開けた。

精神障害を抱えた人専用の収容施設が現れはじめた。初期の例としては、一一〇〇年にドイツのメッツに作られた施設がある。ロンドンのベスレム病院は、中断なしに運営を続けてきたヨーロッパ最古の病院で、一二四七年に開設され、一三〇〇年代に「精神異常者」を受け入れはじめた。一四〇〇年代前半には、老朽化した、見るも無惨な状態が報告されはじめている。ベスレムから変化したベドラムという言葉は、完全な無秩序状態という意味で一般の会話でも使われるようになった。

オールドリッジ（Alderidge）をはじめとする社会史家によれば、このような施設に鎖などの残虐性の象徴があったのは、実効性のある治療法がまだないなかで、患者が手に負えない行動を取り、暴力的になる場合も多かったことが主因だという。[*15] しかし、ヨーロッパの外に目を向けると、カイロやバグダッドには、はるかに人道的なケア基準を導入した収容施設があったという記録がある。ただし、残虐性が見られたのはヨーロッパだけではない。コンスタンティノープルにあった大規模な施設では、精神障害を抱えた人の首に鎖を付けて監禁し、興奮や混乱の徴候が少しでもあれば、日常的に激しい殴打を加えた。[*16]

ルネサンスに先立つ一三世紀と一四世紀には、精神障害に関するもっと先進的な考え方がいくつか現れた。イギリスでは、罪を犯したとされる人に裁判を受ける能力があるかどうかを判定するため、一種の精神状態検査が用いられた。能力なしと判定されれば、その人に関わる諸事を管理するため、後見人が指名される。このような慣行の記録は、ひとつの時代全体を過度に一般化することの問題点を示している。[*17]

しかし、全体的に見ると、精神的疾病を抱えた人に関する学問や臨床ケアは、依然として遅れていた。医療はあからさまに占星術と結びつけられ、解剖模型は人間ではなく豚をモデルにし（ローマ帝国後期を最後に、人体解剖は一三一五年まで行なわれなかった）、医療に最も関わりの深い学問はおそらく錬金術で、数霊術（誕生日の数字などを使った占い）が大流行していた。治療法として患者を鞭打つこともあった。この頃もまだ、瀉血が一般的な介入法だったが、最善の効果を生むために、月や星のさまざまな相にタイミングを合わせて行なわれるようになった。

これらの時代を通じて、精神障害を抱えた人への主な対応方法と言えば、社会全体と地域社会の主流から排除することだった。

家族が患者を拒否することはよくあった。そのような精神を病んだ人――女性のほうが多かった――は文字どおり路上に放り出された。この人たちは、自力で生活していくこともできず、路上や森のなかをさまよった。馬や牛と一緒に家畜小屋で暮らし、かつての人間らしい外見をすっかり失うことも多かった。[*18]

田舎には、極端な行動を示すために置き去りにされた後、辛うじて生き延びている人たちがいた。精神障害を抱えた人のための施設には、比較的少数の人しか暮らしていなかった。修道院は引き続き一部の人を受け入れて、多くの場合、人道的なケアを提供した。しかし、大多数のケースでは、精神障害を抱えた人は自宅で密かに世話を受けるか、追放されるかのいずれかだった。

ヨーロッパでは、カトリック教会の勢力がますます強まっていった。ヨーロッパ諸国の国王は、政治的な支援だけでなく、宗教的な支援も受けながら統治した。精神障害を表す言葉としては、悪魔病という名称が使われるようになっていった。ルネサンスはすでに一五世紀に本格的に始まっていて、芸術と科学は古代ギリシャの理念に立ち戻り、創造の世界と科学の世界にはきわめて多くの前進があったが、内科学と精神医学はほとんど復興しなかった。魔女（もちろん女性）と魔術師（男性）は何百年も前から宗教当局に攻撃されていたが、このような異端の存在――文字どおり悪魔に憑依されていると考えられていた――の力に対する激しい反感は、異様な熱を帯びるようになった。

一四八四年、ドイツの大学教授でドミニコ会修道士だったシュプレンガー（Sprenger）とクラマー（Kramer）が、ローマ教皇の大勅書を得た。審問官として魔女を見つけ、一掃し、拷問を加え、殺害する権限を授けられたのである。数年後、二人は魔女の存在と、その見きわめ方、そして判決を下して殺害する法的手続きを詳細に説明した本を出版する。題名は『魔女に与える鉄槌』で、一八〇〇年代まで出版されつづけ、一九版を重ねた。新たに発明された印刷機のおかげで、聖職者と政治指導者の間に広く普及した。

多くの逸脱の原因は、公式に魔女の仕業に帰せられた。魔女は、何の疑いももたない人々に魔法をかけ、人間関係の自然なありようを変えてしまうとみなされていた。ジルボーグの推定によると、一六世紀だけで数十万人の魔女が拷問を受け、処刑されたという。ヨーロッパにおける最後の公式な魔女の処刑は、一七八二年にスイスで記録されており、魔女狩りと殺害が三〇〇年間も盛んに行なわれていたことを示している。魔法と精神障害の関係について言うなら、魔女狩りと魔女裁判で迫害された人のほとんどは、もともとは精神障害ではなかったと思われるが、自白を引き出すための激しい拷問によって、幻覚と妄想が起きたケースはあったかもしれない。[*19] しかし、精神的疾病を抱えた多くの女性に、魔女の烙印が押されたことは明白である。混乱した行動について、悪魔信仰ではなく自然主義に基づいた考え方を公言した医療者までもが、往々にして異端者と見なされたことは、この世界観がいかに広く浸透していたかを物語っている。

魔女狩りの目的は何だったのか？　憑依された魂を解放しなければならないという理由から、魔女として告発された女性は、判別、審問、拷問の後、焼き殺す必要があった。また、すでに述べたように、魔女を判別する目印のひとつは、皮膚に無感覚な部分、つまりスティグマータがあることだった。これが悪魔に憑依された証拠だと考えられたのである。

一六世紀には、人道的な訴えを行なう人もいた。近代精神病理学の父と呼ばれるドイツの医師、ヴァイヤー（Weyer）は、精神障害に対して自然主義的な見方を採るよう求めた。身体と同じく精神もまた、病気に襲われうると主張したのである。[*20] また、ヴィヴェス（Vives）は人道的な治療だけでなく、人間の精神に関する真に経験的な科学の必要性も訴えた。しかし、このような声は、異端審問の法的、宗教的な勢力に勝てなかった。それどころか、宗教改革以降、プロテスタント信徒はカトリック信徒とともに、魔女の発見と撲滅に励んだのである。さらに、個人の良心、意志、罪悪感という概念が、スティグマ付与を促した。[*21]

収容施設、啓蒙主義、解放

ヨーロッパ社会が教会の支配から徐々に脱しはじめ、科学革命が進展すると、悪魔信仰に基づいた考え方を問い直す動きが生まれてきた。一七世紀には、物理科学や天文科学で大発見が起き、医学についてもギリシャの理念がこれまで以上の復活を見せはじめた。しかし、精神的疾病には必ずしも好ましい影響ばかりが及んだわけではない。ハーヴェイ(Harvey)が血液の循環を発見した結果、あらゆる身体的、精神的疾病に、よりいっそう瀉血が(多くの場合、過度に)用いられるようになった。ウィリス(Willis)は一対の脳神経を発見し、精神障害をある程度、正確に分類した——神経学の創始者の一人ともみなされている——が、それでもやはり(a)精神障害を抱えた人を殴ることは有効な治療法であり、(b)悪魔の憑依が主な病因だという信念を抱いていた。残虐性が、先進性や学識と共存していたのである。

きわめて強力な人口学的、政治的要因が働いて都心部への人口移動が起き、何百年も続いてきた封建制度に大きな亀裂が生じた。[*22] 貧しくて住む場所のない人には救貧院が、病気で衰弱した人には病院が、そして精神障害を抱えた人には収容施設が、これまで以上に多く作られた。そのような場所はたいてい、言語に絶するほどではないとしても、ひどい有様だった。ネズミが棲みついていたり、水溜まりがあったり、厳しい暑さや寒さに襲われたりするケースも多かった。しかし、精神障害を抱えた人が置かれた状況は一般市民の目からほぼ隠されていたため、無知によって、距離を取ったり放置したりする傾向がさらに進んだ。

体にかけるものは何もなく、下に敷くものはわらだけという状態で、患者が小部屋や地下牢で暮らさなければならなかったのは、ほかのケアの仕方を一切提供できないからでもあった……施設の責任者による職務怠慢は、社会が関心をもたなかったからこそ可能になったのである。[*23]

一六世紀のパリでは、約一〇万人の市民のうち三〇％以上が乞食だったと見積もられている。一握りの王侯貴族が莫大な富をもつ一方で、浮浪者がきわめて多かったため、施設への収容という解決策が求められるようになった。そこで、何世紀も前からあった、ハンセン病療養所が、貧困者の施設に転用された。英語圏ではpoorhouseまたはalmshouse（いずれも救貧院の意）と呼ばれるこういった施設は、精神障害を抱えた人も受け入れるようになった。それとは別に、精神障害を抱えた人専用に作られた施設も増えていた。

一般的に、正気でない人は、人間の魂の要である理性を失ったと考えられていた。このような考え方から、「精神障害を抱えた人は動物並みか子ども並みだ」という社会の認識が生まれ、基本的な人間性がないのなら、頻繁におとしめられたり侮辱されたりしても仕方がないという正当化につながった。殴られたり、怖がらされたり、極度の寒さにさらされたりした場合の身体的な感覚や苦痛についても、精神障害を抱えた人は健常者と同じ影響は受けないと信じられていた。なぜなら、精神的疾病は基本的な心的能力に支障をもたらすからである。[*24]

啓蒙主義の時代は一八世紀とされ、この時期には数多くの複雑な科学的、社会学的、政治的要因がヨーロッパを揺さぶった。精神障害に関する学問と実践を、魔女狩りや放置の因襲と決別させようとする研究者や医師は増えていった。多くの生物学的理論が提示され、精神的疾病の分類も盛んに行なわれた。にもかかわらず、瀉血以外の治療法と言えば、田舎に置き去りにすることや、水中に投げ込むこと、恐怖によって感性を取り戻させるため頭上で大砲を撃つこと、意識を失うまで体を回転させること、地下牢のような収容施設で鎖でつないでおくことなどだった。精神障害を抱えた貧困者は最悪の種類のケアを受けたが、上流階級出身者はもっとましな私的環境を望むことができた。

　恐怖と拷問を用いた治療法を受けたのは、社会の底辺にいた人だけではなかった。イギリスのジョージ三世――アメリカ革命の時期とそれ以降〔一七六〇―一八二〇〕君臨した国王――は、長年にわたって正気を失っているとの宣告を受けていた。治療の一環として、身動きができない機械装置に入れられたり、殴られたり、半飢餓状態に置かれたり、鎖で枷につながれたりした。[*25] このような治療法の根底には、「危機理論」と呼ばれる考えがあった。身体的な危機を作り出せば、魂と理性を、苦しんでいる状態から解き放てるというのである。

　施設に入る人の絶対数はまだきわめて少なかったが、そのような人たちは見世物にされることが増えていった。

> 　精神を病んだ者は、捕らえられて拘禁された場合、鎖や足かせを付けた殺人犯などの犯罪者と同じ場所に入れられた。救い出される望みはなかった……。栄養は不十分で、排泄物にまみれ、身も心も文字どおり腐っていった。社会の人々は、清掃機関に引き取られたゴミと同じく、このような者についてほとんど思い出すことがなかった。ただ、たまに安い入場料を払って見物に訪れ、その人たちが支離滅裂なことを言ったり「奇行」を見せたりするのを楽しんだ。[*26]

　ロンドンでは、多くの市民が週末の主な活動としてベスレム病院を見学した。同じような慣習が、パリのビセートル病院のほか、新世界――フィラデルフィアのペンシルヴェニア病院――でも始まった。精神障害を抱えた人は長期にわたる収容の影響で容態がきわめて悪化していたが、そのような人たちが支離滅裂なことを言い、大声でわめき、鎖でつながれている姿を、上流階級の人たちは見て楽しむことができた。訪問者の数は、患者の数をはるかに上回った。ベスレム病院に収容されていた患者は二〇〇人程度だったが、年間の訪問者数は一万九〇〇〇人にのぼったと見られている。[*27]

特にフランスでは、社会哲学者や評論家が、このような施設の劣悪すぎる状態と、被収容者を見捨てている政府に憤りの声を上げた。精神的疾病を抱えた人のケアを求める訴えは、奴隷制廃止や貧困撲滅などの社会運動と同じ政治的、倫理的色彩を帯びるようになった。一八世紀末には、革命的政治勢力が人間の解放を求め、人類は向上できるという人道的な見解を広めるとともに、精神障害に対する(悪魔信仰ではなく)自然主義に基づいた考え方を提唱した。フランスのピュサン(Pussin)とピネル(Pinel)、イギリスのテューク(Tuke)、アメリカのラッシュ(Rush)、イタリアのキアルジ(Chiarugi)は、正気を失っている人を手かせや足かせから解放することと人道的なケアを行なうことを、異口同音に要求した。

ビセートル病院の運営を任された博学なフランス人医師、ピネルは、病院の状態を見て愕然とし、すぐに患者の鎖を解くよう要求した。その様子を見た人は、最初に鎖から解放された数人の長期患者の反応を感動的な言葉で描写している。ある男性は三六年間、鎖でつながれ、解放されたときは死にかけていた。別の男性は、かつて精神障害に苦しんでいたとき一人の男性を殺害してしまったが、自分の鎖が解かれる様子を冷静に眺め、数年ぶりに太陽を仰ぎ、その美しさを称えた。解放によって暴力行為が起きるのではないかという不安は、杞憂に終わった。[*28]

イギリスのテュークは、収容施設の見るに堪えない状態に憤りを覚えた。そこで、キリスト友会(クエーカー)に働きかけて、一七九六年に(ヨーク・アサイラムの慣行に反対の意を示すため)ヨーク・リトリートを開設した。「通常の方法よりも穏やかで適切な治療システムが採用される」ことを望んだのである。[*29] ヨーク・リトリートが改善しようとしていた救貧院や精神的疾病を抱えた人の収容施設は、実際、驚愕するほどひどい有様だった。議会に提出された報告書によれば、精神的疾病を抱えた女性一三人が、裸のまま尿と干からびた糞便にまみれて、縦三・七メートル、横二・四メートルほどの部屋に住まわされていたという。

新世界に目を向けてみると、一六〇〇年代と一七〇〇年代前半の植民地時代には、精神的問題を抱えた人に対する正式な政策は一切なかった。このような人たちは“distracted”（取り乱した人）と呼ばれることが多く、ほぼ完全に密やかな家庭問題として扱われていた。当時の北米は田舎で、人口の集中が起きていなかったため、社会問題もほとんど生じなかった。ただし、魔法の概念はヨーロッパから持ち込まれていた。一六九二年にマサチューセッツ州セイレムで行なわれた、悪名高き魔女裁判がその証拠である。精神障害を抱えた人専用の施設が必要になったのは、都市化が起きてからだった。精神錯乱者専用の設備をもつペンシルヴェニア病院は、一七五二年に開設されている。モートン（Morton）が詳しく述べているように、患者は地下室に入れられ、次のような治療法を受けた。

> 頭を剃られ、頭皮に水ぶくれをこしらえられた。失神するまで血を抜かれた。消化管から粘液しか出なくなるまで下剤をかけられた。それ以外のときは、部屋の壁に腰か足首を鎖でつながれた……。付添人が鞭を持ち歩いて自由に使うことは、不適切だとも異常だとも考えられなかった。[*30]

一七八九年には、ヨーロッパでの改革運動と同様、ラッシュがこの施設にもっと進歩的な指針を適用しはじめる。しかし、啓蒙主義の英雄たちでさえ、精神的疾病を抱えた人のケアについては古い態度から完全には抜け出せなかった。ラッシュは、下剤、吐剤、瀉血の使用を有効だと信じていた。ピネルは、医師は患者に厳しく接しなければならず、下層階級の患者に対しては、怖がらせたり抑制したりする必要が、ときにはあると考えていた。精神障害の基盤に関する科学的理解はいまだにヒポクラテスのレベルに留まり、有効な治療法も限られていた。それでも、解放の提唱者たちは、従来よりはるかに敬意と配慮に満ちた精神障害への対応の仕方を社会に提示した。

モラル療法、改革、州立施設

一九世紀初頭になる頃には、体系的な変革を目指す取り組みが根を下ろしていた。ピネルは、自らが考える人道的なケアを**モラル療法**（traitement moral）と呼んだ。この言葉には宗教的な倫理という意味はなく、次の二つの考え方が込められている。第一に、精神障害は人間の心的（心理的、社会的）能力には影響を与えるが、理性を完全に奪うわけではないとピネルは考えた。したがって、精神障害を抱えていても、基本的には人間のままである。第二に、介入は、希望をもたせること、職員が親切に接すること、大半の残虐行為をやめることを基本とすべきである。「精神障害を抱えた人は、不潔や暗闇や屈辱がお似合いの、動物などではない」という考え方は革命的だった。モラル療法には以下のような指針があった。

> 可能な限り経費をかけずに大人数を監禁するかわりに、患者一人一人のニーズに温かい関心を注ぐようになった……。付添人の質を上げる努力がなされた……。それまでは、賃金の低さと、不快や危険を伴うこともある仕事の性質ゆえに、付添人は……粗野で無学の……ほかの職には就けなさそうな人たちから選ばなければならなかった……［そして］そのような人たちは威嚇と腕力で患者を従わせることを許された。その付添人たちが、思いやりをもって監督する方法や、より一般的な興味の対象や習慣を勧める方法を教わるようになったのである。患者を取り巻く環境はできるだけ快適かつ健康的なもの

に変えられた……庭、日よけ付きの歩道、体系的な運動をするための広い空間……。一部の収容施設では、読み書き、計算、音楽、ダンスの指導も行なわれた。[*31]

一八〇〇年代前半には、イギリスのヨーク・リトリートのやり方にならって、アメリカのいくつかの施設でもモラル療法が確立された。モラル療法の提唱者は、悪魔信仰に基づく精神障害の考え方を信じていなかったが、それに代わる決定的な新理論はまったくといってよいほど提示できなかった。しかし、重い精神障害を抱えている場合でさえ、その人がたどる人生は社会的な状況に左右されうるという前提を信じつづけた。

モラル療法はどこでも採用されたというわけではない。精神的疾病への一般的な対応は、依然として、自宅に閉じ込めて世話をすること、田舎に追放して放浪させること、救貧院や監獄に入れることだった。大半の収容施設の状態は惨憺たるもので、モラル療法に賛同しないアメリカの施設では、手に負えない患者を鎮静させるために、抑制と殴打だけでなくアヘンやカンフルを使うこともあった。[*32]

アメリカ人の元教師、ドロシア・ディックス(Dorothea Dix)は、一八四〇年代にひとりで改革運動を開始し、精神障害を抱えた人が救貧院と監獄で受けている非人道的な待遇について、地域、州、連邦議会の議員に訴えた。また、モラル療法の指針に基づいて、精神障害を抱えた人専門の病院施設を建設し、そこに人員を配置するよう強く主張した。一八四三年にマサチューセッツ州議会でディックスが述べた言葉を抜粋する。

私は非常に率直にお話しせざるをえないでしょうし、嫌悪感を催させるようなこともいろいろ明らかにしなければならないでしょう……。けれども、真実こそが最も重要なのです……。私がみなさんに苦痛を覚えさせ、恐怖に追いやるとしても、その目的は、みなさんの力で和らげられる苦しみについてお知らせし、公認された残虐行為の犠牲者を急いで救っていただくことなのです……。私は、無力で社会に忘れられた精神錯乱者や白痴〔歴史的意味でこの用語を使う〕の人たちの擁護者として、ここに参りました。その人たちが陥っている状態を知れば、どれだけ無関心な人でも激しい戦慄に襲われるでしょう……。それでは、みなさん、この州において、**檻や、クローゼットや、地下室や、馬屋や、家畜小屋**に閉じ込められている精神錯乱者の**現状**を簡単にご紹介しましょう。この人たちは、**鎖でつながれ、一糸まとわず、棒で殴られ、鞭打たれて**服従させられています……。遠い町の、ある貧しい若い女性は……何年も前から激しい精神錯乱を来たしていました。この女性を管理するには、厳しい口調と下品な言葉とともに、檻と鎖と**鞭**が使われていました。年に一度、この女性はほかの人たち〔町の貧困者〕と一緒に競りにかけられ、最低の価格で競り落とされました。*33

ディックスの活動はヨーロッパで続けられた。アメリカでのディックスの成功を特にはっきり示しているのは、このときから一九世紀の終わりまで、精神的疾病や精神遅滞を抱えた人のための州立施設が急増したことである。産業革命が進み、都市への人口移動が激化し、精神的疾病を抱えた人が大幅に増加したと感じられたことも、州がこのような病院に資金を投じるきっかけとなった。

当初、州立病院は的確な意図をもち、人道的なケアと治療的な目的を追求していた。しかし、いくつかの要因が重なって、改革が別方向へそれてしまった。第一に、モラル療法を実行するには多額の費用がかかった。職員の徹底的な訓練と小規模な施設が必要だったからである。州議会は初め、精神的疾病を抱えた人の施設ケアには一銭も投じたくなかったが、いざ投じることになったとき、コストを節約するには集中型の大規模な施設を作ればよいことに気づいたのだった。第二に、社会ダーウィン主義と遺伝決定論が広められたことで、欧米の精神医学では、遺伝主義的で悲観的な考え方が採られるようになった。第三に、一九世紀半ばに移民がアメリカに押し寄せはじめ、民族的な偏見が社会に蔓延した。そして、精神障害を抱えた人のなかには、さまざまな民族集団出身の貧しい人が高い割合で含まれていたため、精神障害を抱えた人の地位はさらに低下することになった。

精神錯乱者のための州立病院と、「精神薄弱者」――精神遅滞を抱えた人を表す、当時の用語――のための州立施設は、たいてい都市圏から馬車で一日かかる距離か、一部の例では（州民全員ができるだけ利用しやすいように）州の中心付近に建設された。大都市からの遠さを考えれば、収容された人は追放されたのに等しく、家族との絆も断たれた。施設が過密状態だったうえ、このように外界から隔絶されていたことで、社会は精神的疾病を抱えた人とそれ以外の人の差異をますます恐れるようになり、この取り組みが失敗に終わる運命が浮き彫りになった。「一般市民にとって、これらの要塞は謎めいた恐ろしいものを隠しているように見え、精神障害を抱えた人はまたもや奇妙で危険な存在とみなされた」[*34]。精神科病院が解決するはずだった救貧院や監獄の惨状が、まさにその精神科病院でいっそう増幅されたのである。

要するに、ディックスが開始した善意の改革運動が、過去の過ちの繰り返しに終わったわけである。異常な行動パターンを示す人を分離し、孤立させ、罰しようとする人間の性向に意識的かつ懸命に抵抗するとともに、改革に十分な資金供給と監視を行なわない限り、いかに善意からの計画でも当初の構想を実現することはできないだろう。それどころか、精神障害を抱えた人のための州立施設は二〇世紀半ばまで急増を続け、一九五〇年代には全米の州立施設に五〇万人以上が閉じ込められていた。

最後に記しておきたいのは、一九世紀の精神医学と心理学の発展が著しかったことである。分類システムも大幅に増加した。たとえば、グリージンガー（Griesinger）が出版した本は大きな影響を及ぼしたが、そのなかには、精神的疾病は脳の病気だという主張があった。医学モデルの考え方を採用していたのである。[*35]そのうえ、精神障害の原因として（悪魔や生物学的要因ではなく）心理的要因が注目されるようになった。これには数多くの哲学的教義が用いられ、実験的証拠と臨床例の証拠で裏づけがなされた。ヴント（Wundt）の心理学実験室、ゴールトン（Galton／ダーウィンのいとこ）の個人差の研究、フロイト（Freud）とその弟子による精神分析理論と精神分析療法の始まりを通じて、宗教色のない心理学が一般市民の心に根づいていき、人間の機能と精神障害に対する新たな考え方が生まれた。

それと同時に、精神障害に対する生物学的な考え方にも関心が高まっていた。梅毒——進行すると精神症状を引き起こす病気——の原因菌が発見されたことで、一九〇〇年代前半には、精神症状に関する統一された生物学的説明が求められるようになった。生物学的、遺伝主義的な考え方の追求はこれ以降も続く。

一九世紀末には、精神障害に関する多くのモデルが人々の信用を奪い合う状態だった。治療とケアについて言うと、特に重い精神的疾病を抱えた人は、大規模な施設に収容されるケースが圧倒的に多かった。重い精神障害の多くには遺伝的な（そして決定論的な）基盤があるという考え方の強まりと、増加する移民への偏見、そして乏しい資源をめぐる競争とが相まって、精神障害を抱えた人には回復の望みがないという印象が抱かれるようになった。

精神障害を抱えた子ども

混乱した行動を示す子どもが、これまでどのような境遇に置かれてきたかを理解するためには、まず、子どもという存在がどのように概念化されてきたかという基本的な問題を考える必要がある。多くの歴史家と研究者によれば、子ども時代は比較的新しい概念だという。実際、歴史のなかでは長い間、子どもはたいてい小さな大人だとみなされてきた。[*36]古代ギリシャとローマでは子ども時代が認識されていた——少なくとも上流階級の子どもに対しては、教育が非常に重んじられた——が、ほかの多くの時代には、子どもが大切にされたのは主に家族に経済的利益をもたらせるからだった。[*37]

この問題に関して重要な点は、多くの社会では子どもが生き延びること自体が難しかったということである。子どもは大人とは別の、保護された立場にあるという考え方は、大半の文化には許されないぜいたくだったのかもしれない。何しろ、乳児と子どもの死亡率はつい最近まできわめて高かったのである。欧米では一七世紀と一八世紀になっても、四、五歳までしか生きられない子どもが明らかに過半数を占めていた。したがって、子どもが長くは生きない可能性が高かったことから、親子の愛着の発達は限定的だった。

搾取、養育放棄、遺棄、虐待といった子どもに対する残酷な扱いは、いつの時代にも広く行なわれてきた。それどころか、多くの文化で一般的に見られたのは、乳幼児殺しという慣習である。家族の人数が増えすぎて、もう一人を養うことができないとき、この慣習が行なわれた。子どもが身体や行動面での逸脱を示した場合は、このような行為がはるかに起こりやすくなった。古代ギリシャとローマでも、特に子どもに精神障害や身体障害があるときに、乳幼児殺しが行なわれている。このような子どもは、殺されなかったとしても、軽蔑と嘲笑を受けた。[*38]

暗黒時代と中世（五〇〇—一三〇〇年頃）からは、子どもの遊びや児童文学の記録がまったく見つかっていない。これは、子どもが主として体の小さな大人とみなされ、発達状態に特別な配慮がなされていなかったことを強く示唆している。この時代の絵画も、子どもを基本的に小さな大人として描いている。子どもは一般に、六歳になる頃には一日中、働かされ、家族の経済的安定のため、青年期に達する前に結婚が取り決められた。奴隷として売られるケースも珍しくなく、殴ることも、しつけとして、ごくふつうに認められていた。農耕文化ではたいてい、働けるようになればすぐに働いた。ここ数百年の間に工業が興ると、子どもは安い労働力の供給源となり、その状態は二〇世紀に制限が設けられるまで続いた。義務教育などの慣行や、子どもの発達上のニーズに応える専門的措置は、一七〇〇年代後半になるまで皆無に等しく、さらにその一〇〇年後まで普及することはなかった。

ルネサンス期には、魔女狩りの激化に伴って、異常行動を示す子どもにも魔女の烙印が押されることがよくあった。魔女と判断された子どもは公の場で侮辱され、監禁され、拷問を受け、火刑に処せられた。しかし、ルネサンスが進展すると、乳幼児殺しは公式に非難され、親のいない子どもや精神障害を抱えた子どものための施設として孤児院が設けられた。ただし、成人の施設と同様、孤児院も間もなく過密状態となり、虐待が起きるようになった。ヨーロッパの孤児院の死亡率は高く、そこで暮らす大半の子どもが青年期まで生きられなかった。[*39]

悪夢や夜尿症などの小児期特有の問題を扱った最初の本（The Boke of Chyldren）は、一五四五年にフェア（Phaire）が出版したと言われている。一六世紀と一七世紀には何人かの改革論者が、子ども時代は一生のなかでも守られるべき時期で、子どもの教育は社会の最優先事項だという考えを広めはじめた。しかし、子どもが厳しい折檻を受けることは依然として一般的だったし、教育を受けるのも特権階級の一握りの子どもに限られていた。一六〇〇年代後半になると、とりわけ子どもを働かせる必要のない比較的裕福な家庭では、親が子どものおどけた仕草を楽しんだり親密な絆を育んだりすることが、ようやく容認されるようになった。ロック（Locke）やルソー（Rousseau）などによる哲学書では、子どもを教育することと、特別な配慮に値する存在だとみなすことの重要性が説かれている。[*40] 啓蒙運動と、その後に提唱されたモラル療法でも、子どもの福祉に細心の注意を払っていた。この頃には、子どもは系統立った研究の対象となり、子どもの精神的問題の調査も行なわれはじめていた。

今からつい数十年前まで、親は子どもを身体的、精神的に痛めつける権利をもっていた。しつけのような家庭問題は本質的にプライベートなことであり、子どもは家族の所有物にすぎないと考えられていたことが、その主な理由である。一七世紀と一八世紀のアメリカの植民地には「手に負えない子ども法」があり、子どもが大人の命令に十分従わなければ、親が子どもの命を奪ってもよいことになっていた。[*41] 子どもに対するこのような残酷な扱い方は、世代間の虐待が横行していたことを示していた。[*42] 一九世紀後半にはアメリカで「子ども虐待防止協会」が設立されたが、それは「動物愛護協会」が設立された後の出来事だった。

　ドロシア・ディックスは、虐待を受けた子どもと精神障害を抱えた子どもの強力な擁護活動も行なった。その努力の結果、子どもと青少年専門の精神科病院（あるいは大規模な施設のなかの専門病棟）が数多く設けられた。しかし、ケアと治療のために作られたこのような施設は、一九世紀の成人向けの病院と同じ運命をたどり、過密状態となって放置と虐待が行なわれた。子どもの精神障害を治療する必要性が認識されるようになっても、施設はすぐに非人間的な場所になった。

　一九世紀終盤には、都市中心部の貧しい子どもが抱える問題の社会的、文化的要因に対処するため、ソーシャルワークが確立していた。学習問題や精神障害を抱える子どもへの特別教育が開始され、非行の根本原因を防ぐための改革にも着手された。二〇世紀前半には、発達心理学と児童心理学が科学研究の学問分野として認められるようになり、最善の育児法や、精神障害を抱えた子どもの治療について、公式の科学的政策が打ち出された。

　要するに、子ども特有のニーズや権利に関する有意義な考えはなかなか生まれなかったのである。搾取や強制労働や虐待は、どの時代にも、文化の垣根を越えて一般的に行なわれていた。このように、子どもがおとしめられ、精神障害にはスティグマが与えられていたために、異常行動を示す子どもは二重のスティグマを受けていたことになる。子どもの権利の承認と、精神障害を抱えた子ども特有のニーズの認識は、人間社会に比較的新しく現れたものなのである。

結論

第一に、精神障害の概念化と精神障害に対する態度は、歴史を通じて循環してきた。たとえば、ギリシャで治療を行なっていた神殿は、ゲールの共同体や一九世紀前半のモラル療法と多くの共通点（敬意、休養、霊的な啓発を含む治療）をもっていた。また、精神障害に対する自然主義的な考え方は、古代ギリシャのヒポクラテスから唐突に現れ、その後、暗黒時代と中世にほぼ姿を消し（完全になくなったわけではない）、ルネサンス期と啓蒙時代に再び現れた。脇へそれず、一直線に進む傾向はめったにないのである。

第二に、精神障害と混乱した行動に対する考え方は、科学研究の結果だけでなく、哲学や歴史や文化的道徳観からも生じた。[*43] 行動と感情に対する考え方は、主に民間心理学、倫理基準、一般文化の世界観から形成される。現代でも、精神障害によって生じる行動への考え方は、そのような価値観を反映している。それを特に如実に示しているのが、子ども時代に対する見方である。長らく中心となってきた考え方は、子どもは小さな大人であり、子どもの世話は親だけのプライベートな問題で、家族が生きていくのに子どもの労働は不可欠だというものだった。社会の態度や行動反応に持続的な変化をもたらすには、科学的なモデルと経験的証拠だけでは不十分だろう。

第三に、このような歴史を分析して、どれだけ多くの人が——卑劣な残虐行為や処罰は受けなかったとしても——苦しい沈黙のなかで生きてきたかを考えると、悲観的な気分に陥らざるをえない。精神障害を抱えた人に対しては、あまりにも長い間、主に排除や人間性の剥奪という反応が示されてきた。こうした証拠を見ると、人間は精神的疾病を抱えていそうな人を、排除するか罰するよう運命づけられていると考えたくなる。人種的、民族的差異に関する人類史も、同じ印象を与えるかもしれない。奴隷制、拷問、大量虐殺がつねに至るところで起きているからである。それでも、歴史上の動向を振り返れば、楽観できる理由も見つかる。たとえば、改革は数多く行なわれているし、欧米以外にはもっと人道的なケアのモデルがあった。激動の二〇世紀には、精神的疾病に対する科学的、臨床的、社会的な見方がさらに急激に変化したため、別に一章を割いて検討する。

第四章

精神障害に対する現代の考え方

二〇世紀には精神的疾病に関連する出来事が山ほどあり、どの出来事もスティグマに関して重大な意味をもっていた。さまざまな科学的発見があっただけでなく、この時期に新たに生まれたり復活したりした非宗教的な世界観も多いため、この章では一部の動向しか取り上げることができない。また、検討するのは主にアメリカの事情だが、可能な場合には、より幅広い考え方を紹介する。

二〇世紀の主な動向

非宗教化

二〇世紀には、異常行動に対する倫理的な考え方は著しく衰え、心理学的、科学的な概念化が有力になった。精神障害、育児法、人間の成長の可能性といったテーマについては、明らかに心理学的な考え方が優勢になり、倫理的な考え方や悪魔信仰に基づく考え方、そしてギリシャとローマの遺物である体液説は勢いを失った。逸脱行動や混乱した行動への見方には、まだある程度の倫理的判断が少なからぬ影響力をもっているが、悪魔の憑依への原因帰属は、現在では特定の原理主義的な宗派や、欧米化されていない一部の文化にしか見られなくなった。これは一般文化が行動と疾病について「現代的な」考え方を採るようになったことを示している。いまでは、個人も家族も地域社会もメディアも、主流の文化にすっかり定着した心理的機能の非宗教的な考え方を支持しており、その支持の強さは昔の人間が見たら衝撃を受けるほどである。

行動の心理学的説明とはどのようなものなのか？ハスラム（Haslam）によれば、行動に関する心理学的理論では、原因を身体的要因ではなく精神的要因に、そして「自由意志」ではなく機制の概念に根差した要因に求めるという。言い換えると、心理学的な考え方は、生物医学的モデルと自由意志説の中間に位置するのである。科学的な考え方ではあるが、脳の機能そのものとは明確に関連づけられていない。過去一〇〇年間の心理学の発展は現代文化のほぼすべての側面に浸透し、いまや心理学の「専門家」たちが、ライフスタイル、対処法、育児法、そして幸せに不可欠だと思われるその他さまざまな方法に関する権威として認識されている。[*1]

この分野で絶大な影響を及ぼしたのは、二〇世紀前半のフロイト理論と精神分析療法の出現である。一九〇九年にフロイトがクラーク大学を訪問すると、この理論と療法はアメリカに急速に広まった。フロイトの説が受容されたことで、発達、正常な機能、異常行動に関する考え方は、完全に心理学的なものが主流になった。人間の衝動は本能的な部分が大きいという最初の仮定は別だが、フロイトの主な考え方は、ありとあらゆる一般的な機能と一般的でない機能を説明するのに、育児法、内的葛藤、無意識の動機づけといった心理学的構成概念に最大限の重きを置く。一方、フロイト理論と競合する行動主義は、また違った心理社会的な考え方を提示し、条件づけの原理と、環境による行動形成を強調した。異常行動と治療については、二〇世紀半ばのほかのモデルも、環境を考慮に入れた心理学的な考え方を重んじていた。たとえば、ロジャーズ（Rogers）のクライエント中心療法もそうであり、家族システムやカップルセラピーのさまざまなアプローチもそうである。いずれも、倫理基準や厳密な生物医学的視点ではなく、心理的プロセスを重視する説明を行なった。

そこから生まれた重要な副産物が、外来心理療法という一大産業である。当初、それは精神科医が行なうものだったが、二〇世紀後半にはさまざまな精神保健の専門家が手がけるようになった。数十年間は精神分析療法が優勢だった（一九五〇年代と一九六〇年代には、アメリカの大学の精神医学科長ほぼ全員が精神分析の原理と療法の訓練を受けた人間だった）が、その後は別の理論モデル、特に認知行動療法の原理に基づくモデルが有力になった。このモデルは、思考のプロセスと行動反応に、法則に沿った関連性があることを強調する。

しかし、特に重い精神障害の場合、外来での一対一の心理社会的治療法は軒並みよい成果を上げられなかった。そのため、入院治療（二〇世紀後半には、それと薬物療法）が中心となった。比較的軽い精神障害を外来で扱う専門家は、重い疾病を病院で治療する専門家より高い評価を受けた。その状況は現在も変わらない。これは、重い精神障害のほうがスティグマが大きいことを示している。[*2] 実際、心理学モデルは、経済的な豊かさや、日常生活の現代的な問題を「解説する」能力と結びつけられたが、特に重く混乱の激しい精神障害は施設ケアへと追いやられ、それに関わる専門家は高い地位や評価を得られず、治療は生物学的な方法で行なわれた。

異常行動に対する考え方の非宗教化は、さまざまな形で起きた。たとえば、精神保健上の問題を抱える都会の子どもが増えたことを受けて、児童相談運動が組織された。二〇世紀前半に始まった「精神衛生」運動は、もともと施設ケアの増えゆく弊害を解決するために立ち上げられ、クリフォード・ビーアズ（Clifford Beers）――自らの精神障害の経験を『わが魂にあうまで』で詳しく語っている[*3]――が火付け役となった。また、学校と産業界と戦時活動で、心理検査が多用されるようになった。学校では特別教育の必要性を予測するため、産業界では従業員の選考に役立てるため、戦時活動では、第一次、第二次世界大戦の軍事計画における人員配置に役立てるためである。欧米社会の芸術、文学、文化活動には、無意識の動機づけ、世代間の葛藤、個人と社会の闘いという、フロイトの価値観が採り入れられるようになった。

このように、逸脱へのあからさまな倫理的態度が影を潜め、より近代的で非難がましくない考え方が中心になったとなれば、広範囲でスティグマの低減が起きたはずだと考えたくなる。しかし、必ずしもそうとは言えなかった。第一に、新たな心理学モデルには俗説が多分に含まれ、倫理的な判断も少なからず混じっていた。第二に、多くの心理学モデルは（精神力動的な考え方も、行動主義、社会的学習の考え方も）精神障害によって生じる機能の仕方の原因を、はっきり家族——特に育児法——に帰した。つまり、無神経または不適切な育て方（たいていの場合、母親の育て方だと考えられる）が、ほぼすべての精神的疾病の主因だとみなされたのである。その結果、家族へのスティグマ付与は強まった。第三に、心理学モデルは、特に重い精神障害の生物学的、遺伝的な考え方とはあまりにも異なっていたため、重い精神障害を、恐ろしい、人間以下のもののように思わせてしまった。要するに、精神障害に対する心理学的で非宗教的な考え方が、そのままスティグマの低減につながったわけではないのである。

優生学

精神障害に対する不気味な反応が、一八〇〇年代後半に起こり、二〇世紀前半に急拡大した。優生学運動である。この運動の特色は、社会の遺伝子プールを汚染しそうな人々が無制限に子どもをもうけることの危険性について、科学的に裏づけられた見解を打ち出したことだった。[*4]

優生学運動はもともと、「天才と狂気には遺伝的基盤がある」と一九世紀に主張したゴールトン（Golton）と、さまざまな特質や状態の遺伝に関するデータ分析法を提示した統計学者、ピアソン（Pearson）から始まったもので、そこに米英の有力な科学者と実践家の見解が加わっていった。運動の提唱者は、人類が遺伝的に劣った「血統」に荒らされつつあると主張した。その血統とは、民族的少数派のほか、精神的疾病を抱えていたり、罪を犯したことがあったり、知的障害を抱えていたりする人（とその親族）などだった。優生学的な措置の必要性が声高に叫ばれた。

そのような措置には、**積極的優生学**と、それよりはるかに抑圧的な**消極的優生学**の二種類があった。前者は、健康な親に対する子づくりの奨励などで、後者は、精神障害や知的障害を抱えた人に対する生殖の権利の制限などだった。当初はそのような制限は、結婚の禁止やすでに成立している結婚の許可取り消しなどだったが、ほどなく、強制断種が主な手段になっていった。

優生学運動は、一九世紀後半から二〇世紀初頭の人種差別的なムードや反移民感情と強く結びつき、社会ダーウィン主義に後押しされて、勢いを得た。その勢いがさらに強まったのは、一九二〇年代から三〇年代の孤立主義の時代である。この時期、アメリカ議会は「劣等」人種のアメリカ居住を制限するため、厳しい反移民法を通過させている。有力な科学者が積極的優生学と消極的優生学を強く提唱しただけでなく、主要な民間団体（ロックフェラー財団やカーネギー財団を含む）も、優生学を広めるのに手を貸した。

精神障害と知的障害に関しては、断種を定めた最初の州法が一九〇七年にインディアナ州で通過している。さまざまな州の議会が、法律の必要性を示す証拠を科学の専門家に求めると、多くの生物学者、心理学者、社会学者、州立病院の院長が、結婚の禁止と強制断種を支持する証言を行なった。

インディアナの例にならう州が増えるにつれ、市民的自由の侵害に関する倫理的、法的な問題が浮上してきた。のちの事例に影響を与えた重要な訴訟は、一九二七年のバック対ベルという有名な訴訟である。知的障害を抱えているという女性に発せられた不妊手術の命令を、アメリカ合衆国最高裁判所が支持したのである。この判決によって、州立施設に収容された人たち――貧困者と民族的少数派の人の割合がアンバランスなほど高かった――の強制断種が認められた。この判決は賛成八票、反対一票で成立したが、賛成票を投じた裁判官のなかには、ウィリアム・H・タフト〔元アメリカ大統領〕、オリヴァー・ウェンデル・ホームズ〔名判事との評判を得ていた裁判官〕、ルイス・ブランダイス〔独占企業に反対の立場を取った著名な裁判官〕も含まれていた。優生学的な決定を行なったのは過激な非主流派ではなく、明らかに当時の主流の科学者や法律家だった。

　一九四〇年の時点で、少なくとも三〇州が、強姦や暴力などの罪を犯した人や、知的障害で「白痴」と「痴愚」に分類される人〔歴史的意味で使用している〕、重い精神的疾病を抱えた人に、断種を義務づける法律を制定していた。ケヴルズ（Kevles）によれば、アメリカでは一九〇七年から一九四〇年代前半までに、そのようなカテゴリーに該当する三万六〇〇〇人以上の人が断種させられたという。ブラック（Black）の見積もりはそのおよそ二倍にのぼる。[*5]これ以上、公式に是認され、制度化されたスティグマ付与というものは考えにくい。当局の命令と強制手術によって、重い精神障害を抱えた人は子どもをもうけることを禁じられたのである。

　ヨーロッパでは、これよりはるかに極端な措置が政策となりつつあった。一九三三年にヒトラーがドイツの指導者になると、すぐさま優生断種法が可決され、施設に収容されていようといまいと、さまざまな身体的、精神的、知的障害に対して断種が義務づけられた。三年もたたないうちに、二五万人のドイツ人に断種が行なわれた。このような取り組みは、間もなくナチス政権の極端な反ユダヤ主義と固く結合することになる。ナチス政権は、ヨーロッパのユダヤ人全員を隔離し、財産を没収し、飢えさせ、最終的には殺害するという大々的な活動を推進し、支援したのである。強制収容所では、強制労働が実施され、ホロコーストという大量虐殺が起きた。この出来事ほどは記憶されていないが、ジプシー〔歴史的意味で使用している〕、同性愛者、知的障害や精神障害を抱えた人も、当局の絶滅命令の対象になっていた。一九三〇年代のドイツの文書を見ると、このような政策に多くのヒントを与えたのはアメリカの優生学運動だったことがわかる。知的障害や精神的疾病を抱えた人が、ナチス支配下でどれだけ殺害されたかは定かではないが、ニュルンベルク裁判から見積もった数字では約二五万人となっている。[*6]

このような人たちの断種だけでなく、みな殺しさえもが大国の政策になったという事実は、社会が精神障害を抱えた人を排除して多数派を「守る」ために、どこまでできるか、どこまでするかということを明らかにしている。精神障害を抱えた人は遺伝的に劣っていて、論理的な思考力をもたず、地域または国家の「血統」を汚染しかねないという考え方は、消極的優生学モデルが人命さえ奪いかねないことを物語っている。[*7] 人種的、民族的な差異の場合、このような考え方は奴隷制を生んで、「奴隷は真に人間らしい反応を示せないのだから、乱暴に扱ってもよい」という正当化や、民族の浄化およびみな殺しを招いた。精神障害を抱えた人の場合には、人間以下の、逸脱した人たちをこの世から一掃するという政策を助長した。遺伝学を重視する現在の風潮を考えると、私たちはいま、将来の政策を抑圧的な優生政策に逆戻りさせるか、それともアメリカを含む世界全体が人間の多様性と可能性についての考え方を変えられるか、岐路に立たされていると言える。

施設ケア

重い精神障害を抱えた人の主な治療の場は、二〇世紀前半も依然として大規模な州立施設だった。国民の精神衛生を推進する運動が盛んになっていたにもかかわらず、このような施設はさらに大規模化し、しかも過密状態になっていった。物理的、地理的に外界と隔絶されていたため、一般市民とは相変わらず接触がないままだった。施設には決まったルールがあり、職員が居住者の生活を完全に管理し、社会の主流からは分離され、残虐行為が頻発していた。[*8]

一九四〇年代には、再び改革運動が始まる。第二次世界大戦のために兵員の大々的な適性検査が実施された結果、精神障害に対する社会的、環境的な見方が生まれたのである。精神保健法の可決によって、アメリカ国立精神保健研究所を設立する土壌が整い、精神保健の研究と政策における連邦の存在感は格段に強まっていく。しかし、州予算が削減されたため、資金は引き続き、一九世紀に急増した大規模な集中型施設に注がれた。フィラデルフィア州立病院〔通称バイベリー〕のような施設では、相部屋一室に最高八〇人の患者が詰め込まれていた。一九四〇年代の写真を見ると、まるですし詰め状態の強制収容所のようである。[*9] 二〇世紀の施設は、不潔と放置、そして患者や職員による暴行の問題を抱えていた。一九四〇年代の改革論者は次のように述べている。

> 騒音と不潔、叫び声、悪態、笑い声、不明瞭なつぶやきが、うつ病患者の意識をさらに深く沈潜させ、狂人〔ママ〕の意識をさらなる高揚状態に押し上げる。患者を覆っている幻覚の霧から抜け出す手助けも、ある程度の現実を理解させる手助けもほとんどない。精神的健康の回復につながりそうな手助けは、皆無に等しいのである。[*10]

歴史は一回転して振り出しに戻った。一九世紀半ばに、人間の品位を傷つける救貧院や監獄の代わりとしてディックスが推進した州立病院は、よりいっそう絶望的で屈辱的な場所になってしまった。

一九四〇年代には、特に重い精神障害を抱えた人に対する生物学的治療法が増えつつあった。インスリンショック療法、電気けいれん療法、ロボトミーなどである。ただし、これらの治療法はたいてい有効な臨床試験が行なわれていなかったため、報告される成功率への当初の楽観論はしぼんでいった。[*11] 精神的疾病の特効薬はまだ存在せず、使うことのできる薬理学的介入法といえば、鎮静剤くらいのものだった。ドイッチュ（Deutsch）は一九四八年に『州の恥部』〔The Shame of the States／精神保健施設の内情を描いた本）を著し、有力紙誌は暴露記事を載せ、『蛇の穴』のような大衆向けの本や映画が社会の注目を集めた。[*12]しかし、入院期間が短縮し、患者数が減りはじめるのは、一九五〇年代に第一世代の抗精神病薬と抗うつ薬が登場してからだった。その頃には、とりわけ重い精神障害を抱えた人に、地域社会に根差した介入を行なおうという強力な運動が始まっていた。

地域社会における精神保健と脱施設化

さまざまな要因が精神医療の改革運動を後押しした。北欧諸国が知的障害と精神障害を抱えた人のために、環境の「ノーマライゼーション」を推進していたこと。心理療法と公衆衛生運動が、心理社会的側面、環境的側面を重視していたこと。連邦政府が精神保健への資金投入を増やしていたこと。そして、国民の精神的健康を増進するためには（精神的疾病をすでに抱えている人に専門治療を行なうより）予防することが不可欠だという認識が強まっていたことである。

また、重い精神病とうつ病の急性症状を緩和する薬が開発された結果、重い精神障害を抱えた大勢の患者を施設外で治療できるのではないかという期待が高まった。一九世紀前半にモラル療法が呼びかけられたのと同様に、脱施設化と、地域社会に根差したケアを目指す本格的な取り組みが始まった。

一九五四年、ニューヨーク州で地域精神保健サービス法が成立し、予算の行き先が病院ではなく、地域社会内の施設に変更されることになった。カリフォルニア州では、一九五七年のショート・ドイル法によって、病院以外の精神保健施設への資金投入に大きな弾みがついた。この頃、連邦政府の精神保健に関する合同委員会がアメリカ国民への勧告を作成中だったが、委員たちは精神障害について社会的、環境的な楽観論に傾きがちだった。委員会の報告書がついに発表されたのは、一九六一年、ジョン・ケネディが大統領に就任した直後だった。[*13]そこに記されていた四つの目標は、（a）精神障害に至るプロセスの基礎研究を向上させること、（b）地域社会に根差したさまざまな方法を推進して、精神科病院の規模を縮小すること、（c）精神障害と精神的健康に関する教育的な情報を国民に広めること、（d）精神医療に対する連邦政府の支出額を倍増させることだった。注目してほしいのは、第三の目標――国民の教育――が、明らかにスティグマ付与の低減を目指していたことである。

その後の二年間、ケネディ政権と民主、共和両党の議会指導者は、きわめて重要な国内法の整備に取り組んだ。一九六三年に可決された、地域精神保健センター建設法である。この法律では、入院治療、外来治療、部分入院、緊急サービス、相談連絡サービスを実施しやすくするための、地域施設の建設を義務づけていた。向精神薬の開発によって、州立病院の患者数はすでに一九五〇年代半ばから減少しはじめていたが、資金の投入によって地域施設が建設しやすくなると、患者数は急減した（たとえば、この法律の第一八章と第一九章の予算によって、精神障害を抱えた高齢患者の多くが病院から老人ホーム施設に移ることになった）。一世紀以上、続いていた州立施設の増加が、ついに減少に転じはじめたのである。

脱施設化は勢いづいた。当初それを後押ししたのは、地域精神保健運動の根底にあった楽観論だった。ジョンソン政権が公民権と偉大な社会（貧困や人種差別の根絶などを目指して進めた改革プログラム）を推進すると、アメリカは社会プログラム全般に対する楽観主義の時代に突入した。その主な副産物が、精神保健問題に関する多くの司法判断と州法である。一九六〇年代後半に始まり、一九七〇年代にピークに達したこの現象は、精神保健法の革命と呼ばれている。[*14] これによって、精神障害や知的障害を抱えた人にも公民権が認められるようになっていった。[*15] また、強制的な施設ケアを実施する際、患者が治療を受ける権利を義務づける裁判所の決定もあった。

しかし、楽観論は厳しい現実によって打ち砕かれた。大規模な州立施設は空になったが、職業訓練、ソーシャルスキル関連の介入、居住支援、服薬遵守のためのプログラムなど、必要な地域社会の支援は十分提供されなかった。それどころか、有効な外来治療の実施に十分な資金を投じないまま、公立病院の規模を大幅に縮小すれば、コストの削減になるということに州議会が気づきはじめた。一九五〇年代と六〇年代の初期の改革運動を牽引したカリフォルニア州などでは、営利目的の「食事とケア付き」ホームによって脱施設化が成し遂げられたが、このようなホームは都市中心部の打ち捨てられた元アパートや元モーテルの建物を利用することが多かった。

さらに、一九六〇年代終盤から七〇年代前半のニクソン政権下で、地域精神保健センターへの連邦予算は大幅に削減されてしまう。計画された二〇〇〇カ所の施設のうち、実際に建設されたのはわずか七〇〇カ所程度にすぎなかった。カーター政権（一九七七―八一）は精神保健システム法を可決させたものの、施行されたのは一九八〇年になってからで、その直後にレーガン新政権（一九八一―八九）が、精神障害を抱えた人への補助金を大幅に削減した。それまで三〇年にわたって連邦政府は精神保健への関与を強めてきたが、その流れがほぼ覆されたのである。州立病院の患者数が急減すると、ホームレスが全国的な問題となった。増えゆく都市部のホームレス人口のうち、三分の一以上が重い精神障害を抱えていると見積もられた。精神的疾病を抱えた人のなかでもホームレスの人たちは、不潔で、異様で、あてもなく放浪しているとみなされ、激しいスティグマ付与の対象になった。*16

二〇世紀が終わる頃には、かつて大規模な州立病院に付きものだった不潔さと患者の放置が、ニューヨーク市の地域施設でも見られるようになっていた。『ニューヨークタイムズ』紙は大々的な連載記事のなかで、最低限の住まいと医療を享受できないために、まったく希望のない生活を送っているケースだけでなく、早死にしたケースさえ詳しく紹介している。医療や栄養面の管理を――何年もとは言わないが――何カ月も受けないまま、荒れ果てた部屋のなかで衰弱していった人たちの例が掲載されている。*17

また、二〇世紀終盤の数年間は、アメリカの監獄の収容人数が急増した。都市中心部の犯罪や暴力への不安と、「法と秩序」を求める機運が再び高まり、薬物所持と不良行為を犯罪扱いするケースが増えたからである。精神障害を抱えた人のうち、薬物などに関わる犯罪に手を染めた——多くの場合、ホームレス状態で放置されていた経歴をもつ——人は、精神科病院ではなく刑務所や拘置所に収容されるようになった。現在、ロサンジェルス郡拘置所は、世界最大とは言わないまでも、アメリカ最大の「精神科施設」とみなされている。精神障害を抱えた人が、治療計画もなしに一日に何千人も収監されるのである。精神的疾病を抱えながら州および連邦の監獄に収容される人は、年に一五万人以上と見積もられ、未成年者の拘置施設でも、その高い収監率のなかに未治療の精神障害を抱えた青少年が多く含まれている。[*18] したがって拘置所と刑務所は、薬物売買と性的搾取と累犯が頻発する「再施設化」の場になっているかもしれないのである。[*19] 結局、州立施設の代わりとして作られた地域施設と監獄が、州立施設の最悪の部分を受け継いでしまった。精神医療における改革と後退の循環が、またもや起きたのだった。

ここで指摘しておきたいのは、現在の社会では、重い精神的疾病を抱えた人の多くがきわめて難しい問題に直面しているということである。このような人たちにケアが実施されるかどうかは当初は楽観視されていたが、資金の不十分さ、治療の不十分さ、支援システムのあまりのお粗末さによって、その見方はすぐに崩れ去った。グロブ（Grob）が説明するように、責任の一端は改革論者の非現実的な期待にも帰せられるべきだろう。

精神保健政策は、古くからある疾病を魔法の完治法で根絶するという見果てぬ夢を、あまりにも長い間、追ってきた……。国民と、国民に選ばれた代表者は、いかなる場合も健康になることは可能だという幻想を、疑いもなく受け入れることが多かった……その結果、長期にわたる幻滅がたびたび生じ、ときにはそれが、著しく能力の低下した人を見捨てることにつながった。[*20]

つまり、予想した治癒が改革運動で実現しなかった場合には、その後、特に重い精神障害を抱えた人を放置してもよいという雰囲気が生まれかねないのである。とりわけ、そのような人たちは人々の恐怖や排除の性向を引き出しがちであるため、なおさらそうなる可能性が高い。この問題に対する明らかな改善策のひとつは、希望をもちながらも現実的な態度を取るよう後押しすることである。そうすれば、重い精神障害を抱えた人は十分な支援によって社会復帰でき、敬意を払われるに足る存在だという認識を促せる一方で、万能薬という誤った期待を生まずに済む。[*21]

子どもと精神障害

二〇世紀には、子どもの権利、福祉、精神保健への関心が高まった。主な動向のなかから、以下の領域について簡単に説明する。

子どもの福祉と処遇、精神衛生、児童相談

一八九六年、ライトナー・ウィットマー（Lightner Witmer）がペンシルヴェニア大学にアメリカ初の心理クリニックを設けたとき、子どもの評価と治療に大きな重点が置かれた。それから間もない一九〇九年には、有力な精神科医、アドルフ・マイヤー（Adolf Meyer）がクリフォード・ビーアズと協力し、全国精神衛生委員会を立ち上げた。この委員会は、あらゆる年齢層向けの精神保健施設の状態を改善することと、一般市民を啓発することを目指して、公衆衛生と予防を基本方針に掲げた。[*22] 一九一〇年、セオドア・ルーズベルト（Theodore Roosevelt）大統領が史上初めて招集した、子どもに関するホワイトハウス会議では、家庭の貧困のみを理由に子どもを家庭から引き離す政策が非難された。子どもの福祉に関しては、遅々として進まない部分もあった——たとえば、一六歳未満の子どもを危険な職業に就かせてはならないと定めた公正労働基準法は、一九三八年にようやく成立した——が、子どもの発達と福祉に関する研究は急増していた。子

どもの処遇に関しては、児童相談所が創設される。当初、児童相談所は少年非行の予防と対処を目的としていたが、権限が拡大し、子どもと家庭のさまざまな問題にも対処するようになった。要するに、二〇世紀前半には、子どもの心理的機能と福祉、そして行動問題および精神的問題への対処戦略に対する関心が高まったのである。[*23]

心理学モデルと親に対する非難　当時、子どもの精神障害に関する理論と言えば、成人の精神障害の場合と同じく、精神分析的なものが主だった。その考え方では、ほぼすべての精神障害の原因が、無意識の動機づけと、生後数年間に行なわれた親子の誤った相互作用に帰せられた。子どもの精神障害は、成人の精神障害（乳幼児期に確立されたパターンから生じると考えられた）と同じように、親、特に母親が原因だという見解が明確に示されたのである。たとえば、一九四〇年代に早期幼児自閉症が発見されると、親が子どもを「感情の冷凍状態」にさらし、自閉的な孤独にひきこもらせたのだという考え方がすぐに生まれた。統合失調症でさえ、母親の影響によるものだとみなされた。母親の否定的で支配的な態度が、非論理的な思考とアイデンティティの喪失をひき起こしたというのである。精神障害が親による誤った社会化の産物だとみなされたことで、家族へのスティグマ付与はいわば公式方針となった。[*24] 実際、一九七〇年代と八〇年代に自助団体と権利擁護団体が結成された主な目的は、重い精神障害の原因は生物医学的、遺伝的なものだという見解によって、「家族への非難」を打ち消すことだった。

子どもの精神保健の発展と、子どもの精神障害の分類　過去五〇年間で、子どもと青少年の精神的健康と疾病への関心が、研究と臨床の世界で高まった。研究費の金額や、治療法の入念な研究に関してはまだ成人の精神的疾病に後れを取っているが、子どもの精神障害に関わる学術活動と治療活動の発展は目覚ましい。たとえば、一九五〇年代前半に出版されたアメリカ精神医学会の『精神疾患の診断・統計マニュアル』第一版（DSM-I）には、小児期に関する大きなカテゴリーが、適応反応と統合失調症反応の二つしか載っていないが、一九九四年に登場した第四版（二〇〇〇年改訂）では、「通常、幼児期、小児期、または青年期に初めて診断される」[*25]精神障害に一〇〇ページ近くが費やされている。このように子どもの精神障害の種類が急増したことは、この問題に関する科学的研究の大幅な増加や、ここ数十年間の、心理学と生物医学を重んじる傾向を反映している。臨床心理学と精神医学の分野では、子どもと青少年の研究および治療の専門訓練を行ないはじめ、その結果、発達に注目する専門家と研究者が増加した。要するに、子どもの精神障害が公式に認められたことと、研究、臨床の両面でこの領域への関心が著しく拡大したことが、過去五〇年間の主な動向だったのである。

スティグマ付与には、プラスとマイナス両方の影響があった。かつては見過ごされていた大勢の子どもが手助けを受けられるようになった一方で、診断とラベリングによってスティグマが与えられる恐れもある。評価がエビデンスに基づいておらず、慎重に行なわれなかった場合は、特にスティグマ付与が起こりかねない。また、子どもの精神障害を親のせいにする習慣も、なかなか廃れない。そのうえ、子どもに対する多くの治療形態は時代遅れのモデルに基づいているため、真に有効な治療の研究が大いに必要とされている。[*26]

立法改革　児童虐待が痛ましいほど多くの子どもを苦しめている深刻な問題であることは、一九六〇年代から医療従事者によって正式に認められた。[*27]それから一〇年以内に、虐待を子どもの福祉と保護関係の機関に正式に通報するよう義務づける法律が、ほぼすべての州で可決された。また、一九七四年には少年司法・非行防止法が施行され、虞犯少年を施設ではなく、地域で処遇する場合には連邦予算が与えられるようになった。翌年の一九七五年には、連邦法である全障害児教育法（公法九四―一四二）によって、学業に影響する学習障害、情緒障害、行動障害、精神障害を抱えた子どもと青少年に、「最も制限の少ない代替的」環境で特別教育サービスを提供することが義務づけられた。のちに、この法律の対象は拡大され、より幅広い精神障害と情緒障害が含まれるようになった。要するに、二〇世紀後半には、子どもの権利を保護することと、予防サービスおよび特別教育の活用を推進することがますます重視されるようになったのである。その結果、家族にとっては、わが子の権利と保護と経済的支援を確保すべく、精神障害の診断を受ける動機が生まれた。

まとめ

二〇世紀の主な動向を振り返ってわかったことを、以下にまとめてみる。精神障害の考え方がきわめて非宗教的になり、いまでは心理学的な色合いが濃くなっていること。アメリカでは優生学運動が生じ、ヨーロッパでは精神障害を抱えた人の大量虐殺が起きたこと。アメリカで、重い精神障害の主なケア手段として大規模な施設収容が盛んになり、やがてそれが廃れていったこと。脱施設化と地域精神保健運動が希望を（その後、悲惨な現実を）もたらしたことと、精神的疾病が犯罪扱いされるケースが増えたこと。そして、子どもの福祉と、子どもや青少年の精神障害に対する認識が高まったことである。したがって、この一世紀には、楽観と希望が悲観と放置に取って代わるという循環が何度も起きたのである。

　重要な結論のひとつは、「ありふれた」精神障害を抱えた人と、特に重い精神障害を抱えた人への一般市民の見方が、二〇世紀を通じて分裂していったことである。ありふれた精神障害は、外来心理療法で治療することができ、このポストモダン社会において受容が進んでいるが、重い精神障害は、治療の場が州立病院から地域施設と監獄に移っただけでなく、依然として、（a）永久に治らないという考え方、（b）生物学的な治療法しかないという考え方、（c）危険そうだという印象および社会の悲観論と結びついている。精神的疾病はどのようなものでもスティグマを受けるが、特に重く慢性的なものは、否定的な目で見られる傾向が強い。

　近年で最も重要な動向は、精神障害の生物学的、遺伝的な基盤に再び関心が高まったことかもしれない。この考え方はスティグマに重要な影響を及ぼすため、これからさらに詳しく検討する。

医学的、遺伝学的な理論的枠組みの復活

　社会の根本的な変化が生じた一九六〇年代に、精神的疾病の医学モデルに真っ向から反対する運動が起こりはじめた。この運動をあおったのは（のちに反精神医学者と呼ばれることになる）さまざまな文筆家である。たとえばサス（Szasz）は、精神的疾病は完全に架空のものだと主張し、レイン（Laing）は、家族が抑圧的である場合、精神症状を示すことには実存的な側面があると指摘し、フーコー（Foucault）は、ヨーロッパ史において精神障害を抱えた人の施設が誕生した社会的、政治的原因を説明した。[*28] 三人とも、精神的疾病は、社会的に許容されない行動（または耐えがたい家庭的、政治的状況への反応）にラベルを貼り、個人の内的な欠陥が引き起こしたものだという烙印を押して、その行動から社会的、政治的な意味を奪うのに利用される社会的な構築物だと唱えた。

　同じ頃、心理学と精神医学は自己検証を行なっていた。ある患者が統合失調症やうつ病のような主要な精神障害を抱えているかどうかについて、ベテランの臨床家でさえ同じ見解に到達できないことが、研究によって示されつつあったのである。精神障害のなかでも特に重いものを確実に診断できないのなら、精神障害は妥当な概念だと言えるのか？　この自己検証から、正確な分類を作成しようという新たな取り組みが生まれた。いわゆる一九七〇年代の「新ク

レペリン主義」運動である。一九〇〇年代前半に、近代的な精神障害の分類に先鞭をつけたドイツの精神科医、クレペリン（Kraepelin）にちなんで名づけられた。一九八〇年刊のDSM-Ⅲと一九九四年刊のDSM-Ⅳでは、精神障害の漠然とした説明が姿を消し、かわりに精密な症状リスト、症状の持続期間とそれが引き起こす支障に関する要件、そして診断プロセスを助ける決定木（decision free）が登場した。[*29] 精神科診断の信頼性は格段に高まり、それによって反精神医学者が提起した大きな批判のひとつが無効になった。[*30]

それと同時期に、精神障害の生物学的、遺伝学的な考え方が再び台頭しようとしていた。第一に、当時、向精神薬が急激に増加していた。初期の抗精神病薬、抗うつ薬、抗不安薬は、もともと偶然、発見されたものである。これらの薬が使われはじめると、公立の精神科施設の患者数は急減した。神経科学の知識も急速に増え、特定の受容体や、薬が作用する神経部位が判明し、精神医療における投薬の合理性、計画性、科学性の向上が期待された。統合失調症、重い気分障害、パニックレベルの不安を抱えた患者や、精神障害を抱えた子どものうち、かつては治療不能だった多くのケースで、薬物療法が臨床的に有意な症状軽減をもたらし、支障の程度を改善させた。その結果、精神障害の生物学的原因がにわかに見直されるようになった。[*31]

第二に、行動遺伝学の研究によって、多くの主要な精神障害の遺伝的基盤についてますます有力な証拠が見つかり、遺伝率が中等度か高度であることが明らかになった。たとえば、統合失調症の発症リスクの半分は遺伝子に原因があるが、双極性障害、ADHD、自閉症の遺伝率はそれよりさらに高い。近年の分子遺伝学技術の開発によって、発症リスクをもたらす特定の遺伝子探しは急速に進んでいる。[*32]

第三に、この数十年間で、高度な神経画像技術により、かつては不可能だった脳の画像が見られるようになり、主要な精神障害に伴う解剖学的構造と機能プロセスが明らかになった。重い精神障害の神経生物学的基盤がこのように鮮明に映し出されると、精神的疾病が架空のものだとか、意志の弱さによるものだなどとは考えにくくなる。[*33]

全体として、精神障害に対する自然主義的、生物学的な説明は何千年も前からあったが、ヒポクラテスの四体液説は廃れ、神経伝達、脳に関わる基盤、薬理学的な介入、精神障害の遺伝的易罹患性についての知識が急拡大した。最新の精巧な手法によって、かつては入手できなかった重い精神障害の生物学的相関の証拠も得られた。それと同時に、医療経済学者は、世界の病気のうち特に生活に支障をもたらすものが、精神障害に占められつつあることに気づいた。精神障害は、教育、就労、経済的生産性、人生の満足度、さらには身体的健康にまで大打撃を与えるのである。[*34] 精神的疾病の存在と重要性を見逃すことは難しく、精神障害の生物学的、遺伝的基盤を認める傾向はますます強まっている。[*35] ここで浮かぶ大きな疑問は、復活した医学モデルが精神的疾病へのスティグマ付与にどのような影響を与えるかである。

スティグマへの影響

以上のような証拠を理由に、多くの科学者と、主に重い精神的疾病を抱えた人の家族からなる権利擁護団体は、精神障害を**脳障害**（brain disorder）または**脳疾患**（brain disease）という名称に変更するよう求めた。[*36] ねらいは、「精神障害」という納得のいかない言葉の使用をやめさせ、問題のある行動パターンや感情パターンの原因を、明らかに医学的、生物学的な要因に帰することにある。なぜなら、「精神障害」はあいまいな哲学的基盤をもち、一般市民からの受容度が時代によって変わり、中核症状の原因を当事者と家族（特に親）に帰する傾向があるからである。名称を変更すれば、症状の原因は倫理的な堕落や親による誤った社会化など非難されうる要因ではなく、脳の病気となって、スティグマが低減されるはずだという期待があることは明白である。現に、帰属理論によれば、逸脱行動の原因をコントロール不能な生物遺伝学的要因に帰すると、非難が弱まり、同情が強まるはずなのである（第二章を参照のこと）。

たしかに、正常な行動であれ、ひどく混乱した行動であれ、その根源は脳だという主張には反論しがたい。精神障害は倫理的な欠陥や意志の弱さの結果だとか、統合失調症、双極性障害、自閉症といった遺伝性の疾病や障害は無神経な育児によって引き起こされるなどという、古くからの考え方を覆したいと思うのもやむをえないことだろう。そうだとすれば、精神障害を脳疾患と言い換える最近の試みに何か問題はあるのか？

おそらく、あるだろう。理由のひとつは、精神障害の原因をすべて脳疾患という静的な概念に帰するのは不正確だということである。重い精神的疾病の、脳に関わる生物学的相関が画像に映っても、それだけで脳に関わる問題が最大の原因だということにはならない。脳の形成と、その複雑きわまりない相互連結には、環境からの刺激がきわめて重要な役割を果たす。**可塑性**という言葉があるが、これは全発達段階を通じ、生物学的要因と経験が流動的に相互作用して、絶えず神経系を作り替えることを意味する。第一章で紹介した、発達精神病理学の考え方を思い出してほしい。この考え方では、精神障害について、脳に関わる遺伝的基盤の重要性を十分認識しつつ、生物学的要因と経験とが連動する相互作用モデルにそれを取り込んでいる。概して、精神障害を生物学的要因と遺伝子の異常にのみ還元する説明は単純すぎるのである。

そのうえ、遺伝性の強い精神障害は少なくないが、いずれにおいても、原因だと思われる単一の遺伝子というものはない。重い精神障害は――遺伝的易罹患性が高いことがわかっているものでさえ――影響の小さい複数の遺伝子の組み合わせ同士が相互作用を起こしたり、生物学的、社会的環境と相互作用を起こしたりして発症する。この点では、親、学校、仲間など、社会的な刺激がきわめて重要な役割を果たす可能性がある。つまり、遺伝学モデルはよく語られるほど単純でも明快でもないのである。[*37]

私たちのテーマにもっと直接関連する問題は、脳障害または脳疾患への名称変更が、スティグマにどのように影響するのかということである。精神障害の原因を生物医学的、遺伝的要因に帰属し直せば、それだけで偏見とスティグマ付与が弱まるのか？まず「イエス」と答えられる側面を挙げると、精神的疾病が故意に選んだ状態ではなく、生物学的な原因をもつものだと知覚者に理解させれば、非難、怒り、忌避を弱められるということがある。アメリカ人の大規模な代表サンプルへのアンケート調査を見ると、精神障害の生物学的、遺伝的な原因帰属は、精神障害を抱えた人との間に望む「社会的距離」の縮小と関連している。[*38] 少なくとも、帰属理論の原則の一部は、裏づけられているようである。

しかし、「ノー」と答えなければならない側面もある。このような原因帰属は、混乱した行動が永久に治らない慢性的なものだという考え方を生みかねないのである。欠陥のある脳や遺伝的要因が原因だと特定すれば、帰属理論における**永続性**の度合いが高くなり、「その状態は先天的で変化することがない」という考え方が非常に生まれやすくなる。

次に、実験的研究によって意外な結果が判明している。メータ（Mehta）とファリーナ（Farina）は、大学生の研究参加者に実験上のパートナーとペアを組ませた。そのパートナーは「神経衰弱」になって精神科病院で治療を受けたことがあると打ち明けた。操作された変数は、神経衰弱の原因である。パートナーが書いたという文面には、次のいずれかの原因が挙げられていた。（a）疾患または医学モデル――文面には「それはほかの病気と同じようなものであって、私の生化学的状態に影響を及ぼした」と書かれ、治療法として薬物療法を受けたことが記されていた。（b）心理社会的モデル――文面には、問題の行動が「私の育てられ方と、子どもの頃に起きたさまざまなこと」に関係があると書かれ、対話による心理療法を受けたと記されていた。

予想どおり、心理社会的モデルより、医学、疾患モデルの条件のほうが、参加者がパートナーに示す非難は弱かった。逸脱の原因をコントロール不能な要因（生物学的要因）に帰することで、非難を軽減できるという主張が支持されたわけである。しかし、この研究で調査したのは、表明された態度だけではなかった。参加者とパートナーの社会的接触も調査したのである。この目的のため、参加者には、「パートナーが課題遂行中にミスをしたら電気ショックで罰を与えてよい」という指示が出された。結果は驚くべきものだった。パートナーから生物学的な原因を知らされた参加者のほうが、心理社会的な原因を知らされた参加者より**強い**ショックを与えたのである。[*39] 生物学的な原因帰属は、非難の表明を減少させた反面、懲罰的な接触を**増加**させたわけである。

　追加的研究でも、生物学的な原因帰属——特に、精神障害の遺伝的基盤を強調した場合——は残酷な反応と結びつきうることがわかっている。たとえばフェランは、このような原因帰属が、精神障害を抱えた人の血縁者との間に望む社会的距離を拡大させることを発見した。遺伝的要因への原因帰属は、特に家族へのスティグマを強める可能性が高い。遺伝的易罹患性と、実際に家族が精神障害を発症している事実が結びつけられるからである。[*40] さらに、調査研究でも実験研究でも、精神的疾病の生物学的、遺伝的な原因帰属は、（a）望む社会的距離の**拡大**や、（b）精神的疾病を抱えた人は危険で予測不能だという見方と関連していることが示された。[*41] また、このような原因帰属は、「慈善」的な態度を生む恐れもある。精神障害を抱えた人は未熟で、自己管理ができないと考えてしまうのである。[*42] このような態度からは敬意ではなく憐れみがにじみ出るため、さらなるスティグマ付与を引き起こす恐れがある。

　このような意外な研究結果を、どのように説明すればよいのか？　この領域には精緻な追加的研究がぜひとも必要だが、次のような説明を考えてほしい。第一に、精神障害に関連する少なくとも一部の行動は、反射的なレベルで恐怖や嫌悪感を引き起こすため、原因に意識が向くずっと前にスティグマを与える反応が生じることも十分ありうる。つまり、拒絶の反応や社会的距離を取るという反応がほぼ反射的に生じうるとすれば、その行動が十分脅威となる場合、原因の特定は二の次になるかもしれない。

第二に、人種や民族といった、明らかに本人にはコントロールできない特質について考えてみてほしい。このような先天的な差異は、明らかに本人には責任がないにもかかわらず、人類史を通じて、さまざまな印のなかでも特に持続的に激しい非難を受けてきた。そう考えれば、帰属理論が当てはまらない特質もあると思われる。民族的少数派に属することと同様、精神的疾病を抱えていることもその代表例かもしれない。

第三に、第二次ラベリング理論が正しいとすれば、精神的疾病という診断、つまりラベルそのものが一連のステレオタイプと偏った思い込みを活性化してしまい、やはり精神障害になった責任が本人にあるかどうかは二の次になる恐れがある。このようなラベリングは、無能力だけでなく、暴力や、だらしなささえ示唆するが、そのような特徴には、本人の責任の有無にかかわらず、スティグマが与えられがちである。

第四に、(大半の欧米社会では)行動と感情は意志でコントロールできると一般的に考えられている。そのため大半の知覚者は、少なくとも初めのうちは、混乱した行動の原因が本人のコントロールや責任ではなく、生物学的なプロセスにあるという仮説を疑うだろう。精神障害によって生じる行動を意志でコントロールすることはできないと、一般市民を説得することは難しいかもしれない。それどころか、多くの人は行動に対する本人の責任を免除したがらず、それは現代的な言い訳にすぎないと切り捨てる可能性もある。[*43]

それでも、仮に知覚者が生物学的、遺伝的な原因を信じるようになったとしよう。その場合、三つの重大な結果が生じる可能性がある。(1)生物医学的な要因を原因だとすると、その状態はずっと変わることがなく、変えることもできないという思い込みが生まれがちである。永続的で回復の見込みがないと信じると、悲観と絶望が起こり、スティグマが強まる恐れがある。（2）また、このような原因帰属は憐れみをあおる可能性もある。遺伝的、生物学的原因はまったくコントロール不能だからである。憐れみは敬意とはほど遠いし、治療は可能だという考えにも結びつかないだろう。（3）生物遺伝学的な説明は、欠陥のある生物学的状態――特に欠陥遺伝子――がその行動パターンの原因だという考えを生み、ひいては、その人が不完全で、根本的な欠陥の持ち主だという認識につながる可能性もある。つまり、遺伝的要因への原因帰属は、その人がほかの人間とは質的に異なる、劣った存在だという見方を引き起こしかねないのである。

　この点は詳しく説明する必要があるだろう。第二章で論じた、スティグマ付与の進化論的な考え方を思い出してほしい。この見方からすると、精神障害によって生じた行動へのスティグマは、自然選択された二種類の反応モジュールから起きると考えられる。それは、寄生虫感染を恐れて距離を取ることと、そのような行動を示す人は社会的な返報を十分しないか、社会資本が乏しそうだとみなして、忌避することである。ただし、精神的疾病へのスティグマは、第三の排除のモジュールとは関連していないように思われる。つまり、異なる「部族」（人種的少数派）への厳しい処罰と搾取に関係するモジュールである。

　しかし、生物学的要因のみに原因を帰すると――特に欠陥遺伝子に言及した場合には――「精神的疾病を抱えた人は、遺伝的に欠陥のある異質な集団の一員だ」と思わせてしまう恐れがある。要するに、根本的に人間以下の存在だということである。そうなれば、一般的には国籍や民族や部族のスティグマに付随する厳しい処罰だけでなく、搾取という反応まで引き出してしまうかもしれない。言い換えると、生物遺伝学的な説明は、外集団の成員と、異質で劣った階級または部族を結びつける反応モジュールを図らずも活性化し、根本的に人間以下だという考えを生みかねないのである。

　最近の歴史のなかで精神障害に特に残酷な反応が示されたのは、遺伝子の欠陥が遺伝子プールを汚染した場合の永続的な悪影響を優生学者が説明したときと、ヒトラーが精神的疾病を抱えた人を、優秀なアーリア人を汚染している欠陥人間集団として露骨に分類し、烙印を押したときだった（この章の既出の項を参照のこと）。強制断種の法律が可決されるまで――そしてみな殺しが試みられるまで――それほど時間はかからなかった。要するに、生物遺伝学的な原因帰属は、その人を人間以下だと思わせる可能性があり、予期せぬスティグマ付与をもたらしかねないということである。逸脱行動（および精神的疾病というラベル）はそれ自体が観察者にとって脅威である。そのうえ原因を生物遺伝学的な要因に帰したなら、そのような行動を取る人は遺伝子さえもが根本的に異質で欠陥をもっているという考えを助長し、同情を引き出すどころか、その行動パターンが与える脅威と恐怖をさらに強めてしまいかねない。

遠くない将来、もし特定の遺伝子型と、特定の精神障害（または「脳疾患」）の発症リスクの関連性が立証されたら、どうなるだろうか？　おそらく、予防的な妊娠中絶によって出生前にリスクを取り除くよう、家族に医学的、社会的な強い圧力がかかるだろう。現在、重い知的障害に関しては（発生頻度は低いが）さまざまな遺伝的リスクにこのような働きかけが行なわれている。[*44] 遺伝学の知識がますます向上していけば、精神障害が排除という究極のスティグマ付与を受ける可能性も出てくるだろう。

私は何も、重い精神障害の原因を生物学的、遺伝的な脆弱性に帰することが、つねに誤りだと言いたいわけではない。実際、多くの精神障害には少なからぬ遺伝的リスクがある。そのような要因に適切に原因を帰した場合、混乱した行動に、従来ほど非難に満ちた考え方がもたれなくなるかもしれない。しかし、精神的疾病の原因を一括りに異常な遺伝子に帰することは、科学的に不正確であるだけでなく、極度のスティグマ付与を招く恐れもある。

「精神障害をコントロール不能な要因のせいにすれば、それだけでスティグマを低減できる」という単純すぎる考え方の主な問題点を、ハスラムが指摘している。ここで取り上げているのは統合失調症だが、その内容は精神障害全般に当てはまる。

　たとえ統合失調症が糖尿病と同じくひとつの疾患であり、既知の原因の化学的な機能不全から起きるもので、意識的にコントロールできるわけではないことを一般の人が認識するようになっても、スティグマ付与を引き起こす特徴は変わらない。暴力を連想させることに変わりはないし、予測不能で不可解に見える部分もそのままである……。このような部分が、時代を超えて、狂気に対する観察者の強い不安をかき立ててきたのである……。要するに、精神障害のスティグマは、原因帰属以外の要素から生じる部分が大きいため、原因帰属を変えるために疾患モデルを単純化して無批判に採用しても、多くの要素はもとのままであるばかりか、新たな要素まで生まれかねないということである。[*45]

実際、このような「新たな」要素として、根本的な差異があるとか、変えられない欠陥があるとか、本質的に人間以下だなどといった認識が抱かれるかもしれない。

　この考察と関係するのが、スーザン・ソンタグ（Susan Sontag）の説得力ある主張である。過去のどの時代にも、十分解明されていなかった多くの疾病（ハンセン病、結核、がん、エイズ、精神障害など）は、「病気」であるにもかかわらず、もろさや意志の弱さなど、非難されうるさまざまな個人的特徴の隠喩になってきたというのである。つまり、知識の乏しいこれらの病気は、個人的な弱さまたは倫理的欠陥の象徴になったわけである。病名そのものが危険性、落ち度、タブーを象徴するため、身体的にだけでなく倫理的にも伝染するとみなされることが多い。現在、精神障害はこのような隠喩的な意味に満ちあふれ、意志の弱さ、暴力、自制力の欠如、恥を示している。医学的、遺伝的な原因帰属は、このような強烈な連想をなくせないだけでなく、「精神的疾病を抱えた人には、変えることのできない生物学的レベルの根本的な欠陥がある」という見方を生んでしまうかもしれない。[*46]

「脳障害」運動への反論には、支持が寄せられている。リード（Read）とヘア（Harre）は、精神障害の原因を生物学的、遺伝的要因に帰する全体的な風潮と決別するよう呼びかけた。一般市民はその説明を単純すぎると考えて退けるだろうし、そのようなモデルを用いても、精神障害を示している人との行動的接触は促されないからだという。ワトソン（Watson）とコリガン（Corrigan）も最近、重要な指摘を行なっている。精神的疾病の原因を生物遺伝学的な要因に帰した場合、精神障害を抱えた人には自制力がないから、やがては暴力を振るい、理性を失うはずだと思われかねないというのである。[*47]

このような意図せぬ結果が生じるのは、生物学的、遺伝的な説明に**還元主義的な**側面があるからかもしれない。つまり、生物学的な説明で「精神的疾病を抱えた人は欠陥遺伝子の産物にすぎない」と強調すれば、そのような人の本質的な人間性が減じる恐れがあるのである。解決策のひとつは、統合モデルかもしれない。エンゲル（Engel）は一九七〇年代に「生物心理社会的な」考え方を呼びかけた。精神障害を理解するには、個人の素因も、心理的な影響も、社会的、文化的な状況も、みな必要だと思われるということである。[*48] 現在は、発達精神病理学モデルが、人間の健全な機能と、一般的ではない機能の両方の複雑さをとらえる手段を提供している。ただし、このような統合的なモデルは本質的にややこしいため、「精神的疾病は悪い親または悪い遺伝子のみから生じる」という簡潔な見出し文ほど、一般の人を引きつけることはできない。

要するに、現在の私たちの知識レベルを考えると、精神障害の遺伝的基盤と神経的原因を否定すれば無知をさらすことになるが、すべてが遺伝子によって決まるという、還元主義的で人間性を否定するような考え方を強調することは、不正確であるだけでなく、懲罰的な行動や深刻なスティグマを生む恐れがある。重要なのは、精神的疾病に関して、統合的でバランスの取れた、人間的な説明を広めることである。そのような説明なら、理解と敬意と共感を引き出せる。

歴史の教訓
──寛容か、スティグマ付与か

第三章と第四章で行なった歴史の概説から何が学べるだろうか？　悪魔信仰に基づく考え方や倫理的な見解は、精神障害を抱えた人の遺棄や処罰、さらには殺害とさえ結びついたが、宗教的、霊的な考え方からはきわめて共感的な対応も生まれた（古代の神殿と中世の修道院、ゲールの共同体、モラル療法など）。また、古代ギリシャの自然主義的な医学モデルは、思いやりと人道的な医療につながる可能性をもっていたが、結局は瀉血、鎮静、その他の懲罰的な介入法に堕する場合が多かった。さらに時代が進むと、生物学的、遺伝学的モデルによって、重い精神的疾病を解明する大きな可能性が生まれたが、これもやはり、施設ケア、ロボトミー、強制断種に（あるいは大量虐殺にさえ）結びついてしまった。結局、因果モデルとスティグマ付与の間には、安易な一対一の関係はないのである。

重要なのは、さまざまな倫理モデルと生物医学的モデルのうち、**どのような**モデルが不寛容と処罰を生み、どのようなモデルが思いやりを生むのかということかもしれない。宗教的、倫理的な考え方でいえば、厳しく罰する神を戴いたり、宿命という世界観を提示したりするモデルは、温かく寛容な神を祀ったり、人は変われるという考えを促したりするモデルに比べて、逸脱行動に否定的な反応を引き起こすと考えられる。この点に関しては、基本的に人間の成長力を信じていることが鍵であるように思われる。[*49] 言い換えると、宗教的、霊的、倫理的な考え方自体が決定要因なのではなく、そのモデルの根底にある前提や慣習が、寛容とスティグマ付与のどちらを促すかを左右するのかもしれない。

生物医学的な考え方のなかでも、「精神障害を抱えた人とそうでない人の間には質的な差がある」と強調するモデルは、程度の差や量的な差があると考えるモデルより、大きなスティグマ付与を引き起こすように思われる。ただでさえ、混乱した行動パターンやラベル自体が、距離を取ろうとする自動的な性向を喚起するのに、精神障害を抱えた人がほかの人と根本的に異なる——たとえば、明らかに逸脱した遺伝子をもっている——とみなされれば、排除さえ招いてしまうかもしれない。一方、逸脱を量的なものとみなし、その人の行動はほかの人の行動と同じ連続体上にあるが、もっと極端なだけだと考えれば、寛容と思いやりが生まれやすくなるだろう。現在の科学的証拠を見ると、大半の精神的疾病と正常範囲の機能の差は量的なもので、質的なものではないように思われる。[*50] 精神障害を抱えた人とそうでない人の共通点や、心理的障害は変化しうるということ、日々どのような苦労と喜びがあるかということを強調するような精神障害の説明が、人間性に注目させるのに役立つ可能性がある。

しかし、現代社会の精神的疾病に対するスティグマがどれだけ深刻かについて、どのような具体的証拠があるだろうか？ 第五章と第六章では、この重要な疑問を取り上げる。

スティグマの証拠（1）
科学的研究から

精神障害への一般市民の態度に関する科学的研究は、一九四〇年代と五〇年代に本格的に始まった。ちょうど、精神保健と地域ケアに新たな国民的関心が寄せられた時期である。初期の研究では、態度調査だけでなく、精神障害に関する計画的な社会啓発活動の評価も行なわれた。これは、精神科病院の入院患者がスティグマを受けることなく地域社会に帰る土壌を整えるためだった。そして、研究の勢いは現在に至るまで衰えていない。この領域の多くの研究は、一般市民の知識と態度と行動反応を対象としてきたが、ここでは精神障害を抱えた人自身の考えと反応、家族の負担、精神保健の専門家の態度に関する研究も検討する。精神的疾病への子どもの態度についてはほとんど研究が行なわれていないため、ほんの少ししか取り上げることができない。

スティグマ研究における重要な問題は、精神的疾病に関する**知識**と、精神障害を抱えた人に対して表明される**態度**と、社会的知覚者の**行動反応**の関係である。三者間の相関関係は、あるとしても不完全なものであるため、ここでは、紹介する研究のなかで調べられている特定の反応にスポットライトを当てる。

一般市民とスティグマ——一九四〇年代から六〇年代までの研究

初期の研究で用いられた方法は、ひとつまたは複数の精神障害の症例を描写したヴィネット（短いシナリオ）を、参加者に提示するというものだった。結果の尺度には通常、以下の要素が含まれていた。まず、精神的疾病の具体的な知識を引き出す、事実に関する尺度。表向きに示される感情を調べる、態度の項目。描写された人物に対してどの程度の接触または距離を望むかを測る、社会的距離の尺度。そして、ヴィネットにふさわしい形容詞を二つの選択肢（たとえば「不潔な」と「清潔な」）から選択させる、SD（Semantic Differential）法である。[*1]

主な結論を言ってしまえば、一般市民から精神的疾病を抱えた人に示されたスティグマ付与は強かった。それどころか回答者は、ある行動パターンが精神障害を表していると認識したとき、否定的で拒絶的な反応を示す確率が高かった。社会的距離についても同様である。また、知識レベルは低く、回答者は精神障害によって生じた行動の描写の多くを精神的疾病だとは考えなかった。なぜ回答者がスティグマを与える態度を示したかについて、研究者が提示した最も明確な説明は、その行動パターンが予測不能で脅威を与えるからだというものだった。

一部の研究では、知識不足も否定的な態度も、回答者の教育レベルの低さと関連していた。しかし、知識不足と否定的態度は教育レベルや職業レベルの低い人のみに見られたわけではない。一九七〇年代前半にラブキン（Rabkin）が重要なレビュー論文のなかで述べた次の言葉を読めば、このような研究でいかに強い否定的態度が示されたかがわかる。「精神科患者は、一般市民の嫌悪感や反感や拒絶の受け手という地位を、真の意味でハンセン病患者から引き継いだ[*2]」。

このような研究結果の全体的特徴がわかるように、個々の研究をいくつか紹介しよう。早くも一九四三年には、アレン（Allen）が精神的疾病への地域社会の態度を調査しているが、特に目立ったのは恐怖とスティグマ付与だった。同じく一九四〇年代に、ニュージャージー州トレントンで、注意深く選定された成人の代表サンプルを対象に、別の調査が行なわれた。このときは、社会経済的な地位が比較的高い回答者のほうが、精神障害に、罪深いという烙印を押す傾向が弱く、回復に楽観的な見方を抱く傾向が強かった。一九五〇年代になると、ナナリー(Nunnally)がこれまでよりはるかに詳細な研究を行なう。回答者は全国から集められた四〇〇人の成人からなる代表サンプルで、調査には包括的な評価尺度だけでなく、異なる種類の質問も用いられた。主な結論は悲観的なものだった。サンプルのうち、教育レベルが比較的高い層は低い層に比べて、精神障害に関する**知識**が豊富だったが、教育レベルによる**態度**の差は小さく、どの態度も明らかに否定的だった。たとえば、回答者はSD法の項目で、精神的疾病を抱えた人の特徴を表すのに、不潔、危険、冷酷、無価値、不誠実、予測不能、当てにならない、神経が張り詰めている、という言葉を選んだ。また、精神科医や精神保健の専門家を一般医よりも蔑視しており、精神科病院とその職員を特に強く見下していた。全体として、精神障害に関する極端な誤情報は必ずしも認められなかったが、態度は軽蔑的だった。[*3]

社会的距離の尺度は、もともと一九二〇年代と三〇年代に人種的、民族的偏見を測定するために考案されたが、ホワットリー(Whatley)がこの尺度の復活に一役買った。ルイジアナ州の二〇〇〇人の成人に、精神科病院への入院歴がある人または精神科医の診察を受けたことがある人の描写を提示し、質問に答えてもらったのである。項目のなかには、その人の近所に住むこと、その人を雇うこと、その人の隣に住むこと、その人と同居すること、その人を子守として雇うこと、わが子をその人と結婚させることなどが含まれていた。回答者は、そのような「精神科患者」の近所に住むのはかまわないと答えたが、圧倒的多数は、それ以上の接触、特にわが子を結婚させることや、子守として雇うことは拒絶した。比較的若い回答者や教育レベルの高い回答者は、年長の回答者や教育レベルの低い回答者より拒絶と距離の度合いがやや小さかったが、精神科病院に行った経験や、身内が精神障害を抱えた経験があっても、回答に差は出なかった。ただ単に精神障害に接した経験があるだけでは、あまり影響がないということである。要するに回答者は、精神的疾病を抱えていると言われた人とは近しい関係を望まなかったのである。*4

精神障害に対する態度研究の歴史を変えたのが、全国世論調査センターのシャーリー・スター（Shirley Star）による研究だった。スターは精神障害から生じる独特な行動パターンを、さまざまなヴィネットで描写したのである（スター・ヴィネットと呼ばれる）。取り上げられたのは、二種類の統合失調症、うつ病、アルコール依存症、行為障害（攻撃的な非行行動）、重度の不安である。通常、ヴィネットのなかに診断名は明記されなかった。一般市民がその行動パターンを、精神障害と関係するものだと認識するかどうかを探るためである。このテーマに関するスターの研究は、精神的疾病と精神保健に関する合同委員会（第四章を参照のこと）の重要な報告書に引用された。研究で浮かび上がったのは、一般市民を代表する三五〇〇人以上の回答者が、どのヴィネットについても、精神的疾病を描写しているとは頑なに認めようとしなかったという事実である。一貫して精神的疾病だと認められた唯一のものは、激しい症状を呈している妄想型統合失調症の描写だった。この研究がきっかけとなって、精神保健関係者は、精神障害も身体疾患と同じく現実に存在するものだという認識を育む取り組みを強化した。

このような認識を促進することは、すでに重要課題となっていた。カミング（Cumming）とカミング（Cumming）は一九五一年から、カナダにある二つの似通った田舎町を選んで、実験対象の町には教育的な介入を行ない、もう一方を「対照」町とした。六カ月にわたる教育活動では、討論会やビデオ上映を開催して寛容を育むとともに、精神障害によって生じる行動は、標準的行動とまったく異質なわけではないという考えを芽生えさせようとした。そのほか、メディアでのアピール（その町の新聞に記事を掲載したり、ビデオ上映の後、討論したりすること）も行なった。このようなさまざまな試みにもかかわらず、結果は厳しいものだった。定量的データを見ると、社会的距離の尺度でも、精神障害に対する住民の責任感でも、実験対象の町には介入による変化がほとんど現れなかったのである。そのうえ、スター・ヴィネットに対するアメリカの一般市民と同様、この町の住民も、激しい精神病的な行動しか精神的疾病と認めなかった。[*5]

質的な面で言うと、実験対象の町の住民は、日がたつにつれて不安だけでなく明らかな敵意まで示すようになったとカミングとカミングは述べている。町長を含む数人の中心的な町民は、この研究プロジェクトと大きな距離を取るようになった。それどころか、「研究者がこの町に目をつけた真の理由は、付近に精神科病院を建設する計画があるからだ」という噂が、介入期間中に広まるほどだった。結局、町全体の態度の変革を試みた結果、介入チームが当初、抱いていた楽観は弱まり、精神障害は正常と同じ連続体上にあるものだと認めることに対して、一般市民が強い抵抗をもっていることが示された。

それから二〇年近くたって、ルートマン（Rootman）とラフェイヴ（Lafave）はカナダの別の田舎町をサンプルとし、異なる結論に達した。[*6]アルコール依存症者のヴィネットを見て、七〇％以上の回答者が精神的疾病を示していると判断したのである。スターの研究や、カミングとカミングの介入研究では、このように判断した回答者は三〇％以下だった。また、「単純型統合失調症」――重度の社会的ひきこもりを伴うが、幻覚や妄想のような症状が目立たないもの――を描写したヴィネットでも、同じ割合の回答者が精神的疾病だと判断した。どうやら一般市民は、何種類かの混乱した行動パターンを精神的疾病だと認識できるようになったようである。さらに社会的距離については、新しいカナダ人サンプルの七八％が、精神的疾病を抱えた人と同居してもよいと答えた。この数字は、以前の研究では四四％だった。一九五〇年代と六〇年代に、知識の増加と社会的距離の縮小が起きたようだった。

しかし、それとは異なる可能性もあった。回答者はこの頃までに、表面的な態度と社会的距離の尺度に対して、社会的に望ましい答えを記すようになったという可能性である。現にルートマンとラフェイヴは、情報量の増加と態度の変化が実際の行動における寛容度と比例しているかどうかを、あからさまに疑問視している。「精神的疾病に関する知識の向上と、寛容度の向上が等しいとは言えない可能性もある……。回答者は、本音をより上手に隠せるような言葉の煙幕を手に入れただけかもしれない」[*7]。実際、一九六〇年代後半に行なわれた一般市民の態度に関する別の研究では、回答者が恐れる二大疾病は精神障害とハンセン病だった[*8]。

このような矛盾した報告が出されたために、大きな見解の分裂が生じた[*9]。一方では、回答者がスター・ヴィネットを精神障害の描写だと認識する傾向が強まり、精神障害には治療が必要だ（そしてそのような治療は効果をもたらしうる）という考えが増え、精神障害を抱えた人との間に取りたい社会的距離が縮まっていることが、調査データによって明らかになった。この変化は、連邦政府の取り組みや国民意識の向上活動（たとえば、公共広告）などによって起きたという仮説が立てられた。実際、一九六〇年代に、クロセッティ（Crocetti）らがメリーランド州ボルティモアの市街地に住む下層階級の人々を調査したところ、初期の研究における標準的な態度より温かい態度が示された。クロセッティらが下した結論は明快である。「少なくとも一〇年前から、一般市民は精神的疾病を疾病として認めており、この疾病の治療は医療従事者の仕事だと考え、治療の結果を楽観視しているという証拠が存在する」[*10]。精神障害はもはやスティグマ付与を受けていないという意見が大勢を占めつつあった。

しかし、ほかの研究では、態度に関してさえ、はるかに悲観的な結果が出ていた。ラミー（Lamy）は大学生に対し、元精神科患者と元受刑者という二つの集団について「瞬時に判断」を下すよう依頼した。

その結果、参加者の見方は元精神科患者に対してのほうが悲観的であることがわかった。非常時に当てにならず、重責が伴う仕事をさせるには危険性が高く、週末に子守を頼みたい母親は元受刑者を選ぶべきだと判断したのである。[*11] また、トリンゴ（Tringo）によれば、調査した二一種類の障害のうち、精神障害は複数の異なるサンプルすべてで最下位に位置づけられたという。つまり、回答者が取りたいと思う社会的距離が最も大きかったのである。元受刑者、小人症の人、脊柱後弯症の人、知的障害を抱えた人よりも強い拒絶を受けた。[*12] フィリップス（Phillips）が行なったヴィネットを用いた研究でも、仮想の人物が治療を受けるとき、聖職者による治療、内科医による治療、精神科医による治療、精神科病院での治療という順で、社会的拒絶と社会的距離の度合いが増していった。この研究は、精神障害を抱えた人が治療を求めること自体にスティグマが与えられることを浮き彫りにした。[*13]

フィリップスによる追加的研究では、精神障害というラベルが一般市民の認識と態度に重大な影響を及ぼすことが示された。社会的距離が最も小さかったのは、正常範囲の行動の描写に、「専門家の助けを求めたことはない」という記述を組み合わせたときだった。回答者のほぼ全員が、このような人なら隣に住んだり、部屋を貸したり、一緒に働いたり、わが子を結婚させたりしてもよいと答えた。しかし、同じ行動の描写に「元精神科患者」というラベルが付されると、部屋を貸してもよいという回答者は少数派になり、娘や息子を結婚させてもよいという回答者は二〇％以下になった。[*14] つまり、問題行動への言及が一切なくても、精神的疾病というラベルと、精神科患者という記述が、高レベルのスティグマ付与および社会的距離と関連していたのである。この研究結果は、第一次ラベリング理論――逸脱した人生に追いやるラベルの力を強調した、過激なほうの理論（第二章を参照のこと）――の裏づけとして用いられた。

スティグマは弱まっていると証言した楽観的な専門家と、基本的態度はまだ拒絶とスティグマ付与だと主張した専門家の、どちらが正しいのか？　より確かな答えを得るためには、さらなる研究が必要だった。

一般市民とスティグマ
——一九七〇年代から現在までの研究

態度が改善？

　クロセッティらは一九七四年、自分たちが行なった詳しい調査の結果を一冊の本として出版した。そこでは、過去の研究における楽観的な考えがそのまま繰り返されていた。精神的疾病への一般市民の態度は、きわめて受容的になったという主張である。精神障害を抱えた人へのスティグマ付与と差別は、もはや存在しないというのがクロセッティらの見解だった。[*15] ゴヴ（Gove）はこの見方を支持し、精神障害を抱えた人にとって、スティグマは一時的な軽い問題だと主張した。混乱した行動自体が否定的な社会的影響を生む恐れはあるが、ラベリング効果自体は微々たるものだというのである。[*16] さらに、一九八〇年、アメリカ国立精神保健研究所が精神障害への態度に関するワークショップを開催したとき、そのタイトルから**スティグマ**という言葉を削除した。いまや、態度の改善と偏見の緩和が一般的に見られるようになったという認識からである。[*17] 精神障害に対するスティグマは、完全になくなったとは言わないものの、急速に消えつつあるという意見が優勢で、著名な研究者がこの考えを広め、政府の精神保健機関も認めていた。

　しかし、この認識を批判する人は異なる見方を主張しつづけていた。指摘した問題点のひとつは、楽観論者が、いまだに行動パターンを描写したヴィネットから得た証拠を主張の根拠とし、態度と社会的距離の尺度を従属尺度にしていることだった。このような態度は、本音ではなく「言うべきこと」を表しているかもしれず、精神障害を抱えた人への隠された態度や差別的な反応とは合致しない可能性があるというのである。

　また、ほかのデータからも、精神障害が依然としてきわめて否定的な反応を引き起こしていることが明らかになった。オルムステッド（Olmstead）とダラム（Durham）は、まず一九六〇年代前半に、その後一九七〇年代に再びSD法による調査を実施したが、二度の調査で態度の違いはほとんどなかった。使われていた典型的な言葉は、**不潔**、**弱い**、**危険**、**冷酷**、**無学**だった。さらに、精神障害を抱えていると説明された人物と、ほかの障害または問題を抱えた人物を直截的に比較する調査では、態度に関する回答で、ほぼつねに精神障害が最下位になった。[*18]

一九八〇年代前半には、精神障害に対して表明された態度に嘘が含まれている可能性を、リンク（Link）とカレン（Cullen）が公に検討しはじめた。態度の尺度の典型的な回答形式を使った場合、根底にある態度を正しく反映しない、社会的に望ましい答えが引き出されるというのである。そこで二人は革新的な方法を用い、混乱した行動のヴィネットについて、次のような三種類の回答を記すよう参加者に依頼した。（a）**大半の人**はこの人についてどのように感じるか、（b）**自分自身**はどのように感じるか、（c）**理想的な人**（称賛すべき資質の持ち主）はどのように反応するかである。「大半の人」のカテゴリーの答えが、「自分自身」や「理想的な」人に関する答えより、実際の態度を正確に表すという仮説を立てたのである。また、理想的な人というカテゴリーが、最も社会的に望ましい答えを引き出すと予想した。[*19]

実際、ヴィネットに精神科病院への入院歴というラベルを添えると、参加者はほかのカテゴリーよりも「大半の人」のカテゴリー――深層にある態度を示すと考えられたカテゴリー――で、強い社会的拒絶を選択した。この結果に従えば、ほとんどの態度研究はスティグマの低減について誤った楽観的見方を伝えていた可能性がある。そのうえ、率直な態度を調査したときでさえ、地方に住むアメリカ人参加者の過半数は、妄想型統合失調症の症状の原因を意志の弱さだと考えていることが、一九八〇年代の追加的研究でわかった。[*20]結局、スティグマを与える態度は相変わらず蔓延していたわけである。

行動研究

一九六〇年代後半から、それまでとは異なる実験方法が発展しつつあった。それは、無作為に割り当てた条件（たとえば、参加者が社会的相互作用を行なう相手に精神障害のラベルを貼るか、貼らないか）を独立変数とし、参加者が実際に示した行動反応を結果変数とする方法である。まずは、この研究の歴史における重要人物、アメリゴ・ファリーナから紹介したい。ファリーナの初期の研究では、実験協力者（サクラ）が参加者に対して、自分は正常である、または精神的疾病になったことがあると伝えた。その結果、精神的疾病のラベルの効果がはっきり現れた。参加者は、ラベルを貼られた人を能力不足だと認識し、その人を避け、罰として電気ショックさえ与えたのである。[*21] このような観察可能な反応が、偏見、差別、スティグマ付与の作用している証拠となった。

次にファリーナらは、スティグマを受けた人自身がラベルから被る影響を、興味深い方法で検証した。二人の人にペアを組ませて共同作業を行なわせたのだが、このとき一方の人（A）に、ある条件を無作為に割り当てた。「共同作業のパートナー（B）は、あなた（A）が神経衰弱で入院したという情報を聞いている」と告げたのである。しかし、実際にはパートナーはそのような情報を聞いていなかった。つまり、実験変数は、Bにそのような履歴を知られているという、Aの**思い込み**だったわけである。実験の参加者は、対照条件の人たちより共同作業を**うまく**こなした（パートナーが受けたと思われるラベルの影響を打ち消すためだったのかもしれない）が、Bから**無視**される確率が高かった。この結果から示唆されるのは、拒絶への不安が自己成就予言を引き起こし、より否定的な相互作用につながったということである。[*22]

反復研究では、実際に精神科病院の患者だったことがある参加者に、次のような条件を割り当てた。その人にインタビューを行なう予定のパートナーが、その人のことを（a）元精神科患者または（b）元内科患者だと考えていると思わせたのである。しかし、この実験でもやはり、パートナーはいずれの情報も聞いていなかった。精神科患者条件の参加者は、内科患者条件の参加者より、客観的な課題の成績が悪かったうえに、インタビュー実施者から、神経が張り詰めていて適応度が低いという評価を受けた。[*23] 前の研究と同様、精神的疾病の履歴を相手に知られていると思っただけで、実際に拒絶を招くような一連の反応を起こしたのである。ここで注意してほしいのは、このような結果が示すスティグマ付与の影響力が、実際より**小さい**かもしれないことである。なぜなら、研究での相互作用は一回限りの交流パターンとして準備されたものだが、実生活では、否定的な予想がはるかに長い期間をかけて形成され、固定化しかねないからである。

　関連するその他の研究からも、さまざまな事実がわかった。ローゼンハン（Rosenhan）の有名な「偽患者」研究は、病院職員にとっても、自己成就予言が精神科患者との相互作用に強い影響を及ぼしうるという警告になった（この研究では、健康なボランティアが精神科病院に入院することに成功したが、職員によって衰弱させられていった。職員はその人が本当に病気なのかどうか、検討し直すことをほとんどしなかった）。また、シビッキー（Sibicky）とドヴィディオ（Dovidio）は、大学生二人をペアにして交流させ、相互作用を行なわせる実験研究を行なった。一方の学生に、相手が（a）大学の心理療法クリニックで治療を受けているか、（b）単なるクラスメートだと思わせたのである。この比較的ささやかな操作でも、ペアの一方は、正式に相手を紹介される前から「心理療法」の学生に肯定的ではない評価を下した。そのうえ、相互作用の最中も相手を避けがちで、気さくとは言えない態度を示した。それを受けて、操作の内容を知らなかった相手にも影響が生じた。[*24]

　ペイジ（Page）は二〇年にわたって、単純だが興味深い一連の行動研究を行なった。ペイジのもとで働くスタッフが、貸部屋を宣伝している大家に電話をかけたのだが、このときスタッフはいずれかの条件を無作為に割り当てられた。（a）部屋の空き状況を尋ねること、あるいは（b）空き状況を尋ねるほかに、自分はいま「病院で精神科治療」を受けているが、もうすぐ退院後の住まいが必要になるという一文を付け加えることである。一九七〇年代、八〇年代、九〇年代を通じて結果は明らかだった。実験条件の電話を受けた大家のほうが、対照条件の大家より、空き状況を答える確率がはるかに低かったのである。[*25] 精神科患者だと名乗ったスタッフに見学が許された部屋は、全体のうちほんのわずかだった。これは、とりわけ入院治療に言及した場合、精神障害を抱えた人が依然として差別を受けるということの明確な証拠だった。一九九〇年代にペイジが述べているように——

> 精神的疾病に漠然とでも言及した人は、依然として、三〇年前と同じ拒絶の多くを経験するようである。少なくとも、そのような拒絶が人目のないところで示され、一見したところ正当で、拒絶する側が誰にも気づかれないだろうと思っていそうな場合には、同じ拒絶が起きる……。残念ながら、この領域の心理学的研究の多くは、面接や、調査や、質問表のデータを再三、鵜呑みにしてきた。[*26]

要するに行動研究は、スティグマと差別の持続について、楽観的な態度研究とはまったく異なる結論を導き出していたのである。

ラベリング効果と危険性の再検討

精神的疾病または「元精神科患者」というラベルの効果についても、論争が起きていた。ラベルは知覚者の予想や相互作用に悪影響を及ぼすのか、それともラベリング理論の主張は大げさなのか？[*27] リンクらはこの論争を解決するため、ラベルの効果と、精神障害によって生じる行動自体の効果とを切り離すための体系的研究を実施した。

ラベル自体より、逸脱した行動パターンのほうが否定的な反応を生みやすいことは、すでに研究で判明しはじめていた。つまり、直接比較した場合、精神的疾病のラベルは、混乱した行動の描写ほど、スティグマの指標――社会的距離など――の有効な予測因子にはならなかったのである。[*28] それでもリンクの研究グループは、精神障害のラベルがいつ、どのように効果を示しうるかを明らかにしようとした。そのために、アメリカ中西部のある都市の代表サンプルに、六つの条件のいずれかで社会的距離の質問に答えてもらった。実験要因は、（a）行動の不快さ（まったく混乱なし、軽い混乱、激しい混乱）と、（b）ラベル（元精神科患者または総合病院の元患者）を組み合わせたものである。過去の研究の結果と同じく、参加者はやはり、行動の混乱がない場合よりある場合のほうが大きな社会的距離を取りたがったが、精神科病院入院のラベルの全体的な効果はきわめて小さかった。

しかし、この研究の質問のなかには、精神障害を抱えた人の**危険性**への認識を調べるものもあった。回答者のなかには、精神障害を抱えた人は危険だというステレオタイプをまず間違いなく信じていそうな人もいたが、信じていない人もいた。強い危険性を信じていた回答者は、元精神科患者というラベルにきわめて強く影響され、社会的距離の拡大につながっていた。しかし、そのように信じていない回答者の場合、ラベリング効果が逆方向に働き、かえって社会的距離の**縮小**につながっていた。[*29] 結局、ラベリングは確かにスティグマ付与を予測したが、それは回答者が精神的疾病と危険性または暴力との関連を信じている場合に限られた。

この結果は重要な疑問を提起している。精神障害と暴力の実際の関連性はどの程度なのか？ 第六章で強調しているように、これに関してメディアはきわめてステレオタイプな描き方をし、精神的疾病と暴力行動は分かちがたく結びついているという見方をあおっている。このようなメディアの描き方は現実を正確に反映しているのか？

実は、重い精神的疾病と暴力行動の間には、わずかながらも認識可能な関連性がある。関連性はまったくないと言うのは間違いなのである。しかし、いくつかの重要な但し書きが必要である。まず第一に、精神障害を抱えた人の圧倒的多数は暴力的ではない。暴力のリスクをはっきり高めるのは（後述するように）精神的疾病のなかでも一形態だけである。また、精神的疾病が暴力全体のなかで果たす役割はきわめて限定的である。言い換えると、社会の暴力には、個人的なものから組織的なものまで、さまざまな原因がある。精神障害の影響は統計的に有意ではあるが、実質的には小さい。たとえば、性別が男性であることのほうが、精神的疾病の履歴があることより大きく影響する。

第二に、暴力との関連性は、精神障害の症状を**いま現在**示している人にしか当てはまらない。過去に精神症状を経験したが、現在は寛解している人の暴力のリスクは、せいぜい偶然程度の確率でしかない。積極的に治療に取り組むことも、リスクを下げると考えられる。治療法を守らないことが、暴力傾向の悪化の重要な予測因子だからである。

第三に、アルコールまたは物質の乱用があると、リスクは格段に高まる。実のところ、物質使用と暴力の関連性は、精神障害と暴力の関連性よりはるかに強い。多くの精神的疾病と、物質の使用および乱用は重複することが多いため、攻撃的または暴力的傾向の助長に精神障害が及ぼす影響と、併存する物質使用が及ぼす影響とを区別することは重要である。

第四に、暴力と明らかに関連している唯一の精神症状は、特定の思考、つまり、自分に危害を加えたがっている他者に思考を支配されているという妄想である。[*30] それ以外の精神障害は、たとえ症状の程度が重くても、暴力発生率の上昇とは関連していない。

要するに、精神的疾病と暴力のリスクの間にはわずかな関連性があるが、それは特定の種類の症状と行動にしか当てはまらず、新聞やテレビでは甚だしく誇張されているということである。その一方で、重い精神的疾病を抱えた人が暴力犯罪の被害者になりやすいことに、メディアはほとんど言及しない。ステレオタイプ化された描き方では、暴力の加害者としての側面が強調される。[*31] このようなステレオタイプが信じられている限り、精神的疾病または元精神科患者というラベルはスティグマ付与を引き起こす可能性がある。

現在の研究

近年、一般市民の態度に関する大規模な調査が再び行なわれるようになり、興味深い結果を示している。たとえば、ハリス世論調査で障害に対するアメリカ人の態度を調べたところ、精神障害を抱えた人よりも、聴覚障害をもつ人、車いす利用者、顔に損傷のある人と接するほうが気楽だという結果が出た。全体的な結論は数十年前と同じく、精神的疾病は、障害と関係した状態のなかで、最も一般市民を不安に陥らせるというものだった。[*32]

一九九〇年代、リンクらは伝統的なスター・ヴィネットの現代版を生み出した。DSM-Ⅳの基準に基づいて、より現代的な精神障害の記述を作成したのである。これらのヴィネットはシカゴ大学の総合的社会調査を通じて、アメリカ国民を代表する一四〇〇人以上の成人に提示された。その結果、圧倒的多数（八八％）が、統合失調症のヴィネットは「精神的疾病」を抱えた人の描写だと述べた。大うつ病では六九％、アルコール依存では四九％、コカイン依存では四四％だった。統合失調症とうつ病の数値は、一九五〇年代の比較可能な統計値よりはるかに高く、アメリカの一般市民の知識が増えたことを示している。[*33] ただし、ここで重要なのは、統合失調症と大うつ病に対して取りたい社会的距離が、スター・ヴィネットの初期、つまり半世紀近く前よりさらに**拡大**していたことである。たとえばうつ病の場合、かなり大きな社会的距離を望んだサンプルが半数近くに達したうえに、統合失調症ではその割合がさらに高く、約五〇年前を上回った。[*34] 精神的疾病の知識が増えていながら、重い精神的疾病に関するスティグマが逆に強まったのは、一体なぜなのか?

フェランらはこの変化を説明するうえで、精神的疾病と危険性を関連づけていると思われる回答者が、一九五〇年代（五％）の二倍以上（一二％）にのぼっているという結果を指摘した。関連づけの原因のひとつは、民事収容に関わる法律の改定だった可能性がある。一九七〇年代、大半の州が強制的な施設収容に歯止めをかけ、そのような制限的な措置を実施するための数少ない基準のひとつが「自傷の危険」または「他害の危険」だったのである。*35 一般市民はこのような条件を見て、重い精神的疾病と危険性を関連づけるようになったのかもしれない。要するに、過去数十年間の知識の増加に伴って、少なくとも重い精神障害に関しては、スティグマ付与が弱まるのではなく**強まった**ということである。

カナダではトンプソン（Thompson）らが、アルバータ州の三カ所に住む一二〇〇人の成人に行なった電話調査について報告している。回答を見ると、統合失調症に関して比較的高度な知識をもち、治療が効く可能性を信じていることがわかるだけでなく、多くの回答者が介入プログラムにもっと税金を注ぎ込んでもよいと明言していた。その反面、統合失調症を抱えた人が危険だという見方は強く、取りたい社会的距離も依然として大きいままで、「正気を失うこと」は人が経験しうるなかで最もハンディキャップの大きい状態だと回答者は考えていた。治療に対する認識をはじめとして、楽観できる材料もはっきり見て取れるが、スティグマ付与もはっきり現れている。*36

イギリスでは、一九九〇年代にクリスプ（Crisp）らが一七三七人の成人の代表サンプルを抽出し、七種類の精神障害（重いうつ病、パニック発作、統合失調症、認知症、摂食障害、アルコール嗜癖、薬物嗜癖）に関するさまざまな態度について質問した。回答は精神障害の種類によって大きく異なり、精神障害への態度は一括りに扱うのではなく、個別に調べるべきであることを浮き彫りにした。特に否定的な回答が見られたのは、統合失調症と、アルコールまたは薬物嗜癖であり、いずれも危険で予測不能だという認識が圧倒的に多かった。ただし、治療法の進歩に対する社会の認識の高まりを反映して、圧倒的多数の回答者は（認知症を除く）すべての障害が治療によって改善しうるとみなしていた。その一方で、摂食障害と、アルコールまたは薬物嗜癖を抱える人については、「その人自身に責任があり」「自分で立ち直れる」と評価していた。つまり、これらの精神障害はコントロール可能で、非難に値するものだと考えていたのである。[*37] また、回答者の四分の一近くが、重いうつ病の人を危険視していた。

代表サンプルを用いた研究ではないが、ベン＝ポラス（Ben-Porath）は最近、四〇〇人の大学生に、二つの要素を対比させたヴィネットを読ませ、その回答を検討した。対比させた要素は、疾病の種類（うつ病、腰痛）と、治療状況（ケアを受けている、受けていない）である。このうち最も否定的な評価を受けたのは、うつ病と、治療を受けている場合だった。精神障害のために臨床的介入を受けることは、私たちの社会の教養ある若者からいまだにスティグマ付与を受けるのである。[*38]

スティグマを与える態度の国際性に関して言うと、最近の研究によって、ノルウェー、インド、中国、ドイツで、精神障害に関わるスティグマの明らかな証拠が示された。なかでもドイツでは、精神障害に対して一般市民が取る社会的距離が、過去二〇年間で基本的に変化していなかった。スティグマは世界的なものなのである。[*39]

行動研究または実験研究でも、スティグマ付与と差別は証明されつづけた。第四章で述べたように、精神障害の原因を生物遺伝学的要因に帰した場合、懲罰的な反応を誘発しかねないことが、メータとファリーナの研究によってわかった。さらに、最近グレイヴズ（Graves）らの画期的な研究で証明されたのは、実験的に操作された統合失調症のラベルを提示された（診断名がない場合と比較する）とき、参加者はより大きな社会的距離を取りたがると同時に、眉の筋肉の緊張が精神生理学的に強まり、心拍が減速したということである。心拍の減速は、行動を起こす準備だと考えられた。注目すべきは、このような生理学的な反応のサインが、社会的距離を望む強さを予測していたことである。反射レベルの反応を用いた精神的疾病のスティグマ研究はこれが初めてだったが、重い精神的疾病のラベルへの反応に明らかな生理学的影響があることがわかった。[*40]

結局、最近の調査からわかるのは、精神障害に関する一般市民の知識が過去数十年間より向上し、治療に対する楽観的な見方が増えたものの、重い精神的疾病の場合は特に、依然として少なからぬ社会的距離とスティグマ付与があるということである。これらの結果は明示された態度のレベルで得られたものなので、実際のスティグマ付与より弱くなっているかもしれない。人は社会的に望ましい回答を記す傾向があるからである。さらに、行動反応と精神生理学的反応の傾向を調べた研究で、精神的疾病に関わる刺激が、差別と処罰だけでなく、反応とストレスの生物学的なサインも引き出すことがわかっている。スティグマは消え去ったという結論は、明らかに時期尚早であり、誤りだった。[*41]

精神障害を抱えた人、家族、専門家のスティグマ

精神的疾病を抱えた人

このテーマに関する最初の研究の結論は、当事者が精神的疾病について、一般市民と同じ否定的なステレオタイプを抱きがちだというものだった。それどころか、精神障害を抱えた入院患者と外来患者の明らかに過半数の人が、精神的疾病を抱えた人は拒絶されるだろうという漠然とした予想を抱いていた。事実の秘匿と社会的ひきこもりという対処戦略が多く見られたが、スティグマを受ける状態のなかでも隠せるもの（精神障害または精神科病院への入院の履歴）の場合、このような戦略が採られることは予想できるだろう。そして、意外ではないが、この戦略は社会的サポートの欠如と関連していた。要するに、精神障害を抱えた人は精神的疾病について、一般市民と同じ見方とステレオタイプを抱く傾向があり、拒絶とスティグマ付与を予想することによって、秘匿、ひ

きこもり、孤立という悪循環を起こし、社会のなかで適応的な反応を示す可能性を低下させていたのである。[*42]

ただし、精神障害を抱えた人が受けるスティグマの影響の研究には、難しい問題が付いて回る。それは、スティグマ付与の影響を精神障害の症状自体の影響と切り離すことである。この二つを混同する恐れを考慮しなければ、おそらくスティグマの影響を拡大解釈してしまうだろう。多くの精神的疾病が、希望の喪失、絶望感、社会的、職業的制約などの悪影響を起こしうるからである。

リンクらは、この問題を解決するための長期研究で、精神障害と物質乱用の両方の履歴をもつ複数の男性を調査した。一二カ月にわたる地域での治療によって症状はかなり改善したものの、スティグマに関する予想はまだ強く残っていた。また、漠然としたスティグマの予想と、本人の社会的拒絶の経験が、治療後も引き続き抑うつ症状を予測した。実のところ、これらの要素は、患者の最初の抑うつレベルに劣らぬほど、治療後のうつを確実に予測したのである。スティグマは、精神的疾病自体の影響以上とは言わないまでも、同程度の重要性をもっていた。[*43]

ライト（Wright）らが行なった別の長期研究では、施設から社会に戻った人たちが、社会的拒絶によって自尊心を低下させることが示された。さらに、二種類の認識——自分がおとしめられ、差別されているという認識と、拒絶されているという認識——が、二年後もまだ自尊心低下の強力な予測因子となっていた。それどころか、そのようなスティグマの認識が九〇パーセンタイルにある人は、認識が弱い人に比べ、フォローアップ時の自尊心レベルが七倍低かった。自尊心を予測しそうなほかの関連要因を統計的に制御しても、このような結果が示されたのである。[*44]

リッチャー（Ritsher）とフェラン（Phelan）は、重い精神的疾病を抱える成人が、内面化されたスティグマ——特に、精神的疾病を抱えていることによる漠然とした社会からの疎外感——を自己報告した場合、それが四カ月後の抑うつの強まりと自尊心の低下を予測することを発見した。最初の抑うつと自尊心の水準を統計的に制御しても、このような結果が得られたのである。重要な点は、実際の差別の経験より、内面化された疎外感（および社会的な秘匿の習慣）のほうが強い影響を予測したことである。パーリック（Perlick）らの研究でも、双極性障害を抱えた成人のサンプルのなかで、スティグマを認識していることが――社会的適応の基準値を考慮して調整しても――七カ月にわたって社会的適応の低さを予測した。[45]もちろん、精神障害を抱えた人すべてが、スティグマを与えるメッセージを同じように感じたり処理したりするわけではない。しかし、全体的な影響を見ると、スティグマが楽観的な考え方や、意欲や、人生におけるチャンスに悪影響を及ぼすことがはっきりわかる。

追加的研究によって、拒絶の予想と、実際の差別の経験のいずれもが、悪い結果を予測することが証明された。たとえば、単極性うつ病を抱えた年配の外来患者がスティグマ付与を予想した場合、心理療法を途中でやめてしまう確率が高い。この研究結果は重要である。スティグマが治療への取り組みをじかに妨げる可能性を示しているからである。また、統合失調症を抱えた外来患者の研究では、一人を除く参加者全員がスティグマ関連の経験を記憶しており、自分の精神障害を人に話さないことが一般的な対処戦略になっていた。さらに、イギリスで行なわれた精神障害の権利擁護団体に属する約八〇〇人への調査では、半数近くが人前で嫌がらせを受けたことがあると述べ、三分の一以上が仕事を解雇されていた。精神障害を抱えた人は、病気の性質上、特に社会的拒絶に敏感なのかもしれないが、スティグマ付与は時間とともに苦しみをますます強めていくのである。[46]

ウォール（Wahl）による大規模な調査では、アメリカで精神障害を抱えている一三〇一人の成人に調査表に記入してもらい、そのなかから一〇〇人の代表サンプルを選んで、さらに詳しい面接調査を行なった。[47]参加者を集めるのには、主にＮＡＭＩ（全米精神疾患患者家族会）の名簿が使われた。したがって参加者は、ある程度の積極行動主義とスティグマの認識によって、自主的に選ばれたと言えるかもしれない。特に多かった診断名は、双極性障害、統合失調症、単極性うつ病である。回答者は平均四二歳で、精神科病院への入院歴があると思われた。

ほかの人が精神障害をけなすか、侮辱的な意見を述べるのを聞いたことがあるという参加者は、八〇%近くにのぼった。メディアの侮辱的な描写を見聞きしたことがある人も、同程度の割合だった。これは、いわゆる**間接的なスティグマ**（スティグマを与えるメッセージがほかの人に向けて発せられたり、文化全体であまねく伝えられたりすること）の経験がありふれたものだということである。直接的なスティグマの経験としては、社会的接触の相手（同僚や友人など）から避けられたことや、自分に対する期待を下げろと人から言われたことなどがあった。当然ながら、事実の秘匿や回避という対処法が多く見られた。

要するに、精神障害を抱えた人は、一般文化に存在する精神障害に関連した批判的態度や、期待の低さを認識しているのである。長期研究では、たとえ過去の精神的疾病または適応のレベルを考慮しても、精神障害を抱えた人の生活にスティグマが持続的影響を及ぼすことがはっきり示されている。したがって、精神障害自体に伴う支障や問題が生じるうえに、さらにスティグマがその人の人生の行方に悪影響をもたらすわけである。秘匿やひきこもりといった主なスティグマ対処法のなかには、さらなる孤立や意欲低下を招くものもあり、悪しき副産物としてスティグマの自己付与が起きることを示している。しかし、スティグマの自己付与は避けられないものではない。対処様式には大きな個人差があり、強さ、固い意志、そして差別と闘う積極的な努力を示す人も、このなかに入る。

家族

精神障害を抱えた人の家族が忌避や拒絶に遭う恐れがあることは、ゴッフマンの言う「儀礼的なスティグマ」——スティグマを受けている人と関わりのある人までおとしめられること――の典型例である。身内の精神障害に対する家族の反応が体系的に研究されはじめたのは、一九五〇年代だった。当初の研究は、主に夫の重い精神障害に対する妻の反応を取り上げていた。そのような研究では、反応に段階があること、つまり、最初は不安と否認を示すが、やがて「病人」の役割を担うようになり、最終的にはリハビリテーションを受け入れるという流れが記録された。ヤロー（Yarrow）らの研究は、興味深い事実を明らかにしている。精神的疾病で入院したことのある三三人の男性の妻に詳しい面接調査を行ない、そのデータについて論じているのである。妻たちは、事実を知られることへの恐怖を生々しく語っている。

　私は恐怖のなかで――猛烈な恐怖のなかで――生きているのです。誰かがジム（息子）をからかうのではないかって。それに、ジョージ（夫）の退院後、すべてがうまくいっているとき、誰かが面と向かって彼にその話をしたら、どうなるのでしょう。何もかもが台無しです。私はそれを恐れながら――心の底から恐れながら――生きているのです。[48]

　これを読むと、当時の沈黙と否認の風潮がはっきり伝わってくる。このような妻のうち三分の一は、「積極的な隠蔽」と呼ばれる対処戦略を立て、周囲のほぼすべての人に夫の入院を隠そうとしていた。別の三分の一も、少なくともある程度は隠蔽と秘匿の戦略を使っていた。姻戚との関係についていうと、妻の多くは、夫の親きょうだいが精神障害の症状を引き起こしたか、誘発したと考えていた。夫の精神障害について、子どもと少しでも実のある会話を交わしていたのは、サンプルのうちたった一人だけだった。このことから、大半の子どもが父親の入院については沈黙のなかで育っていたことがわかる。[49]

　当時は精神力動モデルが有力だったうえに、家族システムの考え方が信用を得つつあった。いずれも、あらゆる精神障害の原因は家族にあるというものだった。それを考えれば、とりわけ精神障害を抱えた子どもの親に、罪悪感と恥の意識が多く見られたのも不思議ではない。また、当時の家族は自らの「周縁性」を感じ取っていた。つまり、身内の苦しみも自分の苦しみも、救う手立てはほとんどないという事実を認識していたのである。[*50]

しかし、一九七〇年代から八〇年代にかけて、この状況に変化が起きた。精神障害に関する現代の生物学的な考え方が出現したためである。親をはじめとする家族は、精神障害の原因ではなく――子どもに譲り渡した遺伝子に関しては別としても――精神障害への反応者とみなされるようになった。この頃、施設収容率が急激に低下していたため、家族は精神障害を抱えた身内を地域でどのように支えるかという問題に直面していた。E・フラー・トーリー（E. Fuller Torrey）は、結果として家族にのしかかる重荷を次のように説明している。

ある病気を抱える人が、テレビのなかで七三％の確率で暴力的に描写され、二三％の確率で殺人犯として描写される――そんな病気にあなたの身内がかかってしまったら、どのような感じがするか、考えてみてほしい。近所の人があなたの家に行くのを怖がったり、わが子が親友を家に連れてくるのを恥ずかしがったりしたら、どのような感じだろうか。親戚が遠回しに病気の身内に言及し、紛れもなく「あなた側の家系が原罪にも似た罪を負っている」とほのめかしたら、どのような感じがするだろうか。[*51]

この頃になると、家族がどのような問題を経験するかを研究者が記録しはじめていた。一つめは**客観的な負担**、つまりケアの作業、費用、支援を得る際にぶつかる壁などである。二つめは**主観的な負担**、つまり身内が精神障害を抱えていることから生じる精神的な苦痛である。もちろん、客観的な負担も重要だが、主観的な負担はそれ以上に悩ましい問題となっていた。特に大きな問題は、規範に反する身内の行動から生じた、当惑と恥の意識だった。[*52]

レフリー（Lefley）は、家族の負担を記録する研究活動で中心的役割を果たしてきた。一九九〇年代前半までの研究の要約のなかで、レフリーは次のように述べている。

> 身内の精神的疾病は、友人や近隣住民との関係を揺るがすことが多い。極端なケースでは、一家全体がほぼ完全に社会的に孤立する場合もある……。身内の重い精神的疾病への感情的反応には、当惑、不安、否認、自責、哀しみ、悲嘆、共感から生じる苦しみなどが含まれる場合が多い……。そのうえスティグマを感じれば、激しい怒りがわくか、抑うつと社会的ひきこもりが強まりかねない。精神的疾病を抱えた身内への一般的なアンビバレンス——患者の行動に激しい怒りを覚えたり、その反応に罪悪感を抱いたり、患者の苦痛に哀しみを感じたりする、典型的な感情の揺れ——は、一家に対する社会のスティグマ付与によって悪化する恐れがある。[*53]

臨床的印象と体系的調査からなる経験的データは、家族が経験する孤立と混乱を示しつづけた。

ウォール（Wahl）とハーマン（Harman）は一九八〇年代に、四八七人の家族をサンプルとして大規模な調査を実施した。サンプルは、主に重い精神的疾病を抱えた若い成人の母親で、ＮＡＭＩを通じて集められた。データを見ると、圧倒的多数の人が、特に自尊心、友人関係、就労の成否の面で、病気の身内にとってスティグマは重大な問題だと感じていた。また家族は、メディアによる精神的疾病の否定的な描写と、社会で使われている罵り言葉やジョークが、スティグマの大きな原因だとも考えていた。スティグマと闘うための対処法を、回答者に八つの候補から選んでもらったところ、精神保健の専門家に相談することは最も効果が低いという評価になった。精神保健の専門家が例外なく有害だとみなされていたわけではないが、専門家は「多くの場合、家族を悩ませるスティグマを悪化させると思われて」いたのである。[*54] サンプルは権利擁護団体から募られていたため、スティグマ付与に敏感な、活動的な家族が自主的にサンプルになったと思われるが、このデータを見ると、スティグマの与え手として専門家が果たす役割に疑問がわいてくる（これについては後述する）。

家族の負担はどの程度のものなのか？　ストゥルーニング（Struening）らが行なった比較は、さまざまな事実を浮き彫りにしている。重い精神障害を抱えた身内のケアをしている人の主観的負担は、身内がホームレスである場合の負担と同等であり、身内が多発性硬化症である場合より重かったのである。ケアを担う人の負担は、不安、うつ、恥の意識のほか、著しいストレスにつながる場合がある。重い精神障害に苦しむ成人のきょうだいもまた、大きな主観的負担を抱えており、その重さは親の負担に劣らぬほどである。興味深いのは、社会経済的な階層の低い家族より、教育レベルの高い家族のほうが、「感じられたスティグマ」が強いと述べたことである。子どもにかける期待が大きいためかもしれない。回答者の明らかに過半数の人が、社会の大半の人は精神的疾病を抱えた人をおとしめていると考え、ほぼすべての回答者が、社会は家族もおとしめていると感じている。[*55]

スティグマを与えられるのは、特に重い精神的疾病を抱えた人の家族だけではない。高機能自閉症を抱えた子ども（年齢相応の言語能力と知的能力はあるが、ソーシャルスキルに明らかな障害のある子ども）の親のサンプルも、（a）ほかの人からの敵意と拒絶、（b）恥ずかしさと不安を、いずれも強く感じると語っている。このような子どもの行動上の問題は、当然、一般的な自閉性障害の子どもほど深刻ではない。しかし、適切なコミュニケーションができず、たまに突飛な行動や攻撃的な行動を取ることで、親は地域住民から明らかな非難を受けていた。[*56] さまざまな精神障害と発達障害を抱えた子どもの親が経験するスティグマ付与については、まだわかっていないことが多い。

家族の負担とスティグマの認識は、アメリカに限った問題ではない。スウェーデンでは、精神障害を抱えた人の親族の過半数が「関係から生じるスティグマ」を認識しており、そのような身内など死んだほうがよいと思うことがあると認めた人も一八％いた。中国社会では、家族の精神的疾病は強烈な恥を伴い、家族の名誉と代々の家系に泥を塗る。それどころか、精神的疾病を抱えた人のきょうだいは、結婚相手として不適格だとみなされる場合さえある。また中国では、統合失調症を抱えた成人の家族の六〇％が、スティグマは患者本人の生活に中等度から重度の影響を与えていると述べた。このような影響が特に強かったのは、症状の程度が重い場合と、家族が統合失調症の身内に強い否定的感情を抱いている場合だった。さらに、アメリカの状況に似て、教育レベルの高い家族でも影響が強かった。最近の研究では、エチオピア、ナイジェリア、インドでも、身内のケアを担っている人がスティグマを強く認識していた。[*57]

アメリカでは、テスラー（Tessler）とガマシュ（Gamache）が、重い精神障害を抱える身内と頻繁に接する労働者階級の家族に、二種類の長期研究を行なった。特に多かった精神障害は、統合失調症、うつ病、双極性障害である。この報告に記されていたのは、在宅ケアに伴う客観的負担も並大抵ではないが、主観的負担（地域社会のなかで身内が示す、はた迷惑で恥ずかしい行動に対処することなど）はさらに大きいということだった。[*58] しかも、家族の負担は、当事者に明確なダメージを与える場合もある。パーリックらは最近、双極性障害を抱える人の家族が負担を感じていた場合、それが一年以上後の子どもの転帰の悪さを予測することを発見した。家族に重い負担が生じる一因は、治療中の服薬遵守が不十分なことだった。[*59] コリガンとミラー（Miller）は、家族のスティグマに関する考察のなかで重要な指摘を行なっている。親はよく子どもの精神的疾病を引き起こしたといって非難されるが、きょうだいと配偶者も、身内やパートナーに治療を確実に遵守させなかったと責められる場合があるというのである。また、精神障害を抱えた親の子どもは、自分自身が精神的疾病を発症するリスクを警戒するようになることがある。これは、汚染の恐怖と呼ばれている。[*60]

精神保健の専門家

まず最初の問題は、一般市民の間で精神保健の専門家がどのように位置づけられているかである。ナナリーが一九五〇年代と六〇年代に最初に記したように、精神保健の専門家はほかの医療従事者よりも、社会の成員から尊重されておらず、否定的に評価されている。状況は、この五〇年間でそれほど改善していないように思われる。[*61] 地位の低さのほか、往々にして困難な――扱いにくい感情的、行動的パターンを示す患者と接する――仕事のため、この職務には相当なストレスが伴うはずである。

それでも、一見したところ、このテーマは違和感を与えるかもしれない。精神保健の従事者や専門家は、精神障害を抱えた人を手助けする職業を自ら選んだのだから、クライエントに肯定的な態度や明るい期待を抱いて当然なのではないか？　残念ながら、入手可能な数少ない証拠を見ると、必ずしもそうとは限らないことがわかる。この章で引用したウォールによる一九九〇年代後半の大規模調査でわかったように、家族は精神保健の専門家がスティグマを与える態度や慣習をなくすのではなく、かえって強めると感じる傾向がある。

一九五〇年代にナナリーが行なった画期的な研究では、数百人の一般開業医への調査も実施された。参加した医師は精神障害に関してそれなりに豊富な知識をもっていたが、精神的疾病への態度は一般の回答者に劣らぬほど否定的だった。ＳＤ法で、「精神異常者」という言葉に対し、無能、いかれている、危険、不潔という表現を使ったほどである。精神障害を抱えた人が接する専門家の過半数は、スペシャリスト（心理士や精神科医など）ではなく一般開業医であるため、このようなスティグマ付与を感じ取る人は少なくないだろう。

専門家の態度に関する実証研究が最も活発に行な

われた一九六〇年代には、大半の研究でさまざまなカテゴリーの精神保健従事者の態度が評価された。主に対象となったのは、まだ大規模な治療施設と精神科病院に勤務していた精神保健従事者である。[*62] 全体的な傾向を見ると、最も権威主義的で悲観的な態度を示したのは、地位が比較的低い職種の職員（精神科の看護助手や介護士など）だった。このような職員の、社会経済的地位の一般的な低さが反映されていたのかもしれない。その一方で、専門家レベルの職員はたいていもっと楽観的で人道的だった。また、このような権威主義的な態度または慈善的な態度は、患者の転帰の悪さと関連していた。[*63]

精神医療の場が施設から地域社会に移ると、精神保健に従事する職員の態度の実証研究は減少した。しかし、ステレオタイプな考え方やスティグマを与える態度は、その後も報告されつづけた。たとえば、ある復員軍人病院の職員は、精神科患者の烙印を押された人は一般の患者と違い、感情鈍麻、敵意、未熟、わがまま、よそよそしさといった否定的な特質を多数もっていると答えた。ロンドンでは二〇〇二年になってもなお、調査に答えた医学生と医師の半数が、統合失調症や、薬物またはアルコールの問題を抱えている人は、危険で予測不能だと信じていた。また、最近の報告によると、スイスの精神科医は一般人に劣らぬほど、統合失調症を抱えた人と社会的距離を取りたがる傾向があるという。[*64] そのような態度と慣習が専門家の間に実際にどれだけあるかは不明だが、たとえわずかな件数でも、多すぎると言える。

子どもとスティグマ

精神的疾病を抱える子どもや青少年は、スティグマを受けるのか？　社会的知覚者として、子どもはいつ精神的疾病の知識を得るのか？　スティグマを与える態度と慣習は何歳で現れるのか？　親が精神障害を抱えている場合、家族へのスティグマは子どもにどのような影響を及ぼすのか？　このような重要な発達問題について、わかっていることはあまりにも少ないが、その限られた情報をこれから簡単に検討する。

ラベリング効果

いくつかの研究で、子どもと青少年に対するラベルが否定的な効果を及ぼすことが明らかになっている。たとえば、青少年が法の裁きを受け、非行者というラベルを貼られると、さまざまなプロセス（否定的な予想や裁判手続き）が起き、逸脱のプロセスを弱めるどころか、いっそう強めてしまう。この現象は第二次ラベリング理論（第二章を参照のこと）をまさに実証している。ラベルはもともとの非行の引き金ではないが、いったんラベルが貼られると、事態を悪化させる場合があるのである。性的虐待の被害者というラベルも、未成年者に否定的な影響を及ぼしかねない。このようなラベルの効果はさらに低年齢の子どもにも現れる。乳児に「コカインに曝露した」とか「うつ状態」などというラベルを貼ると、観察者だけでなく親からも、その乳児に対して軽蔑的な評価が下されることが、実験研究で示唆されている。[*65]

しかし、適切な診断とラベリングはよい効果をもたらすこともある。適切な診断のもとで効果の高い治療がなされれば、罪悪感が和らぎ、有望な介入計画が実施されて、子どもと家族のエンパワメントにつながる可能性がある。[*66] 将来、精神的疾病への社会のスティグマ付与が弱まれば、正確な診断からさらに大きな恩恵が得られるだろう。

ラベルに対してほかの子どもたちが示す反応については、注目すべき重要な研究が二つある。第一に、ギルモア（Gillmore）とファリーナ（Farina）が行なった実験研究では、小学五年生と中学二年生の少年たちに、一対一でパートナーと交流させた。ただし、このパートナーは実は実験者の協力者（サクラ）である。まず、交流する前に、少年たちにパートナーのことを、ふつうの子ども、または情緒障害を抱えた子ども、または知的障害を抱えた子どもだと伝えた。少年たちは、ふつうの子どもより、ラベルを貼られた子どもに対して大きな社会的距離を取りたがった。

交流中も、ラベルを貼られた子どもへの振る舞いのほうが打ち解けず、敵対的だった。[*67]

第二に、ハリス（Harris）らが行なった研究では、小学生の年齢の子どもに同じ年齢層の子どもと交流させた。操作された変数は、パートナーの**実際**の診断（ADHDか、非ADHDか）と、パートナーの行動に対する子どもの**予想**（パートナーを「行動上の問題」の持ち主だとみなすか、ラベルなしとみなすか）である。どちらの変数も、パートナーに対する子どもの反応に否定的な影響を与えた。このラベリング効果から、スティグマのプロセスが児童期中期にも作用している可能性が、強くうかがえる。[*68] 要するに、「情緒障害」や、ADHDなどの状態に関するメッセージは、明らかに子どもと青少年にまで浸透するということである。このようなメッセージの影響についてはわかっていない部分がまだ非常に多い。

知覚者としての子ども

精神的疾病に対する子どもの認識の発達を扱ったわずかな文献を見ると、成人が精神障害を抱えうるということより、ほかの子どもが精神障害を抱えているということのほうが、子どもにとっては理解しにくいという研究結果がある。また、一般的な年齢傾向の証拠を見ると、精神障害に関する子どもの正確な知識は、児童期早期から青年期に至るまで増えていくという。また、五歳から一二歳まで、子どもは（明らかな問題行動だけでなく）内面的、心理的な問題も治療するのが適切だと主張するようになっていく。しかし、否定的な態度も多く見られる。七歳から九歳までの子どもでさえ、ふつうの行動に精神的疾病というラベルを貼ると、その行動に否定的な性質があると考える。[*69] そのうえ、この領域の数少ない長期研究のひとつでは、「頭のおかしい人」に対して取りたい社会的距離が、小児期から青年期にかけて、縮まるのではなく広がることがわかった。中学二年生になる頃には、最も許容できないカテゴリーが、

「受刑者」から「頭のおかしい人」に変わっていた。[*70]精神障害の知識は児童期を通じて増えていくにもかかわらず、スティグマを与える態度はこの間に強まっていくようである。

青年期にはすでに、スティグマを与える態度が確立している。ペンシルヴェニア大学アネンバーグ公共政策センターは、無作為に選ばれた番号に電話をかけ、一四歳から二二歳までの未成年者と若者九〇〇人のサンプルを抽出した。参加者の圧倒的多数が、うつ病、双極性障害、統合失調症、摂食障害という四つの疾病について十分な知識を示したが、ステレオタイプの蔓延ぶりは激しく、どの疾病も暴力と低学力の傾向をもっているとみなしていた（ただし、摂食障害は暴力と結びつけなかった）。回答者の性別や教育レベルが違っても、ステレオタイプ化された考え方に大差はなかったが、有色人種の青少年はステレオタイプな考え方をする傾向がやや弱かった。[*71]要するに、青少年は精神的疾病について、成人と同じステレオタイプと偏見を抱いているということである。

結局、精神障害へのスティグマ付与は比較的早い発達段階から始まるようである。そのような否定的な態度と行動を生じさせるプロセスについては、まだわかっていない部分が多い。たとえば認知的発達に関するプロセスも、社会化の経験から生じるプロセス（家庭内のコミュニケーションや、メディアとの接触など）もわかっていない。[*72]スティグマをじかに経験した子どもや青少年がどのような影響を受けるかについては、わかっていることがあまりにも少ない。スティグマを与えるメッセージを受け取った子どもがそれをどのように解釈し、処理するかを解明する研究が、切実に求められている。

結論

以上のような考察から、どのような重要な問題が浮かび上がるだろうか？　第一に、精神障害に関する一般市民の知識は二〇世紀後半に向上したが、態度と行動反応は相応の改善を見せておらず、特に重い精神障害についてはかえって悪化した可能性がある。現在では、どの社会階級であれ、比較的多くの一般市民が、混乱した行動パターンを精神障害によるものだと見きわめることができるが、このような認識の向上がそのまま受容度の向上や社会的距離の縮小につながっているわけではない。精神的疾病と、暴力および危険性との関連づけがこの問題に大きく影響しており、メディアの描写が特に重要な改善対象であることを示唆している。結局、一般市民の受容度では、精神障害はさまざまな状態や障害のなかで最下位かそれに近い位置にあり、行動研究からは、精神障害を抱えた人にスティグマを与えたり差別を行なったりする強い傾向が明らかになっている。

　第二に、行動パターンとラベル自体と、どちらが大きなスティグマを受けるのか？　これに関連する研究の大半は、行動とラベルを直接比較した場合、行動パターンのほうが大きなスティグマを受けがちであることを示している。しかし、行動が標準的または無害である場合は、ラベルの効果が強く現れる。また、回答者がラベルを暴力または危険性の予想と関連づけている場合は、行動パターンがどのようなものであれ、スティグマ付与が強くなる。要するに、精神障害というラベルは、ステレオタイプ化、偏見、差別、スティグマの重要な側面なのである。その一方で、正確な診断名というラベルはエンパワメントにつながる場合があり、この問題の複雑さを物語っている。

　第三に、最近、精神障害に、遺伝学的に引き起こされた「脳障害」という還元主義的な名称を与える動きがあるが、たとえ改称したとしても、当初の予想のような温かい反応は起きないかもしれない（第四章を参照のこと）。このような原因帰属は、精神的疾病を抱える人への強い懲罰的態度を引き起こす恐れがある。精神障害に関する倫理的非難や自己侮辱を弱めることは意義ある目標だが、生物医学的な要因のみへの原因帰属は、慢性性、なす術のなさ、遺伝子レベルでの差異、劣等性といった発想を助長しかねない。

第四に、スティグマが及ぼす影響は大きい。精神的疾病を抱えた人は否定的な社会のメッセージを内面化する傾向があり、その人のもともとの症状レベルや適応レベルを考慮しても、スティグマの悪影響は現れる。精神障害を抱えた身内のケアをしている場合、家族の負担は得てして重い。しかし、スティグマの「波紋」は当事者と家族だけでなく、精神保健の専門家（ゴッフマンの「儀礼的なスティグマの犠牲者」）や子どもにまで及び、子どもは低年齢のうちに精神的疾病を拒絶するようになる。

第五に、スティグマに対する私たちの理解に、いくつかの欠落があることは明らかである。たとえば、精神障害への態度と行動反応の研究は、そのほとんどが特に重い障害——統合失調症、双極性障害、大うつ病など——を対象としている。ほかの精神障害、特にそれほど重篤でない障害へのスティグマ付与も、精密に調査する価値がある。また、人種や民族集団への認識をテーマとした現在の研究の多くは、潜在的な偏見または隠された偏見に基づいているが、精神障害へのスティグマ付与の研究は、ほとんどが表向きの態度に焦点を合わせている。したがって、もっと深いスティグマを研究することが重要課題である。一言でいえば、精神障害に一般市民がもっている無意識かつ潜在的な隠されたバイアスの度合いは、まったくと言ってよいほどわかっていないのである。

実のところ、精神障害へのスティグマ付与は、正式な研究調査の結果が示す以上に横行しているかもしれない。次の章では、さまざまな日常習慣のなかにあるスティグマの表れを考察する。

第六章

ステイグマの証拠（2）

日常生活から

　広く浸透している文化的信念や慣習の証拠を見つけようとすると、ひとつの逆説に突き当たる。それがあまりにもありふれた傾向だからこそ、具体的な証拠が見つけにくい場合があるのである。なぜこのようなことが起こりうるのか？　ゴールドハーゲン(Goldhagen)が、おもしろくも悩ましい実例を示している。ゴールドハーゲンは、第二次世界大戦前と大戦中のドイツ社会におけるユダヤ人への不寛容を、『普通のドイツ人とホロコースト』という興味深い本に綴っているが、反ユダヤ主義が当時存在していた事実を確かめようとしたとき、まさにそのような厄介な事態に遭遇したと記している。戦前のドイツにあった、偏見と激しい憎悪に満ちた態度および信念を推量することの難しさについて、次のように明確に述べているのである。

> 　社会から消えてしまった文化的原理や認知的表象を見つけるときの一般的な問題は……多くの場合、それが重要である割には、はっきりと、頻繁に、大声で語られることがないという点である。ナチス時代のドイツ人の態度を調べているある研究者の言葉を借りれば、「ヒトラー支配下のドイツで反ユダヤ主義者であるということは、見過ごされてしまうほど平凡なことだった」。ある社会の支配的な世界観と営みの根幹となっている概念は、まさに当然視されているからこそ、

その顕著さと重要さの割には表現されないことが多く、たとえ口にされても、気に留める価値も記録する価値もないと人に思われてしまう。[*1]

つまり、広く深く浸透している文化的信念や慣習は、まさに一般的だからこそ気づかれない場合があるのである。ゴールドハーゲンは現代の例として、アメリカ人の間にある民主主義支持の態度を挙げている。そのような態度は、完全に受容されているからこそ証明しにくいはずだというのである。決定的な証拠を見つけるには、アメリカ社会の政策と道徳観をより大きな視野で見る必要があるだろう。

アメリカ人による公的、私的な発言や、手紙、日記を探し回ることもできる……が、アメリカ人の民主的な気質を表す言葉はあまり見つからないだろう。なぜか？　その見解に議論の余地がなく、社会の「常識」の一部だからにほかならない。当然ながら、アメリカ人が民主主義の慣習に参加していることは確認できるはずである。それと同様に、ドイツ人はさまざまな形で、自国の反ユダヤ主義の慣習と法律と政策に従い、熱心に手を貸したのである。[*2]

ここから学べるのは、偏見とスティグマの証拠を探す場合、その文化の根底にあるメッセージを調べなければならないということである。そのようなメッセージはたいてい、日常習慣のなかに埋め込まれており、一見しただけでは見つけにくい場合がある。見つけるためには、見過ごされがちな証拠を新たな目で見直さなければならない。

言葉遣い

日常会話で使われる言葉からは、多くの情報を得ることができる。たとえ些細な理由でも口論になったとき、一方が話の流れや論理から外れているように思える発言をしたら、もう一方は「頭がおかしいのか？」と尋ねるかもしれない。論理がこんがらがっていれば、「おまえは狂っている！」と言い放つかもしれない。ある発案が人の支持を得られないときは、よく「いかれている」とか「気違いじみている」などといって却下されるし、突飛な計画は「狂気の沙汰」だと決めつけられる。また、後先を考えない言動を示した人は、「白痴」「低能」「軽愚者」と呼ばれがちだが、これらはいずれも、二〇世紀初めにさまざまな程度の知的障害に使われていた言葉である。[*3]

　例はほかにもたくさんある。「何という錯乱した考えだ！」「気は確かか？」「彼女は変わり者どころではない――異常者だ」「あの連中は本当に奇妙だ……頭の病気だな」。このような言葉遣いの多さは、私たちがいかに社会的パートナーの理性にこだわるかを示している。少しでも理性の欠如がうかがえると、知覚者はただちに精神的疾病を持ち出して相手を中傷する。その様子を見ると、知覚者自身が自らの秩序感覚や精神的安定や正常さを揺るがされることを、内心、強く恐れているのではないかと、つい勘ぐりたくなる。特に脅威となるのは、社会的パートナーが十分かつ対等に貢献しない可能性である。その可能性を認識すると、社会的相互性や公平性（第二章を参照のこと）への違反に関わる排除のモジュールが働くだけでなく、自分自身のもろい理性と自制心に対する脅威も感じるかもしれない。

　もっとどぎつい言葉遣いもある。殺人者は流行歌のなかでも「精神異常の殺人鬼《サイコ・キラー》」と呼ばれる。風変わりな案を思いつく人は「正気でない」と言われ、精神的疾病を抱えた人のための施設は「狂人の掃き溜め」「気違いの家」と称される。このような言葉遣いは、恐怖と強い興味と嘲りを示している。自分にも病気が降りかかるのではないかという恐怖、その言葉やラベルの根底にある不可解で危険な禁じられた行動パターンへの病的な興味、そしてその言葉の下劣さに込められた嘲りである。

　子どもはこの類いの言葉を幼い頃から使いはじめる。精神障害を抱えた人がいかに社会全体でおとしめられているかが、この事実からわかる。現に、社会的に拒絶されている別の子どもをけなすとき、子どもが真っ先に――正式な学校教育を受けはじめる前から――使う軽蔑的なラベルは、「知恵遅れ」「頭がおかしい」といった言葉である。このような学習と中傷がこれだけ早く始まるということは、社会集団に初めて入っていくとき、すでに精神障害によって生じる行動に関心をもっているということである。

要するに、児童期、青年期、成人期のすべてで、言葉遣いには精神障害へのこだわりが示されており、精神的疾病に関わる多くの言葉が、社会規範に違反した者を非難したり卑しめたりするのに使われるのである。そのような言葉の豊富さ、伝えられる軽蔑度の強さ、その言葉を使いはじめる年齢の低さはすべて、精神的疾病へのスティグマ付与がいかに広範かつ無意識に行なわれているかを示すとともに、理性の欠如をうかがわせたり社会的相互性に反したりした人が、いかに強い脅威を感じさせるかを物語っている。私は何も、今日は「気違いじみた一日」だったとか、ある論法が「いかれている」などという発言すべてが、強いスティグマを表していると言っているわけではない。そうではなく、精神的機能に関わる言葉のあまりの多さが、精神的安定と自制心へのこだわりを示し、それが日常的な語句に埋め込まれていると言いたいのである。

公共メディア

現代文化のなかで、精神障害のステレオタイプ化とスティグマ付与を示す最大の証拠は、精神障害を抱えた人に対するメディアの描き方のなかにあるかもしれない。最近では過去数十年ほど軽蔑的には描かれなくなってきたが、メディアにおける歪曲されたイメージの蔓延ぶりは、スティグマに関心をもつ者にとって重大な問題である。[*4]

一般市民と専門家の態度研究の先駆者であるナナリーは（第五章を参照のこと）、メディアの伝え方の検証でも先駆者となった。一九五〇年代後半と一九六〇年代前半に、ナナリーはさまざまな形態のメディア（テレビ、ラジオ、新聞、雑誌）での精神的健康および精神的疾病の描き方を、識別担当者に評価させた。具体的な内容と、根底にある精神障害への態度に注目したのである。それによってわかった主な結果は、メディアがきわめてステレオタイプな描写を行なっているということだった。

とりわけ、メディアの描き方は精神的疾病の奇異な症状を強調している……。たとえば、テレビドラマに精神的疾病を抱えた人が登場するときは、うつろな目で一点を見つめていたり、口をあんぐり開けていたり、支離滅裂なことをつぶやいていたり、抑えられないという調子で笑いつづけていたりすることが多い……。比較的軽いと見なされる精神障害であっても……その人は奇妙な表情と行動を示すように描かれるのである。[*5]

メディアのメッセージに対する当時の検閲や規制について見てみると、「気違い」や「白痴」など、軽蔑的だと受け取られそうな言葉は検閲するよう、放送関係者と映画会社の幹部にはすでに圧力がかけられていた。このように、スティグマを与える可能性を認識していたこと自体は進歩的だったが、精神障害を抱える人が描かれるときは、顔に損傷があったり、奇妙な行動を取ったりすることが多かった。象徴的な言葉を検閲しても、ステレオタイプ化されたイメージとテーマは登場しつづけたのである。[*6]

そのうえ、メディアが描くイメージの内容に識別担当者がSD法を適用したところ、メディアによる精神障害の伝え方には、ほとんどの形容詞のペアで否定的な言葉のほうが当てはまることがわかった。重度の精神障害を抱えた人も、もっと軽い精神障害を抱えた人も、無学、危険、不潔、薄情、予測不能な人間として描写されていた。当時も現在と同じように、映画とテレビの脚本家や新聞雑誌の記者は、視聴者や読者を引きつけるために登場人物を区別しやすく大げさに仕立て上げ、その一環として精神障害を誇張したりマンガ的に描いたりしていた。[*7]

では、その頃から現在まで、どのような動向があったのか？　二〇世紀後半の数十年間に、さまざまな形態のメディアで、精神的健康と精神的疾病が取り上げられる頻度が急上昇した。テレビの場合、一九六〇年代と七〇年代に最も頻繁に登場した障害は、精神障害だった。八〇年代には、プライムタイムの番組に出てくる精神的疾病を抱えた登場人物の数が、二倍以上に増えている。しかし、圧倒的多数のメディアは、否定的なステレオタイプと、奇異な症状と、暴力的な傾向を強調しつづけた。一九八〇年代前半に収集したデータは、四半世紀前のナナリーの研究結果と本質的に変わっていない。その描き方は、「錯乱している」「予測不能」「危険」などの否定的な形容詞で表せたのである。プライムタイムにおける描写は、暴力的な傾向を示すものが七二%にものぼり、精神障害を抱えた成人の四分の一近くが殺人者として描かれていた。職業を見ても、テレビに出てくる精神障害を抱えた人は、依然として無職か、職場の落ちこぼれのままだった。[*8] 一九九〇年代後半になっても、プライムタイムの番組では、精神障害を抱えた登場人物が犯罪、特に暴力犯罪を起こす割合が、ほかの成人の登場人物の一〇倍にのぼった。[*9]

数年前、ウィルソン（Wilson）らは、子ども向けのテレビ番組とマンガの内容を調査した。その結果、調査した番組の半数近くに精神的疾病への言及があったが、精神的疾病を抱えた主な登場人物は一人残らず、称賛すべき資質をまったくもっていなかった。[*10] したがって、メディアによる精神障害の軽蔑的な描写は、子どもの生涯できわめて早い段階から始まるわけである。

では、活字メディアではどうか。カナダでは、精神的疾病を抱えた人に関する新聞記事の圧倒的多数が、統合失調症についてのものだった。一九七七年から一九八四年までの七年間で、新聞に書かれた精神的疾病の七七%が統合失調症だったのである。この数字は統合失調症の実際の有病率をはるかに上回っている。そのような記事は判で押したように、予測不能、危険、無職、非生産的という特質を強調していた。UPI〔アメリカの通信社〕による元精神科患者に関する新聞記事の場合、八六％が暴力犯罪を起こしたという内容だったことが、一九九〇年代前半にわかった。そのうえ、精神的疾病を抱えた人による危険行為に関する記事は、一面に載る傾向があった。[*11]

ニュージーランドでは、四週間にわたって全活字メディアに前向きの調査を行なったところ、記事の半数近くがきわめて漠然と「精神的疾病」に言及し、診断カテゴリーをそれ以上、詳しく書いていなかった。このような十把一絡げの書き方は、それ自体がステレオタイプ化だと解釈できる。精神障害を抱えた人全員を一括りにしているからである。また、記事の半数以上が、精神障害を抱えた人を他者にとって危険な存在として描き、それに近い数の記事がこのような人の犯罪性に言及していた。しかし、この頃になると、記事の四分の一が、学業での実績、リーダーシップ、人権活動などの好ましい特徴にも触れるようになっていた。[*12]アメリカでも肯定的な描写は現れてきているが、精神障害を抱えた人がメディアで取り上げられる際には、依然として危険と暴力の話が多い。精神障害を抱えた人は暴力の加害者だというメッセージを伝えているわけだが、実際には被害者になる確率のほうがはるかに高い。[*13]

ここで、いくつかの問題がはっきり浮かび上がってくる。第一に、メディアの描写というものは本当に重要なのか？ つまり、実際に一般市民の意見や態度や行動に影響を与えるのか？ メディアと接すれば人々の意見は変わりうるというのが、間違いなく一般的な考え方だろう。もし、メディアとの接触は消費者の態度と行動に影響を与えるという強い信念がなかったら、広告業界は現在の規模にまで成長していないはずである。しかし、「精神障害の否定的な描き方はスティグマを予測するか」という具体的な疑問を扱った研究は、比較的少ない。ある相関研究で、精神的疾病の一次情報をテレビから得たという大学生年齢の人たちを調査したところ、一週間あたりのテレビ視聴時間と、スティグマを与える不寛容な態度の強さの間に明らかな関連があった。[*14] 相関関係は因果関係を意味するわけではないが、このつながりは興味を引く。

実験研究でも、少なくとも短期的には、ステレオタイプ化された描写が悪影響を及ぼすことが明らかになっている。たとえば、病院から外出許可を得て外に出た精神科患者が殺人を犯すというテレビ映画を観た人は、妥当性が十分確認された尺度において、否定的な態度を示した。つまり、映画の視聴後、精神的疾病を抱えた人が地域社会に住むことを拒絶する傾向があったのである。ナレーションによる「予告編」を映画に付けて、精神障害を抱えた人の大半は暴力的ではないと指摘しても、視聴後の態度は変わらなかった。[*15] イメージは重要で、事実に基づく情報がそれに勝てる見込みは薄いのである。

第二に、メディアが伝えるメッセージはどれだけどぎついものなのか？　悪名高い『ニューヨークポスト』紙は、精神的疾病を抱えた人がニューヨークで暴力犯罪を起こしたという記事の見出しを、この一〇年間、再三にわたり全段抜きで大きく掲載している（たとえば、「暴力的な狂人をわれらの街から追い出そう」という見出しとともに、「錯乱者を入院させよ」と題した二ページにわたる社説を掲載）。ウォールによる名著『メディアの狂気』（Media Madness）には、雑誌広告の例も紹介されている。たとえば、ディア社（アメリカの農業機械メーカー）は「世界初の精神分裂病的な芝刈り機」として、三種類の機能をもつモデルを宣伝している。このような説明は、侮辱的であるだけでなく無知をさらしてもいる。精神分裂病（統合失調症）が「分裂」つまり多重人格と同じものだという、ありがちな誤解を露呈しているからである。また、ニュース記事は往々にして、最も恐ろしい精神症状をあらゆる精神障害の象徴であるかのように紹介し、精神障害を抱える人全員にステレオタイプな烙印を押すのに一役買っている。[*16]

インターネットの世界では、精神障害への言及や、精神障害に関するチャットルームが増えている。なかには役立つ情報を盛り込んでいるものもあるが、多くは、嘲りを含む軽蔑的でステレオタイプな情報を掲載している。たとえば、最近、ネットスケープ社はホームページで（またはホームページに張られたリンク先の「娯楽とゲーム」コーナーで）「精神異常度の計算機」なるものを紹介していた。これは、「きみはどれくらい頭がいかれているか？」を判定するもので、「レコードを逆回転させ、隠されたメッセージを探したことがあるか？」「一人きりのとき、わざとおかしな声でしゃべってみたりするか？」などという質問にイエスと答えると、「きみの脳は何％異常か」についての計算結果を示すのである。

最近になって、メディアに登場する有名人が、自らの精神的疾病の経験を語るようになってきた。たとえば、テレビ番組『ラリー・キング・ライヴ』では、キャスターのマイク・ウォレス、女優のアシュレイ・ジャッド、コラムニストのアート・バックウォルドといった芸能人やエンターテイナーが、精神障害を患った経験を打ち明けた。また、スーパーボウルで四度優勝しているピッツバーグ・スティーラーズのクオーターバック、テリー・ブラッドショーは、活字媒体と、ＨＢＯの『リアルスポーツ』というテレビ番組で、長年にわたる重いうつ病との闘いを告白している。さらに、この本の序文でも述べたように、ジャーナリストのジェイン・ポーリーと女優のブルック・シールズは、それぞれ双極性障害と重い産後うつ病の経験を自伝的著作に綴った。[*17] 疾患や障害に注目させたり、資金を引き寄せたりする「スターの力」（たとえば、パーキンソン病における俳優のマイケル・J・フォックスや、ボクサーのモハメド・アリのような存在）は、さまざまな精神的疾病にはまだ欠けている。しかし、公の場での告白は始まっている。このような動きは、精神障害をごくふつうのものと感じさせるだけでなく、芸能人や人気スポーツ選手とのつながりによって、イメージを高めるのにも役立つかもしれない。それでもやはり、全体的な状況は暗い。公共メディアは精神障害を一括りにして、ステレオタイプかつ否定的に描きつづけている。メディアの描写がスティグマ付与を生むメカニズムについては、まだほとんど解明されていないため、さらに分析を進めるべきである。[18]

精神保健の専門家の態度と慣習

　精神的疾病のケアと治療を任せられている張本人が、スティグマを与える態度と慣習を示す場合があることが、事例証拠や、当事者たちの物語《ナラティヴ》、そして調査による証拠で明らかになっている。そのような慣習がどれだけ蔓延しているかは不明だが、このテーマは追究に値する。

　歴史的背景を説明しておくと、一八〇〇年代中盤から一九五〇年代までの一〇〇年間以上、大規模な州立精神科病院が精神医療に絶大な役割を果たしていた（第四章を参照のこと）。このような「全制的施設」に関するゴッフマンの古典的な説明を見ると、入院の瞬間（たとえば、私服を脱いで入院着を着ることなど）から、食事、社交、睡眠の集団スケジュールに至るまで、個人的なアイデンティティを体系的に奪い取る慣習があることが強調されている。[19] ここでは、明白なスティグマ付与が起きていた。施設の職員は善意で患者を庇護する振りをしながら、匿名性と管理を行き届かせるため、患者の容姿や行動を露骨に変えさせたからである。

　近年、施設ケアは大幅に縮小され、かわりに地域社会に根差したさまざまなケアが登場した。そのなかには称賛に値するケア施設も多少はあるが、患者の放置だけでなく虐待さえもが日常的に起きている場所もある。[20] 後者のような施設の精神保健従事者――入所者や患者と一緒にいる時間が、専門家よりもはるかに長い人たち――は、通常、地位が低く報酬の安いポストにある。しかも、職位の高低にかかわらず、精神保健関係の職員と専門家はみな「儀礼的なスティグマ」の犠牲者であり、一般市民（および同業者）から、ほかのあらゆる医療関係者より下に位置づけられている。[21]

　もうひとつの証拠として、医療従事者と精神保健従事者が、自分たちの間に精神障害が存在する事実をなかなか認めようとしなかったということがある。最近の調査では、このような職業の人で何らかの精神科治療を受けている人の過半数が、その事実を同僚に打ち明けていないと答え、多くの人が配偶者やパートナーにさえ話していないことが明らかになっている。実際に打ち明けたケースでは、村八分に遭い、仕事上の評判に傷がついたという人が少なくなかった。[*22] 要するに、医療と精神保健の世界にもスティグマは存在するのである。

職業への評価が低く、仕事には強いストレスが伴い、同じ業界内で精神障害への否認や恥の意識がまかり通っているとなれば、精神保健関係の職員や専門家が責任を「外在化」し、クライエントを非難しても無理はない。おそらく、このような傾向は現在優勢な科学モデルや臨床モデル——精神障害を、内面的な弱さおよび家庭での誤った社会化と結びつけるモデル——によって強まったはずである（第四章を参照のこと）。

では、患者とクライエントは、具体的にどのようなメッセージを受け取っているのか？ 重い精神障害を抱えた人は、ウォールによる全国調査の面接で、次のように述べている。

私たちがこうなったのは臆病だからだとか、この病気は自分のなかの醜いものを隠す道具にすぎないとか、ほかの人間を愛せないから病気になったなどという発言を、どう思いますか？ こういうものがスティグマだとすれば、子どもの頃、十代の頃、そして大人になりたての頃に私が精神保健システムから学んだ事柄の多くを、スティグマの実例と呼ばざるをえないでしょう。[*23]

患者と消費者（精神保健サービスの消費者）のほかのコメントを読むと、精神障害を抱えた人に対する一部の専門家の考え方に、子ども扱い、人間性の否定、低い期待といったテーマが見て取れる。[*24] ウォールは、重い精神的疾病を抱えた成人を対象とした大規模な調査の参加者から、一〇〇人を選んで面接を行ない、治療の場での経験を語ってもらった。多く聞かれたのは、心が傷つくような冗談と、精神保健従事者や専門家同士が使う、さらに露骨な軽蔑的表現の話だった。精神保健従事者や専門家は、あたかもそこにクライエントが存在しないかのように、目の前で同僚とそのような言葉をよく使うばかりか、クライエント本人に向かって言うこともあった。かつて医学生だった一人の回答者が、医学生を訓練していた教官たちの慣習を次のように説明している。

> 医学部の三年生のとき病棟で研修をしたのですが……担当シフトでは毎回、精神科の患者にひどい接し方をしていました。回診のとき患者を笑ったり、からかったり、身体愁訴を否定したりしたのです……。最悪だったのは、自殺企図への対応です。患者に、成功できなくて残念だねと言っていました。

もう一人は次のように語っている。「医学の授業中、教授はよく、冗談や、けなし言葉を口にしていました。たとえば、GOMER（Get Out of My Emergency Room：迷惑な患者の意。直訳すれば「私の救急救命室から出ていけ」）というような略語を教わりました……。クラスメートは私の前で、抗精神病薬とか気違いとかについて冗談を言っていましたね」[*25]。精神保健の専門家を訓練する専門家自身が、スティグマを与える慣習を実践していたら、医学生と患者に長期的な影響が及ぶだろう。

このような慣習について考えると、プレッシャーとストレスの強い環境で働く人がよく使う、ブラックユーモアを連想したくなる。ユーモアを使うことで、仕事の明るい面に目が行き、ストレスが発散されて緊張がほぐれることはありえる。しかし、信頼している同僚とこっそりユーモアを使うことと、医学生や、ほかの専門家や、患者本人にあからさまに軽蔑的なメッセージを伝えることは、まったく別の話である。また、それほど軽蔑的ではなくても、精神保健従事者はクライエントへの期待の低さを表してしまうことがある。その場合、クライエントは回復の見込みはないという意味に気づき、専門家から伝えられた自分の可能性の限界をたびたび口にするようになる。[*26] 精神的疾病は慢性的で治りにくいという考え方には、「精神的疾病は人間として欠陥があることの永続的な証拠だ」というニュアンスが付きまとうのである。

そのうえ、精神保健に関わるさまざまな手続きも、腹立たしいうえに非人間的な場合がある。ペーパーワークは気の重い作業だし、保険の書類提出は時間がかかって煩わしいし、診断名と治療法を割り当てる画一的なプロセスは患者の人間性を奪いかねない。DSM-IVの執筆者は、精神障害を抱える人自身ではなく精神障害そのものにラベルを貼るよう、精神科の診断医に警告しているが、自分の取り扱うケースは「統合失調症の人」「双極性障害の人」「うつ病の人」「知的障害の人」ばかりだと考える傾向は確かにある。これまで何度も強調してきたように、精神的疾病を抱えた人の本質的な人間性が失われたら、スティグマを与えるさまざまな差別的行為が起きるのは時間の問題である。

もちろん、精神保健の分野と、サービスを受けるクライエントの双方に、最大限の敬意を示す臨床家や科学者は大勢いる。しかも、医師などの専門家は歴史の要所要所で、精神的疾病を抱えた人のケアを人間的なものにし、スティグマをなくす活動を先導してきた。心理療法的介入も薬物療法も、精神障害を抱えた多くの人に有効である。[*27] このような有益で敬意ある態度や慣習に比べ、軽蔑的でスティグマを与えるメッセージがどのくらいの割合なのか、正確に断言するのは難しい。ただ、その割合がどれほど低くても、年間に換算すれば何千回ものコミュニケーションに匹敵する。しかも、既存の報告と面接調査の証拠を見ると、そのような否定的なメッセージが実際に伝わってしまっていることがわかる。

政策と法律

さまざまな差別的慣行は、スティグマを受けている集団の窮状を知るのに不可欠な情報である。[*28] この項では、住居、雇用、治療への保険の適用、法的権利という、四つの重要な領域での差別を取り上げる。[*29]

（1）住居は精神的疾病を抱えた人にとって重要な問題である。重い精神障害を抱えた人の圧倒的多数は、かつては大規模な施設（住居というより倉庫のような場所）にいたが、現在は地域社会で暮らしている。多くの人が親などの親族と同居していることは間違いない。半独立型のアパートや中間施設に住んでいる人もいる。しかし、最終的にホームレスになってしまう人も多い。現に、ホームレス人口全体の約三分の一が、重い精神障害の履歴をもっていると推定されている。ホームレスにならなくても、環境の悪い危険な都市中心部に住むようになる人もいる。[*30]

この問題の大きな要因は、重い精神的疾病を抱えた多くの人が貧困レベルの生活をしていることにある。精神障害は意欲を奪い、管理能力を損なう。また、治療を受け、その費用を払うという問題を考えると、多額の支出も必要になる。障害——指定された精神障害と発達障害を含む——を抱える人を救済するため、連邦政府は一九七〇年代に、補足的保障所得という一種の社会保障を設け、月々の給付金を支払っている。

しかし二〇〇二年になると、アメリカでは質素なワンルームアパートの平均家賃が、補足的保障所得の一カ月分の支給額を上回るようになった。もともとこの支給額は、住居以外の生活費もまかなうはずのものである。[*31] したがって、精神的疾病を抱えた多くの人は、就労して生活賃金を得られるようにならない限り、住居費を払えないわけである。

経済的な事情以外にも、ペイジが行なった実験研究を思い出してほしい。アパートを探す際、精神障害または精神科病院への入院の履歴を伝えると、即刻、大家から門前払いされる危険性が高いのである。住居の確保は、生きるためにも、地域社会に溶け込むためにも重要な役割を果たす。[*32] しかし、大家による差別と貧困と高い家賃が相まって、精神障害を抱えた多くの人は手頃な家賃の住居を得ることができない。

（2）失業状態と職場での差別も重要な問題である。

アメリカでは、精神的疾病を抱えているために失職するか、求職しないか、職を見つけられない人が、毎年五〇〇万人から六〇〇万人いることが、最近の精密な経済分析によってわかった。その結果として多く見受けられるのが貧困である。慢性的な精神障害を抱えている場合、行動と感情の問題や、スキル不足が雇用の妨げになることは明らかだが、雇用機会の差別も現実に存在する。現に雇用者は、精神障害（特に精神科病院への入院）の病歴がある人を採用したがらないだけでなく、すでに雇用している従業員がそのような病歴を打ち明けた場合、降格させるか解雇する傾向もある。[*33] しかも、補足的保障所得の受給者が、低賃金の単純労働ではない職を見つけた場合、受給額が削減されるかゼロになってしまう。つまり、受給者が求職の意欲をなくす強力な要因と、就労機会があってもそれを報告しない明白な動機があるのである。

一九九〇年、障害をもつアメリカ人法が連邦法となった。この法律では、精神障害などの主要な障害をもつ被雇用者に対して、雇用者が「妥当な便宜」を図ることを規定している。便宜とは、たとえば柔軟なスケジュールやパートタイムの働き方を設けること、仕事の内容を変更すること、職場環境を改造することなどである。しかし、公式、非公式の証拠を見ると、精神的疾病に関しては、そのような便宜が提示も実施もされない場合が多いようである。そのうえ、前述したように、雇用者に障害を打ち明ければ解雇される恐れがあるため、多くの人は打ち明けないようにする。[*34]

就労状況は、経済的な生活力だけでなく、自尊心や生活の質の認識とも関係する。そのため、失業や不完全就業は、低い生活水準、住居の確保の難しさ、低い自己認識、希望の喪失という悪循環を招くことがある。[*35]その他の影響も記しておかなければならない。調査によると、アメリカ西部のある都市に住む重い精神的疾病を抱えた人の過半数は、決まった日課がせいぜい一時間分しかないという。このような人たちの主な不平は、退屈で仕事がないというものであり、これらが症状そのものを上回る苦悩と絶望の原因となっていた。[*36]この、手持ち無沙汰で、生きている意味がなく、社会の主流との接点もないという意識が、精神的疾病を抱えた人にはよく見られる。職を得て働きつづけることは重要なのである。

（3）精神障害を抱えた人は、**健康保険**に入りにくく、仮に入れた場合にも十分な給付を得ることが難しい。無職だと給付は公的扶助のみになるが、この場合、適用範囲は大きく制限され、医療機関の利用も限定される。[*37]補償されるのは低水準の医療に限られるかもしれない。たとえば、効力がエビデンスによって裏づけられていない心理療法や、副作用の大きい古い製薬などである。

就労している人でさえ、既往症は得てして適用範囲から除外されており、たいてい多くの精神的疾病がはじかれてしまう。そのうえ、精神障害は身体疾患に比べ、依然として補償の割合が低い。これは、精神医療サービスへの支出に対する**同等性**の欠如と呼ばれている。精神的疾病を抱える多くの人が、治療を受けないか、質の悪い介入を受けているという重要な統計値の背景には、この問題がある。実際、最近の推計では、アメリカで精神的疾病を抱える人の五〇%がサービスを受けていないという。[*38]

半分以上の州では、精神医療への同等性を保障する何らかの法律が設けられているが、そのなかには少数の診断名にしか適用されない法律もあり、多くの疾病は治療を受けることが制限されてしまう。一九九六年、アメリカ連邦議会は精神医療同等法を通過させたが、この法律には大きな抜け穴がある。従業員五〇人以上の企業の場合、この法律によって年間および一生涯の精神医療費の上限が撤廃されたが、多くの雇用主は精神医療関連の給付金に別の制限を加えた。たとえば、通院回数や入院日数の制限である。そのうえ、中小企業は法律の適用を免除されている。そのため、多くの場合、必要な治療に対して補償が受けられない[*39]。

つまり、治療可能な精神障害を抱えた多くの人が、受けられるはずの介入を経済的理由によって受けられないわけである。別のレベルの分析にも、この問題は繰り返し登場する。効果的な治療を受けなければ、職を得られないだろう。そして、職がなければ住居を確保できない。また、治療を受けていなければ、症状のぶり返しによってさらなるスティグマ付与が起き、そのスティグマは、回復の見込みのなさによっていっそう悪化するかもしれない。

これに関係する問題は、同等性だけではない。行動や感情の問題が精神障害によるものだとは、往々にして当事者も家族も気づかないかもしれない。このような知識の欠如が治療を受けない一因になるわけだが、それをさらに助長するのが、（a）感情と行動は意志によって完全にコントロールできる、（b）精神的疾病は弱さの証拠である、（c）手助けを求めるのは恥であるという、深い思い込みである。あるいは、自分（または家族）が精神的疾病を抱えていると気づいた場合、一連の「最悪の恐怖」が裏づけられるかもしれない。個人的な弱さや誤った育児法が精神障害と関連しているという見方が、メディアにも社会にも蔓延しているからである。このようなスティグマの自己付与によって、治療意欲を抱くのに必要な希望と楽観が示されにくくなる恐れがある。

（4）精神障害を抱えた人は**法的権利**を縮小される場合が多い。コリガンらは、精神障害を抱えた人に関わる公民権（もっと厳密に言えば、公民権の欠如）について情報を提示している。投票する、公職に就く、結婚する、子どもの親権を維持する、陪審員を務めるという五つの重要な権利について見てみると、現在、アメリカの半数もの州が、精神的疾病を抱えた人にひとつ以上の権利を制限している。[*40] したがって、精神的疾病の病歴を打ち明ければ、子どもの親権を失ったり、投票や公職選挙への立候補ができなくなったり、場合によっては結婚もできなくなったりしかねないわけである。精神的疾病に関する公然の差別は、抽象的な話ではなく、紛れもない現実なのである。

さらに、精神障害を抱えた人に運転免許証の取得または更新を禁じている州も多い。運転する権利を失えば自立性が大きく狭められるし、このような差別を受けることで、自尊心や家族の負担だけでなく、就労の可能性にまで大きな影響が及ぶ恐れがある。確かに、この権利に関しては複雑な問題がある。たとえば、症状を活発に示していて、安全に運転できない人もいるかもしれない。しかし、うつ病、双極性障害、摂食障害の病歴をもっていることが――特に、治療を受けている場合――必ずしも危険な運転につながるのか？　重要なのは、権利を制限するなら、ラベルそのものではなく、確認可能な能力の低下を根拠にすることである。精神的疾病の場合、ラベル自体が広範に影響を及ぼしてしまう。

要するに、「精神障害はいずれも永続的で治療不能であって、結婚したり、投票したり、子どもの親権をもったり、陪審員を務めたり、安全に運転したりすることができなくなる」という考えは、明確なスティグマ付与を示しているのである。つまり、能力がないことを憶測で決めつけていることになる。

また、医療従事者の場合、精神的疾病の病歴があると、その職業の免許交付が制限されるか、ときには拒否されることもある。ここでもやはり、能力低下の具体的証拠ではなくラベルそのものが、職業上の権利の否定を引き起こす。[*41]高度な訓練を受けた医療専門家でさえ、精神障害の病歴があると、その病気は治らないとか、専門的な判断が甚だしく歪められるとか、もはや優れた仕事をすることは不可能だなどと決めつけられてしまう。このような態度を取られると、本人は沈黙と否認を続け、必要な治療を求める気にならない。

さらに、精神科施設への民事収容と刑事収容も関係している。民事収容について言うと、数十年前まで、精神的疾病を抱えた人を強制入院させることは恐ろしいほど簡単だった。通常、たった一人の精神科医の勧告があれば裁判官命令を発することができ、いったん入院すると、退院依頼が出されることはほとんどなかった。しかし、一九六〇年代と七〇年代に民事収容の法律が改定された結果、当事者の意に反して精神科病院に入院させることは格段に難しくなり、入院させたとしても、その期間には大きな制限が設けられた。

しかし、振り子が権利保護の方向に振れすぎたのではないかという懸念もある。重い精神的疾病を抱える多くの人が、自らの行動を的確に理解できず、往々にして劣悪な生活を送っているのに、必要な治療を受けられなくなったのである。[*42]路上生活をし、大半の市民の目に社会ののけ者として映る人がこれだけ多いと、ステレオタイプ化とスティグマが助長されてしまう。不要な入院と、必要な治療を受けられない状態との間に最善の着地点を見出すためには、今後も議論が続くだろう。しかも、前述したように、近年では刑務所と拘置所が精神的疾病を抱えた人を擁する最大の施設となっており、そこでは適切な治療がほとんど施されていない。[*43]

刑事収容の場合、その人が犯行時に「心神喪失状態」だったとみなされれば、強制入院させることができる。多くの司法管区でいまだに適用されている一九世紀のマクノートン準則では、心神喪失が示唆されるのは、被告が犯行時に善悪を区別できなかった場合のみと定められている。しかし、この定義はきわめて狭い。激しい症状を示している人でさえ、認知レベルでは善悪の区別はつく。過去数十年間に、より新しい理論にはもっと緩い定義が採り入れられるようになった。[*44]

しかし、精神的疾病のために罪と罰から「放免」することは、多くの市民の怒りを買う。そもそも大きなスティグマを受けている精神障害が、投獄の免除の理由になるという認識は、「精神的疾病は犯罪者が責任を逃れるための言い訳か詐病だ」という認識を生む。裁判では、被告側の証人である精神医学の専門家と、検察側の専門家が、被告の精神的疾病の有無について論争することもある。法廷でのこのような論争は、精神科診断の有効性を疑わせるうえに、責任と刑罰を避けるために精神障害が利用されているのではないかという懸念を生む。

現実には、心神喪失の抗弁はめったに使われず、成功率もきわめて低い。[*45]そのため、実際に重い精神障害を抱えた人が罪を犯しても、心神喪失の抗弁を適切に使おうとするケースは多くない。心神喪失の抗弁は、精神障害を抱えた人に対する一般市民のアンビバレンスの象徴となっており、大々的に報じられたいくつかの事件でこの抗弁が成功を収めたことによって、精神的疾病へのスティグマ付与はさらに激化した。

当事者と家族の体験談

当事者と家族の個人的な体験談のなかには、現実的で説得力のある精神障害の描写があり、スティグマに関する重要な情報源になる。しかし、このような体験談は大きな影響力をもちうるにもかかわらず、たいていは信用されず、無視されてきた。科学的見地からすると、書き手が臨床家であれ当事者であれ、ケーススタディというものには十分に立証された制限が存在するのである。たとえば、そのケーススタディの対象者は、研究すべき集団を本当に代表しているのか？　制御されていない多くの変数をどうするのか？　精神障害を抱えた人はひどくおとしめられ、理性が疑問視されているのだから、誰がその人の個人的な話を信じる気になるだろうか？　精神保健システムを変えようと思わせるほど一般市民の心をとらえる個人的な体験談や物語《ナラティヴ》は、つい最近までごくたまにしか現れなかった。[*46]

私は、さまざまな学問分野の人たちと同じように、人間の現象をもっとよく理解するにはナラティヴの描写を積極的に検討することが重要だと考える。ナラティヴ――始まりと終わりをもち、語り手と聞き手または読み手にとって意味を生み出す、まとまりのある話――を作ることは人間特有の行為であり、この行為によって個人的、文化的アイデンティティが形成される。ナラティヴを研究すれば、語り手が重要な出来事をどのように解釈し、自己定義に重要な要素をどのようにとらえ、文化的、歴史的背景に対する自らの行動と認識の関係をどのように理解しているかが見えてくる。[*47] そのうえ、生き生きと描かれたナラティヴは、社会問題に人間味を与えることがある。体験談は、統計やデータ以上に、聞き手と読み手を引き込んで共感と感情移入を喚起できるのである。当事者と家族の体験談は、症状や治療法の背後にいる生身の人間――もがき、対処し、差別と遭遇し、格闘し、成功し、挫折する人間――を描くことができるため、精神的疾病に対して異なる見方を引き出せる確率が高い。

しかし、当事者が紡いだナラティヴは概して正確で信用できるものなのか？　それとも、人間の行動を引き起こす動機の多くは、意識的かつ正確に考えたり思い出したりできないものなのか？[*48]　加えて、多くの精神的疾病の特徴である、自己認識の制限についてはどのように考えるべきなのか？　これらの問題については議論があるが、当事者の体験談ほど優れたスティグマの情報源はないだろう。言い換えると（特に症状が活発なエピソードの最中に）思考パターンが著しく乱れている一部の人の話は正確さに関して疑問が残るものの、よく考えもせずに精神障害を抱えた人のナラティヴを否定するのは、証拠もなしにスティグマを与えることであり、まるでその人がいついかなるときも信用ならないと言うようなものである。「真実」に近づくためには、ナラティヴをほかの情報源と照合しなければならないことは明らかだが、精神障害を理解し、それに人間味を与え、スティグマの個人的経験を理解するのに、ナラティヴはきわめて重要な情報を与えてくれる。[*49]

リンクとフェランは、スティグマの概念を辛辣に批判している。現在の学術的なスティグマ理論には、スティグマを受けている人の声と個人的経験が反映されていないと非難するとともに、スティグマの影響を最も受けている人たちの埋もれたメッセージに耳を澄ますよう、研究者に呼びかけているのである。[*50]実際、過去数十年間に数多くの当事者の体験談が語られるようになった。

ナラティヴに関して一九六〇年代に起きた重要な出来事は、カプラン（Kaplan）による選集『精神的疾病の内なる世界』(The Inner World of Mental Illness)が出版されたことである。これは、精神障害の診断を下された人の視点からの、精神障害の現象学に焦点を合わせた本である。[*51]このような体験談の多くで目立ったテーマは、孤立、孤独感、混乱だったが、精神障害の症状をスティグマ付与（およびその内面化）と区別することは必ずしも容易ではない。ここでは比較的最近のナラティヴを、スティグマについて述べているものに限って引用する。

当事者の体験談

キャシー・クロンカイト（Kathy Cronkite）の『暗闇から抜け出して』（Out of the Darkness）は重いうつ病を克服した体験談で、スティグマについて一章が設けられている。ケイ・レッドフィールド・ジャミソン（Kay Redfield Jamison）の『躁うつ病を生きる』は、双極性障害との長年の闘いを描いた感動的なナラティヴで、主にスティグマのために病気を認めず、必要な治療を受けなかった年月についても綴られている。ウィリアム・スタイロン（William Styron）の『見える暗闇』は、著者が六〇歳のとき患った、自殺衝動を伴ううつ病に関するナラティヴだが、そのなかには入院を避けるよう精神科医が強く勧めるくだりがある。スティグマが伴うからだというのが、その理由である。のちにスタイロン自身が入院を決意したおかげで、致命的なエピソードを克服するのに必要な治療がようやく開始できたのだった。物質乱用に関するナラティヴでは、キャロライン・ナップ（Caroline Knapp）の『アルコール・ラヴァー』が強い説得力をもっている。個人的な誤解と社会の反応の複雑な絡み合いが、長期にわたる乱用レベルの飲酒につながることや、スティグマが徹底的かつ全面的な否認に一役買うことが、詳しく述べられている。*Schizophrenia Bulletin*誌に毎号、設けられている、一人称の体験談のコーナーでは、当事者の簡潔な物語を読むことができる。ここに載る体験談の多くが、統合失調症に伴うスティグマを生々しく描写している。[*52]

エソ・リーテ（Esso Leete）という女性も、スティグマに重点を置きながら、そのようなナラティヴを書いている。大学一年の一学期に知覚変容が現れはじめ、それが幻覚と、著しい思考の混乱に進行した。入院後、妄想型統合失調症という診断を受けた。

投薬治療を受け、数カ月後に退院した。それ以来、入院回数は一五回にのぼり、最長の入院期間は一年だった。これまでにかかった医師の人数は、その二倍。付けられた診断名は一〇種類に及び（ほとんどが何らかの統合失調症）、二〇種類近くの薬を処方され、想像しうる限りの治療法を受けた。たとえば、四点拘束、隔離「療法」、そしてインスリン昏睡療法と電気けいれん療法の併用などである……。

私の経験から言うと、精神的疾病から回復中の人間にとって、スティグマほど打撃を与え、名誉を傷つけ、能力を失わせるものはない……。そのような汚点が付いた人間は信用できず、したがって当てにならないのである。そして、信用できない人間は恐れられなければならない……。次のような経験をすれば、スティグマをじかに理解できる。

- 本人は容態が悪すぎて理解できないだろうと精神科医と家族に思われ、相談も説明もなしに、インスリン昏睡療法と電気けいれん療法を施されたとき。
- 精神的疾病の履歴の持ち主となったため、退院後に大学から復学を拒否されたとき。
- 世間知らずで、質問表にあまりにも正直に答えたがために、運転免許証の取得を断られたとき。
- 総合病院の救急救命室の医師が、カルテに書いてある「残遺型統合失調症」という診断名を読んだ後、発熱、吐き気、嘔吐といった症状を「すべて思い込みだよ」と、ぶっきらぼうに説明したとき。
- 友達が、自分の過去の問題と治療について知った途端、急によそよそしくなったとき。

リーテはさらにスティグマと差別の経験を語っているが、そのなかで精神障害を抱えた人を「私たち」と呼んでいる。

私たちにとってもうひとつの問題は、住居を見つけることである。よくあることだが、私が住んでいたコロラド州デンヴァーの中間施設が新しい施設を建てようとしたとき、あちこちから地域住民がやってきて、私たちに抗議し、侮辱を加え、私たちの申請を阻むのに成功した。そのうえ、精神的疾病の病歴があるために、私たちは離婚と子どもの親権に関する審理で公平に言い分を聞いてもらえない。国家機密取り扱いのための人物保証を得ることはほぼ不可能である。一言でいうと、私たちは死ぬまで、文字どおり烙印を押されているのである。

リーテが特に懸念を抱いているのは、精神保健の専門家が表明する期待の低さである。

私の仕事は、デンヴァーの州立病院で医療記録を入力することである……。〔報告のなかの〕心理社会的な履歴には、「現在も将来も、職業評価は行なうべきではない」という断言が非常に多い。なぜ精神保健の専門家はそのようなことがわかるのだろう?……私たちの長所を伸ばしたり、対処方法を身につけさせたりする努力を一緒にするのではなく、専門家は往々にして、私たちには手の施しようも回復の見込みもないと考え、治療に多くの時間と労力を費やす価値はないとみなす。[*53]

リーテの熱のこもった言葉は、精神障害を抱えた人にとって、スティグマ付与の経験が非常にはっきり感じられることを示している。また、リーテの体験談は、精神障害を抱えた人が社会の反応と個人の反応を、説得力をもって説明できるという証拠でもある。

ウォールの全国調査から選ばれた一〇〇人の面接対象者は、スティグマ付与に関する生々しい体験談を語っている。精神保健従事者と専門家の態度の話に戻るが、ある女性はカウンセラーに、自分の人生を「汚らわしく呪わしいもの」と評され、別のカウンセラーには、かつて自殺傾向があったことを打ち明けたとき笑われたという。もう一人の女性は、医師に薬の副作用について尋ねたところ、「銃の乱射をするなら、くれぐれもここには来ないでくださいよ」と、笑いながら答えられた経験をもっていた。[54] このような侮辱的で「ふざけた」応答は、明らかにスティグマを助長する。病気が、がんや心臓病だった場合、専門家が同じように答えるとは考えにくい。さらにこのような体験談は、少なくとも一部の専門家が、精神障害を抱えた人にきわめて低い期待しか抱いていないという主張とも重なる。

　家族の恥の意識と拒絶については、ある女性が、精神障害を抱えて間もない頃のことを次のように語っている。「夫の実家は完全に私たちと関係を断ちました。私にクリスマスカードも誕生日カードも送ってこなくなったし、わが家にも来なくなりました。ほんの一時間半の距離に住んでいるのに。少なくとも一〇年はわが家に寄り付こうとしていません」。

　仕事での差別については、ある女性が次のように述べている。

　自分の作品集を「その会社の社長に」見せたのです。私が応募していたのは、デザイン関係の、DTP（デスクトップ・パブリッシング）のような仕事で、向こうは「経験豊富でいらっしゃいますね……。なぜいまはお勤めではないのですか?」と訊いてきました。「ええ、それは不安障害を抱えているからです……。でも、仕事には支障はありません。ただ、特定の階より上にエレベーターで行けないのと、公共交通機関を利用できないだけです」と答えると、向こうの様子が例のごとく目に見えて変わりました。基本的に私を採用しようとして「いたのに」、「そうですか、のちほどご連絡します」という話になりました。それきり、連絡は来ていません。[55]

　子どもの親権については、うつ病の病歴のある女性が、裁判で親権を争ったときの経験を次のように話している。

　あの頃、私の状態は安定していて、仕事もしていたし、薬物療法と心理療法も続けていました……。主治医が私のために証言し、私が子どもを育てるべきだ、そうすべきでない理由はひとつもないと言ってくれました。親としての私には、非難されるいわれは何もありませんでした。あるとすれば、働きながら学校に通っていたとき、子どもがファストフードを食べすぎたり、炭酸飲料を飲みすぎたりしていたことくらいです……。［元夫には］薬物の影響下で運転した前歴が二件あったし、アンフェタミン所持で逮捕もされていたし……証人席で偽証も二度していました。それなのに、私が精神的疾病の履歴をもち、病院の精神科病棟で治療を受けたために、彼のほうがよい親だということになってしまったのです。[*56]

　当事者が語るこのような差別の体験談を広く伝えれば、一般市民から同情だけでなく怒りさえ引き出せるかもしれない。メディアには、いまだに扇情的でステレオタイプ化された精神的疾病と暴力の描写があふれているが、実生活の苦労を現実的に描かせるための現在の働きかけが奏功すれば、このような扱い方も減る可能性がある。

表明によって生じるスティグマ

　精神障害と闘っていることを打ち明けた場合、好ましくない結果が生じる場合がある。たとえば、ケイ・ジャミソンは、『躁うつ病を生きる』の出版後に受けた反応を次のように述べている。

　社会人になって以来、ずっと大学の精神医学科で学生を教え、しかも一六歳の頃から躁うつ病を患ってきた私は、精神的疾病が引き出すと思しき侮辱の言葉や、心を傷つけるステレオタイプを、痛いほどよく知っていた。しかし、人が直面する差別と反感が真の意味でわかるようになったのは、自分の病気について本を書いてからだった……。おびただしい数の手紙が届き、かなり病的で恐ろしい内容のものも少なくなかった。送り主は、ただただ精神的疾病を抱えた人を憎んでいたり、その人の知っているひどい躁うつ病患者について書き散らしたりしていた。私があまり敬虔なキリスト教徒ではなかったから病気になって当然だと言う人もいたし、実際には病気をうまくコントロールできていたにもかかわらず、本を書いたり、学生を教えたり、患者を診たりする権利はないと言う人もいた。何人かの同僚は、病気のことなんて黙っていればよかったのに、とはっきり伝えてきた。そのほか、私の表明に明らかに困惑し、私の前でどのように振る舞うべきか、見当もつかないように見える人もいた。[*57]

表明という行為によって、違った形でスティグマが生じる場合もある。フィオナ・ショー（Fiona Shaw）が、重い産後うつ病の体験記『自分を失って』（Out of Me）を出版しようとしたときは、専門家との特定のやり取りに関する記述について、出版社が法律家に意見を求めたという。

> 私はこの本に、精神科病院にいたときのことを書き、精神科医とのやり取りも記している。組版から校正刷りになる前に……弁護士が、気になる部分二五カ所のリストを送ってきた。そこで、ある日の午後、どのように変更するかを考えるために、担当編集者、社内弁護士などとともに机を囲んだ……。私はしかたなくこれに従った。自分の主張と、医師とのやり取りの主旨はそのまま通そうとがんばったが、出版社も訴訟を避けるために必死だった。後日、修正版の原稿を書いているとき、私と同じような状況にある人の話を耳にした。その男性の病気はがんで、自らの闘病について本を書いていた。医師の名前は変えたというが、一カ所だけ、出版社が難色を示し、男性が変更を拒む場面が残った。そこで、その場面を変更せずに出版するため、記

述が正確かつ真実であることを保証する宣誓供述書を作成したという。証人として男性の母親がサインをした。医師に名誉毀損で訴えられた場合、これを法廷で使うという手はずだった。

……出版社の弁護士に電話をかけてみた。夫を証人に立てて、私たちも同じような方法を使えないかと持ちかけたのである。夫はその男性の母親と違い、私が医師と接する場面の多くに立ち会っていて、私の話を裏づけることができた。それでも、答えはノーだった。なぜか? 私が精神科の患者だったからである。それに、主に電気けいれん療法によって記憶障害を経験したことと、うつ病だったことを本のなかで認めているからである……。話はそれでおしまいだった。出来事や人に関する私の記憶は、夫や友人はもちろん、自分で付けていた病院メモによっても確認できたが、私は心臓発作やがんを患った人とは立場が違うのである。そのような人より、書いた内容をもっと修正しなければならないのである……。精神的疾病になった場合、それは本人のせいだから、黙っているべきだという雰囲気がいまだにある……。精神科医のほうは何を言おうと何をしようと、おとがめなしなのに、治療を受けるほうは、ほかの科の患者より治療について公に発言しにくい。この思いは、単なる疑念以上のものである。[*58]

要するに、現代では認識が向上し、よりオープンな風潮になっているにもかかわらず、精神障害を抱えた人は依然として信用がないままなのである。[*59]

スティグマと医療従事者と表明の回避

特に医療従事者と精神保健従事者の間には、精神障害の病歴を表明することに対して強い恥の意識がある。本来、自分が治療するはずの障害に屈しつつある——これは治療者としての自己イメージを大きく揺るがしかねない——ことが不安なだけでなく、臨床業務を行なう能力や、先入観なしに研究を行なう能力を、同僚から疑問視される恐れもある。面目を失う可能性を考えると身がすくみ、口を閉ざして人を遠ざけるしか道はないように思えるかもしれない。

　これと関連する悲痛な表明を、ある女性の夫が行なっている。その女性は神経心理学者だったが、何年にもわたる双極性障害との闘病の末に自ら命を絶った。その数年後に、夫が友人と同僚に宛てて手紙を書き、女性の病気の壮絶さとそれにまつわる恥の意識を強調した。恥の意識から、女性は口を閉ざし、友人との付き合いをやめ、サポートも治療も受けなくなったのだという。匿名を条件に、手紙の抜粋を掲載させてもらった。長い引用になるが、その要旨は一読に値する。

　私たちが初めて出会って恋に落ちたとき、妻ははつらつとし、独創的で、美しく、愛と喜びにあふれていました。しかし、妻の感情的な落ち込みは、逆境への正常な反応とは思えないほど深いうえに、あまりにも些細なきっかけで起きるということが、ほどなく明らかになりました。かと思えば、極端に短気になったり、わけもなく怒り出したりすることもありました……。

　数年間、躁病エピソードはうまく抑えられていましたが、うつが格段に悪化しました。楽しみを感じられなくなり、一日をやり過ごすのも大仕事で、友人も、子どもたちも、そして私さえも遠ざけました……。医師も、子どもたちも、私も、最大限の努力をしましたが、妻の心に働きかけることはもはやできなくなりました……。そして、自分の人生をコントロールできなくなった妻は、入念に立てた死の計画を実行したのです。

　妻は数年前からときどき自殺を口にしていましたが、亡くなるわずか五日前には、自殺はしないと約束していました。その約束を破ったことを許してほしいと、私と子どもたち宛ての遺書には書いてありました。私たちは喜んでその頼みを受け入れます。妻が一五年前から苦しみつづけ、この病気によって死につつあったことを知っているからです。

　この手紙を受け取ったすべての方とは言いませんが、ほとんどの方は驚かれたはずです。実は、妻は病気のことを秘密にしようと意識的に決めていたのです。主な理由は、病気が知れればスティグマを受けるだろうし、仕事でも冷遇されるだろうという不安があったことです。妻は恥じていました。病気の悪化とともに、外部の人には真実を伝えたくないという思いが募っていきました。子どもたちだけは「外部」の人間ではなかったのに、病気について率直に語り合ったことはありませんでした。秘密を守るために、私たちは社交生活を断ち、私と妻の共通の友人――同僚でもありました――にも連絡を取らないよう、妻は私に言い渡しました。それによって、妻は支えてくれる人をすべて失い、ひどく孤立してしまったのです……。

　最後は電気けいれん療法を拒否しました。回復のための休暇を取ったり、一過性の健忘が起きたりすれば、秘密が発覚すると考えたからです。頼み込んでも無駄でした。妻にとっては、仕事面でのアイデンティティを守れなくなるなら、死んだほうがましだったのです。

　では、なぜ私はいまになって、私たちの個人的な悲劇をここまで話さなければならないのでしょうか？　理由はいろいろありますが、まず第一に、私はずっと前から、妻の病気について隠したり嘘をついたりするのは大きな間違いだとわかっていました。妻自身やその人生について、もっと多くを友人の方々に知っていただいていたら、妻はあれほど苦しまずに済んだでしょう。死に駆り立てられることもなかったかもしれません……。

　妻はいつも、自分のような精神障害を抱えた人が、医療の場で偏った扱いを受けることに憤慨していました。現代の臨床行動科学と臨床神経科学は、実際には精神的疾病の患者に大きな助けと希望を与えられるはずなのに、保険業界が精神医療を「ゲットー化」しているのを見るのは耐えがたいことです……。特に重篤な患者の診断と治療は、主として医療界で最も訓練が行き届かない、低賃金の人たちに任せられています。治療を受けたくても、行政的、金銭的な壁が無数に立ちはだかっているため、患者は利用を怖がったり、思いとどまったり、意欲を失ったりします。このような事態が起きるのは、まさに妻を死に追いやった恥辱のせいです。精神的疾病を抱えた人は、その病気のために日々バカにされ、非難されます……。いまのところ、この状況を変えられるほど強い社会的圧力と政治的意志は生まれていません。精神的疾病を抱えた人も、がんや心臓病やてんかんの患者と同じように、最高の医師やテクノロジーを利用できて然るべきです。妻と私には、治療を受けられるだけの経済力と専門知識がありました。しかし、ほとんどの人は、精神科の治療を保険で十分補償してもらえないか、キャピテーション制（保険会社が病院側に患者一人当たりの定額報酬を払い、実際に患者に要した医療費は病院側が負担する）の、格安な「掘り出しもの」の診療所にしか行けません。そして、そのような診療所は治療をしないほうが得になるのです。精神科や心理関係のトップクラスの臨床家の大半は、雀の涙ほどの保険報酬など受け取らないし、臨床重視の全国の精神科は激減してしまいました。それはみなさんもご存知のとおりです。

心理学畑にいた人が、このような沈黙と否認に与《くみ》するとは想像すらしがたいが、この種の職業の人に付いて回るスティグマは、破滅的な結果をもたらしかねないのである。

家族の物語

　精神障害に関する話を、当事者の身内が語る例が増えてきている。ジェイ・ニューグボーレン（Jay Neugeboren）は、若い頃から精神的疾病に苦しんできた兄弟との経験を、胸を衝くような筆致で綴っている。ナサニエル・ラッケンメイヤー（Nathaniel Lachenmeyer）は、妄想がちになっていく父親との確執や、のちに調べた父親の晩年の様子を、豊かな表現力で描いている。父親は統合失調症に苦しみながら、ホームレス状態で貧しい暮らしをしていたという。[*60] 両作品とも、兄弟または息子ならではの絶望感だけでなく、諦念の強まりをも鮮やかに描写している。また、精神的な問題が長引き、時とともにスティグマが強まるにつれて、兄弟または父親が孤立を深めていった様子も詳しく記している。ほかの物語も、さまざまな経験を伝えている。[*61]

　数年前、私は家族の物語を書き、『沈黙の時代の終焉——双極性障害を抱えた父の人生』（The Years of Silence Are Past: My Father's Life With Bipolar Disorder）[*62] として出版した。父のヴァージル・ヒンショー・ジュニアは哲学者で、長年にわたり双極性障害を抱えていたが、一六歳のとき発症して以来、四〇年間、統合失調症と誤診されていた。スティグマに関するいくつかの問題を示すため、ここで概要を簡単に紹介する。

　ヴァージルは一九一九年、イリノイ州ラグレインジで、四人兄弟の末っ子として生まれた。母親は宣教師、父親はクエーカー教徒で禁酒党の党員だった。三歳になったヴァージルは、生まれて初めて大きな喪失体験を味わう。母親が卵巣腫瘍の手術後、急死したのである。一家は西海岸へ転居し、カリフォルニアに居を構えるが、この後、父親の再婚によって兄弟が二人増える。家庭では学業と宗教教育に重きが置かれ、禁酒法運動に興味をもった外国人がたびたび訪れた。やはり宣教師だった継母とヴァージルは、奇妙な関係になる。継母は、ヴァージルの学業とスポーツの成績を称えながらも、儀式化された折檻を加えはじめ、虐待の域にまで達したのである。

一九三六年、一六歳のヴァージルは、ヨーロッパからの訪問者が話していた内容を思いめぐらすようになった。ヒトラーが権力を握り、やがてはナチスがヨーロッパを支配するだろうという展望についてである。眠れなくなり、理性を失っていったヴァージルは、夜通し街を歩き回った。そしてついにある朝、帰宅して屋根に上り、地面に飛び降りた。自分は空を飛んで、ヒトラーを阻止せよと世界に訴えることができるという妄想を抱いたのである。一家には民間の医療を受けさせる経済力がなかったため、ヴァージルは公立の精神科病院に入れられた。六カ月の入院期間中は、たびたびベッドに縛りつけられた。耳には天上の歌声が聞こえ、食べものに毒が盛られていると信じるようになった。実際、食事をとろうとしなかったため、筋骨たくましかった体が二〇キロ以上やせてしまい、病院の院長から私の祖父に、息子さんの死を覚悟してくださいという電話が入ったほどである。結局、治療らしい治療は行なわれないまま、病状は寛解した。春には思考が明晰になり、退院すると自宅へ戻って、高校二年生の課程をたった三カ月で、しかも平均四・〇点という好成績で修了した。ヴァージルを躁うつ病だと判断した医師が一人だけいたが、長年にわたって下されつづけた診断名は統合失調症だった。

大学時代は一度もエピソードを経験せず、スタンフォード大学で文学士号を、プリンストン大学で哲学の博士号を取得した。プリンストンでは哲学者のバートランド・ラッセルとともに学び、アルベルト・アインシュタインにインタビューを行なった。しかし、一九四五年に学位論文を書き上げてすぐ——クエーカー教徒という立場と精神科病院への入院歴のため、第二次世界大戦中も徴兵を猶予された——長期に及ぶエピソードを経験し、バイベリーにある悪名高きフィラデルフィア州立病院に入院した。前述したように、ここは相部屋一室に最高八〇人を詰め込み、『蛇の穴』という小説および映画のモデルになった場所である。ヴァージルはインスリンショック療法を受け、ほかの入院患者から暴行も受けた。何度か、ヨーロッパの強制収容所に入れられているという妄想も抱いた。[*63] 半年後に退院すると、ただちに大学教員の求人に応募し、オハイオ州立大学の職を受け入れて、一九四六年から一九九五年に亡くなるまでそこで教えつづけた。

ヴァージルは優秀な助教授だった。一九四〇年代後半に、大学院で歴史を学んでいた一人の女性と出会うが、この女性が将来の妻となる。しかし、自分の経歴の厄介な部分について、ヴァージルは多くを語らなかった。この頃には、スティグマと沈黙がヴァージルの奥深くまで染み込んでいたのである。理性を失い、精神科病院に入院したことだけは、打ち明けたくなかった。それに関する恥の意識は強烈だった。しかし結婚後、私の母の妊娠がきっかけとなって、重いエピソードが起きた。一九五〇年代に新たに開発された抗精神病薬を使用したり、電気けいれん療法を繰り返し受けたりしたが、その後も激しい躁が起きた。

一九五〇年代後半、エピソードが始まって間もない頃、ヴァージルは夜、テレビのバラエティ番組に出ていた女性歌手にひどく固執しはじめた。それは「関係念慮」という症状——ありふれた出来事がきわめて個人的な意味を帯びること——で、歌手が電波に乗せて特別に自分にメッセージを送ってきていると思い込んだのである。落ち着きを失い、歌手のことしか考えられなくなったヴァージルは、妹と私が寝室で眠っているにもかかわらず、その歌手を見つけてもっと深く語り合うため、母に一六〇キロ離れたシンシナティのテレビ局まで車で一緒に来いと言い張った。

母は不安だった。こんなに夜遅く、車でシンシナティへ？　しかし、父がこの状態に至ったら、あきらめるよう説得しても無駄だとわかっていた。火に油を注ぐようなものだからである。では、父をひとりで行かせるべきか？　忍耐力も理性もなくしつつある父を見ると、明日あたり事故死の連絡が入る可能性もなくはない。とすると、シンシナティまで一緒に行くべきか？　でも、その場合、子どもはどうするのか？　父に道理は通じない。行くと言ったら行くのである。母は素早く頭を巡らせ、一緒に行くことに決めた。子どもが夜中に目を覚ましても、世話をする者が誰もいないという不安は押し殺した……。二人は夜闇のなかを時速一四〇キロを超えるスピードで車を飛ばした。

午後一一時三〇分過ぎ、どうにかシンシナティに到着した。巨大な電波塔のおかげで、番組を放送したテレビ局も見つかった。父はまるで夢のなかにいるかのように――夢だとしたら、それは急速に悪夢になろうとしていた――テレビ局に入って歌手を見つけるため、車を降りると言って聞かなかった……。母は必死で平静を保ちながら、父を引き留めることに全力を注いだ。柵を飛び越えるつもりなのかしら？　母は簡潔かつ理性的に話した。あの歌手はもう帰ったわよ。ここにいても仕方ないわ。父は心のなかで明らかに葛藤しているようだったが、最終的には折れて、急に家に帰りたがった。[*64]

帰りの車中で何も起きなかったのは奇跡だった。妹と私は騒ぎに気づかぬまま、ずっと眠っていた。しかし、母の不安と恐怖はどれほどのものだっただろう？　しかも、当時は沈黙とスティグマの時代だったため、そのような出来事は近親者にさえ語られなかった。母は自力で切り抜けなければならなかったのである。家族の重い精神障害に対処しようとするとき、配偶者やパートナーなどがどのような不安と恐怖と絶望感を味わうかが、このことからわかる。実際、研究文献が使っている「主観的負担」という言葉は、家族が往々にして耐えなければならない状況をとうてい表しきれていない。

父がかかった医師たちは、精神的疾病のことは「子どもには理解できない」ため、妹と私には決して話してはならないと言い切ったという。専門家の命令には必ず従っていた父は、言いつけどおり、何も話さなかった。最も激しいエピソードも、両親は私たちに隠しとおした。父が最も長く入院したのは私が小学三年生の頃だったが、一年近い入院期間だったにもかかわらず、お父さんはカリフォルニアで休んでいるのよとしか聞かされなかった。家に戻ってくると、父は優しい父親だった。私が夜中に目を覚まして病気や死への恐怖に襲われると、父は、現代の医学は驚くほど進んでいるから、一〇〇歳までだって生きられるよと慰めてくれた。もしかしたら、そのような医学の進歩によって、自分のエピソードも起きなくなるだろうかと考えていたのかもしれない。

当時の私は知らなかったが、父の知的能力は衰えはじめていた。度重なる不合理な躁病的行動の後も職を維持できたのは、ひとえに大学で終身在職権を得ていたおかげである。ときにはうつ状態が長く続いたこともあったが、それが激化して自殺の危険性が高まることは一度もなかった。私が大学に入り、休暇で帰省したとき初めて、父は私を書斎に呼び、医師の忠告に逆らって自分の人生の物語を打ち明けはじめたのである。

父は自分の聖域である書斎で、大きな木製の机の前に座っていた。近くには手動式タイプライターが置いてある……。父は真剣だった。何か話したいことがあるようだった。私の一年間の大学生活のことだけではない。もっと重要な問題があるのである……。私は熱心に耳を傾けた。まだ不安だったが、全身を耳にした。父は、カリフォルニア州パサデナで暮らしていた一六歳の頃の、夜間の外出について話しはじめた。ナチスの支配への恐怖から、そのような行動が起きたという言い方だった……。私は家族から、特に父からこのような打ち明け話をされることには慣れていなかった……。こうして、父の告白が始まった。年に数回、私が大学の休みに帰省するたび、たいてい一日か二日は午後に父と書斎に入り、ドアを閉めて話の続きをするのである。この語り合いは、私が大人になったことを意味していただけでなく、父の真実、家族の歴史、そして自分がこの世において何者であり、何者になりうるかを認識する機会にもなった。[*65]

大学卒業後、私は父が双極性障害という正しい診断とリチウム治療を受けられるように手助けした。当然と言えば当然だが、このときすでに私の関心は心理学に向いていた。しかし、何年もの沈黙の後に父から受けた告白は、私の葛藤と不安を呼び覚ました。特に気がかりだったのは、自分の頭がおかしくなる、つまり、「精神病」になることである。そこで、自制が私にとって重要なテーマになった。自制を失う可能性はすべて、私の心のなかでは精神的疾病になる可能性と直結していたのである。それに、子どもができたらどうなるだろう？　子どもたちもそのような汚点を受け継ぐのだろうか？　父親になることは自分にとって大切なことだと気づくまでに、何年も疑念が拭えなかった。精神的疾病を取り巻くスティグマと、自分自身の発症リスクに関する現実的な不安は、子どもに対する大きな疑念と不安も引き起こすのである。

その後、カリフォルニア大学ロサンジェルス校（UCLA）の大学院に進み、UCLA感情障害クリニックのケイ・レッドフィールド・ジャミソンのもとで実習を受けた私は、気分障害に関する大きな会議に父を招待した。父にとってその会議は有意義で、学ぶこともあったようだが、ある晩、私の自宅で次のように語った。

父は、自分が育った南カリフォルニアと、ヴェニスビーチの色鮮やかな景色を満喫したと言った。あるカフェで昼食をとったときには、数人の「おもしろい連中」が近くの席にいたという。そのなかの何人かは精神科施設の入院経験者だということが、父にはすぐにわかったそうである。「私くらい精神科病院にいた経験が豊富だと、自分のような精神異常者がぱっと見分けられるんだよ」。

私はびっくりして答えに詰まった。聞き違いだろうか？　父は、トップクラスの頭脳が集まったＵＣＬＡのシンポジウムに参加して、双極性障害が遺伝性の高い生物学的基盤をもつ病気だと知ったばかりではなかったのか？　自分の抱えている障害がこれだという再診断を「認めて」いないのか？　どうやら、おおむね効果的だったリチウム治療も、本で得た躁うつ病に関する知識も、父の根本的な自己イメージを変化させてはいないようだった。自分が「精神異常者」で、入院患者だというイメージである[*66]。

この物語からわかるのは、児童期または青年期に発症した精神障害が、生涯にわたる無価値感と自責感をもたらしかねないということである。異常行動へのスティグマ付与をあおり、精神科病院への入院歴を隠させるような文化では、特にそうなりやすい。実際、父は長年にわたって付けていた日記のなかで、エピソードが起きたのは自分の責任だという確信を示していた。子どもの頃、継母に折檻されたのは自分が悪いことをしたからだという考えを内面化し、それを一般化して、成人後のエピソードについても自分を責めるようになったのである。しかし、父は晩年、自分が味わった人生経験はひとつたりとも――エピソードや入院の最中に起きた恐ろしい出来事さえ――手放したくないとも語っていた。また、パーキンソン病類似疾患だったにもかかわらず、最期まで哲学者でありつづけた。父はこの疾患によって、一九九五年に七五歳で亡くなった。

この概要にはいくつかの重要な点がある。第一に、精神障害は破壊的な影響を及ぼすが、日常生活のなかでは人間らしさを見せるということである。当事者と家族の体験談がその証拠である。ナラティヴによって精神障害に人間味が与えられ、無知とスティグマが低減されることを期待したい。第二に、診断の正確さと治療の有効性こそが何より重要だということである。医学のほかの分野に比べ、精神的疾病の研究と臨床活動の進歩は、主にこのテーマへのスティグマ付与のために遅れている。第三に、ステレオタイプとは裏腹に、重い精神的疾病を抱えていても、強さ、勇気、優しさ、回復力を示すことは可能だということである。父は家族も仕事も失わなかったし、ひとたびエピソードから回復すれば、親としての優しさが揺らぐことは決してなかった。ナラティヴなら、この最も重要な事実を特に鮮明に伝えられる。第四に、家族が精神障害を抱えている場合、子どもには年齢相応のわかりやすい言葉で率直に語ることのほうが、沈黙と否認よりはるかに賢明なはずだということである。[*67]

当事者と家族の体験談が精神障害の現実を明らかにすればするほど、精神的疾病が人間味を帯びて、社会的議論が日常会話の一部になりやすくなる。恥の意識を抱き、沈黙して、距離を取れば、無知と恐怖をあおることになる。そうなれば、距離を取り閉鎖的な態度を示す傾向はさらにエスカレートする。逆に、細やかな感性で正確に描写されたナラティヴは、親近感のもてる人間的なナラティヴに触れさせてくれるし、スティグマの低減にも役立つ。そのようなナラティヴを広めることが、精神的疾病へのスティグマ付与を低減したい人すべての大きな目標なのである。

第七章
精神的疾病のスティグマ
議論の総括

この章では、精神的疾病へのスティグマ付与の作業モデルを提示するため、これまでに見てきた主要な概念をいくつか選んで総括する。取り上げる主な問題は、（a）現代では急速に知識が増し、科学が進歩しているにもかかわらず、なぜ精神的疾病はこれほどまでにスティグマを受けやすいのか、（b）精神障害のためにスティグマを受ける人からは、どのような反応が予想されるかということである。

しかし、そもそもスティグマという概念は有効なのか？　科学者と政策立案者は、精神障害のスティグマが実際にあると考えているのか？　この概念は、研究活動と政策立案における調査、思考、行動に影響を及ぼしてきたのか？　これらの疑問に答えるため、精神障害に関わるスティグマの影響が認められつつある事例を、いくつか紹介したい。

精神的疾病のスティグマ——有効な概念なのか？

この一〇年間に、研究者と臨床家だけでなく、政策立案者と政治指導者の間でも、精神障害は実際に強いスティグマを受けており、その影響は甚大だという合意が生まれた。[*1] 科学研究者も社会評論家も、このテーマについて率直に論じるようになってきた。メディアの影響など、スティグマ関連の多くのテーマに詳しいオットー・ウォールは、次のように端的に述べている。「マンガ家、政策立案者、医療の専門家、そして社会全般が、精神障害を経験している人をバカにしたり、ステレオタイプ化したり、避けたりして侮辱することは、依然として社会的に許容されている」[*2]。つまり、スティグマを受けているほかの集団に関しては、露骨なバイアスと偏見をなくす取り組みが進んでいるが、精神障害を抱える人に対しては、ごくふつうの接し方として、つねに激しい非難が浴びせられ、それが何のとがめも受けないということである。

スティグマの原因とその根絶プログラムに関心をもつ有力な研究者、パトリック・コリガンとデイヴィッド・ペン（David Penn）は、この問題を次のように簡潔に述べている。「スティグマが個人の生活に与える影響は、病気が与える直接的な影響に劣らぬほど有害かもしれない」[*3]。言い換えると、精神的疾病自体が大きな支障と苦痛を引き起こすうえに、そのような障害を抱えた人へのスティグマ付与が、心理的、構造的なレベルでさらにさまざまな重大な問題と影響をもたらすわけである。精神的疾病とスティグマという二重の重荷は、越えがたいハードルである。

スティグマと世界の健康に関する国際会議で、リンクとフェランは次のように語った。スティグマは、「人々の健康状態を大きく左右する。スティグマは、それを受けた人を不健康な環境にさらし、ストレスを強める一方で対処能力を弱め、最善の医療を受ける大きな妨げになるからである」[*4]。要するに、スティグマは生活の多くの領域で問題を引き起こし、それらが相まって重要な人生の機会を狭めてしまうのである[*5]。

私が長々と説明しなくても、スティグマが精神医療全体にとってきわめて重要な問題であることは、多くの有力人物に認識されるようになった。数十年前には、「精神的疾病へのスティグマ付与は実質的に姿を消した」とか、「軽蔑的な見方があるとすれば、原因はひとえに症状の重さであって、スティグマのプロセスがさらなるダメージを与えたり、独自のダメージを引き起こしたりすることはない」などという主張が聞かれた。しかし、体系的な研究と、一般文化における日常的習慣の検証から引き出された大量の証拠によって、そのような主張は成り立たなくなった。

　スティグマというテーマが「脚光」を浴びはじめた大きな徴候は、一九九八年に現れた。有名な医学誌『ランセット』が、「精神的疾病のスティグマ」と題した特集欄を設けたのである。掲載された記事と解説は、精神障害に関わるスティグマが当事者、家族、社会全般にもたらす影響を明確に論じていた。『ランセット』のような定評あるメディアでこのテーマが取り上げられたことは、スティグマの重要性が専門家と科学者に認められた大きな証拠だった。

　この連載記事のなかで、精神科医のノーマン・サルトリウス（Norman Sartorius）が次のように述べている。特に統合失調症について述べた言葉だが、すべての精神的疾病に当てはまる。

> 　では、精神的疾病を抱えた人への態度を変え、受容度を高めるプログラムに、なぜ力を注ぐのか？　それは、精神医療を発展させ、精神的疾病を患う人の生活の質を高めるのに、スティグマと差別ほど大きな障害物はないからである。精神的疾病を抱えた人を手助けできるだけの資金は世の中に十分あるのに、意思決定を担うほとんどの人と多くの一般市民が、精神的疾病に関係するものごとに示している態度が妨げとなり、その資金が使えないからである。人々の統合失調症への考え方を変えなければ――つまり、患者と家族が病気によって差別や排除や不当な扱いに遭わないようにできなければ――精神的疾病を治療し、病気によって機能を損なった人を社会復帰させるためのあらゆる努力は、無意味に等しくなるからである。[*6]

この考え方からすると、精神保健関連の重要な問題はすべて、精神的疾病へのスティグマ付与という根本的な事実から生じている。

　アメリカ軍さえ、スティグマを認めるようになっている。ホーグ（Hoge）らは、一流の医学誌『ニューイングランド・ジャーナル・オブ・メディシン』に掲載された研究のなかで、過去数年間にアフガニスタンとイラクの戦闘に派遣されたアメリカ軍部隊では、かなりの割合の兵士が精神障害になったことを明らかにした。特に多かったのは、うつ病と外傷後ストレス障害である。しかし、そのために治療を受けた兵士は半数にも満たなかった。治療を受けない最大の理由は、スティグマ付与に対する不安だったという。[*7]この論文はメディアで大きく取り上げられ、軍におけるスティグマの重みに社会の目を向けさせた。

国際的な認識も高まっている。さまざまな書籍や会議で、スティグマのプロセスへの世界的な懸念が強調されているのを見れば、精神的疾病のスティグマが世界中にあることがわかる。[*8]そのうえ、反スティグマ運動は国内的にも国際的にも盛んになってきており、この古くからある問題に、何らかの対処が必要だという合意が生まれつつあることがうかがえる。世界のありとあらゆる健康への脅威のなかでも、精神的疾病は特に激しい衰弱と支障をもたらすという認識が強まっていることを考えると、[*9]スティグマ付与はあらゆる文化で論じられるべきテーマである。スティグマやその影響と無縁でいられる国や社会など、ひとつもないように思われる。

さらに、この本の序文に書いたとおり、アメリカの元公衆衛生局長デイヴィッド・サッチャーは、一九九九年に精神的疾病に関する画期的な報告書を発表し、全米で精神医療とそれに関わる支出を阻んでいる最大の障害物はスティグマだと、明快に結論を下している。その代償はとてつもなく大きいという。なぜなら、スティグマ付与によって、

> 患者が資源と機会（住居や仕事など）を得にくくなり、自尊心の低下、孤立、希望の喪失が起きる。スティグマ付与によって、治療を求めなくなったり、その費用を払いたがらなくなったりする。スティグマが最も露骨な甚だしい形で現れた場合、それは紛れもない差別と虐待にな

る。もっと悲惨なのは、スティグマが人から尊厳を奪い、社会への全面的な参加を阻むことである。[*10]

この報告書と、同年のホワイトハウス精神保健会議によって、精神障害とスティグマに関する政府首脳の沈黙に終止符が打たれた。以後、この問題を公式に認知する動きは続き、二〇〇三年には精神保健に関する大統領の新自由委員会の報告書において、アメリカの精神保健サービスの崩壊状態が激しく非難され、精神医療の根本的な改革が呼びかけられた。[*11]

要するに、精神障害に関わるスティグマが、臨床家、専門家、科学者、政策関係者の注目を集めるようになったことは否定しがたい事実なのである。精神的疾病と直接関係する症状と支障が生じるほかに、スティグマは当事者、家族、地域、社会全体に、独特かつ困難な問題をもたらす。しかし、重要な問いは次の二つである。精神的疾病に対する個人と社会の反応のなかに、いまだにスティグマという厄介な問題が存在するのはなぜなのか？　そして、スティグマ付与の犠牲者は、否定的なメッセージや、強いられた制約とどのように闘うのか？

確かにスティグマは破壊的な影響をもたらすが、スティグマを与える一般市民の反応を不可解だと考えるなら、それは誤りだろう。それどころか、精神的疾病に否定的な反応を示すのは、多くの点できわめて無理からぬことなのである。精神障害のさまざまな症状——社会的孤立（および社会的相互作用におけるその他の弱点）、怒りの爆発、自己没入、絶望、混乱、感情の調整不全、（重い精神的疾病の場合）非常に不合理な行動パターン——は、このうえなく不快な場合がある。このような行動と感情のパターンを理解して受容することが困難である以上、社会が温かく受容的な反応のみを示すべきだという主張は非現実的である。現に、家族や親しい友人でさえ、そのような行動に接すると少なからぬ緊張を覚えることがある。見知らぬ他人なら、距離を取るという、ほぼ反射的な傾向が引き出されるかもしれない。スティグマ付与の一部は、知覚者による自己保存だと理解できるのである。

これ以降の考察につなげるために、ここで二つの重要な原則を提示しておく。第一に、多くの精神障害で示される行動も、精神障害というラベル自体も、社会的観察者には脅威を意味することがある。スティグマという現象の激しさとスティグマ付与の影響の広範さを考えると、この脅威の性質はある程度、詳しく掘り下げる価値がある。第二に、スティグマは関係から生じる。つまり、知覚者が伝えるメッセージと、それに対する犠牲者の反応によって形成されるのである。スティグマを理解するには、両方の要素を分析しなければならず、スティグマを受ける側の反応は注意深く検討しなければならない。*12

精神的疾病と知覚者への脅威

脅威の性質

統合失調症と気分障害だけでなく、多くの不安障害と子どもの障害の症状も、文化横断的に存在するということを示す明らかな証拠がある。これらの症候群は少なくとも中等度の遺伝的リスクを示し、そのリスクが複数の環境要因と相互作用して機能不全を引き起こす。精神的疾病は現実に存在する。その症状、家族内に存在するある種のパターン、相関現象、素因は科学的に実証されており、生じる支障の深刻さは、精神的疾病の存在を否定する人が使う「生活上の問題」などの婉曲表現をはるかにしのぐものである。有病率は、社会に広く影響を及ぼすほど高い。現に、その影響の大きさはさまざまな研究で示されており、たとえば、世界疾病負担という研究では、精神障害を世界で最も大きな支障をもたらす病気として位置づけている。*13

関連する症状のなかにはきわめて不合理で予測不

能なものも多い。特に、統合失調症ではなおさらである。それどころか、統合失調症の行動は無秩序そのものである場合がある。妄想、異常な知覚体験、現実に対する認識の喪失は、社会的知覚者から見れば完全に自制を失っていることを意味する。また、礼儀に反したり、社会のルールを脅かしたりする行動もある。たとえば、強迫性障害を抱えた人が行なう絶え間ない確認作業、一部のうつ病に特徴的な強烈な自己専念、自閉症を抱えた人の社会的意識の乏しさ、ADHDの衝動性と乱雑さ、躁や行為障害や一部のパーソナリティ障害と結びつけられる怒りの爆発がそうである。このような行動パターンは社会的相互作用の妨げになるし、相互作用のパートナーに恐怖を与え、好奇心と嫌悪感の両方を引き起こす。観察者によっては、安堵感も抱くかもしれない。いま目にしている症状または状態が、自分に起きなくてよかったと思うのである。

精神的疾病から生じる脅威のなかには、明白なものもある。制御不能な行動パターンが、個人空間や身体的安全を侵すのである。そのほかに、知覚者の安定感を揺るがし、この世は予測可能で秩序正しいという認識を打ち砕く脅威もある。実際に遭遇する行動がどのようなものであれ、「精神的疾病」という言葉そのものが、理性の欠如と、激しい混乱と、意志による自制力の喪失を意味するため、ステレオタイプな思考や恐怖といった条件反射が起きてしまう。[*14]

精神障害の症状への反応は、地域や文化や国によって違うかもしれない。しかし、重い精神的疾病に特有の行動パターンは、感情と行動の両面で普遍的な反応パターンを引き出す傾向がある。現に、カーズバンとリアリーの進化論的な説明（第二章を参照のこと）では、自然選択された排除モジュールというものが存在すると主張している。それによれば、（a）社会的相互性に反した場合、怒りと処罰を招く可能性が高く、（b）病気感染または寄生虫感染への恐怖は、感染者に対する嫌悪感および追放と関連しているという。多くの精神的疾病は、このいずれか、または両方を引き起こす可能性が高い。規範を侵すというだけでなく、特に重い精神障害の場合、ソーシャルスキルが低下し、理性がなくなり、外見がだらしなくなるからである。さらに、第四章でも述べたが、精神障害の原因を還元主義的に生物遺伝学的要因に帰すると、その人は根本的な欠陥をもつ人間以下の存在だと考えられ、部族的なスティグマが生じる可能性が高い。そうなれば、排除またはみな殺しという残酷な反応さえ起こりかねない。

要は、精神障害を抱えた人が、知覚者の健康と安寧には現実の脅威を、理性と秩序の認識には象徴的な脅威を与える傾向があるということである。ジョーンズ（Jones）らの次元的な分析によれば、行動パターン自体への反射的な反応以外に、精神障害の**予測不能性**、**危険性**、**慢性性**が特にそのような脅威を強める可能性があるという。メディアの描写や文化的な言い伝えがそのイメージを強化するとともに、子どもを含めて、まだ精神障害を実際に見たことのない社会の成員にまで、イメージを植えつけてしまう。

象徴的な脅威のほうは特に重要である。具体的に言うと、症状パターンをコントロールできないという事実（あるいは症状を示している人の受動性と絶望）が、「自分は行動と感情のコントロールを保てるのか」という懸念を知覚者に与えるかもしれない。つまり、不合理な行動、興奮に駆られた行動、自暴自棄の行動、きわめて反復的な行動によって「正気を失った」ように見える人を目にすると、観察者は自分自身が正気を保てるかどうかに疑念をもちはじめ、安定感が低下する恐れがあるのである。このような不安には深い原因がある。

実存的な不安

存在脅威管理理論についての興味深い文献が、ここで関係してくる。第二章で強調したように、この理論の基本的な主張は、「人間の行動のかなりの部分は、死を超克するために、文化的な世界観を信じつづけ、自尊心を守ることに向けられている」ということである。[*15] 言い換えると、人間は自分の死を予想し、それが少なからぬ不安と恐怖を引き起こすのである。知覚者に来たるべき死について考えさせると、外集団の成員をステレオタイプ化し、差別する傾向が急激に強まる。それによって自尊心と安定感を保ち、恐怖をはねのけようとするのである。そして、自尊心と安定感を保つには、安定性と不変性を維持できるさまざまな心理機制が用いられる可能性がある。内集団との同一化、昔から抱いている文化的世界観への執着、ステレオタイプ化された考え方（これは観察者が認知的に過負荷状態にあるか、ストレスを感じているときに起きる）、外集団の成員の侮辱などの心理機制である。

　存在脅威管理理論の典型的な反応を最も引き出しやすいのは、知らないうちにわが身に間接的脅威を与えるような刺激である。[*16] つまり、気づきにくい形で将来の死の不安をかき立てる状況や経験に遭遇したとき、特に安定を保とうとし、外集団の成員への最も残酷な対応をあおろうとするのである。精神障害の根拠とされる行動も、精神的疾病というラベルも、まさにこの種の間接的脅威を生む有力候補である。これらは動揺を引き起こし、常識破りで、ときには反社会的かつ不合理であるため、直接的に死の不可避性を伝えるというよりは、不安をあおり、安定性と身の安全を脅かすのである。言い換えると、重い精神障害の特徴のなかには直接的脅威を生むものもあるが、実存的な不安を引き出し、漠然とした偏見を生じさせ、脅威の発生源から逃れたいという具体的な動機づけをもたらす可能性が特に高いのは、不合理な行動、制御不能な行動、自暴自棄な行動など、混乱した行動の間接的かつ象徴的な脅威だということである。未知のものへの恐怖は、深いレベルの反応を引き起こしうるのである。[*17]

　結局、精神的疾病の象徴的な脅威の深さこそが、多くの人から激しい反応を引き出す一因なのかもしれない。精神障害によって生じる行動は、不安を覚えさせるうえに、自分もいつ理性と意志力を失うかわからないことを知覚者に思い出させる。多くの人が抱く最大の恐怖は、精神と感情の機能をコントロールしきれなくなることである。そのようなメッセージを発する相手から離れたいという誘惑は、強力かつ瞬時に起きる可能性があり、処罰の傾向が現れるのも時間の問題である。

反応の段階

スタンガー（Stangor）とクランドール（Crandall）は三段階のスティグマ付与モデルを提示している。第一段階では、スティグマを受けた集団の成員が生む現実的または象徴的な脅威の種類によって、知覚者が事実を歪曲し、自分とスティグマを受けた人との差異を誇張する。[*18] このような歪曲のなかには「私たち対彼ら」という区別に発展するステレオタイプもあり、それによって集団間の差異がさらに増幅され、偏見が生じる場合もある。言い換えれば、脅威を寄せつけないため、不合理で予期せぬ行動を取る人との間に、さらなる心理的な壁を作る動機づけが存在するのである。このように距離を取ると、当初の脅威は拡大され、内集団との一体感を強めて外集団から自分を区別するという、人間の基本的性向が助長される。

第二に、以上のように逸脱を増幅させると、その逸脱者は人間以下だという見方に発展しやすい。つまり、逸脱者には、ほかの人間全員がもっている基本的な性質が欠けていることになるのである。人種的、民族的少数派集団（および精神的疾病を抱えた人）への反応の歴史を見ればすぐわかるように、ここまでくると過激な反応が起きてもおかしくない。内集団と社会全体のために、地域社会（あるいは世界）からそのような人間の悪影響を排除する口実が生まれるからである。

第三に、社会のコミュニケーションによって、スティグマを受けた集団のステレオタイプ化された怖いイメージが強化される。これは一般的な会話や噂話によって起きる場合もあるが、テクノロジーが発達している社会では、ステレオタイプの強化にマスメディアが重要な役割を果たす。このような伝達によって脅威はさらに増幅、拡大され、たいていの場合、スティグマを受けた集団の成員には欠陥や倫理的な落ち度があるという、幅広い文化的合意が生まれる。

リンクらは、精神障害に関わるスティグマの理論のなかで、主な段階を次のように仮定している。（1）精神障害を抱えた人のラベリング、（2）そのラベルに関連したステレオタイプ化、（3）ステレオタイプ化から生じる「私たち対彼ら」の区別、（4）知覚者側の感情的反応（怒り、恐れ、憐れみ、不安など）と、スティグマを受けた側の相補的な感情的反応（当惑、恥、恐れ、疎外感）、（5）結果として引き起こされる地位の喪失と差別である。[*19] スタンガーとクランドールのモデルと同じく、このモデルでもやはり、最初はラベリングや区別という個人的なプロセスから始まって、差別的な政策などの社会的、構造的な影響に発展していく。

ここで重要な点を二つ強調したい。第一に、社会的知覚者の感情的反応と、スティグマを受けた側の感情的反応の両方が、このモデルの中核的な要素になっている。特に、嫌悪感、恐怖、怒りは、それぞれ回避戦略、追放、処罰と密接に結びついており、精神的疾病に対する一般市民の反応の諸側面を特徴づけていると思われる。第二に、このモデルの最終段階となっている差別的慣行は、当然ながら社会的不公正をもたらすだけでなく、精神的疾病を抱えた人の権利と社会的地位の喪失も引き起こす。しかし、このような構造的な不公正は、それ自体がシステム正当化と関連するプロセスの引き金になり、その人へのさらなる侮辱を招く。言い換えると、精神的疾病を抱えた人が社会的に低い地位を占め、低い評価を受けている限り、知覚者は地位の低さを本人たちのせいにして、社会の基本的な公平さを信じつづけ、理性を保つための懸命の努力を強める可能性が高い。こうなると悪循環が始まり、個人、社会、制度というスティグマ付与の三つのレベルが、それぞれ助長し合うようになる。

社会的権力

リンクらは、スティグマ付与における社会的権力の重要な役割も強調している。つまり、スティグマが生じるのは、支配的な社会集団が、それほど有力ではない集団の特質をおとしめたときだけだということである。権力の弱い人がステレオタイプ化やラベリングを行なっても、通常、最上層に位置する人には心理的にも政治的にも大して影響しない。そのため、スティグマ付与は、社会の有力な集団の価値観と切り離すことができない。そのような集団が、さまざまな行動と価値観のなかでどれが容認され、どれが脅威を与えるかをおおかた決定するのである。

この考え方のよい点は、イデオロギーが変化すれば、不適切で容認できないとみなされる特質や行動も変わりうるということである。そうなれば、偏見と差別も弱まるかもしれない。脅威となる特定の行動を示す人を排除するような、自然選択されたモジュールがもし存在するとしても、それは文化の規範に応じて下された価値判断によって活性化する可能性がきわめて高い。将来は、精神的疾病に関連した特定の逸脱行動について、不道徳なのではなく、そのような行動を示す強い生物学的な素因があり（ただし、それだけが原因ではない）、治療すれば実質的な効果が得られるという見方が有力になるかもしれない。このような見方は、基本的な態度を大きく変える可能性がある。規範が変われば、スティグマは弱まるだろう。

スティグマの自己付与と対処反応

スティグマ付与は、それを経験する人にどのような影響を及ぼすのか？　最近の文献によると、個人の反応は対処という動的なプロセスの一部であり、人によって異なるうえに、時とともに変化するという。[*20]

第一に、民族的な特徴や身体障害とは異なり、精神障害の履歴はたいていの場合、隠すことができる。つまり、そのような履歴をもつ人は、社会的パートナーに打ち明けるか否かについてジレンマに陥りやすいのである。隠せるスティグマは強い不安を引き起こす。そのため、社会的相互作用の最中に、自分の履歴が「発覚する」恐れや、行動の逸脱が表に現れることへの不安に気を取られる可能性が高い。ゴッフマンによる草分け的な文献のなかでは、隠せるスティグマを抱えた人が取る調節行動がはっきり論じられているし、もっと新しい文献でも、このような人たちがぶつかる困難――たとえば、スティグマを受ける状態を隠そうとしても、表に現れてしまうのではないかと悩むこと――が指摘されている。現に、目につきやすいスティグマを抱えた人と比べて、隠せるスティグマを抱えた人は通常、自尊心が低く、苦悩や否定的な感情が強い[*21]。

意外ではないが、精神的疾病のような隠せるスティグマに対処する場合、事実の秘匿とひきこもりが戦術に選ばれることが多い。精神障害の病歴が周囲に知れれば、地位を失ったり、差別を受けたり、恥辱を味わったりするかもしれないからである。ただし、このような戦術は短期的には自尊心を守れるかもしれないが、社会的サポートをいっそう受けにくくなってしまう。そのうえ、社会的接触の最中、症状やそれに関連する履歴を隠すためには多大な精神的努力が必要になる。そのような努力をしていると、まさに自分が隠している特質のことばかりが頭に浮かんできたり、強い認知的、生理的活性化が起きたりする可能性が高い。隠す行為は逆効果となり、やり取りがぎくしゃくするだろう[*22]。二者間の相互作用にも、精神障害のスティグマ付与は強い影響を及ぼしうるのである。

第二に、最近の考え方で強調されているのは、精神的疾病を抱えた人が、避けられたり、おとしめられたりした場合にきわめて多様な反応を示すということである。研究では、スティグマが生むいくつかの一般的な影響――社会的拒絶、孤立、秘匿のほか、経済的な損失が生じたり、十分な有効性のある治療を受けにくかったり、恥が内面化されたりしがちなことなど[*23]――が証明されているが、このような反応傾向は決して一様ではない。スティグマを受けた人のなかには、義憤という反応を示す人や、偏見とスティグマ付与を無視して自分の人生を突き進む人もいれば、否定的なメッセージを内面化して自己イメージを損なうという典型的なパターンを示す人もいるが、その差が出るのはなぜなのかを分析するモデルも現れはじめている。ワトソン（Watson）とリヴァー（River）は、個人差を説明する数多くの理由のうち、次の二つを強調している。（a）受ける差別の正当性に対する認識、（b）同じようにスティグマを受けている人たちとの同一化である。[24]

フィードバックの正当性と帰属のあいまい性

　スティグマを受ける恐れのある人は、不平等な扱いや否定的なフィードバックを受けても、それは自分の欠陥を反映しているのではなく、知覚者の偏見こそがスティグマの原因だと信じつづけるかもしれない。この信念は、否定的なメッセージの内面化を防ぐことができるため、スティグマを多数派の誤った価値観のせいだと考えることは、適応的な反応に見えるだろう。しかし、それには代償が伴う恐れがある。原因を外部に帰すると、自分が変わろうという動機づけがほとんど生まれないからである。つまり、スティグマが存在する理由がもっぱら偏見のためだとすれば、社会的なフィードバックに注意を払う必要はないということになる。

　この現象は、精神的疾病に関しては深刻な問題をはらんでいる。スティグマを受けるほかの多くの状態と異なり、精神的疾病は身体的差異ではなく一種の能力低下である。言い換えれば、精神障害は治療に値する機能不全の状態なのである。自分の状態に関するフィードバックを完全に偏見またはスティグマのせいにしてしまえば、介入を受けようと考える動機づけはほとんど生まれないだろう。もちろん、それとは逆にすべての否定的なフィードバックを内面化し、自分自身の欠陥が原因だと考えれば、大きなダメージを被るはずである。メッセージの受け手はそれ以上のコミュニケーションを断つかもしれない。

これに関連する概念は、**帰属のあいまい性**である。つまり、スティグマを受ける状態に関する否定的なフィードバックを、何のせいにするべきか判断する難しさのことである。知覚者の偏見のせいにするべきなのか、それとも自分自身の何かのせいにするべきなのか？[*25] 外部の要因のみに原因を帰した場合、自己イメージは保てるかもしれないが、必要な内面的変化を考えなくなってしまう。一方、内面的な欠陥のみに原因を帰した場合、個人的に大きなダメージを被る恐れがある。とりわけ精神障害の場合、理想的な解決策は、バランスの取れた考え方に到達することだろう。たとえば、スティグマは偏見から生じる場合が多いが、個人的なフィードバックの、少なくとも一部は参考になるかもしれないという考え方である。ただし、このような原因帰属の配分とバランスの取り方がわかるほどの把握力は、簡単に得られるものではない。

集団の一体感

スティグマを受けている集団の成員が、同じ立場にあるほかの人と強い一体感をもち、特にスティグマを撲滅すべく社会変革に努力するようになれば、エンパワメントにつながる可能性がある。このような戦略は、人種的、民族的、性的少数派によって用いられ、その結果、集団のアイデンティティが確立された。しかし、精神障害を抱える人同士がこのような一体感をもつ機会は、つい最近までほとんどなかった。精神的疾病を抱えた人は往々にして孤立しており、社会的サポートを受ける機会を逸してきたのである。それは、多くの精神障害によって生じる社会的機能の支障のせいでもあるし、精神障害を抱えた人たちの連帯、つまり集団の一体感がなかったためでもある。

現在、精神的疾病を抱えた人とその家族には、自助団体と権利擁護団体に参加するという選択肢がある。このような団体が明示している目的のひとつは、社会的サポートを育み、共通の目標を推進することである。そうすれば、スティグマ付与による影響の一部を軽減するのに非常に効果的かもしれない。第九章と一一章では、このような団体への参加がスティグマの克服に役立つ可能性について詳しく述べる。

ステレオタイプ脅威とアイデンティティ脅威

人種や性別に対する偏見の研究を見ると、スティグマを受けた人の反応に関する最近の理論の多くが、社会心理学の二つの考え方――ステレオタイプ脅威とアイデンティティ脅威――から生じている。[*26] ステレオタイプ脅威が引き起こされるのは、（a）関連するステレオタイプ（たとえば、女性は数学に弱いという考え方）が存在するときと、（b）能力を示す機会が生じ、スティグマを受けている人の能力がその特質との関連で判断されそうなとき（たとえば、数学のテストが知能診断と銘打たれている場合）である。このようなステレオタイプ脅威の条件下では、スティグマを受けている集団の示す能力は低下する（もともとのテストの点数を考慮して調整した場合）。これに関する研究は、主に人種的少数派や女性など、明白なスティグマを抱えた集団を対象としており、たいていは認知能力に注目しているため、ステレオタイプ脅威を精神的疾病に適用できるかどうかはわからない。精神的疾病はたいてい隠すことができ、理性の欠如、コントロール不能、社交下手など、多様なステレオタイプを引き起こすからである。

しかし、ステレオタイプ脅威がもつ意味合いは深刻である。たとえば、精神障害は例外なく暴力と関連しているというステレオタイプについて考えてほしい。これはメディアが盛んに広めているイメージである。このステレオタイプが対立の場面で活性化され、一種の自己成就予言が起きることもありうる。つまり、腹の立つことが起きたとき、精神的疾病を抱えた人が暴力のステレオタイプをあまりにも気にかけていると、腹立ちまぎれに、あえて攻撃性や行動化の性向を示し、ステレオタイプを裏づけてしまうかもしれないのである。社会的知覚者は、対立的な言動を予想したり、自分自身の恐怖や敵意を伝えたりして、図らずもこの性向をあおってしまう恐れがある。以上のような可能性は推測にすぎないが、研究すべき重要な領域ではある。

第二に、アイデンティティ脅威モデルの重要な前提は、スティグマを受けると、その人の能力が特定の状況下で低下するだけでなく、社会的アイデンティティ全体が損なわれる恐れもあるということである。これには、いくつかの要因が作用すると考えられる。たとえば、スティグマを受けている集団の社会的表象は千差万別である。それほど顕著ではないもの（たとえば、左利きのスティグマなど）もあれば、甚だしいものもある（たとえば、イスラム教徒や精神的疾病に対するメディアの描写など）。また、主要な環境要因も関係する。たとえば、「多数派集団」の成員が高い割合を占める状況に置かれれば、外集団の人にとってはアイデンティティを脅かされかねない。そのうえ、スティグマ意識（ある文化に存在するスティグマに気づいていること）や、拒絶に対する感受性（他者から避けられることを予想することなど）といった個人的な特徴によっても、スティグマ付与を大いに感じやすくなる可能性がある。

アイデンティティ脅威モデルでは、スティグマの犠牲者を、自らの社会的環境と差別対応能力を能動的に評価する存在だとみなす。[*27] スティグマを受けた人の最終的反応を大きく左右するのは、認知的評価、つまり状況と自分の対処反応をどのように解釈するかである。まず、スティグマをとてつもなく大きい（自分のアイデンティティをのみ込んでしまうほどの）ものと認識する人もいれば、ある程度、限定されたものとして認識する人もいる。次は自己評価で、自分はそのストレス因子または脅威に対処できると思う人もいれば、まったく対処できないと感じる人もいる。スティグマの脅威が大きすぎ、自分の対処反応では太刀打ちできないと思った場合、いくつかの随意反応と不随意反応が起きる可能性がある。たとえば、自尊心が低下したり、成績が落ちたり、さらには身体的健康を害したりする場合さえある。一方、その脅威を対処可能だとみなした場合は、自分には歯が立たないとは思わず、挑戦しがいのある状況だと思うだろう。そうなれば、差別とスティグマを克服できるもの、克服すべきものとしてとらえるようになり、積極的な対処戦略が考えられるようになる。ただし、このようなモデルを精神的疾病に適用した研究はほとんどない。[*28]

　精神的疾病に対するスティグマ付与の特に厄介な部分は、スティグマを受けた人に、恥の意識と沈黙と希望の喪失を引き起こしがちなことである。それでも、スティグマの自己付与は避けられないわけではない。さまざまな要因（構造的要因、状況的要因、個人的評価）によって、スティグマを与えるメッセージを無視したり、問題解決に向けて積極的に対処したりできるようになる可能性がある。しかし、第二章で論じたように、精神障害には意欲の乏しさ、悲観、統合された自己感の欠如が伴う場合が多々あるため、そのような症状と支障自体が積極的な対処をきわめて困難にしてしまう。

現代社会では、スティグマ付与は強まったのか、弱まったのか

　重い精神障害へのスティグマが半世紀前よりさらに強まったという研究結果を、どのように解釈すればよいのか？　もしこれが事実だとしたら――つまり、精神的疾病に関する一般市民の知識が増えているにもかかわらず、スティグマ付与が強まっているなら――どのような要因が関係しているのか？[*29]

　第一に、都市化が進むと、逸脱の示される場面がより多くの人の目につくようになる。現在、近代化して人口の密集した都市環境が、世界中に増えている。それと並行して、多くの国では、精神科の病院や施設の閉鎖を強行する政策がとられた。そのため、より多くの一般市民が、重い精神的疾病を抱えた人をかつてないほど見かけるようになった。要するに、単に精神障害と接する機会を増やしたという理由から、欧米化と都市化が、寛容さの低下およびスティ

グマの強まりと関係しているかもしれないのである。

第二に、多くの社会では教育レベルが上がるとともに、仕事のハイテク化によって高度なスキルが必要になった。そうなると、素朴な地方文化と比べて、精神障害に付随しがちな学業の挫折と失業が目立ちやすくなるうえに、大きな損失を生むことになる。言い換えると、現代社会で学力や職業能力の重要度が高まったからこそ、精神的疾病のような社会的上昇を阻む要因が、より強いスティグマを受けかねないのである。

第三に、中産階級が大幅に拡大すると、行動の標準化傾向が現れる可能性がある。中産階級の価値観では、周囲と同じ行動や礼儀正しい振る舞いが重視されがちである。そのため、テクノロジーの進んだ文化では、周囲と異なる行動は逸脱度が激しいように感じられ、大きな不安を抱かせるかもしれない。

第四に、現代では、特に先進工業国でマスメディアに接する人の数が増えている。そしてマスメディアは、精神的疾病を抱えた人に対する極端にステレオタイプ化された見方を盛んにあおっている。電子メディアが広範な文化的影響力をもっている文化には、ステレオタイプ化された精神的疾病のイメージをまき散らす経路が多数ある。このようなイメージがスティグマに関して大きな役割を果たすように思われる。

結局、工業化社会では、高度なテクノロジーや画一的な行動が重んじられるとともに、マスメディアが支配的な世界観とステレオタイプを描写する。これらの要因がみな、スティグマ付与の低減ではなく、強化に関係している可能性がある。そのうえ、重い精神的疾病と暴力の関連性が誇張されることで――メディアだけでなく、強制入院の主な基準を「危険性」と定めている民事収容の規定も、このイメージを広めている――強いスティグマが生じる。欧米化が進み、教育の重要度が増し、ハイテク化していく世界では、おそらくスティグマ付与と闘うことは途方もなく困難だろう。[*30]

実際、現代には逆説的な状況が存在している。一方では、欧米諸国を中心とした最近の科学的、臨床的進歩によって、多くの精神的疾病に効果的な治療を提供できる希望がかつてないほど高まった。しかし、統合失調症のような重い精神障害が好ましい転帰を示しやすいのは、欧米諸国ではなくアフリカとアジアの、一部の非工業化社会だというデータがある。つまり、統合失調症の有病率は世界中でほぼ等しいにもかかわらず、都市化されていない一部の伝統的文化こそが、長期的によい転帰をもたらせるようなのである。そのような社会では、一定期間きわめて不合理な行動を示しても不利益を被らずに済んだり、行動パターンがいくらか正常に戻れば、職や住居を得る機会があったりする。[*31]

したがって、精神的疾病を回復させ、スティグマと闘うためには、最新の治療以上のものが必要だと言えそうである。また、現代社会における逸脱行動の位置づけを根本から見直したり、混乱した行動を示す人と既存の社会制度とを調和させる手段を講じたりする必要もある。

コントロール能力への原因帰属を再検討する

逸脱行動のコントロールと責任に関する知覚者の考え方は、精神的疾病を抱えた人への受容と拒絶にどのような影響を及ぼすのか？　このテーマは重要なので、第四章で挙げたいくつかの点をさらに詳しく論じたい。

第一に、多くの社会心理学研究によると、否定的な行動または社会的に逸脱した行動がコントロール可能なものだとみなされた場合――つまり、その行動が本人の個人的な責任の範囲内にある場合――厳しい反応が示されるのがふつうだが、コントロール不能で本人に責任がないとみなされた場合、比較的穏やかな反応が示されるという。[*32] ヒポクラテスをはじめとして、多くの改革活動は精神障害が「ほかの病気と同じ」ように、生物医学的な原因をもつ、コントロール不能な状態だという主張に立脚してきた。精神的疾病を脳疾患に改称させようとする最近の取り組みは、まさにこのような原因帰属の転換に根差している。

第二に、その一方で、本人がまったくコントロールできない特質も、厳しいスティグマ付与を受けることは明らかである。特にわかりやすい例が、民族と肌の色である。これらはコントロール不能な特質だが、いつの時代にもきわめて激しい偏見とスティグマを引き起こした。コントロール不能な「問題」またはスティグマが、自動的に、あるいは日常的に温かい視線を向けられると考えるのは単純すぎる。

第三に、混乱した行動について言うなら、知覚者は行動の原因が何であれ、考える前にほぼ反射的に距離を取る可能性がある。脅威となる行動パターンのなかには、反射的な嫌悪感を引き起こすものがあるかもしれないし、認知的な説明や推論が行なわれないうちに起きる感情的反応も多い[*33]。原因を考えもしないうちに多くの反応が現れるとなると、精神的疾病の場合、スティグマ付与の原因帰属モデルはそれほど重要ではないのかもしれない。

第四に、歴史を通じて、精神障害の原因の説明には複数の要因が複雑に入り交じっていた。たとえば、悪魔信仰に基づく説明では、憑依されたことが異常行動の原因だとみなされたが、憑依される危険を生んだのは個人的な弱さと信仰心の欠如だとも考えられた。つまり、逸脱行動を引き起こすコントロール不能の外的要因が、コントロール可能な内的な欠点や弱さから生じるというのである。このように、混乱した行動を示す人は原因帰属に関して「二重の責め」を受けがちである。自然主義的な説明――精神障害は疾患プロセスから生じるという見方――でさえ、症状が不可解な場合や脅威を与える場合は、コントロール可能な原因を持ち出しかねない。「不安定」または「弱い」性格的特質が発症の根底にあるとみなすのである[*34]。

第五に、現代では精神的疾病を生物医学、脳疾患、遺伝の観点から説明するモデルに再び関心が高まっている。このようなモデルは「逸脱行動はほとんど、あるいは全面的に、コントロール不能な要因によって生じる」という考え方を促すが、行動と感情は意志と本人のコントロールの産物だと広く考えられているため、必ずしも簡単に受け入れられるわけではない。しかし、仮に知覚者が生物医学的、遺伝学的な原因帰属を信じるようになり、異常行動は欠陥遺伝子や、神経化学的な異常の現れだという主張を受け入れたら、今度はそのような行動的、感情的な問題を死ぬまで続く不変のものだと考え、それを変えるために当事者にできることはほとんどないと思ってしまうかもしれない。このような本質主義的な考え方は、慢性性と根本的な差異を想起させ、悲観だけでなく絶望さえ引き起こす可能性が高い。

　また、この考え方は、当事者が遺伝的に劣っていて、欠陥をもっているという信念さえ生みかねない。その状態の原因がもっぱら異常な遺伝子だと考えられた場合、当事者はほかのすべての人間と質的に異なり、人間以下の見知らぬ部族または異邦人のようなものだと認識される可能性がある。そうなれば、部族のスティグマに関連した、きわめて過酷で搾取的な反応さえ示される恐れがある。現に、逸脱行動の原因を心理社会的な影響要因ではなく、遺伝学的、生物医学的な異常に帰した場合、懲罰的な行動が増えることが、実験的証拠によって示されている。[*35]

　実際の状況は白とも黒とも言えない。前述したように、精神的疾病の原因を生物医学的な要因に帰すると、少なくとも表向きの態度では非難が弱まり、社会的距離が縮まりうるという証拠もある。しかし、ほかの研究を見ると、この原因帰属は決してスティグマ低減の万能薬ではないという結論が出ている。生物医学的要因のみに原因を帰するモデルは、当事者が汚点と欠陥をもっているという見方を生みかねないからである。社会全体で考えると、特定集団（たとえば、精神的疾病を抱える人たち）の遺伝的劣等性を強調する消極的優生学モデルは、強制断種または大量虐殺の政策に行き着く恐れがある。実際、強制断種は二〇世紀前半のアメリカで広く行なわれ、大量虐殺はナチス時代のドイツで実施された。

　最近の調査データを見ると、一般市民が精神的疾病の原因に対して多次元的な見方をもっていることがわかる。生活上のストレスと生物学的要因の両方が危険因子になると考えているのである。[*36] もしかしたら、精神的疾病への社会の懲罰的反応を引き起こすのは、生物遺伝学的要因**のみ**への原因帰属なのかもしれない。言い換えれば、精神障害が欠陥遺伝子のみによって生じるなら、そこには人間性がほとんどないことになる。似た例として挙げられるのが、精神的疾病が誤った子育てのみによって生じるという過去の考え方であり、これは家族への甚だしいスティグマ付与を助長した。以上のことからわかるのは、精神障害を抱える人やその家族を孤立させ、ステレオタイプ化し、責め立て、人間性を否定するような還元主義的な考え方は、本質的にスティグマを与えるものだということである。

　肯定的な反応を生じさせるためには、次の二つの考え方が肝要であるように思われる。一つめは、精神障害を形成するのは潜在的な精神生物学的リスクだが、このリスクは生活上のつらい出来事への反応によって喚起され、家族と環境によって決定される（じかに引き起こされるわけではない）という考え方である。つまり、精神的疾病には生物学的な原因があるが、症状のありかたを決めるうえで、個人的、社会的要因はやはり重要なのである。二つめは、重い精神的疾病には生物学的なリスクはもちろん、遺伝的なリスクさえあるが、それでも当事者と家族の努力は最終的な転帰を左右し、有益な変化をもたらすうえできわめて重要だという考え方である。つまり、精神的疾病の原因について当事者と家族を**非難**することは避けるべきだが、治療を受けることに対する当事者と家族の**責任**は決定的に重要なのである。現代では、複雑な問いに一言で簡潔に答えることが求められるため、このようなメッセージは伝えにくいかもしれない。[*37]

重篤ではない精神障害について

多くの精神障害は、影響や脅威や理性の喪失の程度で言えば——ここでは特に顕著な例を一部だけ挙げるが——統合失調症、重いうつ病と双極性障害、広場恐怖、強迫性障害、自閉症、重い摂食障害ほど深刻ではない。問題は、これまでに述べてきた主張が、軽度または中等度の精神障害、たとえば学習障害や、恐怖症や、注意力に関する比較的軽度の問題にも当てはまるのかということである。[*38]

一例を挙げると、現在の診断システムに含まれる多くの精神障害は、かつては人間の多様性または生活上の問題だとみなされていた。現在では、そのような行動面、感情面の問題にも「精神障害」と「精神的疾病」という言葉が適用されている。ところが、これらのラベルはステレオタイプと結びついているため、どのような逸脱行動であれ、ラベルが貼られれば必ずスティグマを受ける恐れがある。第五章で書いたように、「精神的疾病」のラベルが最も影響力をもつのは、それが**正常レベル**の行動パターンまたは**軽度**の障害と結びつけられたときである。そのうえ、知覚者が精神障害を暴力や危険性と同一視していれば、ラベルによって、大きな距離を取ったり激しく非難したりするといった行動が引き出されやすい。[*39]精神的疾病を抱えた人は必ず暴力的か、倫理面で欠陥があるという見方を社会の成員が内面化していた場合、行動パターンがそれほど深刻なものではなくても、ラベルによって一連のステレオタイプが喚起される可能性がある。

精神障害の範囲拡大がもたらした影響はほかにもある。たとえば、現在の人口の四分の一以上が精神障害を抱えているとか、生涯リスクが五〇%に近いなどという話は、考えても腑に落ちない。[*40]それどころか、製薬業界が可能な限り利益を増やすために、さまざまな身体疾患や精神障害の診断と治療の閾値を下げようとしているという見方さえ、広がっている。結果的に、一般市民は一種の反動として、**いかなる**精神的疾病の存在も信じなくなるかもしれない。[*41]「精神障害によるもの」と分類されるようになった問題行動があまりにも多いために、すでに認められている精神障害の妥当性さえ疑われてしまう。

精神的疾病と診断されうる人の数が増えれば、スティグマが和らぐ可能性もある。自分の状態は精神的疾病の範疇に入ると認識する人が増えるうえに、心理療法と薬物療法もさらに普及するからである。実際、有益な治療法の受容の広がりによってスティグマが低減する可能性は、無視すべきではない。しかし、範囲があまりにも拡大されれば、いかなる精神障害の妥当性も疑われるようになり、精神的疾病が軽視される恐れもある。スティグマについて言うなら、病状がさほど重くなく、自らを向上させるために自発的に治療を受ける人と、病状が重く、ひどく不合理な行動パターンを示し、制限的または強制的な治療の必要がある人との隔たりが広がっているように見える。なかでも特に重い精神的疾病はただでさえ強いスティグマを受けているのに、生物遺伝学的な原因がほかの要因を排除するほど強調されれば、さらなるスティグマを負う恐れがある。

比較的重くない精神障害の場合、それほど目立たず、不合理な行動も示さないが、まさにそのせいで大きなスティグマを受ける恐れがある。言い換えると、ふだんは見かけも振る舞いも印象も「正常」だが、特定の場面（恐怖症を抱える人の場合は特定のものや状況、高機能自閉症を抱える人の場合は社会的接触など）のみで問題を示す場合、その人は故意に感情を行動化しており――本人が子どもや青少年の場合は、親が――十分にコントロールと抑制を働かせていないのだと思われるかもしれない。症状が特定の場面のみでたまにしか示されず、その人が広範な障害をもっていることがすぐに認識されない場合、周囲から高い期待を抱かれるため、いざ逸脱が現れるとスティグマが強まる恐れがある。この一連の問題については、わかっていることがきわめて少ない。

結論

第一に、社会認知的プロセス（カテゴリー化とステレオタイプ化を含む）が誰にでも起こり、内集団への同一化が広範に存在する以上、スキーマの形成と、少なくともある程度のステレオタイプ化は、どの社会集団にも生じるはずである。しかし、そのような自動的な反応が、精神的疾病を抱える人への強い偏見、甚だしい差別、人間以下の存在だという見方につながることは避けられないわけではない。つまり、カテゴリー化とステレオタイプ形成という正常な社会認知的プロセスを、「精神的疾病は変化することがなく、必然的に欠陥を伴う」という考え方と混同するのは誤りなのである。第九、一〇、一一章では、人間はバイアスと偏見を示す性向を自覚して直すことができるという前提のもとで、精神的疾病へのスティグマ付与とどのように闘うべきかという問題に真っ向から取り組む。

第二に、精神的疾病のスティグマが一夜にして消える可能性は低いため、スティグマの自己付与に関するさまざまな考え方を忘れないでおくことが重要である。具体的に言えば、精神的疾病に関わる状態や特質が社会の非難と構造的差別を受けた場合、当事者に恥の意識、屈辱感、自己価値感の低下といった結果が生じる可能性が高い。しかし、それはすべての人に生じるわけでも、克服不可能なわけでもない。当事者の絶望感ではなく、前向きな対処を引き出すプロセスについては、学ぶべきことがまだまだある。

精神的疾病へのスティグマ付与のモデルは、今後さらに洗練させていくべきである。この章に記した簡潔なまとめは、今後のモデル形成の出発点になるかもしれない。

第八章

研究の方向性と重要課題

これまでの章の多くで、精神障害へのスティグマ付与についてはまだ知識の欠落があると指摘してきた。この章では、今後の研究の方向性を提案したい。次世代の研究者にとって参考になるだろう。

スティグマの測定と評価

この項では、精神障害に関わるスティグマの基本的な定義、測定時に行なう知識と態度と行動の区別、顕在的なスティグマと潜在的なスティグマについて検討する。まず初めに、精神的疾病に関わるスティグマの測定について、リンクらが行なった学術的考察を取り上げる。[*1] ただし、この権威ある論文に記されている多くの主張をすべて紹介することはできそうにないため、スティグマと、スティグマのプロセスの正確な評価法を編み出すときに忘れてはならない重要事項をいくつか挙げたい。

ステレオタイプ化、偏見、差別、スティグマ付与の区別

研究者は、スティグマの概念をあまり厳密に操作化しない場合や、注意深く測定しない場合が多い。たとえば、精神障害への「スティグマ付与」に関する多くの研究では、認知や態度の調査を、主な測定手段または唯一の測定手段としている。そのほか、たったひとつの行動指標から、スティグマが存在し

ていると推論している研究もある。理想を言えば、スティグマ付与の尺度には、精神的疾病に関する知識不足、ステレオタイプの想起、狭義での否定的態度の保持、排除行動といったものだけでなく、ほかの要素も含めるべきである。スティグマ付与のプロセスに伴うのは、ステレオタイプ化と偏見と差別だけではない。おとしめられた集団の成員には、根深い印、または汚点があるという考えも喚起される。スティグマを負っていると、その「印の付いた」特質によって、あるいは（隠せるスティグマの場合によく見られるように）その特質が露呈する恐れによって、社会的相互作用に緊張が生じることがある。さらにスティグマは、受ける側の自己認識と対処様式に大きな影響を及ぼし、それが家庭や地域社会全体に波及する。

これらのスティグマの側面すべてを研究に含めろというのは、無理な相談だろう。そもそも、複数の社会的ネットワークを長期的に追い、知覚者側とスティグマを経験する側の両方のデータを盛り込める研究など、めったにない。しかし、重要なのは、研究者がスティグマのプロセス研究で何をとらえたいかを真剣に検討し、可能な場合には、関連する変数の理解に役立つ複数の経路を選ぶことである。また、スティグマの根底にあるメカニズムを見きわめる努力もしてほしい。それはたとえば、秘匿可能性、経過あるいは慢性性、破壊力、美醜、危険性、原因のほか、スティグマをめぐる対人的な力学といった次元などのことである。おとしめられることによって、犠牲者がどのような影響を被るかも検証するのが望ましい。スティグマ付与の周期性、時間を超えて及ぼす影響、そして精神的疾病自体の影響との区別の仕方を解明するには、影響の相互的なプロセスを理解することが重要である。

要するに、この分野の研究基盤が、態度に関する貧弱な項目群だけだったり、たったひとつの行動指標だったりすれば、精神障害はスティグマを受けているという主張が軽視されて、実際にはスティグマを受けていないという見方が復活しかねないのである。次世代の研究者は、スティグマの証明をできるだけ完全に行ない、測定されたスティグマの特質と主要な概念モデルを合致させなければならない。おそらく、（a）知識を測定しているときと、態度を探っているときと、指標が行動的差別であるときを明示し、（b）自分が選んだ測定法の制限も含めて、その研究結果がスティグマのプロセスの複雑さにどのような意味合いをもっているかを論じるのがよいだろう。

知識と態度と行動の関連づけと、堅実な研究方針の採用

スティグマのモデルを構築する際、研究者は、精神障害の知識と精神的疾病を抱えた人への態度とが直接関連しているとか、知識または態度が行動反応の完璧な予測因子になるなどという、無意識の決めつけを行なうべきではない。[*2] 言い換えると、あるテーマの知識をもっているからといって、その問題への特定の態度が形成されるわけではないし、行動傾向が必ずしも態度や好みから直接、生じるとも限らない。

ほかにも、研究において留意すべき一般的な原則がいくつかある。第一に、可能な場合には、この分野における初期の多くの研究のように、大規模で代表的なサンプルを用いるのが賢明だろう。[*3] 大学生という便利なサンプルは、重要な情報を提供してくれるかもしれないが、母集団の年齢、学歴、社会階級を代表しているとはとても言えない。

第二に、明白であるにもかかわらず、実際には過小評価されている事実がある。それは、表明される態度は社会的な望ましさの影響を受ける場合があるということである。参加者は、冷淡だとか偏見をもっているなどとは思われたくないし、社会の規範は、不利な立場にある人への非難を許さなくなってきている（ただし、人種的少数派は別として、これは精神的疾病を抱えた人にはあまり当てはまらないかもしれない）。主にそのような理由から、参加者は質問表では、精神障害を抱えた人に好意的な態度を示すかもしれないのである。リンクとカレンの研究は、精神科病院への入

院に対する態度において、回答者が社会的な望ましさを示すことを証明するのに一役買った。[*4] 研究者は、回答者の考えをより正確に把握するために、リンクとカレンが提唱している回答形式（「大半の人」「自分自身」「理想的な人」）を検討するとよい。さらに、顕在的態度の尺度だけでなく、潜在的態度を探る課題や、行動指標も検討したほうがよい。

第三に、具体的な話になるが、質問の仕方について興味深い事実がある。人種に関わる態度の尺度として、対義語を使ったSD法で回答者に評価を求めると、黒人への評価と白人への評価に差が出ないことが多い。たとえば、「怠惰－意欲的」という連続体では、回答者はこの二集団に同じ点数を付ける傾向がある。しかし、肯定的な形容詞と否定的な形容詞を切り離すと、興味深いパターンが浮かび上がる。否定的な形容詞に関しては、回答者は黒人と白人を同等に評価する（たとえば、同程度に「怠惰」だと評価する）傾向があるが、肯定的な形容詞に関しては、白人をより高く（たとえば、より「意欲的」だと）評価する傾向があるのである。[*5] このように切り離さなければ、偏見やスティグマの証拠が見落とされてしまう恐れがある。

第四に、精神障害について言うと、固定的で客観的な回答形式の質問表は、自由回答形式の質問表に比べて、得られるスティグマ付与の証拠が弱いことを、ブロックマン（Brockman）らが発見した。おそらく、多項選択式などの、予め決められた回答にはない答えを、自由回答形式なら自由に記せるのだろう。この領域では、論述形式の回答方法を用いている研究はほんのわずかにすぎない。回答の点数計算には時間がかかるが、この方法は検討に値する。[*6]

第五に、精神障害に対する一般市民の考え方の研究を考察するとき、重要な問題がひとつある。それは、態度の尺度を、異なる研究同士および時期の異なるもの同士で比較することが難しいという点である。言い換えると、社会的距離がどれだけ縮小したり、SD法で選ばれる形容詞がどのように変化したりすれば、態度が「改善した」証拠になるのか？　この点で有益なのは、精神障害を抱えた人とその他の障害を抱えた人とを、回答者に直接比較させる研究である。現に、そのような強制的な比較によって、精神障害が物質乱用とホームレス状態とともに、依然として最も好ましくない障害または逸脱に位置づけられていることが判明している(第五章を参照のこと)。絶対的な態度の変化は判断しにくいかもしれないが、精神障害が占める相対的な順位はひとつの手がかりになるだろう。

第六に、態度研究と、行動指標に注目する研究との間には、いまだに根本的な断絶が存在する。たとえば、行動や相互作用を調べる研究の参加者――精神障害者というラベルを貼られた人と直接、相互作用を行なっている(または行なう予定の)人――に、予め精神障害についての一般的な態度を尋ねておくような研究は、なかなか考案できない。精神障害を抱えていると思しき人と相互作用する直前に、回答者に計画や配慮なしに態度や社会的距離の尺度を見せれば、実験的操作に影響を及ぼす恐れがある。しかし、態度尺度の回答を記録したうえで、その回答者がどのような行動傾向と反応を示すかを調べれば、知識の大幅な向上につながるだろう。明らかに重要な課題は、態度と行動の尺度を同じ研究のなかに統合することである。それに加えて、ステレオタイプ化と知識の評価も行なえば申し分ない。

偏見とスティグマの暗黙の表出と明確な表出

民族的、人種的偏見の研究者の多くは、態度と受容度を直截的に測る尺度を使っても、潜在的な態度とバイアスは引き出せないという結論に達した。しかし、現在の社会では露骨な偏見を表すことがもはや社会的に許されないため、表出される可能性が高いのは、潜在的な態度とバイアスである。言い換えると、回答者は従来の直截的な尺度では、以前より好ましい態度または受容的な態度を示すようになったかもしれないが、実は依然として根深い無意識的な性向や反応傾向をもっているかもしれないのである。そこで、象徴的な人種差別のような概念が注目を浴びるようになった。象徴的な人種差別とは、露骨には表出されないが、かわりにプロテスタントの労働倫理を強く支持したり、能力主義を尊んだりするといった形で示される信念体系のことである。

偏見とバイアスの研究に起きた大きな前進のひとつは、隠された態度あるいは潜在的な態度——回答者の意識的な知覚なしに存在すると定義される態度——を引き出す手段が開発されたことである。その代表的な例として、潜在的連合テスト（IAT）が挙げられる。[*7] このテストで回答者は、調べたい刺激を一対の概念と結びつけるのだが、その際の反応の待ち時間、つまり応答時間が結果の尺度となる。実施方法を説明するために、若者と老人に対する潜在的態度を例にとろう。回答者はまず（コンピューター画面で）一人の老人の顔か、若者の顔の写真を目にする。次に、「年老いた」と「若い」、「よい」と「悪い」などの対になった形容詞から、写真にふさわしい言葉を選ぶよう指示される。その後、形容詞が二対、表示される。肯定的な形容詞と否定的な形容詞が、「年老いた」または「若い」のいずれかと組み合わされ、途中でその組み合わせ方が入れ替わる。

「年老いた、よい」という組み合わせのときより、「年老いた、悪い」という組み合わせのときのほうが反応時間が速ければ、老人の顔に潜在的なバイアスをもっていることになる。同じように、「若い、悪い」より、「若い、よい」の反応時間のほうが速ければ、若者の顔を好むバイアスが示唆される。実際、直截的な態度尺度で、年齢に関わるバイアスはまったくないと答えた人が、このような潜在的なバイアスを示すことは多い。繰り返しになるが、回答者は瞬時に答えなければならず、調べたい変数は反応時間であるため、それによって無意識の態度が評価されることが前提になっている。潜在的態度を測定すると、その人の通常の認識レベル下にある反応バイアスを知ることができる。重要なのは、そのような無意識のバイアスが、特定の偏見指標に対して予測因子としての有効性を示すことである。多くの場合、直截的な尺度から得られるものとは違った（それより強い）相関パターンが、基準値に対して示される。[*8]

問題は、このような枠組みが精神障害の領域に適用できるかどうかである。適用の試みはすでに始まっている。たとえば、ティーチマン（Teachman）らが注意深く行なった研究では、肥満を嫌うバイアスが潜在レベルにはあるが顕在レベルにはないことがわかっているし、最近では、精神的疾病への潜在的なバイアスが、標準的な人のサンプルのなかにも、精神的疾病を抱えた人のなかにもあることが判明している。[*9] このような研究の全体的な目的は、直截的な偏見評価法が抱える一般的な問題――社会的な望ましさと、強く条件づけられた潜在的な反応傾向への自覚の欠如――を避けることにある。

精神障害を抱えた人への潜在的な偏見がさらに証明されれば、たとえ意外性はなくても、戸惑いは生じるだろう。多くの回答者が、精神障害を抱えた人へのバイアスを自覚すらしていないことが証明されるからである。しかし、もしそのようなことが明らかになっても、スティグマと闘おうとしている人は過度に悲観すべきではない。現に、人種的、民族的偏見の分野では、無意識の潜在的な反感を示す人も、意識的かつ計画的な手段により、バイアスの克服に向けて前進できることが証明されている。そのうえ、スティグマを受けている集団の成員を肯定的な特質と結びつけて提示するなどして、ステレオタイプに反するイメージに繰り返し触れさせれば、潜在的なバイアスをなくすよう条件づけることもできる。[*10]

精神障害の独立変数を評価する

精神障害という領域において、スティグマを受けているのは実際には何なのか？ 症状自体なのか、特定の診断実体なのか、「精神的疾病」または「元精神科患者」という漠然としたラベルなのか？ このいずれもが、ステレオタイプ、偏見、差別、スティグマの対象になりうるという証拠がある。したがって、独立変数を正確に特定しなければならない。

精神障害に関わるスティグマをテーマとした初期

の研究の多くは、さまざまな精神障害の症状を描写するヴィネットを提示していた。そのような描写が精神的疾病だと認識されるかどうかを判断し、症状を示す人との間にどれだけの社会的距離が望まれるかを調べるためである（第五章を参照のこと）。そのような描写が精神障害の範疇に入ると認識できる一般市民は、数十年前より増えたという証拠は存在するが、何度も論じているように、認識の「正しさ」は必ずしも好意的な態度の強まりとは関連していない。

肝心なのは、「精神的疾病」や「精神障害」という総合的で統一的な構成概念またはラベルの考え方とは裏腹に、実に多様な精神的異常が存在するということである。実際、精神障害を一様のものとみなすことは、無知であるだけでなく、ステレオタイプにつながる可能性もある。そこには、精神的疾病を抱えた人は「みな同じ」だという暗黙の決めつけがあるからである。アメリカでも外国でも、最近、一般市民の態度に関する大規模調査を行なった研究者は、各診断カテゴリーごとに重要な相違があると認識し、各障害や疾病について別個のヴィネットを提示するようになった。どの精神的疾病も依然としてある程度、否定的な反応を受けているが、疾病ごとに、それぞれ違った誤情報やスティグマ付与と結びついている。[*11]したがって、大半の研究では、各疾病という独立変数についてスティグマを調べることが理にかなっている。もちろん、精神障害または精神的疾病という包括的なラベルが焦点なのであれば、話は別である。実際、第二次ラベリング理論に関する研究では、精神的疾病や元精神科患者という包括的なラベルも、かなり強いスティグマを引き起こしうると強調している。

この点に関しては、考慮すべき事柄がいくつかある。第一に、否定的な態度には、スティグマを受ける状態の慢性性や永続性が関連している可能性が高いため、各状態の長期的経過を回答者がどのように考えているかを探る項目を設けるとよいだろう。一般市民の態度は、大半の精神障害は治らないという強い確信を反映している可能性が高い。[*12]そして、慢性的だという見方は、たとえば統合失調症のような状態が、絶望感、希望の喪失、地位低下と比喩的に結びつけられることと関係している可能性が高い。[*13] 異なる精神的疾病の描写を取り上げ、一般市民がその疾病と、慢性性やコントロール可能性などの特徴をどのように関連づけるかを理解すれば、態度研究がより正確に、そして概念的により厳密になるかもしれない。

第二に、精神障害を、範囲の広い、はっきりした形のないものとみなすのではなく、変化に富んだ個々の種類ごとに考えれば、きわめて重要な事柄に思い至る。精神障害の多くは重篤ではないし、行動レベルでもそれほど本質的に脅威を与えないという事実である。第七章で論じたように、そのような精神障害に一般市民、家族、精神保健の専門家、患者自身が示す反応については、わかっていることがあまりにも少ない。偏見、差別、スティグマ付与に関する研究を、精神障害全体に広げることが重要な目標である。

第三に、精神障害を描写するときは、さまざまな症状パターンを文字で記述したヴィネットを使うことがほとんどである。あるいは、操作の内容が、精神的疾病または元精神科患者のラベルの有無である場合もある。しかし、文字による説明や言葉によるラベルよりも、精神障害に伴う行動と感情のパターンをじかに見せたほうが、はるかに強い刺激になるだろう。精神障害の症状をビデオテープ――または仮想現実シミュレーション――の形で提示する枠組みも、研究者にとっては検討に値するはずである。[*14] このような形で描写するほうが、精神障害の症状との遭遇が人工的ではなく現実的になり、より正確な研究につながるだろう。そのうえ、仮想現実シミュレーションを用いれば、精神障害を経験している人への共感が強まるというおまけも付いてくるかもしれない。ただし、そのためには適切な視点で、適切な文脈づけがなされたシミュレーションを提示する必要がある。

要するに、研究者は、ステレオタイプ化、偏見、差別、スティグマに関わる**従属**変数（この章の冒頭にある「スティグマの測定と評価」の項を参照のこと）を注意深く選ぶだけでなく、精神障害という**独立**変数の考え方と測定法も特定しなければならないのである。

精神障害にスティグマを与える反応を、原因帰属の観点から分析する

本書の重要なテーマのひとつは、帰属理論の根本的な主張と関係している。それは、不快な行動の原因をコントロール可能な要因に帰するとスティグマが強まり、コントロール不能な要因（自然主義的な疾患モデルなど）に帰するとスティグマが弱まるはずだという主張である。しかし、精神障害に関しては、この考え方は大いに疑わしいと私は何度か述べてきた。それどころか、生物遺伝学的な原因帰属は、懲罰的な反応を引き起こす傾向がある。これは悩ましい反面、興味深い現象でもある（第四章と第七章を参照のこと）。

将来の研究者は、精神障害の社会心理学的な説明と原因帰属の説明を、さらに洗練させる必要があるだろう。つまり、現代社会の人々が精神障害、特にその生物医学的な原因帰属について**どのように**考えているのか、私たちはまだ十分わかっていないのである。

たとえば回答者が、実験的に割り当てられた研究条件として、精神障害の生物学的または遺伝的な原因の説明を受けたとする。しかし、それでも回答者は、精神障害を抱えている人が実際には自分の行動をコントロールできたはずであり、生物医学的な原因帰属は、異常行動の現代的な言い訳だと考えつづけることもありうる。このような回答者は、かつての悪魔信仰に基づく説明に似た考え方をするかもしれない。悪魔信仰の説明では、コントロール不能だと思われる原因——悪霊か悪魔による憑依——と、憑依されやすい状態を作った責任を本人に帰する考えが結合していた。意志が弱いか信仰心が足りないために、そうなったのだろうという理屈である。言い換えると、「生物遺伝学的」な原因帰属条件に、実

際にはコントロール可能な要因とコントロール不能な要因が混ざり合っている恐れがあるわけである。

その反面、原因の考え方を一変させる回答者もいるだろう。意志力への原因帰属をすっかり捨て去って、根底にある生まれつきの永続的な欠陥が、問題の行動を生んだと考えるのである。これら二つ（以上）の可能性が、実験的に割り当てられたひとつの条件とみなされれば、研究結果の解釈に混乱が起きるはずである。

そのうえ、子どもの遺伝的側面は、近い将来（遺伝子選択を通じて）かつてないほど意図的な方向づけをなされる可能性が高い。そのとき「逸脱した遺伝子」をもっていれば、それは当人の体質のなかでも完全に**コントロール可能**な部分だとみなされるかもしれない（少なくとも親はコントロールできる）。となると、遺伝的劣等性と思しきものを行動で示している人を、回答者がどのように見るかは、きわめて重要な情報になるだろう。特に、その劣等性が出生前選択や遺伝子操作によって抑制または回避できたかもしれない場合は、なおさらである。[*15]

精神的疾病のさまざまな説明を社会の成員が実際にどのように処理し、理解しているかを見きわめるには、原因に関する従来の多項選択式の尺度より、自由に書ける論述形式の回答方法が必要かもしれない。また、回答者のスキーマには、意識的に内省しにくい部分がある可能性もある。精神障害の個人的な表象や原因帰属を知るためには、個人の深いナラティヴを探り、広告やメディアによる描写を分析し、潜在的態度を調べ、文化的慣習や言語構造（ジョーク、各文化においてよく語られる話など）を検証することが必要である。

精神障害を抱えた人がスティグマに示す反応

精神障害に対する一般市民の態度と行動反応については、六〇年前から体系的な研究が行なわれているが、精神障害を抱えた人が、おとしめられたりスティグマを受けたりする経験をどのように理解し、内面化し、対処するかについては、それほど知られていない。当初は、スティグマを受けた人は必ず、人から押しつけられた汚名を内面化してしまうと考えられていた。しかし、本書で繰り返し強調しているように、現在の考え方では、自尊心の低下と恥の意識はすべての人に見られるわけではないと言われている。[*16] 実際、少数派集団の中には、多数派集団の成員に劣らないほど高い自尊心を示す人が多い。アイデンティティ脅威に、さまざまな対処戦術を用いるのである。

それでも、精神障害を抱えた人は、恥の意識と自尊心の低下を特に示しやすいかもしれない。理由のひとつは、多くの精神的疾病の症状自体にある。対人関係の問題、悲しい気分または不快な気分、孤立、統合された自己感の喪失といった症状が現れうるのである。そのうえ、精神障害を抱えた人たちは、多くの民族的、人種的少数派に比べて、「集団」としての一体性も自覚も乏しい。政治的連帯は集団の一体感を育むとともに、差別とスティグマ付与の恣意性と残酷性を認識させることが多いが、精神障害に関しては、政治的連帯が比較的最近まで見られなかった。以上のような理由を考えれば、非難を内面化することは予想できるだろう。

まだ明らかになっていない基本的な疑問がいくつかある。たとえば、精神障害を抱えた人たちは、ワトソンらが説明した三種類の対処法――スティグマに屈すること、無視すること、積極的に闘うこと――を、どのような相対的比率で示すのか？　そもそも、存在する対処法はこれら三種類だけなのか？　これらのカテゴリーに属する人たちが用いる認知的、情緒的戦略はどのようなものか？　これに関連して、研究者は精神障害を抱えた人に発言の機会を提供することが不可欠である。言い換えると、個人の経験を理解することを目指す研究プログラムの初期段階では、ナラティヴの研究が明らかに必要である。[*17]

ほかにも重要な疑問がある。スティグマへの対処反応のうち、最も適応的なものと、不適応なものは何か？　その人の診断カテゴリー、性格型、精神障害の「経歴の長さ」によって、最適な対処戦略も違うのか？　スティグマの自己付与はどうすれば防げるのか、あるいは、いったんそれが起きてしまったら、どうすれば取り除けるのか？　精神障害を抱えた人が、スティグマおよび差別によるアイデンティティ脅威に下す評価は、何によって左右されるのか？　このような疑問は、現時点ではまだ実質的に手つかずのままである。

重要なテーマがさらに二つある。第一に、過去一〇年間の研究で、一般市民のなかには対人的な拒絶に特に敏感な人がいて、この**拒絶に対する感受性**はその後の人間関係や本人の自己価値感に悪影響を生むことがわかった。[*18] 精神障害を抱えた人がスティグマ付与に適応的な反応を示すか、不適応な反応を示すかは、社会的拒絶への対処の個人差によって予測できる確率が高い。実のところ、スティグマを与えがちな差別的な社会では、教育課程を修了し、仕事と住居を見つけ、有意義な人間関係を築こうとするとき、ある程度、拒絶に鈍感なほうが、粘り強く耐えられるかもしれない。

第二に、おそらく精神的疾病を抱える人の少なくとも一部は、社会の拒絶が恣意的で的外れなものであり、自分の欠点や弱さとは関係ないことを感じ取っているだろう。そのような人にとっては、拒絶が個人的な問題ではなく政治的な問題に見えるかもしれない。この反応が、自尊心の維持を予測する可能性がある。[*19] しかし、それでは社会的パートナーから必要なフィードバックを得ることだけでなく、治療を受けることさえ妨げられる恐れがある。ただし、以上のような概念とプロセスが精神的疾病のスティグマに関連するか、適用できるかどうかについては、やはりほとんど研究されていない。

結局、研究者に必要となるのは、（a）自責の念、恥の意識、批判的なメッセージの内面化を明らかにできるような追加的手段——自由回答方式を含む——と、（b）スティグマの自己付与の特徴と精神障害の症状とを区別できるような研究の枠組みである。そのほか、精神障害を抱えた人のさまざまな対処反応を測定し、対処様式と適応の関係を評価することも不可欠である。対処法の詳しい分類を作成することは重要だろう。ステレオタイプ脅威については、関連性のある精神障害のステレオタイプと、それを引き出す適切な作業を特定する必要がある。最後にアイデンティティ脅威について言うと、社会的アイデンティティを破壊しかねない社会のメッセージや、自らの対処機制に、精神的疾病を抱える人がどのように認知的評価を下すかについては、まだほとんどわかっていない。

スティグマと精神障害に関わる現在の社会問題

近年の多くの政治的、社会的な出来事と問題は、精神障害へのスティグマ付与に重大な意味をもっている。これに関する研究が行なわれるよう、ここでいくつかの問題に簡単に触れておく。

二〇〇〇年からの数年間に行なわれた予算削減

二一世紀初めの数年間、アメリカでは多くの州の財政が赤字に陥った。収支の均衡を図るとき、真っ先に削られがちなのが、教育、福祉、精神保健の予算である。このような景気後退の時期には、精神障害を抱えた人へのスティグマ付与は強まるのか？　それとも、景気の動向より、ほかの社会的、政治的な動向のほうが影響を及ぼすのか？　さらに、財政状態が改善傾向を示せば（二〇〇六年現在、その傾向が見えつつある）、精神保健関連の支出額は増加するのか――そして、スティグマ付与は弱まるのか？[*20]　一般市民の態度と経済的、政治的動向を関連づけることは容易ではなく、長期的なデータや、多数の制御変数が必要である。それでも、このテーマを研究すれば、スティグマ付与に関わるマクロレベルの重要なプロセスを明らかにできるかもしれない。最終的な目標は、経済的、政治的要因とスティグマのプロセスとの関連を予測することである。

九・一一以後の世界における偏見とスティグマ

二〇〇一年九月に起きたアメリカへのテロ攻撃以降、民族的、文化的憎悪の高まりが表面化した。その憎悪は、多くの場合、中東系の人たちやイスラム教信者に向けられた。不寛容が精神障害を抱えた人にまで波及した（あるいは、これから波及する）かどうかはわからない。しかし、波及しうる理由が二つある。第一に、精神的疾病を抱える人は暴力を振るいがちだという、メディアがあおっている強大なステレオタイプによって、人々がそのように信じてしまう可能性がある。つまり、テロ攻撃で暴力への恐怖が強まったため、行動パターンが危険性や攻撃性と結びつけられがちな人たち――精神障害を抱えた人たち――は、この恐怖の時代に注目を集めることが予想されるのである。

第二に、存在脅威管理理論の原理を思い出してほしい。来たるべき死への恐怖と、逸脱者への不寛容の間には関連性があるという原理である。[*21] いま、社会に存在する全般的な恐怖感の強さを考えれば、スケープゴートにされている人たち――たとえば、精神的疾病を抱えている人たち――への非難が強まる恐れがある。そのような可能性について研究すれば、偏見とスティグマに関わるシステムレベルのプロセス（および、それが個人レベルの実存的な考え方と起こす相互作用）を知る手助けになるかもしれない。

構造的差別の証拠

リンクらは、精神障害を抱えた人への構造的差別の指標――たとえば、十分な保険適用がないことや、住居に関する平等法が施行されていないこと――が、研究文献ではほぼ無視されているという重要な指摘を行なっている。これに関しては、質的かつ民族誌的な研究と、量的な研究の両方が重要である。今後の研究テーマとしては、以下のようなものが挙げられるだろう。

統合失調症を抱えた人向けの食事およびケア付き住宅の立地、専門家のなかでも慢性的な精神的疾病に関わる人と、はるかに軽い状態を治療する開業者との賃金格差、研究費の歴史的な違い……重い精神的疾病を抱えた人の治療施設の社会的孤立。これらの制度的な仕組みは、スティグマの観点から理解する必要がある。スティグマの結果としてだけでなく、個人レベルのスティグマを形成、強化する要因としても考えなければならない。[22]

私も同感である。次世代の研究者には、スティグマに関する個人的、社会的要因だけでなく、差別と政策にも、ぜひ注目してほしい。

家族とスティグマ

家族や、ケアを担う人たちは、客観的負担——金銭的な支出、住居探し、ケアの作業など——だけでなく、主観的負担とも闘わなければならない。主観的負担とは、ばつの悪さや、恥の意識のほか、病気の身内をケアする苦労に関連したさまざまな否定的感情を意味する。[23] 主観的負担により、どうしても必要な人以外には身内の精神的疾病を隠すことが主な対処機制になりがちである。主観的負担と、そこから生じる事実の秘匿の傾向については多くの記録があり、アメリカ以外でも広く報告されている（第五章を参照のこと）。

次の研究段階では、より具体的な疑問と、根底にあるメカニズムに関する諸問題に取り組まなければならない。たとえば、家族の主観的負担と特に関連性の強い精神障害は何なのか？ 支出額、必要な時間と労力、希望の乏しさからいって、特に重い精神障害がその有力候補だと考えるのが妥当だろう。しかし、社会がますます能力主義になり、高学歴や経済的成功を尊ぶようになると、注意力や学習や意欲に影響を及ぼす状態（たとえば、子どものＡＤＨＤや学習障害）が、多くの家族に特に強い苦痛とスティグマを与える恐れもある。これらの診断率が上昇しつづけていることを考えれば、なおさらである。

さらに、家族の対処反応のなかで、どのようなものが主観的負担の軽減と関連しているのか？　また、どのような環境要因（友人、地域社会のサポート、宗教組織）が、主観的負担の軽減や最善の対処を促すのか？　いついかなる場合でも、事実を隠すより、打ち明けて積極的に対処するほうが賢明だと思われるかもしれないが、家族によっては、あまり語らないでいたほうがうまく対処できるということも大いにありうる。家族の具体的な反応を調べるとともに、家族が健全な状態を示すか、不適応を示すかを予測するプロセスを探ることが重要である。

家族やケアを担う人への露骨な非難が、精神障害の原因モデルからほぼ消えたいま、家族で作る自助団体や権利擁護団体の多くが、精神障害の生物学的、医学的モデルの推進を目的として掲げている。しかし、そのような見方が家族の負担を軽減したかどうかは、まったくわからない。精神的疾病の生物医学的な原因帰属がさまざまな問題を生むことを考えると、そのような問題が家族のスティグマに当てはまるかどうかはぜひ突き止めなければならない。生物遺伝学的な原因帰属は家族の自責の念を弱めるのか？　それとも、問題の遺伝子の責任が「どちらの家系」にあるかを探るようになり、かえって罪悪感をあおるのか？　また、このような原因帰属は、ほかの当事者の家族からサポートを引き出しやすいのか、それともその家族は逸脱していて、異質な遺伝子をもっているという理由から、孤立を引き起こしやすいのか？

最後の疑問は、精神的疾病を抱えた身内がいることで、家族のなかにどれだけの共感、気遣い、思いやり、強さを生むのかということである。回復力に関する項で述べるように、精神的疾病は必ずしも絶望感や能力低下を伴うわけではない。それと同じく、一部の家族にとっては、精神障害を抱えた人との生活やケアで学ぶ経験のほうが、客観的、主観的負担より大きいかもしれない。場合によっては、それまでなかった勇気と思いやりが生まれる可能性もある。このテーマに関する経験的文献は皆無に近い。

精神保健の専門家とスティグマ

これまでの章で提示した証拠では、精神保健の専門家の少なくとも一部は、スティグマを与える態度をクライエントに示し、クライエントの変化に低い期待しか抱いていない傾向があった。しかし、現在ある情報は、主に事例報告か大まかな調査に限られている。精神障害を抱えた人のケアを任される人たちが、クライエントとその家族をどのように認識し、接するかについては、知るべきことがまだたくさんある。

第一に、スティグマを与える慣習は、実際にはどのくらいの割合で行なわれているのか？　新米の専門家であれベテランであれ、過半数（あるいは圧倒的多数）の人は、スティグマを与えない肯定的態度をもっているということも大いにありうる。しかし、クライエントを「彼ら」対「自分」という目で見る顕著な傾向がある可能性もないとは言えない。第二に、職員や専門家のスティグマは、顕在的なレベルだけでなく、潜在的なレベルでも存在するのか？　そうだとすれば、行動反応が優しいか侮辱的かを予測するのは、どちらのレベルのスティグマなのか？

関連する情報は容易には得られないだろう。ひとつの方法は、精神保健サービスの受け手の認識を体系的に測定することである。大規模な精神医療機関は、クライエントの満足度の指標自体だけでなく、サービス提供者が示す態度と行動についてクライエントに質問するとよいかもしれない。ただし、クライエントからの報告は、精神的疾病がもたらす支障や、治療関係に伴いがちな問題によって、否定的な方向に偏る恐れがある。それでも、この情報を得ることは重要だろう。

専門家の反応がわかってきたら、その根底にある考え方を探るとよい。たとえば、専門家が最大限の思いやりと共感をもっていれば、必ず最良の転帰につながるのか？　特定の精神障害を抱える人は、たとえある程度の柔軟性が失われても、確固とした構造があるほうがうまく生活できるのか？　専門家と職員が、態度と慣習によって敬意を伝えつつ、有効な治療法の遵守を促すにはどうすればよいのか？ この研究領域には興味をそそる疑問がいろいろある。

最近の研究で、精神保健の専門家が自分が受けた心理学的治療や精神医学的治療を隠す傾向があることがわかっている。[*24] この研究結果を一般化できるとすれば、専門家が心理療法または精神科薬の消費者であることを打ち明けない傾向は、クライエントに対する率直さと受容度にどのように影響するのか？ 精神保健従事者自身がスティグマを受けていると感じた経験を探り、その自己認識をクライエントへの態度および慣習と関連づけることが重要だろう。

子ども、発達、スティグマ

精神障害に対する子どもの知識と態度をテーマとした研究は、ほんのわずかしかない。精神的疾病を抱えた子ども自身のスティグマの経験に焦点を合わせた研究もほとんどない。これらは一章を割くに値する重要な問題である。

知覚者としての子ども

第一に、まだ明らかになっていない基本的な疑問が多数ある。子どもは、精神的疾病（および「頭がおかしい」といった関連語）についてどのような知識をもっているのか、そして、いつその知識を得るのか？ そのような知識――およびそれに関する態度――は、発達とともに一定のペースで前進するのか？ 子どもはほかの子どもの精神障害を認識できるのか、それとも子どもの知識は成人の異常行動にほぼ限られているのか？ このような知識と態度が時間とともにどのように発達するかを理解するには、さまざまな年齢の子どもや青少年に対する横断的研究だけでなく、長期的な前向き研究が必要だろう。人種的少数派集団への態度の発達は、重要なテーマとして研究されてきた。精神障害についても同じような研究が切実に必要とされている。

第二に、子どもの知識と態度にはどのような関係があるのか？　ウォールの考察によれば、児童期の知識の増加には、否定的態度の弱まりではなく強まりが伴うようだという。[25] メディアにおける精神障害の否定的なイメージの蔓延ぶりを考えれば、このような結論は意外ではないかもしれないが、次の課題は知識と態度の関係の根底にあるメカニズムをよりよく理解することである。知識の量に比例して、取りたい社会的距離が広がることが自動的に予測できるほど、精神的疾病の描き方は恐ろしいものなのか？　距離を拡大させるのではなく、共感を高めるような、精神的疾病の教え方はあるのか？　答えを突き止めることは難しいかもしれないが、これらの疑問は理論的にも臨床的にもきわめて重要である。

　第三に、子どもの態度と、家庭での社会化の仕方はどのように関連しているのか？　言い換えると、親や家族は精神的疾病についてどのような言葉と態度を伝え、子どもはその言葉と見解をどのように内面化し、理解するのか？　それとも、家庭での社会化があまり重要ではなくなるほど、メディアのメッセージや仲間の影響力は大きいのか？　子どもの年齢は関係するのか？　このような問いの答えはほとんどわかっていない。

精神的疾病を抱えた子ども

　精神障害を抱えた子どもと青少年がスティグマ付与をどのように認識するかについて、わかっていることは皆無に等しい。[26] さまざまな人種集団に属する子どものスティグマ認識の研究では、重要な結果が明らかになっている。社会的地位の低い少数派に属する子どもは、非少数派の子どもより早い発達段階で、文化的なステレオタイプを認識し、スティグマ意識を示すようである。[27] 精神障害を抱えた子どもも同じような「早熟さ」を示すのか？　自分の診断名に付いて回る社会の拒絶と非難を、子どもはどのように処理し理解するのか？　それとも、診断名のおかげで治療が受けられ、それによって自責の念が弱まり、積極的な対処が増える可能性があるのだから、スティグマを受ける恐れはそれほど重要ではないのか？　このような事柄に関する独創的な研究が重要課題である。

発達に対するスティグマの影響

全発達段階のうち、幼少期（乳児、幼児、未就学児の時期）の精神障害は、本人が幼くて内省しないことを考えれば、大した問題ではないように思われるかもしれない。しかし、早発性の状態（自閉症など）を抱える子どもの親は、かなり強いスティグマを受ける可能性がある。そのような障害では、家族が非難を浴びることがきわめて多いからである。あるいは、生後間もなくそのような状態が起きたということは、異常な遺伝子が原因だと思われるかもしれない。その場合、すでに述べたように、社会は懲罰的な反応を示すことがある。生後数年のうちに始まる状態に対しては、家族が早期介入を得られることが何より重要である。スティグマと、それによって生じる秘匿が、必要な予防処置を妨げる恐れがあるからである。

児童期中期に現れたり、初めて診断を下されたりする精神障害（ＡＤＨＤ、学習障害、一部の不安障害など）は、子どもを大いに混乱させるかもしれない。そのラベルについても、そこから生じるスティグマについても、おそらく意味がはっきりわからないだろう。したがって、診断とラベリングについて、どのように、そしてどの程度、家族をサポートするかは、きわめて重要なテーマである。

青年期に発症することの多い精神障害（双極性障害、大うつ病、統合失調症など）は、発達中のアイデンティティを阻害することが予想される。この年頃の子どもたちは、周囲と同じか違うかということに、とてつもなく敏感である。主流にいられなくなるような極端な行動は、自己イメージと社会的立場を傷つけかねない。とりわけ、青年期の精神障害のために入院したり居住型施設で療養したりした場合、サービス提供者が、末永く付きまとうかもしれない「精神科患者」というラベルの影響に配慮しなければ、否定的な自己イメージが生涯続く恐れがある。[*28]　特に、症状や侵襲的治療によって生じる混乱にサービス提供者と家族が鈍感だと、青年期の精神的疾病がアイデンティティを根本的に変えてしまう可能性もある。要するに、スティグマを経験する青少年自身の経験については、知るべきことがまだたくさんある。

精神的疾病を抱えた親をもつ子ども

親が精神的疾病を示す家庭で子どもが育った場合、いくつかの重要なプロセスによって、子ども自身が精神障害を発症するリスクが高まる。たとえば、共通の遺伝子がそのようなリスクに影響するかもしれない。親子は同じ遺伝的傾向をもっているため、精神的疾病は受け継がれる場合がある。さらに、成人が精神障害を抱えていると、育児に問題が生じ、子どもの発達に悪影響を及ぼす恐れがある。また子どもは、感情の調整不全による親の行動を目にしたり、両親の不仲や、育児における一貫性と協調性の欠如を経験したりする可能性もある。成長するにつれ、子どもは自分が「汚染された」家族システムの一員だと感じ、自分も親と同じ問題に見舞われる運命だとか、家族の秘密を守るよう求められているなどと思うかもしれない。要するに、親が精神障害を抱えている場合に、子どもの苦痛や精神的疾病のリスクを高める要因は、数多く考えられるのである。[*29]

もうひとつの重要なプロセスは、このような場合に親が受けるスティグマと関係している。無理もないことだが、精神的疾病に伴う恥の意識のため、親は自分の状態について子どもと話をしたがらないかもしれない（ただし、これは親が自分の精神障害に気づいていた場合の話である）。言い換えると、家族が秘匿という戦略を採っていた場合、子どもにも事実を伝えない可能性があるのである。しかし、異常行動や、両親のけんかや、子どもの世話の中断――いずれも親の精神的疾病によって起こりうる事態――について子どもに何も説明がない場合、子どもは自然な傾向として、それを内面化し、混乱を自分の責任だと思ってしまう。[*30] といっても、子どもが戸惑ったり怖がったりする概念をむやみに伝えたり、不合理な行動パターンを見せたりしろと言っているのではない。子どもの理解を深め、自責の念を和らげるようなメッセージの研究を検討してほしいのである。そのような方法がわかれば、家族に対する介入法をさらに発展させられるかもしれない(第一一章を参照のこと)。

回復力、精神的疾病、スティグマ

精神障害と、それに伴うスティグマを経験している人が、強さと能力を示すことはできるのか？　絶望感や希望の喪失ではなく、よい結果の予測因子となるのは、どのようなプロセスなのか？　精神障害を抱えた人が健全に機能していることが知られれば、広くはびこっている精神的疾病の文化的ステレオタイプが変わり、スティグマの低減を促せるか？　これらが、回復力と精神的疾病に関して研究すべき主な問いである。

まず強調しなければならないのは、精神的疾病が生活機能の多くの側面に悪影響をもたらすことである。精神障害に関して明るいだけのイメージを描くことは適切ではない。しかし、精神障害を抱えたら必ず絶望感と能力低下が生涯続くという、ステレオタイプな考え方も正しくない。よい結果をもたらせることはすでに証明されており、今後、正式に認められ、徹底的に研究される必要がある。強さと適応の側面に光を当てれば、たいていの専門家と一般市民が抱いている考え方を、はるかに楽観的なものに変えられるかもしれない。

回復力の定義

回復力は、ストレスや逆境やトラウマを経験しながらも、うまく適応し、十分に機能できる能力として概念化されてきた。[*31] 言い換えると、回復力は、通常なら思わしくない結果が生じそうな状況のなかで、思いも寄らないほどよい結果になることを表しているのである。この概念に関する初期の研究では、大きなトラウマやストレスを抱えながらも、「傷つきにくさ」または「立ち直る力」を生む特質に注目していた。[*32] しかし、最近の専門家の一致した見解によると、回復力のある機能の仕方とは、個人のなかにのみ存在する静的な状態ではなく、その人の内外にある、相互作用する一連の動的なプロセスなのだという。

　回復力に関する現代の研究は一九七〇年代から始まったが、危険のなかでよい結果が生じるという現象は、時代を超えて研究者や作家の関心を引きつけてきた。ストレスに負けずによい結果を示すことは、かつてはまれな偶然の出来事だと考えられていたが、現在では、ハイリスクの人たちのなかで予想以上の結果を示す集団を、予測可能な形で特定することに焦点が移っている。これに関する研究は多岐にわたり、目標集団は統合失調症を抱えた人、貧困にさらされている人、大恐慌に耐え抜いた子ども、里親家庭や施設で子ども時代を過ごした成人、犯罪者を父親にもつ未成年の非行者にまで及ぶ。トラウマへの反応も重要なテーマで、北アイルランドの激しい暴力にさらされた人や、子どもの頃ホロコーストに遭った成人、自然災害に見舞われた人などが研究されている。[*33]

　回復力のある機能は、少なくとも三つのレベルの変数によって促される。個人のなかの要素（肯定的な自尊心、大らかな気性、高い知能、ユーモアのセンスなど）、家族と人間関係のプロセスに関わる要素（特定の育児様式、家族以外の成人との肯定的な関係と同一化など）、より広範な社会的環境の特徴（学校環境、特定のタイプの居住地区など）である。また、かつての研究は、よい結果に関連する特徴（いわゆる保護因子）をただ記述するだけだったが、いまでは、逆境にありながら**なぜ**特定の要素がよい結果につながるのかを理解しようとしている。[*34] たとえば、キム＝コーエン（Kim-Cohen）らは、子ども時代に経済的窮乏を経験した場合の反社会的行動と知能について調べたところ、二卵性双生児より一卵性双生児のほうが回復力のパターンが似ていることを発見した。このような研究結果は、認知能力や、攻撃性の欠如の面で、遺伝的要因が回復力に大きく関与する可能性を強く示唆している。[*35] ただし――遺伝的な影響要因を調整してもなお――育児法も攻撃性と反社会的行動の確率を低下させた。社会的要因も重要なのである。

回復力の概念に対する批判

回復力の概念に関しては、難しい問題が多々ある。たとえば、保護因子はハイリスクの状況でしか働かないのか、それとも平常時でも人は回復力を示せるのか？　よい結果は、ひとつの重要な領域で測定するべきなのか、それとも真に回復力のある機能とは、いくつかの生活領域で健全に適応していることを言うのか？　さらに、保護因子というのは、実は悪い結果をもたらす危険因子の裏返し（たとえば、家族のサポートが強い場合と弱い場合）かもしれず、その場合、回復力と呼ばれる不可解なプロセスを起こす特別な要因というものは本当にあるのか？　以上のような争点はあるものの、ハイリスクの状況下で健全に機能できるかどうかを予測するプロセスが理解できれば、精神保健分野全体で病的状態と不適応ばかりが注目されている現状に、一石を投じられる。[*36]

精神障害とリカバリー

精神的疾病に関する主な考え方のひとつに、精神障害は静的で変化しないというものがある（たとえば、いったん精神的疾病になったら、その人はいついかなるときも精神的に病んでいるという考え方）。しかし実際のところ、精神的疾病を抱えた人は、病的な機能の強い段階と弱い段階とを行き来するのがふつうである。[*37]精神障害を抱えながらも寛解状態にある人や、治療が奏功した人は、精神障害のない人と大差がない場合もある。たしかに、気分障害は再発が非常に多いし、その他の多くの精神障害も影響や支障が長引く場合が少なくないが、ほとんどの精神障害は常に重い状態が続くわけではない。リカバリーの可能性を否定すると、ケアの水準が低下する恐れもある。[*38]

統合失調症は、軽快することのない慢性病だと長らく考えられてきたが、特に発症直後に治療した場合や、連携のとれた包括的なサービスが提供された場合は、何らかの形の社会復帰は可能である。[*39]現に、病状が十分改善して、自らの経験を綴れるようになった人は、重い精神的疾病からの**リカバリー**という概念を支持している。[*40] この言葉は、重い精神的疾病を抱えていても前進することはありうるし、意義や目的を感じることは可能だと示している。精神的疾病を抱えた人がどのような長期的転帰を示すか、そしてどのような要因やプロセスが最大限の適応に役立つかを見きわめることが、重要な研究目的である。スティグマへの対処は、このような研究のキーポイントになるだろう。

精神障害の長所

　精神障害を抱えた人が、病気であるにもかかわらず、特定の領域でぬきんでた能力を発揮することはできるのか？　また、精神的疾病の履歴が、本来なら現れなかったかもしれない強さや、思いやりや、勇気を引き出すことはありうるのか？　事例証拠を見ると、どうやら答えはイエスのようである。四〇年にわたって双極性障害を抱えながら、誤った診断と治療を受けつづけてきた、哲学者である私の父がその好例である（第六章を参照のこと）。父は精神的疾病に伴う苦労を経験していたし、前世紀のほとんどは精神障害を隠す時代だったため恥の意識に耐えていたが、自分の人生経験はひとつたりとも手放したくないと、はっきり私に語った。精神的疾病と闘ってきた多くの人が抱いているこの考え方は、精神的疾病の個人的経験が人生を豊かにし、その幅を広げる場合もあることを示している。[*41] 精神的疾病に屈しない回復力を理解する鍵は、さまざまな苦労やスティグマ付与を経験しながら、職業的、個人的、家庭的な幸せをつかみ、知恵と思いやりを高めた人たちにある。

　精神障害と、創造性および生産性との関係はどうなのか？　精神的疾病を抱えると、その人は人類の中で特別な存在になると言う人は多い。神経学者のオリヴァー・サックス（Oliver Sacks）は、トゥレット障害や自閉症などの状態について、それは一様な欠陥ではなく、特別な能力を反映している可能性があると論じている。[*42] ストー（Storr）は、精神障害が政治家、芸術家としての成功と関連がある可能性について語っている。[*43] 確かに、精神的疾病が独自性、差異、特別さと同一視されれば、スティグマが与えられにくくなるかもしれない。しかし、精神的疾病の経験を美化したり、異常行動を示す人全員を独特な創造性や才能の持ち主だと考えたりすることは、避けるべきである。創造性や生産性との関連について最も強力な証拠があるのは双極性障害だが、躁状態とうつ状態は、持続的な生産より、混乱や絶望との関連性のほうがはるかに強い。それどころか、精神障害が必ず創造の才能と結びついているという描写の仕方は、かえってスティグマ付与を助長させる恐れがある。このような描写は不正確であり、誤った希望を抱かせるうえに、「症状が寛解すれば創造力が衰える」という考えをもちつづければ、治療の意欲が損なわれかねないからである。[*44]

精神的疾病を抱えた人の大部分は、悪魔でも天才でもない。それよりも、人間性、正常性、日々の対処、回復力のある機能の仕方を強調したほうが、精神的疾病を両極端にとらえるステレオタイプを弱められるだろう。そのような正確な描写が、共感を高め、スティグマを低減できるかどうかについての研究が、切に求められている。

民族的、文化的、国際的な考え方

精神的疾病へのスティグマ付与は国や文化の垣根を越えた現象だが、関連する研究の圧倒的多数は欧米社会を対象としている。実際、国際的な研究でスティグマのプロセスを評価するのに使われる尺度の多くは、欧米で生まれたものである。[*45] しかも、アメリカを拠点とした研究では、スティグマの受け手の民族的、人種的多様性が必ずしも達成されていない。スティグマを白人の中産階級のみの現象として（これは明らかに間違いである）描くことを避けるためには、人種、文化、社会階級という変数を研究に盛り込むことが不可欠だろう。

公衆衛生局長の報告書に追加された、アメリカの精神保健における人種、民族、文化に関する補足にあるように、特に貧困も加わった場合、有色人種の人が経験する精神的疾病とスティグマの問題はいっそう深刻になる[*46]。少数派集団に属し、同時に精神的疾病も抱えていることは、言ってみれば二重のスティグマとなる。それぞれの特質への偏見が相互作用を起こす可能性もあるし、少数派という立場や貧困に伴う資源の欠如によって、治療がますます受けにくくなる恐れもある。二重のスティグマを受ける特質をもつ人がどのような経験を味わうかを記録するためには、さらなる研究が必要である。

また、精神的疾病へのスティグマ付与が世界的な現象であることを考えると、スティグマの経験と影響の文化的な共通点と相違点を詳しく調査すれば、スティグマの何が万国共通で、何が特定の文化に限られるかを理解しやすくなるかもしれない。

スティグマを克服するために（1）

法律・政策・地域の取り組み

スティグマが、個人、家族、社会集団、地域、社会全体によって示され、経験されるということは、これまでの章で明らかになったはずである。また、ステレオタイプ化されたメディアのイメージや、精神保健サービス提供者の少なくとも一部の人の態度と慣習からも、スティグマは伝えられる。このようなシステムやレベルのいずれもが、介入の対象になりうる。しかし、スティグマを低減または根絶したい人は、どこから取りかかるべきなのか？

これは難しい問題である。スティグマ付与が昔から行なわれていることや、スティグマが多くのレベルで生じることを考えると、いずれかひとつのレベルのみに介入しても不十分だろう。たとえば、精神的疾病に対する雇用者の態度を変えようとしても、広範で構造的な差別の問題や、職場で適切な配慮を行なうための予算の不足には効果がないかもしれない。精神的疾病を抱えた人の治療を後押ししても——スティグマの低減に欠かせないことではあるが——それ自体が文化の慣習と法律に深く埋め込まれた偏見に影響を及ぼせるわけではない。また、社会政策を転換しても、社会の成員の考え（および感情）に有益な変化をもたらすことは難しいかもしれない。さらに、知覚者がステレオタイプと偏見を克服しようと誠実に努力しても、「リバウンド」メカニズムによって、払拭しようとしているイメージがかえって固定されてしまう可能性もある。[*1]

これらが意味するところは明白である。それは、スティグマに関わる根本的なメカニズムに取り組むことが必要であり、変革の努力はさまざまな場所で、さまざまなレベルで行なわなければならないということである。リンクとフェランは次のように述べている。

変革の方法は、究極的にはスティグマの根本原因に働きかけるものでなければならない。つまり、ラベリング、ステレオタイプ化、隔離、蔑み、差別につながる有力集団の根深い態度と信念を変えるか、あるいは、そのような集団の認知が支配的にならないように、力を制限すべく状況を変革するかの、いずれかである。根本的な変革を行なわずに、一度にひとつのメカニズムのみに介入しても、最終的には失敗するだろう。範囲の狭い介入では変わらない背景要因が、効果をかき消してしまうからである。[*2]

この厳しい考え方からすると、単一戦略のプログラムは、誤った希望と、それによる意欲の喪失をもたらしかねない。スティグマのほかの原因が変化しないか、いっそう固定化してしまう可能性が高いからである。言い換えると、よほど連携の取れた多面的な介入を行なわない限り、スティグマ付与を有益な形で低減させることは不可能かもしれないのである。

しかし、複数のレベルに介入する徹底的なプログラムは、多額の費用がかかる可能性がある。となると、どこから取りかかればよいのか？　変化は下から生じるべきなのか？　つまり、まずは個人の意識向上が起きなければ、大規模な体系的改革は行なえないのか？　それとも、上からの戦略が望ましいのか？　つまり、新たな法律や政策によって構造的変化が起き、それによって個々の市民の行動と態度が変化するのがよいのか？

有益な変化を起こすためには、間違いなく、どちらの方法も必要だろう。しかし、いずれかを選ぶ必要があるなら、私は改革の第一段階として、精神障害を抱えた人の基本的権利を保障できるような法律の成立と、社会政策の策定が先決だと主張したい。このような上からの方法を採らなければ、個人の取り組みが活発化するのに時間がかかりすぎるだろうし、「スティグマ付与は根本的な社会的不公正であり、連携の取れた政策努力のレベルで是正する必要がある」という重要な点を顧みないことになる。[*3]

この状況は、一九五〇年代と六〇年代の公民権運動と比較できる。アメリカの人種的バイアスを解消する取り組みが、差別を禁じる法律と司法判断によってようやく開始されたのである。アメリカ史を通じて、人種的偏見に反対した人は大勢いた。しかし、大規模な改革を起こすためには、上からの法律と政策の変更が必要だった。一定の年齢の読者は、このような措置の反対派がよく、「道徳を法律で作り出すこと」はできないと主張していたのを思い出すだろう。法律だけでは個人の道徳と価値観を変えられないということは、一面では真実かもしれないが、壁を取り壊し、権利を保障するには、往々にして社会の構造的変化が必要である。いったん自由な接触が生まれれば、個人の態度に変化が起きるかもしれない。

公民権の擁護者にとって、改革は容易ではなかった。たとえば、一九五四年、最高裁判所はブラウン対教育委員会の裁判で、学校の人種分離は違法だという決定を下したが、多くの州で大々的な抵抗が起きた。決定を守らせるためには連邦政府が関与せざるをえず、一部の学校には州兵を派遣するほどの事態となった。[*4] にもかかわらず、半世紀たったいまも、人種的な偏見と差別は解決とはほど遠い状態にある。実際、法律や司法レベルの改革では、知覚者がふつう気づかないような反射的で無意識のバイアスを抑えることはできない。[*5] それでもやはり、上からの改革から始めるのが最善だろう。

したがって、この章では、法律、社会政策、地域レベルの取り組みを検討する。第一〇章では、公共メディアと精神保健の専門家について考える。第一一章では、家族と当事者がスティグマと闘う戦略について論じ、家族のサポートや権利擁護団体、有効性の高い治療法の利用、スティグマの自己付与を防ぐための積極的な対処法の促進を大きく取り上げる。重要なのは、これら全レベルの連携を取る必要が大いにあるということである。[*6]

法律と政策

現代では、精神保健関連の法律と司法判断に対して直接行動主義がとられるようになった。二〇〇三年に発表された、精神保健に関する大統領の新自由委員会による報告書では、連携の取れたケアシステム、家族と消費者のニーズへの対応、原因と治療法の情報統合の強化、精神障害の早期発見が勧告されている。[*7] この勧告に応じて、アメリカ屈指の規模をもつ精神保健関連の権利擁護団体――全米精神疾患患者家族会（NAMI）、全国精神保健協会（NMHA）、バゼロン精神保健法センターなど――が協力し、「精神保健改革運動」を立ち上げた。ほかの多くの権利擁護団体もその後、間もなく加盟している（二〇〇六年夏には、参加団体数が一六になっている）。目標として掲げているのは、次の二つの中心的問題に注目を集めることである。（i）精神的健康は幸福にとってきわめて重要な要素だということ、（ii）精神障害の研究および治療の緊急性は、身体疾患の研究および治療と変わらないということである。[*8] この運動は、立法と司法に関わるさまざまな活動を行なっているが、最も重視しているのは同等性かもしれない。つまり、精神障害に対する保険の適用を、身体疾患と同じレベルにすることである。

同等性

ここで問題になっているのは、精神医療サービスが、ほかの状態や疾患と同率の補償を受けられないということである。これ以上の具体的なスティグマの例は考えにくい。身体疾患に対しては一定のレベルの補償がある一方で、精神的疾病に対しては、それと異なる低レベルの補償しかないのである。そのため患者は、たとえ精神障害を自覚して治療を求めたとしても——それ自体が大きな一歩であるにもかかわらず——同等性がないために、概して治療費を払えないか、低水準の治療しか受けられない。

最近アメリカで行なわれた全国調査によって、大半の精神的疾病では発症してから治療を求めるまでに、年単位あるいは一〇年単位の時間がかかっていることが判明した。[*9] このような治療の遅れには、たとえば精神的疾病の自覚の欠如や、否認、社会的な非難への恐れ——いずれもスティグマの悪影響を反映するもの——など多くの理由があるが、サービスを受ける経済的余裕がないことも理由の上位に入っている。

一九九六年の連邦精神医療同等法は、精神的疾病がほかの疾患と同等の保険適用を受けるための第一歩となった。しかし、第六章で指摘したように、この法律には大きな抜け穴がある。たとえば小規模企業なら、雇用者が精神医療への保険適用を拒否したり制限したりしても、依然として違法にならない。大規模な企業であっても、精神医療サービスに十分かつ公正な費用を払わずに済む方法はある。たとえば、入院治療の合計日数には、生涯で何日までという厳しい上限が設けられていることが多い。[*10]

同等性を保障するさらに厳しい法案——ポール・ウェルストーン(Paul Wellstone)上院議員の精神医療公平待遇法——が、本書刊行現在、議会で審議されている。この法案は、二〇〇二年の選挙戦中に飛行機事故で死去したミネソタ州選出の民主党上院議員で、医療および精神医療の改革論者だった、ポール・ウェルストーンにちなんで名づけられた。起草した上院議員の一人は、マサチューセッツ州選出の民主党のリベラル派で、長年にわたり精神保健改革を提唱してきた、エドワード・ケネディ(Edward Kennedy)である。一九六三年、大統領だった兄のジョン・ケネディが、地域精神保健センター建設法を成立させたことを思い出してほしい(第四章を参照のこと)。[*11] 二人目の起草者は、ニューメキシコ州選出の共和党の保守派、ピート・ドメニチ(Pete Domenici)上院議員である。ドメニチが精神保険関連の権利擁護に取り組んだことには、家族の経験がじかに影響している。娘の一人が何年も前に統合失調症と診断されていたのである。重い精神的疾病の影響を個人的に経験したことで、ドメニチは差別が大きな問題であり、同等性が重要課題であると確信した。[*12] 個人的な接触と家族の経験は、変革を目指す強力な要因になりうる。

現在、活力を奪ううつ病や、生活に支障をもたらす不安、深刻な思考障害などの精神障害を抱えている人は、真の同等性がないために、精神保健の問題はそれほど重要ではないのだというメッセージを受け取ってしまう。「本物の」医学的状態と同様に考えたり扱ったりする価値はないというわけである。これによって、さまざまな否定的な結果が生じる可能性がある。症状が悪化したり、就労不可能になったり、住居を確保しにくくなったり、希望を失ったりするのである。そうなれば、社会のスティグマは強まるだろう。これで悪循環の条件がすべて揃う。

同等性が実現すれば、どのような経済的影響が生じるのか？　より完全な同等性の法律が成立すれば、健康保険料は約一％上昇すると見積もられている。たしかに、これだけの費用の負担は必要になるが、生産力の損失や失業という形で、未治療の精神障害がアメリカ政府と企業に及ぼす損害は、年間一〇〇〇億ドル以上と推計されている。[*13] この天文学的な数字からすれば、同等性は経済的であるように見えるだろう。議会と企業幹部が有益な変化をもたらせるほど同等性の実現に注力するかどうかは、いずれわかるはずである。

しかし、同等性だけでは問題は解決しない。同等性の法律は、被保険者のみを対象としているため、増えつつある健康保険未加入者はその恩恵を被ることができない。未加入者にとっては、もっと基本的な医療改革こそが――精神的疾病の治療も対象になればの話だが――問題なのである。実際、未加入者は、メディケイドやメディケア〔メディケイドは主に低所得者と身体障害者向け、メディケアは主に高齢者向けの公的な医療扶助制度〕といった資金不足の社会保障制度を利用する以外、精神医療を受ける道はほとんどない。[*14]

治療を受けられたとしても、精神的疾病を抱えた貧しい人が受ける治療は、往々にして質が低い。同じ担当者が継続して治療することもまれである。インターンやレジデントはあちこちの教育病院の低所得者向けクリニックを異動するため、患者は治療者を目まぐるしく替えられることが多い。薬は、十分な説明も教育もなしに、あわただしく処方されがちである。多くの場合、患者は副作用に関する明確な情報も知らされず、薬への反応を見るための再来院を求められることもない。六歳の息子を育てる三〇代半ばのシングルマザー、ベティの経験は、公的扶助を受ける人がどのような問題に直面するかを如実に物語っている。

ベティは思春期以来、ずっと慢性的なうつ病と闘っている。ときには非常に重いうつのエピソードが起き、希望を失うばかりか、自殺衝動にさえ駆られることがある。ただし、エピソードがおさまっても、気分も気力もほぼ常に落ち込んだままである。二〇年以上この調子であるため、ベティは今後もずっと気分が変わることはないだろうと思うようになった。

一四歳の頃から精神的疾病を抱えつつも、ベティは高校卒業同等証書を取得した。二〇代後半で妊娠し、男の子を出産したが、子どもの父親は一度も姿を現さなかった。うつ病はベティの機能に悪影響を及ぼしつづけている。その大きな原因は著しい社会的孤立である。息子と二人、大勢の住民がひしめく狭いアパートで暮らし、知り合いや友達との付き合いもない。パートタイムで働き、コミュニティカレッジで学び、うつ病のために補足的保障所得を受給している。

一年前からは、公立のクリニックで対人関係療法という治療を受けている。これはエビデンスに基づく心理療法で、長期的な機能パターンに対する洞察と、他者との関係の重要性を強調する。主な目標は、ベティの社会的ネットワーク内でベティへのサポートを広げることにあった。しかし、希望を失い、気力も乏しい状態だったため、有益な人間関係を築く努力はあまりできずにいた。根底にある悲観が、人に働きかけることを妨げているようだった。彼女を担当していた心理療法家は、治療計画に抗うつ薬を加えることを医師に相談してはどうかと勧めた。

ベティは薬物療法を検討することに強く抵抗した。「化学物質」になど頼らずにやっていけなければだめだと考えていたからである。それどころか、個人的な問題で錠剤に頼ることは弱さの証拠だとさえ考えていた。それでも、心理療法家への信頼が生まれていたため、抗うつ薬の情報を得るべく、かかりつけの内科クリニックに行くことを承諾した。クリニックでベティに対応した助手は、カルテに目を通し、気分と機能について数分間ベティと話をした。最終的には抗うつ薬を処方してくれたが、あまりにも忙しかったため、服薬の仕方も、薬の働きについても、詳しい情報を一切伝えなかった。ベティは副作用を恐れるとともに、薬の働きを理解していなかったため、服薬を開始しないことにした。

それに気づいた心理療法家は、薬をいつ服用し、服用時に何に注意すべきかといった問題についてベティと話し合った。それでようやくベティは安心し、服用を開始した。しかし、処方された薬は新しい徐放剤（長時間作用薬）ではなかった。ベティは毎日、仕事と学校と育児に追われていたうえに、最近、学習上の問題があると診断された息子には非常に手がかかったため、二回目の薬を飲むのをよく忘れてしまった。

そこで心理療法家が内科クリニックに掛け合い、丸一日、効果が持続する長時間作用型の薬をようやく処方してもらった。薬と心理療法の相乗効果で、ある程度のつらさや悲しさが徐々に消えていき、ベティの心に少し希望がわいてきた。

精神的疾病を抱えた人が適切なケアを受けられるようにするためには、同等性の法律と、全体的な医療改革の両方が必要だろう。また、ベティの話からわかるように、治療を受け入れさせるには、精神保健の専門家がわかりやすく親切に指導する必要がある。さらに、後出の精神保健に関する研究の項でも論じるが、効果的な介入法の開発と普及促進が続けられるためには、精神的疾病の原因、診断、治療法――そして精神障害に関わっている可能性のある基本的な心理的、社会的プロセス――について最高の質の研究に資金的支援をする持続的な覚悟が必要だろう。複数レベルでの取り組みが必要なことは明らかである。

その他の法律と政策

精神的疾病を抱える人のための法的な取り組みで重要な問題のひとつは、「民主的な社会では、正当な理由がなければ個人の権利を制限すべきではない」ということがある。正当な理由とは、他者の自由、安全、権利を危険にさらしかねない証明可能な制約または能力低下があることである。たとえば精神的疾病というラベルや、その病歴などの、あまりにも包括的な理由で権利を制限することは、本質的に差別的である。[*15] しかし、第六章で強調したように、多くの州は現在、精神障害を抱えた人に対して、子どもの親権をもつこと、投票すること、結婚すること、陪審員を務めること、公職に就くことを禁じている。このような制限に関する州法を見直し、改定することが、重要な課題である。

仮にそのような法律に従っていたら、気分障害の病歴があったエイブラハム・リンカーンは、投票もできなかっただろうし、ましてや議員や大統領になることなどありえなかったのではないか? また、アルコールの過剰使用傾向が明らかで、伝説的なまでに気分の変動が激しかったウィンストン・チャーチルは、イギリスの首相に選ばれていなかったのではないか? 繰り返すが、正当な理由があれば、権利を認めないのも適切だろう。しかし、精神的疾病の病歴があることは正当な理由とは言えない。精神的疾病は、人格と理性全体をのみ込む永続的な苦しみを生むと考えられているが、それはステレオタイプである。精神的疾病を抱えた人には認めない権利の種類について、地域および州レベルで真剣な改革が必要である。

公民権と人権に関する法律以外では、雇用、住居、研究資金、精神的疾病の犯罪扱いという、政策に関連する問題について、これから検討していく。

雇用　精神障害を抱える人の失業率と不完全就業率は著しく高く、それによって生じる貧困および疎外の例もきわめて多い。[*16] 有意義な仕事がなければ、依存、退屈、疎外、充実感の欠如というパターンが生まれる恐れがある。精神障害を抱えた人は自活できず、福祉による金銭的援助が必要なのだと知覚者が判断するため、社会のスティグマも強まりやすい。

雇用差別をなくすことはきわめて重要である。障害を抱えた人の雇用を妨げることは（たとえば、障害をもつアメリカ人法などによれば）違法だが、精神的疾病の場合、差別を証明しにくい場合が多い。それどころか、精神障害を抱えた求職者は板挟みに陥りがちである。（a）精神障害の病歴を雇用主に伝えず、忍耐力と決意によって首尾よく仕事をこなせるよう祈る。ただし、この場合、サポートや配慮を期待することはできない。（b）病歴を伝えるが、その場合、不採用になる恐れがあるか、採用されても職場で配慮してもらうために奮闘しなければならない。精神障害を抱えた人を雇う価値はあると雇用者を納得させるには、立法以外の手段も必要だろう。被雇用者から優れた結果を引き出すための教育を行ない、配慮に要する費用には補助が出ると保証し、成功例を実際に経験させれば、雇用者の態度を変えられるかもしれない。

職場に関して言うと、障害をもつアメリカ人法は、公共の施設だけでなく職場でも、身体障害および情緒障害を抱えた人への差別を禁じている。

しかし、この法律の規定の大半は、身体障害への配慮が必要な人のために用いられてきた。公共施設であれ職場であれ、精神障害があると認められた人に必要な措置は、明確になっていない。[*17] マクドナルド＝ウィルソン（MacDonald-Wilson）らは重要な調査を行ない、重い精神障害を抱えている人たち——全体的に、仕事の継続期間が非常に短いと認められた人たち——には、ソーシャルスキルを習得すること、仕事の作業を覚えること、スタミナを維持すること、ストレスに耐えることに関する配慮が必要な場合が多いということを発見した。身体障害をもつ人は、移動や物理的なアクセスに関する配慮が必要な場合が多いが、それとは異なるのである。実際、この研究では、監督者による仕事の指導とスケジュール作成の柔軟性が、精神障害を抱えた人の仕事を成功に導く鍵だと指摘している。そのほかの配慮としては、仕事内容の再構成、職場環境の改造（強い社会不安がある人には、ほかの従業員と離れた仕事場所を提供するなど）、必要な心理学的サービスや精神科サービスを受けるための短時間の病気休暇などが挙げられるだろう。[*18] スキル不足、教育レベルの低さ、意欲の低さを克服するため、仕事に関わるスキルの専門訓練もきわめて重要かもしれない。このような措置の費用を補助することは必要不可欠であり、法的な義務そのものを超えた政策レベルの変更が求められる。[*19]

住居

住居は、自立生活や安全性や健全性など、幸福の多くの側面にとって明らかに必要な要素である。さまざまな修正が加えられた一九八八年公正住宅法は、身体障害や精神障害を抱える人への住居に関する差別を禁じている。残念ながら、公正住宅法の遵守は保証されていない。それは主に、精神障害を抱えた人への差別が証明しにくい場合があるためである。そのうえ、大家は精神障害の病歴がある人に部屋を見せることを極端に渋ることが、ペイジの実証研究でわかっている。[*20] 要するに、精神的疾病を抱えた人が住居を獲得することには大きな問題が存在するのである。

しかし、たとえ住居が利用できるようになり、差別なしに提供されるとしても、精神障害を抱えた多くの人は家賃を払うことができない。第六章で述べたように、多くの州では最低レベルのアパートの家賃が、補足的保障所得の一カ月分の支給額を上回っている。そのため、治安の悪い危険な地区にしかないような、不適当な住居や施設しか選択肢がない場合もある。そのような地区に住めば、おそらく暴力犯罪の被害に遭う危険性が非常に高まるだろう。[*21] スティグマを低減するのに、これ以上、重要な領域は考えにくい。

別の法律を成立させて住居に関する権利を拡大できるよう、陳情運動と権利擁護活動を行なうことがきわめて重要である。政策レベルでは、重い精神障害を抱える多くの人――通常、独立型のアパートにはない社会的、治療的サポートを必要とする人たち――に、地域住宅やグループホームを供給することが非常に重要となる。しかし、スティグマによって、そのような施設を望ましい場所に建てようとすると周辺住民の強い抵抗に遭う場合が多い。権利擁護者は、町民会議や、都市計画委員会の場で証言する必要があるかもしれない。独立型の住居について言うと、まともな部屋を確保するためには、補助金を増額しなければならない。もちろん、家賃を払えるようになるには、適切な雇用が不可欠である。住居政策と雇用政策では、統合された戦略が必要である。

要するに、精神的疾病を抱えた人の住居の選択肢は、往々にしてストレスの多い環境で家族と同居するか、劣悪な地区の標準以下の住居に入るか、サポート付きの居住施設または地域住宅の希少な枠を奪い合うか、最悪の場合は暮らせる住居をまったく確保できず、ホームレスになるという方法しかないかもしれないのである。この重要な問題に取り組むためには、反差別法の施行、住居に対する補助金の増額、雇用機会の改善、地域住宅および中間施設への支援の拡充、大家による差別の根絶といった方策すべてが必要である。

研究資金　精神保健に関する研究には、大きく分けて二種類ある。（a）精神機能と行動機能の問題を理解する「素材」となる、基礎的な社会的、感情的、認知的、発達的、神経生物学的プロセスの研究、そして（b）精神的疾病の原因と効果的な治療法の研究である。この分野を確実に前進させるためには、どちらの研究も欠かせない。それどころか、精神障害とその緩和に取り組むためには、基礎研究と臨床研究が連携しなければならない。精神的疾病に関する未解明の問題の多さを考えると、研究を継続する十分な資金が確保されなければ、精神障害を抱えた人は当然、希望を抱けないだろう。

近年、精神保健関連の研究とサービスへの資金的支援は増額されているが、その金額は身体疾患にはまだ追いついていない。[*22] 精神障害が全世界で特に大きな支障をもたらしている病気だという認識が高まっていることを考えると、これは理不尽な状況である。[*23] 精神的疾病の基礎研究と応用研究を、ほかの病気や状態の研究より遅れさせておくこと自体が、スティグマの動かぬ証拠である。

どうすれば精神的疾病の研究資金の優先度を上げさせられるのか？　アメリカのような参加民主主義の国では、権利擁護活動と陳情運動が必要である。しかし、精神保健関連の活動を支持する集団を作り出すことは、これまで困難だった。精神的疾病を抱えた人は目に見えない存在で、組織的な活動も行なってこなかったからである。全米精神疾患患者家族会（NAMI）や、精神保健改革運動などの権利擁護団体は、アメリカ国立精神保健研究所――精神障害の研究を支援している連邦機関――および物質乱用・精神保健局――サービスに関連する取り組みに資金提供している組織――への予算の増額が続くよう、熱心に陳情運動を行なっている。このような活動はスティグマの低減にきわめて重要である。実際、一九九〇年代後半にアメリカ国立衛生研究所（精神保健研究所も含む）

への連邦予算は数年にわたって記録的な増額が続いたが、その後、金額はほぼ横ばいになっている。[24]

　過去数十年間に前進はあったものの、精神障害を制圧するための闘いはすぐには終わらないだろう。精神障害は治療可能だという考え方は強まっているが、人は大昔から精神障害を抱えてきたのであって、それがもたらす影響や支障はきわめて深刻である場合が少なくない。本書で繰り返し述べてきたように、精神障害の原因は複数の遺伝子と複数の環境要因であり、その相互作用の結果、好ましい適応ではなく、病的な状態へとバランスが傾くわけだが、その過程はまだ解明途上にある。[25]精神障害の発症は複雑であるため、連携して行なわれる研究に長期的に投資することが、国家的な重要課題だと言える。

精神的疾病に対する犯罪扱い　ここ数年、精神保健の問題は刑事司法制度と密接に絡み合ってきている。[26]これは、いくつかの動きが合流した結果である。（a）脱施設化。多くの場合、重い精神障害を抱えた人は、十分な支援なしに都市中心部に留まることになる。（b）特に物質使用と乱用に関わる地位犯罪（成人は罪にならないが、未成年だと罪になる行為）を刑事罰の対象とする動き。（c）民事収容の法律の厳格化。重い精神的疾病を抱えた人を本人の意に反して精神科施設に入らせることが、きわめて困難になっている。（d）「法と秩序」へ向かう全般的な傾向（たとえば、「三振法」（重罪を三度、犯すと、自動的に終身刑になる法律）など）。以上のような動向の結果、拘置所と刑務所では精神障害を抱えた被収容者の数が大幅に増加している。また、このような施設で精神保健の問題に対処する準備が整っていない――関連するサービスも提供されていない――ことも憂慮される。[27]

　関連する問題がいくつかある。第一に、精神障害にまつわる逸脱（物質乱用、公の場での混乱をもたらす行動）を犯罪扱いすることが、精神障害にとって少しでもプラスになるかどうかはまったく定かではない。それどころか、拘置所や刑務所はそのような不安定性をいっそう悪化させるだけだとも言える。第二に、精神的疾病を抱えた人が実際に収監された場合、治療を提供することが必要不可欠だが、現実にはそのようなケースはめったにない。第三に、現在の社会における在監者の地位の低さと、精神的疾病に対する昨今のスティグマ付与の激化によって、精神障害を抱えた在監者は二重のスティグマを負うことになる。特に、精神的疾病は必ず暴力と関連しているという考え方が一般文化に存在し、メディアによってあおられているとなれば、なおさら二重のスティグマが与えられやすい。精神障害の診断と効果の高い治療法の提供といった、監獄内の改革を実施すると同時に、一部の逸脱の犯罪扱いをやめるよう権利擁護活動を行なう必要があるだろう。そのほかに必要な改革としては、逮捕する容疑者の精神的疾病に注意を払うよう、警察官（とその他の法律関係者）を訓練すること、精神的疾病を無能力および暴力と強く結びつけるメディアの描写を改善すること（第一〇章を参照のこと）などがある。[*28] 要するに、精神的疾病を抱えた人を刑務所や拘置所といった施設に再収容することは、ほとんど解決にならないどころか、逆に累犯やスティグマ付与や希望の喪失を招いてしまうのである。

精神障害を抱えた子どもと青少年

精神障害を抱えた子どもと青少年へのスティグマ付与を低減するうえで、政策に関わる重要な問題がいくつかある。ここでは、三つの問題を取り上げる。特別支援教育のための法律と資金的支援、行動と感情の健全性を観察する健康診断、家族の一体性を深刻に脅かす既存の政策である。

特別支援教育　障害者教育法は、一九七五年に全障害児教育法という名称で成立し、一九九一年と二〇〇四年に再認された。この法律では長年にわたって、特別なニーズをもつと思われる子どもは、学校で評価を受けなければならないと規定してきた。評価の結果、学習障害や情緒障害などの学業に影響する健康状態が明らかになれば、個別指導計画が作成、実行される。それによって、妥当な教育目標を掲げ、目標を達成するための配慮を行ない、進捗状況をモニタリングする体系的手段を提供するのである。

個別指導計画に盛り込まれる配慮は、連続体をなしている。障害が比較的軽い子どもは、週に数時間のみ特別支援学級の手助けを受けるかもしれない。つまり、訓練を受けた教師が教える、少人数のクラスに出席するのである。あるいは、通常学級で助手の補助を受けるケースもあるかもしれない。さらに制限の強い措置では、終日、特別支援学級で勉強させられることもある。一日中、実質的に別の教室で授業を受け、通常学級に参加するのは昼食時か体育の時間程度になる。最も障害が重いケースでは、通学プログラムまたは居住型ケアを提供する、完全に別個の学校設備が必要かもしれない。このような配慮を決める際の原則は、**最も制限の少ない方法**である。つまり、子どもをできる限りふつうの教育環境に参加させながら、必要な学習上の支援を行なうのである。目的は、不要な排除やスティグマ付与を避けることにある。[*29]

ここで、考慮すべき重要な問題がいくつかある。第一に、サービスを受けられるよう診断名を得るメリットと、そのラベルによってスティグマ付与が生じる危険性を秤にかけなければならない。ギルモアとファリーナの行動研究を思い出してほしい。小学五年生と中学二年生の子どもたちは、知的障害または情緒障害というラベルを貼られた同級生とは、社会的距離をより大きく取りたがり、社会的相互作用のなかで交流させてもあまり打ち解けず、敵対的だった。[*30] スティグマを与える態度は子どもや青少年にもはっきり見られるため、精神障害を抱えた子どもが教室で最良の機会を得られるようにするには、インクルージョン以外の介入——行動障害と情緒障害について全生徒を教育するというレベルの介入――も必要かもしれない。

第二に、学区がこの措置を取る費用は、連邦予算のなかに特別に取り分けてあるわけではない。言い換えると、障害者教育法は法律であり、個別指導計画や適切な配慮を義務づけてはいるものの、その完全な実施のための連邦資金は用意されていないのである。学区は資金不足の深刻化に悩んでおり、義務である特別教育サービスを、必要な生徒全員に提供しつづけるのに苦心している。そのため、親が個別指導計画と適切な配慮を要求しても、断られる恐れがある。そのようなケースの多くでは、親が学区と対立し、サービスを受けられるよう追加的評価を行なってほしい（あるいは特定の診断名を付けてほしい）と要求する。要するに、精神障害によって十分な学業成績を達成できない子どものための、適切で効果の高い特別教育サービスを利用すれば、学力が向上し、最終的にはスティグマが低減するはずだが、アメリカの多くの地域で適切な公教育の予算が逼迫している現状では、精神的疾病による特別なニーズを抱えた子どもにさらなる予算を割くことは、難しい状況なのである。

精神障害を抱えた子どもに有効な教育的、治療的プログラムを質の高い形で実施するには、資金を投じる必要があるだろう。すべての子どもが良質の教育を受け、実りある人生を送ることができれば、投資の見返りが得られるはずである。特に、分離教育プログラムが真に正当だと認められた場合は、訓練を受けた人材を起用し、学習目標を確実に達成させる一方で、逸脱行動を示す子どもと接触しても、不適応行動を真似しないようにしなければならない。特別なニーズをもつ子どもを通常学級に迎え入れるためには、通常学級の教師にも現在よりはるかに強力なサポートが必要である。

第三に、学校側が前向きに配慮しようとする問題は、概して、教室での学習を直接、妨げるような認知的または言語的な問題か、注意欠如である。うつ、ソーシャルスキルの不足、家庭の問題はたいてい無視されるか、サービスを拒否される。端的な例として、ひどい身体的虐待を受けていた六歳の男の子のケースを紹介しよう。この男の子はきわめて知能が高かったため、学業ではほかの一年生についていくことができた。しかし、本来ならもっとよい成績を修めたかもしれない。また、うつ状態だったため、人とめったに交流せず、友達もいなかった。授業では、教師に指されれば答えたが、自分から教師や同級生と関わることはなかった。

そこで、男の子の属する学区に対して説得が行なわれた。この子は知能が高いにもかかわらず、うつ状態のために学業と社会的学習に支障が生じていると訴えたのである。しかし、学区の特別教育委員会の委員長は、家庭の問題も社会的機能も学区の知ったことではないと無愛想に答えるだけだった。厳密には、以下がその返事である。「子どもが自宅を全焼させることがあっても、学校で火をつけたのでない限り、それは私たちの問題ではありません」。この態度は、控えめに言っても、子どもの機能を学校と家庭とで不適切に区別している。悪く言えば、これは明らかなスティグマ付与である。子どもや青少年は毎日、多くの時間を学校で過ごすのだから、学校は精神保健に関わる問題を見つけ、対応することのできる第一の場所である。学業をソーシャルスキルや自己制御スキルから切り離すのは、非生産的である。

第四に、子どもに対するサービスは分断されていることが多い。教育面のニーズ（学校システム）、情緒面と行動面のニーズ（精神保健システム）、身体面のニーズ（医療システム）、家庭関連のニーズ（福祉システム）という具合である。残念ながら、子ども全体を見て連携の取れた取り組みを行なうケアシステムはほとんどない。子どもと青少年のケアシステムを統合し、連携させることは、スティグマの低減に欠かせない要素である。

結局、精神障害へのサポートと治療を学校のサービスとして提供することは、子どもおよび青少年の教育、政策、スティグマ対策に関わる重要な問題なのである。予算の問題、インクルージョンと排除の問題、そしてサービス分断の問題のため、現在のシステムは精神障害を抱えた多くの学齢期の子どもにとって使いにくいものになっている。また、配慮の効果を評価するよりよい方法を採用することで、特別支援教育の規定が適切な注意をもって履行されるようにしなければならない。特別支援教育が教育面、精神保健面で効果を上げ、子どもにとって長期的に真の意味での糧となり、スティグマを低減させることが重要である。

予防指向の健康診断　現在の医療の慣行では、健康な子どもは全発達段階を通じて、予防接種の実施、発達の目安達成の確認、そして病気の検査のために来院する。権利を剥奪された無保険の家庭の子どもは来院回数が少ないが、理想とされるのは予防指向の医療である。しかし、来院時に評価されるのは主に身体面の指標と目安に限られ、情緒面、行動面の指標はほとんど登場しない。同じ分野の多くの専門家と同じく、私もまた、小児科医（および一般医）が定期的な健康管理の際に、行動面と情緒面の問題点と強みを評価するよう提案したい。[*31]

　その評価の一環として、定期健診の前に親と教師（もっと小さい子どもの場合は保育士）が記入する評価尺度を組み込むとよいだろう。そうすれば、子どもの行動と成績に関する標準化された情報を専門家に見せられる。追加の対応が必要な問題がありそうであれば、さらに詳しい検査を頼めばよい。子どもがもっと成長すれば、重要な領域の機能（青年期のうつ病や物質使用など）について、短いスクリーニング質問表を自分で記入することもできる。この方法の目的は問題の前兆を早期に発見することで、行動面、情緒面の問題が本格的に現れるのを待つより、はるかに費用対効果が高いと思われる。下手をすれば、実際に問題が現れても、医療の専門家の目にまったく触れない可能性もあるのである。

　このように制度を変更すれば、精神的疾病の重要性を認識し、好ましい社会的、感情的機能を促進するという、重要な方針転換を行なうことになる。人生の早期に能力を獲得すれば、それ以降の発達の全側面によい影響が及ぶはずである。このように予防的な措置に注力するためには、さらなる訓練と予算が必要だろうが、大きな成果が得られる可能性がある。

　新自由委員会が提言した、精神的、感情的な問題のスクリーニングをめぐって、ここ数年、激しい論争が交わされてきた。サイエントロジー信者など、精神的疾病の存在を否定する人たちによれば、実のところそのような取り組みは、ありもしない病気の新たな症例を見つける手段であり、それによって不要な投薬などの治療が行なわれ、社会統制に利用されるのだという。このような考えを、極端な保守派と極端なリベラル派の双方が支持した。つまり、二つの異なるイデオロギーが、「早期発見は、傷つきやすい小さな子どもを向精神薬の新市場に仕立て上げようという、製薬会社と精神医療の熱心な提唱者による策略だ」という主張で一致したのである。[*32]

　小さな子どもに精神障害の「リスクがある」というラベルを貼る作業には、最大限の注意が必要だが、精神障害が往々にして早い発達段階で始まることや、精神障害が確立される前に予防的介入が必要であることを否定するのは誤りである。[*33] 目的は、傷つきやすい小さな子どもへのラベリングや早期の薬物療法を、何も考えずに機械的に義務づけることでは**ない**。そうではなく、精神障害という現実を認識し、全発達段階を通じて子どもの全体的健康を調べる過程のなかに、慎重な評価を含めることなのである。問題行動や、学習上の問題や、情緒障害が明らかに確立するまで待つという現行のシステムは長続きしない。貴重な時間を無駄使いし、最終的には高くつくうえに、スティグマを強めるだけだからである。

　この取り組みの対象は子どもと青少年のみに限定するべきではない。精神的疾病を抱える成人の半数以上が治療を受けないのだから、精神的健康に関する評価は成人向けの定期的な健康管理にも盛り込めるし、そうするべきである。例として、毎年の健康診断時にうつ病の徴候をスクリーニングすることが挙げられる。そのような措置を講じれば、精神障害について自然に話し合えるようになり、必要なサービスを受けやすくなるかもしれない。つまり、心理的症状、生活上のストレス因子、対処様式について、医師が定期的に成人患者に語らせるのである。医師は定期的な健康管理の際、心臓病や脳卒中の家族歴についてはよく尋ねるが、精神障害についてはたいてい質問しない。このような回避的な戦略を採ると、精神障害に関する秘密主義がなくならないだけでなく、精神障害に接したり、たとえ診察室のなかでも話し合ったりすることは、恥ずかしいことなのだという考えを持続させてしまう。そのうえ、子どものいる成人に精神障害が見つかった場合、家族と子どもへの予防的サービスの実施を検討することもできる（第一一章を参照のこと）。予防という方向を目指すためには、関係する人材の訓練が——精神的疾病の過剰な予測を防ぐ手段も——必要だと思われる。重要なのは、診断を焦ることではなく、予防を心がけ、必要な人には手助けを求めるよう後押しすることだろう。

家族の一体性　重い情緒障害や行動障害を抱えた子どもの親は、わが子に役立つサービスを受けさせるために、親権を放棄せざるをえない例が多い。これほど極端な手段をとらなければ、公立施設やその他の治療的環境を利用できない場合があるのである。現に、二〇〇三年半ばから二〇〇五年半ばまでの間に、アメリカの二万五〇〇〇世帯以上にこのような事態が起きたと推定されている。それはたいてい、重度の情緒障害と表出行動を示す子どもの事例である。そのような子どもと青少年に向けた居住型の精神保健施設は不足しているばかりか、法外な利用料がかかるため、裁判所か州が親権を引き継いで公的資金が使えるようにならなければ、子どもを入所させられないのである。[*34]

次のようなケースを考えてほしい。一四歳の息子が激しい気分症状を示し、最近、双極性障害と診断されたとする。躁エピソード（妄想による抑制できない怒りを伴う）と、うつエピソード（自殺念慮と自殺行動を伴う）が繰り返し起きている。自宅の壁を殴って穴をあけ、放校処分となり、心理士にも精神科医にも会おうとしない。きょうだいは恐怖を感じている。どうにかしてケアを受けさせようと、地元の精神保健センターのソーシャルワーカーに相談してみたが、この地域には手頃な料金の居住型ケア施設はないと言われた。学区に相談しても、暴力行動は学習と成績に関わる配慮の根拠にはならないとの理由で、個別指導計画の提供を断られた。

残された数少ない選択肢のひとつは、自分にはこの少年の親を務める「能力がない」と宣言し、息子が公立施設に入れるよう、州に親権を譲り渡すことである。親自身と子どもの安全を守るため、これまであまりにも多くの家族がこのような犠牲を強いられてきた。連邦法である「家族一体性維持法」（Keeping Families Together Act）の目的は、このような慣行を禁じることにある。さらに、「家族機会均等法」（Family Opportunity Act）が現在審議中である。この法律は、重い障害をもつ子どもがいる場合、その家庭が連邦の貧困レベルの目安をやや上回っていても、メディケイドの恩恵を受けられるようにする。そのほかに、家族の一体性を保つという目的もある。どちらの法案も、家族が貧困に陥ったり親権を完全に失ったりしなくても、子ども向けのサービスを受けられるようにしてくれる可能性がある。[*35]

法的改革は逆効果を生む？

精神的疾病を抱えた人のために平等性と同等性を促進する法律が、何か問題を生む恐れはあるだろうか？　関連する取り組みの経費で短期的にコストが増加する以外、一見、悪影響があるとは考えにくい。しかし、精神障害を抱えた人に特別な恩恵と権利を与える法律は、このような人たちをいっそう孤立させるという逆効果を生む可能性が十分ある。[*36] 言い換えると、精神保健分野に特化された法律は、精神障害を抱えた人の立場の弱さに注目を集めてしまい、特別な保護の必要性を強調するため、それ自体がスティグマを与える恐れがあるのである。精神的疾病を抱えた人を一般市民が「慈善的な」目で――つまり、自立性と完全な権利ではなく、憐れみを必要とする犠牲者として――見るようになれば、スティグマはかえって強まりかねない。[*37]

考えられる解決策のひとつは、特別に保護すべき特別なカテゴリーとして、精神的疾病を抱えた人たちのみを選び出すのではなく、特定の能力をもたない**あらゆる人**に適用できる法律を制定することだろう。実際、現在の政治情勢では、特定の集団のために保護された地位を設けることは非常に危険である。積極的差別是正措置〔差別を受けてきた民族や人種などの雇用と高等教育を推進する措置〕に関する法律と指針に、激しい反発が起きたことを思い出してほしい。教育や雇用の場で、いかなる形であれ有色人種の人を優遇することに、反対が唱えられたのである。したがって、特別な恩恵を与えるために特定の集団を選び出すか、それとも人種などを問わない公平な方針を適用するかは、重大な問題である。

同等性の法律は、このような問題を生むべきではない。策定する際、その法律を、優遇された特定集団に優先的地位を与えるものとはせず、妥当な精神症状に対する治療を受けやすくするものにすれば、反対を最少限に抑えられるだろう。つまり、精神的疾病を抱えた人たちが、特権的地位または特別扱いを必要とする特殊利益集団という烙印を押されなければ、精神医療への保険適用の同等性が、差別の解消に必要な措置だとみなされるはずなのである。障害をもつアメリカ人法、障害者教育法、公正住宅法といった前述の法律は、精神障害だけでなく、身体障害を抱えた人にも適用される。

反対に、精神障害の特別扱いを義務づける法律（たとえば、この集団のために特別な財源を設けるような法律）

には注意が必要である。ここでもやはり、保護された特別な地位ではなく、平等性と同等性を強調しなければならない。要するに、法的改革を提唱するなら、変革の努力によって生じる意図せぬ結果を最少限に留めるよう、努めるべきだということである。

まとめ

　精神的疾病を抱えた人の権利に関する立法を、もっと強く提唱することが重要である。精神障害に現在ある最高の治療法を適用することの重要性を考えると、精神科治療への保険適用の同等性は必要不可欠なものである。また、数百万人の無保険者が健康保険（および精神医療）を利用できるようにすることも欠かせない。その他の政策関連の戦略としては、必要な就労の機会と職業訓練を精神障害を抱えた人に提供すること、職場での配慮が確実に実施されつづけるようにすること、公正な住宅供給方法を講じること（および住居をもっと手に入れやすくする新たな政策を実行すること）、精神障害を抱えた人が不適当な拘置所や刑務所の施設に、事実上、再収容されるのを阻む努力をすることなどがある。精神的疾病と治療法に関する基礎研究と応用研究の予算増加のため、陳情運動を行なうこともスティグマの低減に不可欠である。精神的疾病の原因と効果的な介入法がもっと明らかにならなければ、前進は望めない。最後に（特定の能力があるかどうかではなく）精神障害という診断そのものに基づいて、子どもの親権をもつ権利、投票する権利、陪審員を務める権利、結婚する権利、公職に就く権利、運転する権利を制限する法律は、その正当性を問い直すべきである。

　子どもと青少年について言うと、学校で障害者教育法に従った特別サービスを提供するためには、確固たる財政的支援を行なうことと、法的権利について家族を十分教育することが必要である。そうすることによって、裕福な家庭か法律に詳しい家庭しか配慮を受けられないという事態を防ぐのである。また、健康管理の新たな方向性としては、定期健診時に、子ども——と成人——を対象に、情緒に関する問題や精神保健の問題の評価を行なうことが考えられる。過剰な診断や早まった診断を防げれば、この措置は精神障害の予防とスティグマの低減に大いに役立つかもしれない。家族の一体性を維持することは、精神障害を抱えた子どもの親が可能な限り目指すべき重要な目標である。また、子どもに対するサービスの分断は統合ケアモデルに改めなければならない。そうすれば家族は、教育システム、精神保健システム、福祉システムなどと個別に掛け合うという、非生産的な方法をとらずに済む。ただし、精神的疾病を抱えた人たちだけを、特別な報酬や配慮を受ける無力で特別な人たちとして指定するような法律を作れば、さらなるスティグマを与えかねないため、これは避けなければならない。特別な保護や地位ではなく、平等性を優先すべきである。

社会の成員に対する地域レベルの介入

精神的疾病へのスティグマ付与を低減させるために、地域社会と市民には何ができるか？　コリガンとペン（Penn）は、経験的に支持されたスティグマ対策を大きく三つに分類している。（a）一般市民と精神障害を抱えた人との個人的接触を後押しする。（b）精神的疾病について地域住民を教育する。（c）精神障害への差別と、メディアによるステレオタイプ化された描写に抗議活動を行なう。[*38]抗議という手段は、主にメディアによる描写の悪影響に対して講じられてきたため、第一〇章で論じる。個人的接触と教育活動は、煎じ詰めれば個々の市民の態度と行動を変えるためのものだが、いまや大規模な社会集団がこの方法を取るべき時期に来ているため、地域による介入手段として提示したい。市民の態度と行動習慣を変えるためのほかの方法、たとえばステレオタイプ化された考え方を変えることや、共感と思いやりを高めることなどは、この後で論じる。

個人的接触

人種的偏見と闘った先駆者たちは、人の態度と行動を変えるためには、スティグマを受けている集団の成員とじかに接触することが必要だと固く信じていた。おとしめられている人たちの窮状を耳にしたり、精神的プロセスのみを通じて偏見のある態度を変えようとしたりしても、外集団の成員との直接的な相互作用と同じ効果は得られないという考えが、その前提にある。この**接触仮説**こそが、差別を禁じる法律と司法判断のほか、偏見とバイアスを弱める具体的なプログラムの指針にもなってきた。[*39]

それを裏づける証拠はあるのか？　言い換えるなら、接触することで態度と行動は変わるのか？　人種的偏見について言えば、「接触が起きるとバイアスが弱まる傾向がある」という主張が、多くの研究で裏づけられている。実際、ペティグルー（Pettigrew）とトロップ（Tropp）による体系的なメタ分析からは、接触仮説の裏づけが見つかっている。[*40]さらに、一九九〇年代のあるレビューでは、学生または精神保健従事者と、精神科患者との接触が、精神障害への否定的態度の緩和と関連していることが示された。要するに、精神的疾病を抱えた人との接触が偏見およびスティグマの低減と関連している証拠は、存在するのである。ただし、どのケースにも、大きな効果があるとは宣言できない多くの制約がある。[*41]

実を言うと、**どのような**接触または交流をするかが重要なのである。たとえば、「接触」の内容が、精神科病院を見学することや、都会の路上で、重い精神的疾病を抱えただらしない身なりのホームレスの人と出会うことであれば、恐怖や排除やスティグマは弱まるどころか、強まるだろう。子どもの場合、精神障害を抱えながらも治療を受けず、混乱を引き起こすようなほかの子どもと交流すれば、距離を取ったり、スケープゴートにしたりする可能性が高い。そのうえ、精神障害を抱えた子どもは危険で治療不可能だという考えも生まれるだろう。精神的疾病を抱えた知り合いや親族がいるというだけでは、ふつう、スティグマを弱めるには不十分である（第五章を参照のこと）。つまり、偏見とスティグマを弱められる接触の**条件**こそが問題となるのである。[*42]

平等な立場　多数派集団の成員とスティグマを受けている人の力関係に大きな偏りがあるときより、力も立場も比較的平等なときに接触を行なったほうが、肯定的な態度がはるかに生まれやすくなる。精神的疾病を抱えた人のなかでもステレオタイプどおりの人と接すると（たとえば、街中で精神的疾病を抱えたホームレスの人と遭遇したりすると）、このような人たちは逸脱しており、無力で、もしかしたら変人かもしれず、きわめて扱いにくいという考えが強まりやすい。スティグマを受けている集団の社会的権力が弱く、接触が対等ではない場合、社会的交流は一般的な考え方とステレオタイプを助長するため、現状維持につながりがちである。

したがって、問題は平等な立場をどのようにして築くかである。構造的、政策的な変革――この章の最初の項で論じた、住居の獲得、雇用、適切な治療の金銭的支援――は非常に重要である。草の根レベルでは、平等な立場での商取引や、買いもの、会話、交流を促すような環境が地域にあれば、社会的障壁をなくすような接触が生じうる。精神障害を抱えた人が地域の社会生活の一部になれれば、スティグマが低減する可能性は高まるだろう。ただし、それは混乱を引き起こすような行動パターンが示されなければの話である。つまり、治療を受けることが重要な要素なのである。したがって、雇用と住居のほか、適切な治療の保証も必要不可欠である。

心理的に近く、形式張らず、頻繁な接触　接触の機会が正式にお膳立てされたものではなく、形式張らず、くだけたものであり、しかもその目的が人為的な交流ではなく、社会の主流の経験を共有することである場合、スティグマを受けている集団の成員への認識はきわめて改善しやすくなる。また、たまに計画を立てて接触するのではなく、相互作用が市民の生活のなかで日常的なものになったほうがよい。さらに、同じ感情を（特に肯定的な感情の場合だが、もしかしたら悲しみや義憤も）分かち合える場合、心理的な近さによって理解と受容が生まれる可能性が高い。社会的交換、互いの尊重、親しい付き合いを特徴とする絆を結べたとき、両者を隔てる垣根はなくなることが多い。

組織および社会のサポート　接触の試みが妨げられたり嘲笑されたりすれば、有益な変化が阻まれる恐れがある。たとえば、学校システムと教員がインクルージョン教育に反対すれば、生徒はおそらくその抵抗感に気づき、精神障害や情緒障害を抱えた同級生への態度は改善しないだろう。企業の場合でも、精神障害を抱えた新入社員とほかの社員が有益な接触をもてるよう、雇用者が後押ししようとしなければ、同じ結果になるはずである。逆に、職場環境、学校管理者、地域全体のサポートによって相互作用が推進されれば、スティグマは低減する可能性が高い。究極的には、接触が国家の法律に支えられ、運営組織によって推進されれば、接触は「持続」しやすい。身体障害であれ、精神障害であれ、障害をもつ人に適切かつ神経の行き届いた配慮を行なえば、交流を尊重し支援する態度を示せるだろう。要するに、接触には、社会組織や各機関の責任者による後押しと支援が必要なのである。

協力課題と共同作業　内集団と外集団の成員が共通の目標をもち、同じ目的に向けて努力すれば、好ましい態度の変化が生じ、接触が持続する可能性が高い。このような協力の枠組みが重要とされるには、いくつかの理由がある。たとえば、目標が同じであれば、外集団の成員に対して感じる脅威は弱まる。また、内集団と外集団の成員を比較する基準が、より人間的かつ普遍的なものになりやすい。ただし、自分たちは同じだという認識が生じるためには、有益な相互作用を促す手助けと、人為的に作られたのではない、本物の課題が必要だろう。要するに、学校、職場、地域組織のなかで、精神障害を抱えた人が社会のほかの成員たちと一緒にいて、ともに重要な問題に取り組めれば取り組めるほど、真の協力が生まれやすいのである。

では、こうした対等な接触の条件を満たすには、どのような実際的手段をとればよいのか？　接触の際、両者の行動に著しい差異が生まれないよう、精神的疾病を抱えた人に治療を提供することが必要不可欠である（第一一章を参照のこと）。また、孤立した地区や遠方の施設ではなく、同じ地域内に住むことも、偏見とスティグマを低減させる形式張らない頻繁な接触を生じさせるには、きわめて重要である。さらに、職場で頻繁かつ密接な接触が生じるよう、就労の機会を促進することも忘れてはならない。子どもと青少年の場合、インクルージョン教育によって接触を後押しすべきである。前述したような最も制限の少ない方法に従って、精神障害を抱えた子どもをできるだけ通常学級で過ごさせるのである。しかし、身体障害または精神障害を抱えた子どもを、ただ通常学級にいさせるだけでは十分ではない。教員が適切な準備と教育と指導を行なわなければ、生徒は行動の逸脱した同級生を拒むかもしれない。また、特別なニーズをもつ生徒には、学業とソーシャルスキルの介入も行なってサポートする必要がある。[*43] 概して、最良の接触をもたらすためには、計画、進歩的な社会政策、代表的な市民からのサポートが必要なのである。

教育

精神的疾病へのスティグマ付与をなくすために、地域レベルでよく行なわれている活動のひとつは、一般市民に対する精神障害の教育である。その前提となっているのは、市民が精神的疾病の現実についてもっと知識を得れば、ステレオタイプな考え方をする傾向が消え、偏見に満ちた態度が弱まるだろうという考えである。意識と理解の欠如を克服し、知識を得て、精神障害を取り巻く恐ろしい未知の雰囲気や脅威を感じなくなれば、受容が生まれるというわけである。この考え方からすると、無知こそが大敵なのである。

　このような教育を行なう公的な取り組みには、長い歴史がある。一九五〇年代と六〇年代には、精神障害がほかの疾患と同じく病気であることを一般市民に納得させるため、地域、州、連邦レベルのプログラムが実施された。しかし、結果はまちまちで、当初の楽観論は影を潜め、実際に生じた態度と行動の変化に厳しい評価が下された。[*44] 現在、政府機関と民間組織が、精神的疾病へのスティグマ付与をなくすために情報の提供を続けている。教育の方法としては、従業員に対するワークショップやセミナーのほか、映画、ビデオの上映などがある。多くのデモンストレーション・プログラムも試されており、さまざまな対象者（警察官、精神保健に従事する予定の学生、高校生など）にワークショップ、映画上映、講演が行なわれてきた。

　このようなプログラムの成果は、概して小さいが実証可能である。[*45] 言い換えると、さまざまな形の教育が成果をもたらしうるが、長期的な効果はつねに認められるわけではなく、教育自体によって長期的効果が生まれる可能性は低い。それでも、一般市民の教育は標準的な手段になっている。たとえば一九九〇年代、国際ロータリーは、精神障害を抱えた人の否定的イメージについて実業界の人々を教育するため、「スティグマ払拭」キャンペーンを開始した。精神的健康の増進と精神保健サービスを管轄する主な連邦機関の、物質乱用・精神保健局は、「障壁撤廃」という取り組みを行ない、八つの州に資金を拠出した。一般市民を教育し、スティグマを低減させるさまざまな活動を行なわせるためである。[*46] 目標は、将来、大きな変化をもたらせるような長期戦略を編み出すことである。

　教育プログラムでは、小冊子――現在ではウェブサイト――が作成される場合が多く、そこでは精神的疾病を現実的に描写するとともに、人間味のある一般的な言葉遣いで説明しようとしている。ときには、講演や正式な講習が開催されることもある。しかし、もっと独創的な方法もある。身体障害への意識と思いやりを高める活動を参考にしたものである。身体障害のための活動では、目が不自由な状態や、身体機能が損なわれた状態を参加者に知ってもらうため、シミュレーションを活用してきた。この考え方を拡張し、最近の一部のシミュレーションでは幻覚を体験させている。幻聴が聞こえたときの混乱や恐怖に共感を促す（そして精神的疾病の症状の現実を伝える）ためである。[*47]

このような取り組みの効果に関して、研究の証拠はまちまちである。[*48] 短期的な教育プログラムでは、成功例もあれば、失敗例もある。理由のひとつは、第五章で強調したように、情報だけでは偏った態度を変えられない場合があるということである。実際、精神的疾病の慢性症状を強調するデータを見せると、かえってステレオタイプが持続してしまいかねない。それよりも、精神障害を抱えた人がもっている、適応の可能性に関する情報を伝えたほうが有益である。長期的な教育は、特にそれが厳格な講義形式ではなく意見交換を重視したものであれば、大きな態度の変化をもたらしうる。言い換えると、教育は一方通行の閉じた講義形式ではなく、できる限り開かれた双方向的な形式にするべきなのである。[*49] もうひとつ推奨したいのは、精神的疾病を抱えた人の能力を伝えることである。つまり、慢性的な社会的弱点を列挙するのではなく、たとえば、地域で生活し、仕事をする潜在能力について情報を提供する。偏った態度が確立される前に精神的疾病の早期教育を始めた場合、どのような効果があるかを調べれば、貴重な情報が得られるだろう。小学校を含む学校での教育プログラムは、研究すべき重要な領域である。

青少年に関する最近の研究によると、教育（特に精神科治療の有効性に関する教育）と、接触（精神的疾病の話を経験者からじかに聞くこと）を組み合わせた介入が、態度の明白な改善をもたらし、その効果は何カ月も持続するという。[*50]つまり、持続的な効果を生むためには、教育と接触を統合する必要があるかもしれないのである。

地域の取り組み——実例の紹介

地域の組織には何ができるか? エストロフ(Estroff)らは、精神的疾病のスティグマの低減を目標に掲げている地域プログラムを検証するため、全国調査を行なった。[*51]斬新なプログラムも多く、たとえば、演劇と即興劇のグループ、ピアサポートの訓練、バス運転手など公共輸送機関職員に対する精神的疾病の教育、高校生が参加する精神保健についての週一回のラジオ番組、ウェブおよび地域での会議の手助けなどがある。そのほとんどがまだ正式な評価を受けていなかったが、このようなプログラムには、精神保健問題に対処する当事者と家族に対するエンパワメント、敬意に満ちた言葉遣い、職と住居に関する情報源の構築、関与と接触の促進、地域内の既存の機関およびサポート源(学校、政治指導者、メディアなど)との結びつき、ユーモアを通じた表現といった特色がある(特に演劇)。教育と接触を組み合わせていることが共通点である。

サンフランシスコ・ベイエリアのスタンプ・アウト・スティグマ(直訳すれば「スティグマを撲滅しよう」。略称SOS)は、精神的疾病へのスティグマ付与の根絶を目指す、地域の権利擁護団体の代表格である。季刊誌『患者の視点』(PatientView)の情報記事によると、SOSの創設者であるカーメン・リー(Carmen Lee)という女性は、成人後の多くの年月を、精神科施設を出たり入ったりしながら過ごしてきたという。主な原因は、いまも抱えている自殺の危険性のある重いうつ病だった。[*52]精神的疾病に身体障害と同じだけの認知度と資金的支援を取りつけることを目標に掲げ、リーは一九八〇年代に権利擁護団体を創設するとともに、障害に関する郡の委員会の委員を務め、その後、講演者集団(スピーカーズ・ビューロー)の活動資金をまかなうためにSOSを立ち上げた。

講演者はたいてい、精神保健サービスの元消費者または現役消費者で、外来施設または入院施設を経験している。企業、地域団体、市民会議に対して、年に七〇回以上プレゼンテーションを行なう。テーマは、精神障害を抱えた人と対等に接するにはどうすればよいか、あるいは精神障害を抱えた人が職場で症状を示した場合や、暴力を振るう恐れが生じた場合、どのように対処すべきかなどである。また、SOSは、逮捕した容疑者が精神障害を抱えている場合、どうすれば人道的なケアを提供できるかを警官と話し合ったり、歯科医院の診察室で患者が症状を示した場合の対処法を歯科医と話し合ったり、地域の自殺予防センターと協議したり、精神障害を抱えた人を取り調べる際、どのような態度と方法が最良かをFBIと話し合ったりもする。その他の情報伝達手段として、さまざまなウェブサイトへのリンクも張っている。

SOSは講演者集団を通じて、まず**接触**を図る。SOSと契約した組織や企業は、一定の時間、講演者とじかに交流するのである。その形式はたいてい、一方的な講義ではなく、双方向的な話し合いである。また、企業や組織は専門家とも言える消費者にサービスを依頼したのだから、このような接触は比較的対等な立場で行なわれる。

次に、SOSが発するメッセージの多くは明らかな**抗議**である。ただし、それは敵意をむき出しにしたものではなく、穏やかな抗議である。SOSの本質はまさに抗議団体なのだが、社会の主流の組織（警察やFBIなど）と協力する意思ももっている。

この双方向的な形式は、明らかに**教育**に役立つ。雇用者と従業員がどのような態度を取れば助けになるか、危機的状況にはどのように対処すればよいか、混乱を引き起こす行動に、法的にも倫理的にも適切に対処するにはどうすればよいかなどの情報が伝えられる。この教育もやはり、一方的に知識を授けるのではなく、双方向的な方法で行なわれる。

これら三つのスティグマ低減のための基本方針以外に、SOSが独立組織であり、精神障害を抱えた人自身がスタッフとなって、必要とされるサービスを提供していること自体が、精神障害を抱えた人もこれだけの活動を行なえるのだということを証明している。SOSは、自立性、自発性、強い意志のモデルなのである。この潜在的なメッセージこそ、受講者が得る特に重要な情報かもしれない。

ほかの多くの非営利組織と同じく、SOSも資金難で、財団の助成、連邦資金、そして契約を得るための働きかけを続けている。SOSのような価値観と活動内容をもつ組織が十分な支援を得るのに苦労しているところを見ると、権利を剥奪された人たち（精神障害を抱えた人など）が重要な権利擁護活動と教育活動を続けるための、潤沢な財源がないことがうかがえる。要するに、SOSは、スティグマ低減に役立つ直接的な社会への働きかけ――個人的な接触、抗議活動、きわめて双方向的な教育形式を組み合わせることを重視した働きかけ――のモデルとなっているのである。正式な評価が切実に求められる。

スティグマと闘うためのさらなる戦略

接触、教育、抗議を除くと、地域住民は、スティグマを与えがちな自らの傾向を弱めるためにどのような方法がとれるのか？　民族的、人種的な偏見と差別については、この領域の研究が急拡大している。それを精神障害に適用しても推論にしかならないが、適用する意義は大きいかもしれない。

まず最初に、スティグマを受けている集団への態度は、変化しにくい場合が多いという点に留意すべきである。[*53] 第一に、外集団の模範的な成員に関する教育的情報を提示した場合、それは外集団全体ではなく、いま取り上げている特別なケースにしか当てはまらないと思われてしまう恐れがある。「例外があるということは、一般的なケースがあることの証拠」なのである。結果として、ステレオタイプ自体がかえって強まりかねない。言い換えると、精神的疾病を抱えながら、細やかな感性や人間らしさを示す人の情報を提示しても、知覚者はただちに、この人は特別なのだと考え、精神障害を抱えた大半の人は恐ろしく、理性をもたず、当てにならないという一般的な考えを変えない（または、さらに固定化させる）かもしれないのである。[*54]

第二に、スティグマを受けている人に対して知覚者が新たに肯定的な態度を形成した場合、不快な気分になる可能性がある。外集団の地位低下を招いた差別的な状況を、自分たちが労力を注いで変えなければならないと感じるからである。つまり、意識向上は不愉快な感情の扉を開け、知覚者に世の中の不公正について再考を迫るかもしれないのである。それによって、自己防衛と無気力が生じる恐れもある。

第三に、知覚者は、スティグマを受けている集団が被っている差別を見せられたとき、事実を認識して、世の中の公正さや公平さに疑念を覚える可能性がある。しかし、第二章と第七章で指摘したように、そのような考えはシステム正当化を助長する。つまり、苦しい状況を作り出したのは本人たちだと非難するのである。言い換えれば、動揺するような現実を突きつけられると、「落後したのは外集団の成員自身のせいだ」と思いたくなる可能性がある。

結局、スティグマを受けている人——精神的疾病を抱えた人など——の苦境にもっと同情させようとすれば、かえって思いやりを妨げる要因を喚起してしまいがちだということである。また、ステレオタイプ化されたイメージを単に抑制しかしない場合にどうなるかについては、短期的な研究では結果が一定していない。[*55]共感と接触を促すような、さらに積極的な方法が必要だろう。

人種的なバイアスと偏見の転換に取り組んだ草分けの一人に、ロキーチ（Rokeach）がいる。ロキーチは数十年前、多数派集団の成員に、その人の偏見に満ちた価値観と態度を突きつけ、自分自身の考えに疑問を抱かせるという手順を実施した。このように対峙させることによって、参加者が自らに強い不満を覚えた場合、人種的少数派への態度が大きく改善する確率が高かった。そして、この態度と行動の変化（たとえばＮＡＡＣＰ——全国黒人地位向上協会——への入会など）は一年以上、持続することがわかった。[*56]しかし、どれだけ効果的だとしても、多くの人は自分のバイアスや偏見を進んで直視することなど、断固として嫌がるだろう。つまり、この方法は、そもそも参加しようとしない人には適用できそうにないのである。

　もっと新しい研究で、スティグマを克服する別の手段がいくつか提案されている。それは、(a) ステレオタイプに反するイメージを提示すること、(b) 内集団と外集団を解釈し直すこと、(c) 共感を高めることである。

ステレオタイプに反するイメージ　ボーデンハウゼン (Bodenhausen) らは興味深い実験研究を行ない、民族的少数派の人たちの、ステレオタイプに反する簡潔なイメージを白人の知覚者に提示した。それは、人望があり、経済的成功を収めたアフリカ系アメリカ人を描写した文章だった。このような描写を読むと、アフリカ系アメリカ人だって「努力さえすれば成功できるのに」と思われてしまうのではないかと心配されるかもしれないが、実際には知覚者は差別を、アフリカ系アメリカ人にとって大きな問題だと認識する確率が高まった。ステレオタイプに反する情報——悪い特質ではなく好ましい特質を強調したイメージ——を通して、スティグマを受けている人たちを眺めると、少数派集団全体が受けている差別への同情と共感が起きるようである。では、精神的疾病を肯定的に描写すれば、理解と同情を高められるだろうか？[*57]

　さらに、心的イメージを使った場合、つまり参加者がステレオタイプに反する例（はっきり自己主張する強い女性など）を鮮やかに思い描いた場合、スティグマを受けている集団への顕在的な偏見と、無意識の潜在的なバイアスの両方が弱まる。また、態度の変化に関係する肯定的感情を喚起するような教育プログラム——参加者同士の強い結束を育むプログラムなど——は、潜在的な人種的バイアスには特に効果がある。[*58] 将来、地域で行なう介入では、スティグマを低減させるために、ステレオタイプに反する例、心的イメージ、肯定的感情を用いると有効かもしれない。

内集団と外集団を解釈し直す　偏見、バイアス、スティグマを低減させるさまざまな試みにとって大きな問題になるのが、外集団の成員を疑って信じない、人間の一般的な性向である。自分の一次的集団に属さない人をおとしめることは、人間の根源的な社会的性向、いや進化論的に動機づけられた性向でさえある。したがって、外集団の成員への同情を強めようとする教育的介入は、この性向に逆行しているとも考えられる。解決法のひとつは、知覚者にとっての内集団の範囲を広げることである。

これに関して、ガートナー（Gaertner）とドヴィディオ（Dovidio）は**共通内集団アイデンティティモデル**を奨励した。このモデルでは、内集団に属すると思う相手の範囲を広げるための直截的な方法を用いる。内集団の範囲を広げれば、これまでスティグマを受けていた人も、内集団の成員としての恩恵を得られるはずだという仮説がその基盤となっている。外集団の成員に共感と思いやりを抱こうとすると、逆効果が生じがちだが、この方法を採れば、それを回避できる。[*59]

重要な方法のひとつは、対立している各集団に、共同目標を与えることである。シェリフ（Sherif）とシェリフ（Sherif）の古典的研究が、このプロセスの好例である。この研究は、一九五〇年代に、宿泊型キャンプに参加した前青年期の少年たちを徹底的に調査したものである。論点をはっきり伝えるため、この研究を簡単に説明したい。[*60]

キャンプに参加した少年たちは、まず、名前の異なる二つの班（イーグルズとラトラーズ）に分けられた。それから一週間、二つの班が別個の集団アイデンティティを育むように仕向けると、予想どおり、内集団との強い同一化とともに、外集団への少なからぬ敵意も示し、言葉による攻撃のほか身体的攻撃さえ加えるようになった。内集団と外集団の区別は短期間で生じ、強い対立を伴った。

二週目に入ると、二つの班はさまざまな活動を行なうために同席させられた。しかし、互いに接近しても、すでに生まれていた反感に変化は起きなかった。接触だけでは偏見を克服するには不十分だったのである。三週目に入ってようやく、キャンプの指導者は二つの班に、共通の目標に一緒に取り組ませはじめた。ある例では、水漏れの被害がキャンプの参加者全員に及びかねない旨を伝え、両方の班に共同作業を強いた。別の例では、お金が足りないので映画のビデオが借りられないと各班に告げ、両方の班に現金を持ち寄らせた。最後に、少年たちには内緒で、スタッフがキャンプ用のトラックをわざと道路からそれさせ、溝にはまらせた。トラックを溝から脱出させるためには、二つの班が力を合わせて牽引用のロープを引っ張るしかなかった。以上の三つの例すべてで、課題の性質そのものから共通の目標の認識が生まれ、よい結果が得られるのは共同の取り組みを行なった場合だけであることが確認された。

このように、上位目標に共同で取り組み、自分の班への忠誠を棚上げして互いに協力すると、ようやく真の融和が生まれた。しかし、それも簡単に実現したわけではない。一連の共同作業で何度か成功を味わうまで、少年たちは参加者全員を**僕ら**とは呼ばず、例によって**自分たち**と**彼ら**と呼んでいたのである。最後の共通課題、つまりトラックの牽引を行なう頃には、両方の班を含む新たな内集団アイデンティティが明らかに生まれていた。成果をもたらしたのは、個人間の接触そのものではなく、共同の目標と努力による新たなアイデンティティの形成だった。

すでに集団が確立されていても、協力を必要とする共通の目標を作れれば、長年の対立と偏見は消えていくかもしれない。重要な問題は、それまで相互作用がなかったか、敵対的な相互作用を行なっていた集団のために、共通の上位目標をどのように設けるかということである。たとえば、精神障害を抱えた人と、社会のほかの成員とが、法律や政策を変えるために自助団体や権利擁護団体のなかで協力し合えば、共通の目標が生じる（第一一章を参照のこと）。社会全体に目を向けるなら、好ましい特徴や特質を強調した精神的疾病の描写がなされれば、社会の多くの成員は共通の目的に一緒に取り組む気になるかもしれない。そのような脱カテゴリー化のプロセスが、精神障害に関するスティグマの低減につながるよう期待したい。

共感を高める　内集団の範囲を広げることは、常に可能とは限らない。そのため、抑圧またはスティグマを受けている集団の成員に対して共感と思いやりを育む方法を見つけることは、やはり重要である。バトソン（Batson）らは共感を次のように定義している。

他者にとってよいと思われることと合致する、他者中心の感情的反応。その他者が抑圧されているか、苦境にある場合、共感的な感情には、同情、思いやり、優しさなどが含まれる……。研究によれば、共感的な感情は、苦境にある人の立場になって考えたとき生じることが多いという。相手がその状況からどのような影響を受けているかを想像するのである。[*61]

共感という概念には、他者が抱いている感情を理解する**認知的共感**と、他者の感情と自分の感情が一致する**情動的共感**がある。共感が最大の効果を発揮するのは、ほかの人との共通の人間性と運命を認識したときかもしれない。共感が喚起されると、たいてい肯定的な態度と援助の行動が現れる。

しかし、これほど単純にはいかないときもある。相手の苦境に同情すると、最初は知覚者自身が強く脅威を感じるかもしれない。同じ問題が自分にも起きるのではないかと、不安になるのである。そのため、知覚者は相手と距離を取って自分の危機感を弱めるために、逆に相手をおとしめる可能性がある（「防衛的回避」と呼ばれるプロセス）。また、その集団への敬意も育まなければ、共感は相手を見下す態度――「ごらんなさい、あの憐れむべき、かわいそうな人たちを」というような態度――を生む恐れもある。

研究によって得られた結論によると、共感を高めるためには、個人的に関わりのある情報を集中的に取り上げるとともに、その集団が（過去だけでなく）現在も受けている抑圧または差別の例を盛り込み、同情だけでなく敬意も抱かせるべきだという[62]。人間関係、特に長期的で有益な人間関係を結べば、共感的な反応が強まる可能性が特に高まる。人間にはほかの人間に共感する能力が備わっているが、共感を育む際には、どうすれば敬意と思いやりが最も生まれやすいかに注意する必要がある。

幸い、地域を変革するには生産的な方法が多数ある。スティグマが実際に低減しているかどうか、また、なぜ低減しているのかを詳しく記録するため、プログラムを評価することが、将来の取り組みにとってきわめて重要である[63]。このような評価活動を行なわなければ、スティグマ低減プログラムは自己修正して経験から学ぶことができない。

第一〇章

スティグマを克服するために（2）
メディアと精神保健の専門家

メディア

精神的疾病のステレオタイプ化された否定的な描写が各種公共メディアに見られることは、スティグマの低減に関心をもつ人にとって依然として大きな問題になっている。主要メディアではより正確な伝え方を目指す動きが起きているが、精神障害は暴力、無能力、理性の欠如と直結しているという、偏ったイメージの描写はまだなくなっていない。本章では、このような描写を変えるための二組の戦略を強調したい。組織的な抗議を行なうことと、異なるイメージをメディアが意識的に描き出すことである。これらの方法によって、精神的疾病の現実的な描写——人に希望を与え、人間味を感じさせる話や有名人の告白——が重視されるようになることを願う。

抗議

抗議活動は、多くのおとしめられた集団が経験する偏見、差別、スティグマに対して社会の成員の意識を高めることができる。具体的に言えば、定期刊行物に投書すること、偏った番組の製作者とスポンサーにじかに意見を伝えること、配慮のない侮辱的な描写を助長する団体にボイコット活動を行なうこと、映画の内容を監視することといった、一般市民の意識を向上させ、偏った伝え方を阻止する手段である。権利擁護団体は世論を形成するため、「監視人」を奨励してきた。ステレオタイプ化された描写がメディアにないかどうかを、消費者に調べさせるのである。調べるのは主に、テレビと映画が、精神障害を抱えた人を無神経かつ偏見に満ちた描き方をしていないかどうかだが、活字メディアと広告も対象になりうる。

たとえば、全国スティグマ・クリアリングハウスなどの団体は、メディアで伝えられる精神的疾病の否定的なイメージと闘うため、一般市民およびメディア各社と精力的に対話している。また、全米精神疾患患者家族会は一九八〇年代から「メディア監視キット」の配布を開始し、会の地方支部が、新聞、テレビ、映画に出てくるステレオタイプで侮辱的なイメージを監視できるようにしている。[*1] このような調査から生じる抗議活動は、メディア各社やそのスポンサーに、精神障害の侮辱的な描写はもはや許されず、企業幹部、経営者、広報担当者はより高い規範を維持する必要があると気づかせることができる。ボイコットは、特にそれが広く周知され、支持を受けた場合には、広告やイメージを変えようという強い経済的動機を与えることができる。

例として、ダドリー・ムーアとダリル・ハンナが出演した一九九〇年のコメディ映画、『クレイジー・ピープル』を取り上げよう。この映画の最初の宣伝方法は、大規模な抗議を巻き起こした。

このコメディ映画の最初の新聞広告とポスターでは……ひびの入った卵に手が生えていて、まぬけなジェスチャーをしながら、やや不気味な調子で「**警告**――狂ったやつらがやってくるぞ」と宣言していた。「狂ったやつら」の脅威を匂わせるという、まったく必要ないと思われる（しかも映画の内容にそぐわない）行為について、精神保健関連のさまざまな権利擁護団体の代表が、映画の製作会社であるパラマウントの幹部に手紙を送った。その結果、広告は差し替えられ、ただ単に「今夜は笑いたい気分?」という言葉が流れて、出演者の写真を見せるだけのものになった。

この映画はフィラデルフィアで大々的に封切りされる予定だった。

ある新聞社が……「狂っている」ことを証明できた人に、この映画の無料鑑賞券を贈呈するという販促活動を展開した。［いくつかの団体の］代表が手紙を書き、その新聞社の社屋が位置する通りをデモ行進して、主筆および社主との面会を取りつけた。「狂っている」ことをもの笑いの種にされ、いかに苦痛を覚えたかを伝えるためである。その結果、新聞社は適切に対応し、問題の広告について「これは……卑劣で誤った行為だった」という謝罪文を掲載した。また、この映画の広告を二度と掲載せず……精神的疾病に対して別の見方を提示する記事を増やすよう努力することを決定したという。[*2]

このような抗議活動を行なえば、不必要に人をおとしめるイメージを是正させるべく、映画製作者や新聞社に少なからぬ圧力をかけられる。それによって、ステレオタイプ化とスティグマ付与の大きな引き金をただちに取り除けるかもしれない。また、抗議活動を起こす人たち自身がエネルギーを得ることもできる。正当な扱いを受けるに値する集団として、そのような扱いを要求することにより、アイデンティティと連帯が生まれるからである。

もうひとつの例を紹介しよう。一〇年ほど前、マンガ『スーパーマン』の編集者が、この人気キャラクターの最期を誌面に載せようと計画した。しかし、前宣伝によって、ある事実が発覚した。それは、スーパーマンを殺すのが惑星間精神病院から来たドゥームズデイという悪漢で、拘束衣を身に着けているということである。全国スティグマ・クリアリングハウスはこのことを知り、出版元のDCコミック（および親会社のタイム・ワーナー）に連絡を取って、多くのファンをもつスーパーヒーローの殺害者がこのように描写されることに、抗議を行なった。すると、実際に出版された（瞬時に完売）誌面では、ドゥームズデイの精神状態の描写がまったく見られず、衣装も拘束衣ではなくなっていた。それどころか、DCコミックは声明を出し、自社のマンガでは偏見を与えない描写を用いるよう配慮すると明言した。[＊3] これらの例が示すように、抗議活動は意識を高め、メディアの提供者に説明責任を与え、甚だしくステレオタイプな内容の扇情的なメッセージを減らすことができる。

最近の抗議活動も成果を上げている。全米精神疾患患者家族会には、スティグマバスターズという、電子メールを用いた連絡網がある。メディアの描写のうち、特に強いスティグマを与えるものについて全員に通知するのである。二〇〇〇年には、このネットワークが、ABC放送のプライムタイムのドラマ『ワンダーランド』の打ち切りに一役買った。精神科施設と患者が、過激かつ暴力的に描かれていたためである。たとえば、第一話では、ある患者が銃で何人かを射殺した後、妊娠中の医師の腹部に注射針を突き刺す場面があった。抗議手段の一環として主要スポンサー企業と直接の話し合いが行なわれ、この件が大々的に報じられると、ドラマはほんの数話で打ち切りとなった。[＊4]

抗議活動にデメリットはあるだろうか？　ひとつは、その表現が軽い冗談にすぎないのか、それとも真に人をおとしめるものなのかは、見方による場合が多いということである。現に、精神障害を抱えた権利擁護活動家のなかには、抗議活動で精神障害を意味するユーモラスな表現すべてをなくそうとするのは、行きすぎだと主張する人もいる。そもそも、厳しい状況のなかにユーモアを見出す能力は、対処には非常に有益である。ただし、その冗談は、偏っていたり、人を見下していたり、屈辱を与えたりするものであってはならない。重要なのは、厳しい状況から適切なユーモアを消し去ってしまうことではなく、明らかに不当な、スティグマを与えるイメージを阻止することである。それはたとえば、精神的疾病を嘲るイメージや、精神障害を抱えた人の主な特質として無能力や暴力を強調するイメージである。

もうひとつ問題になりそうなのは、先述した「リバウンド」効果――確立されたイメージを思い浮かべないよう求められたときに生じる現象――である。まるで、イメージを振り払おうとすることが、逆にそのイメージを強める心的機制を引き起こすかのようである。[*5] 危惧されるのは、抗議活動によって、払拭したい描写そのものが逆に固定化してしまうことである。

リバウンド現象はいくつかの複雑な認知プロセスを引き起こすようである。ひとつは、問題のイメージを想起しないために必要とされる知的エネルギーが、それ以外の知的処理を妨げかねないことである。つまり、抗議活動の結果、ある人が「危険な精神科患者」というイメージを思い浮かべないように努めていた場合、精神的疾病を抱えている人と交流している最中に、相手が実際には協力的であることに気づかないかもしれないのである。[*6] スティグマを受けている集団の偏った描写を一般市民に認識させ、問題のないイメージに置き換えるよう求めると、望ましくないイメージがさらに思い浮かびやすくなり、いっそう強く確立されてしまう危険がある。脱スティグマ化の名目で行なわれる一部の抗議は、逆効果をもたらす可能性があるわけである。

悩ましい問題だが、この話の根拠となっているのは主に、短期間の社会心理学の実験である。精神的な抑制は激しい逆説的効果を生むという結果が出ているのである。メディアの描写への抗議活動は、長期的に行なったほうがはるかに効果的だろう。つまり、イメージの置き換えを緩やかに行ない、以前のイメージを抑制するよう求めなければ、リバウンドが起きたとしても、強力なものにならないはずなのである。さらに、抗議により、メディアの描写が長い時間をかけて、より正確で同情的なものに変わっていけば、将来の世代は精神障害を抱えた人について、現在とはまったく違うイメージに出会うことになるだろう。このような長期的な効果のほうが、抑制による短期的な影響よりも、はるかに大きいと思われる。

最後に挙げたいのは、どうすれば抗議の成果を評価できるかという問題である。特定の抗議活動によって、偏った番組が打ち切りになったり、ステレオタイプな広告が変更されたりしたとしても、一般市民の態度や行動習慣が根本的に変わったかどうかはわからない。マスメディアが人々の生活のなかで果たす役割の大きさを考えると、ステレオタイプ化されたイメージへの協調的な抗議活動の成果を十分検証できるランダム化実験などは（実験室におけるきわめて短期間の研究以外）行なえそうにない。たとえば、関連するメディアを視聴できない対照群や、別のイメージを視聴する対照群など、どうすれば作れるだろうか？　適切な対照試験を設計することは、将来の研究者の大きな課題となるだろう。それでも、新聞、テレビ、ラジオの番組や広告に注ぎ込まれる莫大な金額を見ると、有力な人物や企業の多くはメディアのメッセージには説得力があると信じているわけである。この領域に変化をもたらすことが必要不可欠である。

要するに、ステレオタイプの抑制には、まさにそのイメージを図らずも強めてしまう危険があるとはいえ、活発な抗議活動によって精神的疾病の不正確で侮辱的な描写を変えることは、脱スティグマ化に向けた努力のきわめて重要な要素なのである。抗議活動によるリバウンドの懸念は誇張されているように思われる。最終的には、メディアのイメージが根本的に変わり、その成果が短期的な悪影響より長続きする可能性があるからである。[*7] また、抗議活動は、意識向上を目指して結成された組織や団体のエンパワメントにもつながる。

二〇〇五年、連邦機関である物質乱用・精神保健局は、従来とは異なるメディアのイメージを推進する積極的手段として「ヴォイス賞」を贈呈した。授賞の対象は、二〇〇三年と二〇〇四年に、現実的かつ配慮をもって精神的疾病の特徴を描写した、映画、テレビ、ラジオの脚本家とプロデューサーと俳優である。多数の候補作のうち、映画テレビ部門で受賞したのは、『アビエイター』と『ＥＲ』と『名探偵モンク』だった。この賞の目的はもちろん、精神的疾病の現実を正確に描いた番組の製作者に見返りを与えることである。

マーケティング戦略

サリヴァン（Sullivan）ら――精神保健の専門家や消費者の権利擁護活動家ではなく、マーケティングを本業とする人たち――はある本のなかで、精神保健に関わるスティグマの問題を、マーケティング戦略の観点から論じるという斬新な試みを行なっている。その分析を見ると、メディアの仕掛人が多くの戦略とPR作戦を通じて、さまざまな製品や団体や大義のために意図的にイメージを創出する様子がわかって興味深い。ここでは、特に精神保健に関係する何種類かの方法について、サリヴァンらが行なっている分析を紹介する。[*8] 紙幅の関係上、すべての案を詳しく説明することはできない。ただ、精神的疾病を抱えた人に対する一般の見方を変える方法について考えてもらうため、概要を示したい。

まずひとつめは、**コーズ・マーケティング**（コーズは大義の意）である。この手法は、製品またはサービスを特定の大義とはっきり結びつけ、売上を大義のために役立てるものである。ねらいは、消費者にその大義のすばらしさと製品またはサービスとを関連づけさせ、製品への忠誠心を育むことにある。また、経済的支援と社会の意識向上によって、その大義の推進にもつながる。ある口紅の場合、売上をエイズ予防の研究に役立てており、製品をこの大義と結びつける広告に人気の高い有名人を起用している。[*9] エイズ予防活動は直接的な恩恵を得て、消費者は人助けをした気分になるとともに、その好感情と製品とを関連づけるかもしれない。問題は、重い精神的疾病の研究や治療に関わるコーズ・マーケティングに、企業があえて特定の商品を投じるかどうかである。

それとは別の、より伝統的な手法である**ソーシャル・マーケティング**は、特定の製品やサービス自体との関連づけは行なわない。そうではなく、望ましい社会的利益や社会的進歩に関する認識を確立させて、態度の変化をもたらそうとする。公共広告、ウェブサイト、公共交通機関内の広告などがソーシャル・マーケティングの媒体であり、重要な社会問題に対する意識の向上を目的としている。環境問題、健康問題（十代の妊娠を防ぐ取り組みや、禁煙運動など）、人種差別問題に関する大義については、ソーシャル・マーケティングが盛んに展開されてきた。精神的疾病はこの手法において大きな後れを取っている。

サリヴァンらは、精神的疾病についてのソーシャル・マーケティングを行なうなら、「精神的疾病を抱えた人の潜在能力が発揮されなければ、社会全体が損をする」という点を強調するのも一法だと述べている。それと関連するが、どのような人も根本的な共通点をもっているということに焦点を合わせ、精神障害を抱えた著名人がこれまでに成し遂げた功績を強調するようなメッセージを発するのもよいだろう。

実際のところ、ソーシャル・マーケティングはたいてい、態度を変えやすいと予想される特定の層を標的にしている。精神障害へのスティグマ付与を低減させるなら、主にどのような集団が標的になるだろう？　言い換えると、一般市民全員を標的にすべきなのか、それとも対象とすべき特定の層や集団が存在するのか？　精神的疾病のスティグマに関するソーシャル・マーケティングが特にどのような人に有効か（あるいは有効でないか）については、明らかに追加的研究が必要である。ただし、青年期には多くの精神障害の発症リスクが高まるうえに、仲間との関係が特に重要になるため、この年齢層を対象にするケースが増えてきている。また、世界精神医学会が行なっている統合失調症のスティグマ撲滅プログラムでは、学生、雇用主、刑事司法関係者を対象としたソーシャル・マーケティング戦略を用いている。ちなみに、講演者集団やメディア監視団体は二〇カ国以上で結成されているが、やはり学生、雇用主、刑事司法関係者を対象に活動している。[10]

比較的新しい**バズ・マーケティング**（バズは噂の意）という手法は、「サクラ」に依頼して報酬を支払い、特定の製品やサービスの販売促進を行なう。たとえば、リトルリーグの選手の母親やＰＴＡに所属する保護者が、特定の家庭用品の「噂」を広めるべく、ほかの家族の前でその製品をほめそやすといった例が挙げられる。あるいは、魅力的な人物がバーやクラブへ行き、特定のブランドの酒を宣伝するのも、その一例だと言える。ねらいは、表立った広告とは無関係に製品への興味を生み出すことにある。サリヴァンらは、精神保健の専門家に対して、たとえば地域の精神保健協会から報奨金を受け取り、地域での講演で精神的疾病の肯定的イメージについて話す意思があるかどうかを尋ねている。この場合、専門家は宣伝を行なっているのではなく、真実のメッセージを現実的に伝えていると思われることが鍵である。実際、そのような講演を行なう専門家は、きわめて正直に話をするだろう。バズ・マーケティングの特徴は、そのような講演に対して報奨金が払われることにあるが、その目的は口コミによって強い興味と関与を引き出すことにある。[*11]

それよりも賛否が分かれる手法が、**ステルス・マーケティング**である。サリヴァンらが挙げている例は、人気の高い高級住宅街にあるリサイクルごみ回収容器に、飲料メーカーが特定の製品の空き瓶を詰め込んでおくというものである。目的は、その製品と地区とを結びつけて、製品へのよいイメージを生み出すことにある。加えて、通常の広告手法（コマーシャル、印刷広告）をまったく使う必要がないというメリットもある。バズ・マーケティングとステルス・マーケティングの主な前提は、音声、印刷、テレビの広告または「スポット」という通常の宣伝手法を避けることである。製品またはサービスの販売促進を、完全に自然発生した現象だと人々に思わせるためである。精神保健のためのステルス・マーケティングとしては（バズ・マーケティングにも深く関わるが）、事前に計画したうえで、映画スターや芸能人に、心理療法を受けてよかったと思う経験をトーク番組やインタビューで語ってもらうことなどが考えられる。

もうひとつ（あるいはもう一組）の手法は、**文化的種まき**と呼ばれるものである。あるブランドの多くのイメージを、さまざまな形態のメディアを通じて人々に浴びせるのである。ただし、その背後に、各イメージをはっきり結びつけさせようという意図があることは隠しておく。これは特に目新しい発想ではない。子ども向けの製品は何十年も前から、コーンフレークの箱、テレビ番組、弁当箱などの日用品に同時に登場していた。最近の例では（たとえばテレビコマーシャル、CD、ウェブサイト、洋服などを通じて）製品またはブランドが相互依存するようになっており、消費者は日常文化のなかで、互いに関連づけられた多くのメッセージでその存在を知らしめられている。重要なのは、必ずしも直接的な広告を使わずに数多くのイメージを発して、その製品や大義を「伝染病のように」広めることである。

　サリヴァンらはこのような方法にならって、興味深い案を示している。「ナショナル・パブリック・ラジオ（アメリカの公共ラジオ放送局）で、精神的疾病を抱えた人が著書を朗読する連続番組を放送してはどうだろう？　そのような本のテーマに触れれば、一般の人たちは回復の物語や、精神的疾病を抱えて生きることの複雑さに敏感になるかもしれない[*12]」。要するに、ラジオによる広報と、本と、テレビのトーク番組（またはその他の情報伝達手段）を結びつけて、中核的なメッセージの効果を強め合うということだろう。現在、少なくとも一部のメディアは、温かく現実的に精神的疾病を語ることを推進している。精神的疾病の告白に込められたメッセージが一般文化のなかで語り合われるよう、権利擁護活動家は全力を挙げて、適切なメディアに適切な講演者と朗読者を送り込まなければならないだろう。

　広告主は何十年も前から、複数の形態のメディアで繰り返し同じメッセージを発する「統合マーケティング・コミュニケーション」を盛んに利用してきた。近年では、その媒体がインターネットにまで広がり、命名権（たとえば、スタジアムや、大学のフットボールの試合に企業名を冠すること）などの手段も使われている。つまり、市場にブランドやイメージを氾濫させるための作戦基地が拡大したわけで、なかには直接的な広告戦略を意図的に避けるケースもある。

　精神障害に関する情報の伝達にさまざまな媒体を用いる試みは、すでに始まっている。たとえば、全国精神保健啓発運動は数年前、ＭＴＶ〔ロック音楽専門のテレビ局〕などの若者向けの媒体で、さりげないけれども印象的なスポットを流し、摂食障害、うつ病、自殺の危険性の描写を多くの人の目に触れさせた。目的は、青少年や若者の間でこれらの精神障害の認知度を高め、話し合わせることにあった。この公共広告は、知識を押しつける従来型のメッセージとははっきり区別できるほど、若者向けの何気ない形に作られていた。最後のシーンでは、精神障害と青少年向けサービスの情報を掲載したウェブサイトの知らせが表示される。サイトのヒット数は数百万にも達した。[*13] さらにこのプロジェクトは、特定の層——この場合、ティーンエイジャーと若者——に対象を絞って情報を伝達する方法の好例でもあった。

　最後に、近年、アメリカの主要政党の重要なテーマとなっている**フレーミング**〔ものごとをある枠組みに当てはめてとらえること〕という概念を付け加えたい。[*14] フレーミングはジョージ・レイコフ（George Lakoff）の認知言語学的分析に基づいたもので、ある政治的概念または大義に関して、簡潔で直接的かつ反復的なメッセージを意図的に使おうとすることである。それによって、その枠組みが消費者の心のなかの深いテーマと結びつく。[*15] たとえば、共和党政権が強調する「税の軽減」という概念の中核には、「徴税が市民を過剰かつ不当に苦しめている」という枠組みがある。この枠組みは**軽減**という言葉に表れており、長年、基本的権利に対して加えられてきた不当な負担を取り除くというイメージを喚起する。つまり、税の軽減という概念は、減税を束縛や抑圧を解き放つ行為と位置づけて、人間の深い価値観をうまく利用する隠喩なのである。

　現在、政界では、フレーミングの根本的な有用性について論争が起きている。たとえば、当該の社会問題や政治問題に関する確固たる思想や主義が根底になければ、枠組みによって人々の態度を根本から変えることはできないと多くの人が主張している。それでもやはり、フレーミングは現代の主要政党の政治に大きな役割を果たしている。[*16] 精神保健の権利擁護活動家にとっては、精神的疾病そのものや、精神的疾病を抱えた人の権利と尊厳について一般市民に訴えかけるため、適切な枠組みを考え出すことが重要な課題だろう。最近、盛んに使われている枠組みのひとつは、精神的疾病がひとえに神経生物学的なもので、ほかのあらゆる疾患と変わりないのだというものである。そのように言えば精神障害への非難が和らぐと考えられたからだが、これまで何度も論じてきたように、この枠組みは、精神障害が変化の可能性をもたず、人間性の根本的欠如を示しているというイメージをあおってしまう恐れがある。

その他の枠組みとしては、公民権の概念を強調することが考えられるだろう。公民権はアメリカ社会では深く根づいた伝統をもっているし、大部分の一般市民が強く抱いている中核的な価値観と結びついている。また、精神障害はあらゆる人が経験する問題が深刻化したものだと示唆してもよいかもしれない。そうすることで、内集団の範囲を拡大させるのである。もうひとつ、興味深い枠組みとして「神経多様性」というものがある。これは個人個人の神経学的、精神医学的状態の基本的な違いを尊ぶ考え方で、個性という概念（多くの欧米社会で非常に尊重されているもの）と結びつくかもしれない。[*17] ただし、精神障害とは根本的に何なのかということについて合意がない現状を考えると（第一章を参照のこと）、有効なメッセージを考え出すことは容易ではないだろう。メディアによるスティグマ付与の問題を解決したい人は、一般市民が強く抱いている価値観やイメージを伝えつつ、精神障害を抱えた人への敬意と思いやりを生むような、有益な枠組みを徹底的に探すことが有効だと思われる。そのためには、フォーカスグループ、世論調査、そして鋭い政治的、心理学的分析といったものすべてが役立つ可能性がある。

結局、精神障害と、当事者および家族の苦労に関するメディアのイメージを一新するには、無味乾燥な事実と真面目な教育的メッセージに偏りがちな従来の公共広告以外にも、方法があるということである。[18] そのような方法を採れば、一般市民の認識が根本から変わる可能性がある。今後の重要な課題は、一般市民の態度を変えるために、ここで説明したPR戦略を意識的に活用する方法を練ることだろう。特に、バズ・マーケティングやステルス・マーケティングといった一部の戦術を採ることを、不快だとか卑怯だなどと感じる人もいるかもしれない。しかし、現在、さまざまな特徴や特質について多くのイメージが——往々にして、精神的疾病のきわめて否定的なステレオタイプを強める形で——意図的に一般市民に提示されていることを思い出してほしい。そのように考えると、目的が有意義で、手段が非倫理的ではない限り、一般市民の認識を変えるさまざまな戦略を実施してみる価値はあるだろう。ただし、その場合、（a）青少年などの適切なターゲットを考えなければならないし、[19]（b）戦略の効果を知るために慎重な評価を行なわなければならない。メディアの影響は非常に重要であるため、このテーマについては、今後さらに盛んに論じられるようになるだろう。

告白が人間味を与える

メディアが描くイメージを変えるための抗議の戦術と戦略や、精神障害を特定の文脈に当てはめるための枠組み以外に、メディアによる精神障害の描写にはどのようなメッセージを含めればよいのか？　基本的な主張のひとつは、日常的な語りのなかでの告白や「打ち明け話」によって、精神的疾病に人間味を与えられれば与えられるほど、一般市民は精神的疾病の試練に対処する当事者や家族の人間性がわかるようになるというものである。本、ニュース記事、特集記事、インタビュー、回想録のなかで、苦しみ、強さ、対処のナラティヴを含む現実的な描写を行なえば、関心や共感や思いやりが芽生えるだろう。たしかに、精神的疾病は、絶望、支障、脅威を連想させるし、そのような側面を否定すべきではない。しかし、当事者の繊細さや能力や苦闘が、精神的疾病のステレオタイプ化（あるいは美化）によって隠されてしまうことがあまりにも多い。もちろん、人間味を与える現実的な描写がなされても、当事者との直接的な接触の代わりにはならないが、そのような接触の土台となる関心と意欲は強まるかもしれない。

もし精神的疾病の話が、プライムタイムに主要メディアで扱われたらどうだろう？　映画『ビューティフル・マインド』は、不正確な部分もあるが、統合失調症を人間味豊かに描き、ステレオタイプに反するイメージ――きわめて高い能力との関連性――を提示した。そのほか、ケーブルテレビ局ＨＢＯの連続番組『アメリカ・アンダーカヴァー』では、女優のキム・ベイシンガーと元フットボール選手のアール・キャンベルの不安障害とパニック障害が、生々しく、しかし配慮をもって描写された。[*20]精神的疾病は、扇情的に描かれることや暴力と結びつけられることがきわめて多いが、いまでは身近なメディアのあちこちで公に取り上げられるようになった。

多くの身体疾患では、陳情運動や意識向上活動にスターの力が貢献してきたが、精神的疾病の場合、この戦略はあまり活用されていない。これは精神的疾病に関わるスティグマのためである。人々が精神的疾病を人気スターと関連づけることができるほど、好ましい連想が生じるだろう。

とはいえ、事例報告、当事者のナラティヴ、テレビ番組で取り上げる対象には、注目すべき非凡な人物だけではなく、スターでも社会ののけ者でもない、ふつうの人も含めるべきである。精神的疾病を抱えた人はきわめて才能に恵まれているか、全体的な欠陥があるかのどちらかだという考え方は、精神障害が日常の一部だという事実を覆い隠してしまう。人間味を与えるイメージを伝えるには、英雄的なモデルを選ぶ必要はない。回復力を描写してみせれば、精神的疾病を、強さ、勇敢さ、強固な意志――そして変化が起きることは十分ありうるという見方――と結びつけられる。たしかに、精神障害を抱えた人がみな逆境を乗り越えられるわけではないし、読者や視聴者に楽観的な考え方を強いるのは間違いだろう。

しかし、精神的疾病には、絶望、悲劇、漸進的な衰えが付きものだというステレオタイプは、ぜひとも打破しなければならない。

ハリントン（Harrington）は、神経障害や精神障害を抱えた人のケーススタディに見られる、過去数十年間の重要な傾向を論じている。かつては症状や症候群が無味乾燥かつ客観的に報告されるだけだったが、最近では、その症状と症候群を抱える、個性をもった人物が、生き生きと人間らしく描かれるようになったという。[*21] たとえば、オリヴァー・サックスの著書では、自閉症やトゥレット障害など、さまざまな障害を抱えた人たちの知られざる姿が描かれている。[*22] 当事者と家族による精神的疾病のナラティヴだけでなく、このような描写も、神経障害と精神障害にさらに人間味を加える可能性が大いにある。

告白は、物語を書く本人にとっても重要な意味をもっている。つらい出来事について書くことは、心の健康はもちろん、身体的健康の増進にもつながる。[*23] したがってナラティヴは、本人の解放、一般市民の知識の拡大、接触の増加という「好循環」を促せるわけである。さらに深いレベルでは、精神的疾病を、謎めいた不可知のものから、オープンでよく知られた、共感をもてるものに変えることもできる。

精神保健の専門家

精神保健従事者が、スティグマを与える態度と慣習を実際にどれだけクライエントに示しているのかは、わかっていない。しかし、たとえそれがわずかであっても、年間で考えれば、膨大な件数の否定的な社会的相互作用が起きていることになる。精神的疾病を抱えた人の援助を任せられた張本人が、クライエントの意欲を長期にわたって損ない、スティグマを助長しているかもしれないわけである。実際、精神保健サービスを提供する「最前線」にいるソーシャルワーカー、教育者、カウンセラー、臨床心理士、開業医、精神科医がスティグマや軽蔑の念を伝えているとすれば、精神障害を抱えた人が悲観しても無理はない。

ただし、実際の発生頻度がどうであれ、そのような慣習は全体的状況のなかで考える必要がある。ここで、精神保健従事者の地位が低いことを思い出してほしい。クライエントが意志の弱い、非生産的な、非難に値する存在だと考えられているために、精神保健という領域全体が広範な「儀礼的なスティグマ」を受けているように思われる。また、精神保健従事者は社会的評価が低いだけではない。多くの人が、ほかの専門家にとっては低水準と言える給与しか受け取っていないのである。この事実からも、精神保健関連の職業の地位が低いことは明らかである。さらに精神保健従事者は、援助職に対するメディアの強力な――多くの場合、軽蔑的な――イメージとも闘わなければならない。たとえば、ギャバード(Gabbard)とギャバード(Gabbard)は、映画における心理療法家と精神科医の描き方の複雑な歴史を、鋭く解説している。そのイメージは、大半が悪辣か、搾取的か、滑稽か、変わり者であって、現実的または楽観的な専門家のイメージはまず見られない。[*24] そのうえ、精神保健関連の仕事はきわめて強いストレスをもたらす場合がある。精神的疾病自体による問題もあるし、現在のサービス提供システムには資源不足の問題も珍しくないからである。

精神障害は、特に医学界で強いスティグマを受けているようである。医師の健康問題を専門とする精神科医、マイケル・マイヤーズ(Michael Myers)は、精神的疾病全般と、特に自殺問題について、次のように主張している。

> 精神的疾病に付きまとうスティグマは、一般市民の間よりも医療関係者の間でのほうが深刻である。スティグマは破壊的な力をもっており、医師自身が病気になる可能性を強く否認させ、受診を遅らせ、苦しみを増し、医師の家族に戸惑いといら立ちを与え、自己治療を助長し、自殺による死のリスクを危険なほど高めてしまう。実際に医師が自殺した場合、遺された人たちは

その死について語らないよう共謀し、それによって孤立感と羞恥心が強まる恐れがある。ひいては、疾病予防に向けた私たちの公衆衛生活動を無意味にしてしまう可能性もある。[*25]

この的確な指摘は、医療の専門家の間に精神障害への恐怖があることを示している。この態度が患者や社会全体へ、陰に陽に伝えられるかもしれないのである。医療従事者が自分たちのうつ病などの精神障害の問題と対峙しない傾向があることは、本来、この問題を中心となって扱うはずの人々の間で、長らくスティグマ付与が行なわれてきたことを物語っている。[*26]

本書で何度も強調してきたように、二〇世紀には長い間、精神的な問題について患者自身と家族をじかに非難することが、精神医療の概念的基盤になっていた。つまり、精神保健関連の職業が正式に確立した当初から、サービスの受け手にスティグマを与えることが、理論的基盤に組み込まれていたのである。

以上の要因はすべて、精神保健従事者による「犠牲者の非難」——精神保健サービスに助けられるはずの人をけなすこと——を引き起こすきっかけになりうる。実際にそれを証明するナラティヴに出会うと、暗い気分になる。[*27] しかし、問題になりうるのは、あからさまなスティグマと批判だけではない。憐れみや、回復の見込みのなさを強調するような精神的疾病の考え方も、患者と家族に直接、伝わってしまう。しかも、医療システムには、専門家－闘病者、医師－患者という、序列的関係のモデルが浸透している。

では、どうすればよいのか？　繰り返しになるが、献身的で、患者に敬意を示し、たゆまず努力する精神保健従事者も大勢いる。この分野で働く人全員を一括りにして罵るべきではない。それとも関連するが、精神保健分野における飛躍的な進歩も認めなければならない。その進歩は、専門家と科学者の強い熱意と献身がなければ起こりえなかった。ここでは、精神保健従事者の態度と慣習をさらに健全かつ生産的にする方法を奨励するため、採りうる戦略と解決策を列挙したい。

精神保健関連の職業の地位向上　もし一般市民が精神障害を、詐病や架空のものだとは考えず、重大で、支障をもたらす深刻なものだが治療は可能だと考えれば、その研究とケアを委ねられた専門家の地位は向上するはずである。このような考え方を一方的に法制化したり押しつけたりすることはできないが、第九章で行なった教育、接触、共感の強化に関する提言や、この章に記したメディア関連の戦術の提言は、精神的疾病の全般的地位を新たなレベルに引き上げ、敬意と社会の関心を高める可能性がある。精神的疾病の地位が向上すれば、この分野の職業の評価も高まるかもしれない。

一般市民の見方を改善するには、もっと直接的な手段も考えられる。サリヴァンらがマーケティングの観点から呼びかけているのは、PR活動を通じて心理学と精神医学に、肯定的、人道的、科学的な「烙印」を意図的に押すことである。使える表現やイメージとしては、精神保健分野の人を優しい職業人または人道主義の治療者として描くことが考えられる。キャッチフレーズには、治療が効果をもたらすこと、治療法が絶えず進歩していること、治療を受ければ予想以上の恩恵が得られることなどを盛り込めばよい。[*28] また、援助する訓練を受けた人から援助を受けることは、弱さではなく強さの印だという考え方も採り入れることができる。やり方はほかにもあるはずである。要するに、人を引きつけるイメージやテーマを見つけるには、標的とする層を慎重に分析し、フォーカスグループを実施し、クリエイティブ・ディレクターなどのマーケティング要員（精神保健従事者のリーダーと連携して活動する）を雇うことが必要になるだろう。

しかし、イメージが実質を欠いていれば効果は期待できない。つまり、PR活動を本当に成功させたければ、精神保健従事者は引き続き、科学的な精緻さと専門的能力を追求しなければならないのである。もし、この分野の人たちがスティグマを与える慣習を示し、クライエントや家族に低い期待と回復の見込みのなさを伝えるならば、どれだけPR活動に励んでも成果は望めない。とはいえ、全体的に見れば、精神保健従事者がもつ多くの肯定的な特質を宣伝することは、追求に値する戦略である。

訓練法の向上　精神保健の専門家は、効果が証明された治療法の訓練を受ける必要がある。現在では心理療法が文字どおり何百種類もあり、向精神薬が増えつづけ、代替療法も無数にある（さらに増加中である）ため、消費者は困惑するほど多くの介入法の選択肢をもっている。特定の状態に対して、どの介入法の有効性が実証されているのか、治療を求めている人が確実に知ることはきわめて難しい場合が多い。[*29] その一方で、多くの訓練プログラムでは、科学的な裏づけがほとんどない治療法を広めている。高度に統制された研究を十分経て、実効性があるという確固たる結論に至った介入法は、現在、「経験的に支持されている」とか「エビデンスに基づいている」などと表現される。[*30] 専門家がこのような治療法に精通し、熟練していれば、クライエントの治療に成功する可能性は格段に高まるだろう。このような方針を採れば、消費者自身の満足や、専門家への好感、症状を治療しない場合に生じるスティグマの低減など、さまざまなよい結果をもたらせるはずである。

もちろん、エビデンスに基づいた治療法のリストに従うだけでは問題がある。たとえば、さまざまな障害の治療法のなかには十分研究されていないものもある。したがって、珍しいケース、十分研究されていない障害、民族的少数派または貧困層（後述）のための新たな介入法や、介入法の新たな組み合わせ方を、治療者は考案し評価する方法を教わる必要がある。それと関連するが、厳しく統制された短期間の実験研究で得られた治療結果は、地域社会に現実に存在する、機能を著しく損ない、多重診断を受けた、多様なクライエントに対しては一般化できない場合がある。言い換えると、ある治療法が、高度に統制された研究のなかで「効力」を示すことが証明されても、実世界での「有効性」についてはよくわからない場合があるのである。[*31] そのうえ、効果があるとわかったとしても、その仕組みや理由までわかるわけではない。変化の根底にあるメカニズムを、ぜひ発見する必要がある。[*32]

とはいえ、治療がもっと精緻でエビデンスに基づくようになれば、クライエントの転帰、専門家の地位、精神的疾病へのスティグマ付与は現在より改善するだろう。ただし、心理学と精神医学の基礎および応用研究に資金的支援を行なう新たな確約がなければ、そのような改善の努力は続けられない。

また、精神保健従事者の選考と訓練に関わる人たちは、感性、敬意、共感という要素も考慮しなければならない。どれだけ技術的に優れていても、患者やクライエントの協力を得たり、心を通じ合わせたり、関わりつづけたりする能力をもっていなければ、真の効果はもたらせない。訓練プログラムでは、経験的に支持された介入法を習得し、クライエント――およびその家族や援助者――への鋭い感性を養うという、二つの目標を重視しなければならない。専門家と精神保健従事者が、有効な治療法の科学的メカニズムだけでなく、クライエントと家族の経験も理解できれば、互いへの敬意と信頼が築かれるはずである。

文化的能力　スタッフと専門家は、アメリカ社会で――いや、全世界で――多文化性が強まっている状況も意識しなければならない。また、従来とは違った背景をもつ家族や個人に、配慮をもって臨床サービスを提供できるようになる必要性も認識しなければならない。言い換えると、**文化的能力を備えた**精神保健サービスを実践する訓練が、現在、教育機関で議論され、行なわれているのである。[*33] 目的は、さまざまな民族的集団、文化的集団、社会経済的集団に属する人たちに関するステレオタイプを教えることではない。それでは明らかに前進ではなく後退である。そうではなく、診断をより正確にし、治療に関するコミュニケーションをより有効性の高いものにするために、さまざまな民族的集団や文化的集団の特徴をなす信念体系、文化的慣習、意思疎通の仕方、反応の傾向に対して意識を高めようとしているのである。

二〇世紀半ばに、心理療法に最も反応しやすいクライエントのタイプを表す略語が造られた。「YAVIS」（若く〔young〕、魅力的で〔attractive〕、言語能力が高く〔verbal〕、聡明で〔intelligent〕、社会的地位が高い〔successful〕）である。この言葉は、皮肉な事実を二つ示していた。（a）言葉を使った心理療法をうまくこなす人たちは、さまざまな面で、効果的な介入が最も必要ない人たちだということと、（b）概して心理療法は、有色人種の患者や下層階級の人に合わせたものにはなっていないということである。[*34] これ以降、さまざまな治療法（心理療法と薬物療法の双方）の調査が行なわれた結果、経済力の乏しいクライエントや、ひとり親や、民族的、人種的少数派の人は、介入を途中で終了しやすく、恩恵を得にくいことが示された。[*35] 社会のどの成員も利益が得られるような治療法を施すには、関係者が一丸となって努力する必要があるだろう。また、そうすることで、精神保健の専門家は中産階級以外のクライエントに冷淡だという印象も、和らげられるかもしれない。社会の多様な成員が示すストレスや苦痛のさまざまな表現法を理解できるようになれば、治療者は、異なる背景をもったクライエントにもっと寛容さと敬意をもてるはずだし、治療者に対する社会からの評価も高まるはずである。

異なる治療モデル　多くのクライエント、特に重い精神的疾病を抱えた人にとっては、従来の精神保健サービスの性質自体が足かせとなったり、スティグマを与えたりしかねないという意見もある。たとえば、医師と患者の関係は、治療者の専門知識と、被治療者の弱さ（および黙従する必要性）を強調する。そこで、クライエントのエンパワメントにつながる、もっと対等な治療関係が提唱されている。コリガン（Corrigan）とランディン（Lundin）が奨励している新たな治療形態の特徴は、消費者と治療者が協力するだけでなく、場合によっては消費者自身がほかの人たちのために、権利擁護サービスと自助サービスを直接提供することにある[*36]。

　ただし、そのようなやり方やモデルで、精神的疾病に関わる問題がすべて解決するかどうかは定かではない。伝統的な方法で薬物療法と心理療法を実施する場合でも、配慮をもって精緻に行なえば、大きな効果が上がるだろう。しかし、もっと協力的な方法、つまり患者の視点を取り入れ、精神的疾病を抱えた多くの人が経験するスティグマ付与に理解をもち、権威主義的ではない態度を取ることを治療者が考慮できれば、治療の質はさらに高まる可能性がある。

専門家のためのサポートと治療　精神保健関連の仕事に伴うストレスを考えれば、専門家団体は成員のために、ストレスの軽減とサポートを行なう体系的手段を提供したほうがよいだろう。相談や相互サポートなどの方法で、ほかの専門家と協力することもひとつの方法である。また、精神障害のメカニズムに関する最近の研究や、経験的に支持された治療法の進歩を把握しておくことも有益だろう。そうすれば、孤立感が弱まり、科学者と治療者からなる広い世界と接しつづけることができる。また、さまざまな難題――クライエントとの間に十分な境界を保ちつつ真の心の交流を図ることや、心理面、家庭面、社交面で大きな問題を示しがちなクライエントとの関わりによって、自分の弱さと課題を見せつけられることなど――を切り抜けるために、治療者向けの個人または集団心理療法を受ければ、プレッシャーやストレスのはけ口になる。もちろん、専門家が治療とサポートを求めにいく顧問心理療法家は、可能な限りスティグマ付与をしない人物でなければならないだろう。そうでなければ、苦痛の原因であるクライエントを責めずに、専門的な指導とサポートを提供することはできない[*37]。

私は何も、精神保健従事者がスティグマを受ける可能性を誇張したいわけではない。しかし、現実に見て見ぬ振りもしたくない。精神保健従事者の態度と慣習を変えるためには、広範かつ徹底的な努力が必要だろう。たとえば、社会のスティグマを低減すること、教育と訓練プログラムの質を高めること、個々の治療者がストレス対処法とサポートの求め方を見つけられるようにすること、それを見つけようと思わせることなどである。これらは主に、精神的疾病を抱えた人に有益な臨床効果をもたらすためである。次章では、このテーマについて考える。

第一一章

スティグマを克服するために（3）

家族と当事者

家族

精神障害を抱えた人の家族は、往々にしてきわめて厳しい立場に置かれる。恥の意識と社会からの忌避という重荷を背負いつつ、ケアを担い、経済的に支え、治療を受けるために奔走し、権利擁護活動を行なうのである。スティグマと闘うために、家族に何ができるのか？

精神障害に関する家族教育

主たる敵のひとつは、無知だろう。統合失調症、うつ病、双極性障害、ＡＤＨＤ、自閉症などの精神障害の主因を育児法だと考える専門家の診察をもし受ければ、家族は強い恥の意識を抱くはずである。さらに、メディアがあおる精神障害についてのステレオタイプ――治る望みはなく、無能力や暴力と強い関連性があるという考え方――を受け入れてしまったら、家族の苦痛と主観的な負担は強まる一方だろう。精神障害について、正確な情報を受け取ることが非常に重要である。その情報のなかには、多くの精神障害に中等度から強度の遺伝的傾向があることだけでなく、生活上のストレス因子と社会的サポートが転帰に関係すること、効果の高い治療を受けるには家族による患者の支援が重要であること、そして家族は患者だけでなく、自分自身をいたわる必要があることも含めるべきである。

「育児法が主な精神的疾病の原因だ」という誤解を正そうと急ぐあまり、そのような精神障害はもっぱら遺伝子のせいで、社会的状況と家族の相互作用は病気の経過にほぼ無関係だという考え方が広められた。しかし、この情報は不正確である。多くの精神障害に明らかな遺伝的素因があるとはいえ、家庭環境は最終的な予後にきわめて重大な影響を及ぼす。[*1]状態の改善には、環境要因が大きく関係する場合が少なくない。適切な介入を受けられるよう家族が粘り強く努力することも影響するケースが多い。また、家族が最善の対処法を採れば、全員の罪悪感が弱まり、生活の質が高まるだろう。

　家族はどこに行けば正確な情報を得られるのか？現代ではインターネットが優れた情報源になりうる。ただし、根拠のない主張も山ほど掲載されているし、誤った情報も多いため、慎重に利用しなければならない。自助団体や権利擁護団体は、運営するウェブサイトの品質管理に努めており、有益な資料、ワークショップ、質疑応答のページなど、情報満載のサイトへのリンクを張っている。さらに、製作者や記者が最新の正確なデータを入手できれば、テレビ、ラジオ、新聞記事も、よい情報源になりうる。それでも、誤った情報は氾濫している。

　反精神医学運動も明らかに存在していて、「精神的疾病は、単なる適応の問題に付けられた架空の医学的ラベルである」という考え方を喧伝している。[*2]また、それとは正反対の主張も見られる。専門家が正式に認めた情報であるにもかかわらず、精神的疾病は遺伝子のみによって起きる脳の病気だという考え方を広めるものもあるし、消費者に向けた製薬会社の広告は、生活上の問題の多くを不必要に医療対象としてしまう恐れがある。現在の情報の海のなかで、バランスが取れ、正しい知識に基づいた情報はまれにしか見つからない。

　繰り返すが、多くの精神的疾病には生物学的な基盤があるものの、社会的サポートと治療が重要だということ――そして当事者と家族の努力は、精神障害の経過を変化させ、家族全員に健全な環境をもたらすのに大いに役立つこと――を、中核的なメッセージにすべきである。ぜひ伝えなければならない要点は、精神的疾病にはきわめて深刻な支障が伴う場合が多いが、社会復帰の可能性は確実に存在するし、治療は効果をもたらしうるということである。

家族の治療参加と家族療法

家族を治療計画に参加させることはきわめて重要である。介入の中心になるのが精神的疾病を抱えた本人であっても、家族に適切な協力をしてもらったり、治療計画の遵守を促してもらったりするためには、家族の教育と関わりも必要である。治療を受けるのが子どもや青少年の場合、家族の積極的な姿勢は特に重要だが、「患者とみなされる人」が成人であっても、家族は進行中の治療をどのように支えるのが最善なのかを理解しなければならない。

一部の介入モデルでは、家族は当事者の治療計画のなかでただ情報提供と支援を行なうだけでなく、家族向けの心理療法にも直接、参加する。たとえば、子どもが統合失調症または双極性障害の場合、それに関する家族のコミュニケーションの仕方は、発症にはほとんど関係ないものの、当事者のリカバリーの可能性には大きな影響を及ぼすことが、いまではよく知られている。とげとげしい批判的なコミュニケーションは、実際、再発や再入院を予測する。[*3] 家族の険悪な相互作用を変えるだけでなく、家族が、精神的疾病を抱えた青少年や若者と健全な境界を保てるようにすることも、重要な治療目標である。特に、身内が精神的疾病を抱えた場合の強い苦しみを考えると、目標達成のためには、往々にして専門家などからのサポートと強化が必要である。摂食障害（神経性無食欲症など）のような精神障害では、症状を和らげ、正常体重を維持するため、家族が治療に直接参加することが不可欠な場合が多い。多くの小児期障害（ADHD、行為障害、自閉性障害など）では、子どもと一対一の介入で達成できることには大きな制約がある。そのような精神障害の場合、家族による行動療法的な戦略が最適な心理社会的介入となる。適応的なスキルにはつねに報酬を与え、問題行動には一貫した結果を課すよう、家族を訓練するのである。[*4] 結局、家族を参加させることは、治療計画に欠かせない場合が非常に多い。

例として、ＡＤＨＤと診断された八歳のカリーナの家族について考えてほしい。

不注意な行動パターン、平均以下の成績、衝動的な振る舞い方、仲間関係の不調を見て、一、二年生のときカリーナを受け持った担任教師が、保護者面談で両親にその様子を伝えた。両親も、宿題をめぐる親子げんかや、カリーナの全般的な態度の悪さに怒りを募らせていたところだった。そこで、学習と注意の問題の専門的訓練を受けた、地元の心理士に評価してもらうことにした。心理士は、親と教師向けのいくつかの評価尺度を吟味し、家族と面接し、学校での様子を観察し、クリニックでカリーナを検査した末に、ＡＤＨＤという仮診断を下した。そして家族に、親訓練を受けるよう求めた。同様の問題を抱えた学齢期の子どもをもつ家族のグループに参加して、より一貫性のある行動管理スキルを学ぶのである。

両親は、ＡＤＨＤについて教育を受けたり本を読んだりするうちに、この障害には遺伝的要因が強く影響する可能性があることを知った。二人は過去を振り返り、自分自身や自分の家系に学習と注意の問題があったことに気づいた。これは、娘の運命が遺伝子によって決められているということなのか？ 幸い、心理士も小児科医も、ＡＤＨＤのような障害には生物学的基盤があるが、一貫した揺るがぬ期待を抱き、報酬と罰を規則正しく与えるよう学校と家庭が連携すれば、かなりの効果があるという点を強調した。また、子どもに対する投薬の蔓延が議論を呼んだり報道されたりしているが、慎重なモニタリングをしながらであれば、ＡＤＨＤの薬物療法は子どもに効果を発揮していることも、小児科医から両親に伝えられた。しかし、家族は投薬を試すことを承諾しなかった。

親訓練グループは、カリーナの両親のほかに五組の両親からなり、きわめて積極的に活動していた。リーダーはＡＤＨＤについて教育したり、構造化された報酬プログラムの使い方を教えたり、親を「カッとさせる」状況のロールプレイとリハーサルを行なったりした。また、怒りに任せた感情的なしつけ方を段階的に減らして、かわりにタイムアウトなどの結果を課す練習も指導した。グループへの参加を通じて、カリーナの両親は、自分たちのような境遇にある人はほかにもいるということに気づいた。そして、娘のＡＤＨＤを引き起こした責任こそ感じなくなったものの、娘の潜在能力の発揮を手助けする責任は明らかに自分たちにあるということも理解した。子どもへの介入に関わったことで、両親は社会的サポートを得て、家庭管理と学校への相談に役立つ実際的な戦略を教わり、娘の障害について専門家やほかの家族――およびカリーナ自身――と率直に話し合うほうが、沈黙と否認を貫くよりはるかにましだと実感した。

課題のなかには、きわめて困難なものもあった。最初の限界設定を行なったとき、カリーナは怒りと抵抗を示した。その一方で、自分はなぜほかの女の子たちとこんなに違うのか、なぜ勉強が遅れていることで同級生にいじめられるのかと、泣きながら尋ねてくることもあった。グループの支えがなかったら、両親は訓練をやめたくなっていただろう。

もうひとつ、きわめて重要だったのが、どうすれば学校システムと生産的に協力できるかを学ぶことだった。カリーナの家族は個別指導計画を作成してもらい、現在、宿題の変更や、読解力向上のための少人数教室での補習といった配慮を受けることを検討している。

この時点で、両親はカリーナの行動に多少の改善を認めただけでなく、家庭内でカリーナの問題（と自分自身のいら立ち）に以前より一貫した対応ができているという自信を覚えた。しかし、カリーナの状態が後退しないように相変わらず用心しているし、カリーナが少し改善を見せると自分たちがご褒美を忘れてしまう傾向にも注意している。また、ほかの家族からは「自分たちの場合は薬が効いた」と聞かされたが、カリーナの両親はやはり、薬なしでやっていきたいと思っている。特にうれしいのは、家族が一丸となって共通の目標を目指しているように感じることと、かつては毎晩、感じていた強い不快感がかなり和らいだことかもしれない。

実際、ADHDは特にスティグマを受けやすい障害である。診断率が高まっていること、薬が処方されるケースが増えていること、原因は親が子どもを甘やかすことだという見方が蔓延していることは、多くの家族にとって受け入れがたいかもしれない。ADHDの強力な遺伝的基盤について報じるときは、「症状と支障を軽減させるには、家庭と学校で一貫性のある環境を提供することが重要だ」という、明確なメッセージも伝えなければならない。[*5] 心理社会的な方法のなかで最も経験的に支持されているのは、積極的なスキル養成の取り組みと、行動の問題への対応を重視した介入である。

それ以外の家族の参加形態として、ウィリアム・ビアズリー（William Beardslee）が考案した心理療法を紹介しよう。親が気分障害――たいていはうつ病だが、双極性障害も含む――を抱えている家族を対象としたものである。そのような家庭では、子どもも気分障害（およびその他の精神医学的な問題）を発症するリスクが高いことが、現在ではよく知られている。[*6] 主な前提のひとつとして、親の障害について何も聞かされていない子どもや青少年は、しばしば起きる家庭の混乱や、家庭で行なわれるかもしれない異常なしつけ、親が感じる苦しみについて、自分を責めがちになるということがある。この自責の念はほかのリスク要因と結びついて、適応の問題や気分障害を引き起こす可能性を高めかねない。

ビアズリーの心理療法では、親が心理療法家と一緒に、数回にわたる家族会議を計画することが大きな目標である。その会議では、親のうつ病の話に子どもを直接、参加させる。言い換えると、親がひとつの物語――子どもの理解できる言葉で表現される人生の物語――を作って、子どもが親の気分障害とその影響にうまく対処できるようにするのである。家族が率直に、しかも配慮をもってそのような話をするためには、心理療法家の多大なサポートと指導が必要である。

この治療プログラムは心強い結果を示している。介入直後に、子どもや青少年が対照治療法より優れた対処と適応を見せているだけでなく、その後のうつ病の発症予防にも役立つ可能性があるのである。[*7] つまり、沈黙ではなく率直な対話を促す家族療法を行なえば、次世代の精神障害の発症リスクに大きな効果があるかもしれないということである。これは、うつ病のように確実に生物学的側面をもつ障害にも当てはまる。この効果こそ、精神的疾病に付きものの沈黙とスティグマの克服に関係するように思われる。

ビアズリーは、フランとジョン、そして二人の息子である一二歳のフランクに対する心理療法について、次のように述べている。


家族は、ゆっくりと時間をかけて、自分たちのペースで進み、安心して事実を打ち明けられるようになる必要がある。家族が潜在的な不安と向き合わなければ、生きた情報は出てこない。しかし、うつ病について語ることは容易ではない。多くの人は、自分が経験してきたうつ病、生まれ育った家庭、うつ病の引き金となった出来事――それに、これらの出来事を覆ってきた沈黙のベールについて、考え直さなければならない……。

フランの家庭にもジョンの家庭にも、逆境への対処法として、その問題については語らないという習慣があったことが明らかになった。フランの家族は、悪いことについて語れば事態がさらに悪化するのではないかという、根深い不安をもっていた……。

　フランの病気にうつ病というラベルを貼ってしまえば、息子との親子関係に取り返しのつかない変化が生じるのではないかと、フランとジョンは心配していた。フランは、「あの子から頭がおかしいと思われたくない」と言った。ジョンの懸念は別のところにあった。「こんな話は、あの子にはまだ早すぎると思っていたんです。母親を障害者だと思ってほしくありません……」。フランとジョンは私たちの助けを借りながら、きわめて慎重に家族会議を計画した……。会議の冒頭では、これまでに家庭内で起きた出来事を具体的に話したが、時間をかけて計画したおかげでうまくいった。二人は、フランクに責任はないという点を強調し、フランクを守るために講じるつもりの手段を大まかに伝えた……。また、フランクにわかる言葉で、うつ病のほか、フランの怒りっぽさと気持ちの混乱について説明した。フランクは言葉少なだったが、熱心に聞いていた。会議のなかで最も切なかったのは、フランクが「うつ状態のとき、お母さんは僕のことが好きじゃないんでしょう」と言ったときだった。フランは、「そんなことないわよ。大好きよ。これからもずっと大好き」と答えた。[*8]

　この種の家族会議について、ビアズリーは重要な原則を六つ記している。(1) 適切なタイミングを選ぶ。(2) 家族全員から出席の約束を取りつける。(3) まず、重要な問題から話し合う。(4) 家庭内でこれまでに起きたことをまとめる。(5) 話し合いは複数回、行なうよう計画しておく。(6) うつ病に対処するのに、利用できる資源（親戚、近隣住民、追加的治療など）を総動員する。要するに、家族療法の場で沈黙とスティグマをすぐに克服することはできなくても、接触を増やそうと努力すれば、後で大きな見返りがあるかもしれないのである。家族間のコミュニケーションを増やすことは、介入にとって不可欠な要素であり、持続的な効果をもたらす可能性がある。

自助団体と権利擁護団体

過去数十年間に、精神保健に関する意識向上と政策立案を目指す自助団体と権利擁護団体が、驚くほど増えた。この動きは、精神障害を抱えた人と、特にその家族の立場の大きな変化を示している。かつては受け身で、非難されるべき、ほとんど目に見えない犠牲者だったのが、現在では、当事者と家族の幸せ、そして社会の変革を目指す権利擁護活動家となったのである。一九九〇年代後半にウォールによって行なわれた全国調査の結果を見ると、参加者はそのような自助団体と権利擁護団体を、サポートの供給源としても、対処の拠りどころとしても、重要視していた。[*9]

団体に参加することは、家族にどのようなメリットをもたらすのか？　第一に、参加するためには、精神的疾病を抱えていることを公に認めなければならない。家族は従来、精神障害に、恥の意識、沈黙、秘匿という反応を示すことが多かったが、公に認めることはそれとは正反対の行為である。[*10] 第二に、とりわけ会合や参加者同士の接触が活動に含まれている場合は、参加によって社会的サポートが得られる。ほかの人が、利用できる資源や対処戦略を教えてくれた場合、それは積極的な対処の手本となり、精神障害に伴いがちな孤立感をいくらか弱めてくれる。第三に、そのような団体はたいてい、教育的な部分（講演者の招待、本、ウェブサイト）をもっているため、精神障害に関する意識向上と知識拡大につながる。第四に、その団体が外部への働きかけや権利擁護活動を行なっている場合、社会の変革を目指して積極的に行動することが、手の届く目標になる。つまり家族は、偏見と差別を根絶する取り組みに参加したり、関連する法律の制定を呼びかけたり、精神的疾病を抱えた人の地域住宅のため、建築規制緩和を目指す活動に加わったりできるのである。

では、参加することにデメリットはあるのか？　潜在的な問題のひとつは、一部の権利擁護団体が、「精神的疾病は脳の病気だ」という還元主義的な考え方を広める傾向を示していることである。このような態度は、さまざまな意味で理解できる。専門家は、親の育児の仕方（と当事者の防衛機制または弱さ）こそが精神障害の主因だと主張してきたし、昨今では、脳の画像化と遺伝学と薬物療法への関心が高まっているからである。しかし、本書のこれまでの内容から推測できるだろうが、精神障害を生物学的な欠陥のみ、あるいは遺伝子の逸脱のみによるものだと説明すれば、不正確であるばかりか、悲観、憐れみ、懲罰的傾向、家族に対するスティグマを助長してしまう危険性が高い。また、精神的疾病の精神生物学的な事実を認識すれば、長年にわたる当事者と家族への非難に反論することはできるものの、生物学的な原因および治療法のみを重視すると、治療の心理社会的側面の重要性を理解する意欲が失われかねない。

次の話を読めば、このような団体からどのようなサポートが得られるかがわかるだろう。

第一章の冒頭で紹介したカール――統合失調症のエピソードの深刻化に苦しむ若い男性――を思い出してほしい。カールの家族は仲がよく、高校卒業後にカールの状態が悪化してから、心配するだけでなく狼狽してもいた。カールはひとりで寝室にこもり、聞こえてくる声を遮るために、よく耳を両手でふさいでいた。この家は盗聴され、自分の考えはＦＢＩに筒抜けだという思いも強まっている。数カ月前から、両親は自宅に人を呼ばないようにしていた。見苦しくなる一方のカールの身なりや、わけのわからない行動に、友人や近所の住人がどのような反応を示すか不安だったのである。また、一九歳になったカールをひとりで家に置いていくこともできなかった。ベッドのなかでも吸わずにはいられないタバコの問題や、妄想的な信念体系について、カールとうまく意思疎通ができなかったからである。結果として、両親の社交生活まで支障を来たしていた。その苦痛は、ときどき耐えられなくなるほどだった。いつかはふつうのカールに戻る日が来るのだろうか？　それとも、今後もずっと支離滅裂なことをつぶやき、自分の考えに異を唱える人に脅し言葉を吐きつづけるのか？　自分たちの生活はこのパターンから抜け出せるのだろうか？

両親が何カ月も教会に顔を出さないため、いぶかった友人が、ある日曜の午後に自宅に立ち寄った。最初、両親は恥ずかしさから、カールの問題について話すことができなかった。しかし、カールの寝室からは、支離滅裂なひとりごとやテレビの音が響きわたっていて、友人の耳にも入っている。そこで、母親は静かに息子の状態を説明しはじめ、目を潤ませた。父親は初め、妻がこのような形で話してしまうことに腹を立てていたが、間もなく、家族以外の人に自分たちの苦しみや混乱やつらさを知ってもらえたことに安堵感を覚えた。

翌日、その友人が電話をかけてきて同情の意を示した後、地域センターで開かれている家族のためのサポートグループについて教えてくれた。しかし、カールの両親はほかの人に問題を打ち明けることを不安に思い、行くべきかどうかを決めかねた。友人が同行すると言ってくれたが、カールをひとりで残してはいけない。そこで、母親が出席できるよう、父親が家に残ると申し出た。

翌週のグループの会合は、驚きの連続だった。ほかの家族が――母親の顔見知りまでも――身内の精神的疾病という秘密について語りはじめたのである。おば、年老いた親、青年期の息子や娘について、この人たちが感じている苦しみを、なぜいままで知らずにいられたのだろうか？　カールの母親自身は、決まりの悪さと恥ずかしさからほとんど発言しなかったが、自分はまたここに来るだろうと、すぐに確信した。その後、何度目かの会合のとき、母親は統合失調症に関する説明を聞いた。その症状の多くは、カールの状態と一致していた。質疑応答の時間になると、母親は立ち上がって、自宅での息子の様子を語りさえした。後で何人もの人が母親に話しかけてきて、共感を示したり、カールの治療について尋ねたりした。気後れしたが、実は治療はまったく受けていないのだと答えると、すぐに一人の精神科医の名前を紹介された。予約をとるために初めて電話をかけたときは、声が震えた。娘が家にいてくれることになり、両親は二人で精神科医のもとへ行くことができた。

その後、念入りに計画が練られた。カールには入院の必要があるのか？　妄想がひどくなっていたため、説得して受診させることは不可能だった。どのようにして入院させるか、両親が戦略を立てたとき役立ったのは、サポートグループのパンフレットとウェブサイトだった。統合失調症について詳しい説明が載っていたのである。ある家族療法士に相談したところ、短期入院のための計画作成を手伝ってくれた。どうにかカールを入院させることができたが、それは一筋縄ではいかず、最終的には病院へ連れていくために、車まで引きずっていかなければならなかった。

二週間の入院中、両親は近隣住民数人に声をかけて集まってもらった。カールが抱えている問題と苦しみを率直に話して、沈黙に終止符を打つためである。沈黙している限り、自分たちは地区で孤立していくだろうと両親は考えていた。事情を打ち明けると、同情してくれる人もいたが、無言のままの人もいた。しかし、少なくとも、もう事実を否定したり、嘘をついたりする必要はなくなったのである。

苦痛が完全に消えることはなかったが、カールの家族は積極的に対処し、カールの機能レベルは以前の状態にかなり近づくだろうという希望をもつようになっていった。テレビの見方や新聞の読み方も変わり、統合失調症をつねに暴力、無能力、回復の見込みのなさと結びつける歪んだ伝え方に気づくようになった。息子のことは依然として心配だったが、その心配のいくらかは、メディアや、巷での日常会話に現れつづける、ステレオタイプ化された精神的疾病のイメージへの怒りに変わっていった。

ピアサポートとスティグマの低減

自助団体と権利擁護団体以外に、家族へのサポートを拡大し、対処能力を強化することを目的に掲げたプログラムが現れはじめている。たとえば、全米精神疾患患者家族会（NAMI）は、全一二週間の「家族同士の教育プログラム」を開始した。ここでは、重い精神的疾病を抱えた身内をケアしている家族が、訓練を受けた、ケア問題に関する経験豊富な家族と顔を合わせる。内容は教育的で、カリキュラムの中心は精神的疾病と治療法に関する情報だが、対処スキル、自己管理、権利擁護活動の教育も行なわれる。また、ほかの人との交流も、明らかにプログラムの柱となっている。同じ経験をしてきた仲間がファシリテーターになるからである。このプログラムに対する初期の評価は有望で、特に、参加者がさらなるエンパワメントを実感できるという点で高評価を得た。[*11] このようなプログラムの効果が持続することを証明するためには、よりよい対照条件を用いた追加的評価と、より長期にわたる追跡調査が不可欠だろう。

まとめ

スティグマによってきわめて多くの家族が経験する苦労、恥の意識、屈辱は、筆舌に尽くしがたい。これらは沈黙と秘匿という対処反応につながり、家族の幸福と健康を脅かすとともに、精神的疾病を抱えた当事者が必要なサービスにたどり着けなくしてしまう。精神障害に関する最新の知識を教わったり、共同治療に参加したり、権利擁護団体に加わったりすれば、一世代か二世代前には不可能だったほどのサポートと励ましが得られる。また、家族の対処を助けるプログラムも、現在、評価を受けている。しかし、このような前進の恩恵にあずかっていない家族があまりにも多い。家族へのサポートと家族の参加を実現させるには、さまざまな面での変革が必要である。メディアのメッセージや描写の質を高めること、政策転換のために陳情運動を行なうこと、治療への金銭的支援を拡充し、治療をもっと受けやすくすること、社会的サポートとエンパワメントを推進することなどである。また、権利擁護団体と自助団体は、バランスの取れたメッセージを発する必要がある。家族が重い精神的疾病の原因を作ったという非難を払拭しつつ、最良の転帰をもたらすには家族の責任と地域のさらなるサポートが必要だと強調するのである。

精神障害を抱えた当事者

精神的疾病を抱えた当事者にとって、スティグマ付与と闘うための現実的な戦略とはどのようなものなのか？　この項で考えるのは主に成人のケースだが、特に治療への取り組みに関する提言の多くは、精神的疾病を抱えた子どもの親にも当てはまるだろう。

効果の高い治療法

背景にある問題　問題は、スティグマ低減の取り組みの一環として、精神障害を抱えた当事者が治療を受け、行動や症状を意識的に変える努力をすべきかどうかということである。私の答えは、紛れもなく「イエス」である。しかし、その前に、重要な疑問を提起しなければならない。このような態度は、「人種的少数派集団に属する人は、スティグマ付与を避けるために、多数派に合わせて肌の色を変えるべきだ」とか、「同性愛者は異性愛者になるために介入を受けなければならない」などという主張と同じ類のものなのか？　そのように考えると、「スティグマを受けている人は、激しい非難や偏見を防ぐために、自分自身を変えるか、内集団と同じようにならなければならない」と提言することの危うさが浮き彫りになる。スティグマの低減を実現するためには、まず周囲との差異を解消しなければならないというメッセージが根底にあるのなら、スティグマ克服の手段として当事者の治療を提唱することは「犠牲者の非難」になりかねない。

しかし、この論理は正しくない。精神障害の治療に関しては、明らかな事実がある。診断が正しければの話だが、精神的疾病というものは、多大な支障と苦しみを引き起こす一群の機能不全の症状である。「差異」や逸脱をなくすためではなく、むしろ苦痛を和らげて最良の機能状態を促進するために、治療が不可欠なのである。治療の重要な成果のひとつは、脅威と不快感を与えがちな行動パターン――社会の知覚者がスティグマを与える反応を示す原因――が減ることである。行動の一致を促すことは第一目的ではない。どちらかというと、介入の本来の治療的効果のおまけとして、スティグマ低減の可能性が付いてくるのである。

一方、人種は容貌の差異をもたらす固定的な特質であって、寛容で多元的だと自負する社会は、その特質を根本から受容しなければならない。それと同じく、同性愛は精神的疾病ではないため――つい最近まで、公式には精神的疾病だとみなされていたが[*12]――「治療で治す」べき特質ではない。しかし、精神的疾病は違う。それは介入が必要な、重い機能不全を来たした一連の行動パターンである。したがって、治療を提唱することは、周囲との一致を求める反動的な態度ではない。それどころか、効果の高い介入を行なえば、精神障害による当事者の苦しみを和らげられ、著しく機能を損なう極端な症状によって社会が感じる不安や望む距離を抑制でき、精神的疾病は変化しうるという認識を強められるだろう。

ただし、精神的疾病を抱えた人全員が介入を受けさえすれば、スティグマが消えると考えるのは単純すぎる。介入が成功しても、標準的ではない感情の表示や行動パターンが残ることは珍しくない。言い換えると、ある程度の行動の差異は、それが他者に危害を及ぼさない限り、受容されなければならないのである。また、当事者とその血縁者がもっている精神障害に、適応的な側面があることは間違いない。そうでなければ、なぜ自然選択にも負けず、現代まで人間のなかに残ってこられたのか？　現に、神経多様性の提唱者は、差異を根本的に受容することがきわめて重要だと主張している（第一二章を参照のこと）。しかし、効果的な治療によって苦しみを和らげ、機能不全を克服し、さらなる成長を促せるのなら、人間としての重要な可能性を引き出すと同時に、スティグマの低減にも役立つだろう。[*13]

治療の意義　現在では多くの精神障害に、エビデンスに基づいた治療戦略がある。向精神薬も、多種多様な心理療法も、程度の差はあれ、さまざまな精神的疾病に効果を発揮する。そのような治療法の詳しい説明は、この本にはとうてい収めきれない。テーマが大きすぎるし、子ども、成人双方の介入法の研究で明らかになった証拠が増加の一途をたどっているからである。しかし、要点を言うなら、精神障害は治療できる場合が――それも、効果的に治療できる場合が――多い。[*14]

たとえば、抗精神病薬を使うと、重篤で慢性的な統合失調症を抱えた人も社会で機能できる場合がある。気分安定薬を使えば、双極性障害を抱えていても、衝動的な自殺行動に打ち勝ち、生産的な生活を送ることが可能になる。ＡＤＨＤの薬物療法は議論の的になっているが、様子をよく見ながら注意深く使えば、大きな効果をもたらしうる。以上のどの障害であれ、副作用を評価し、有害反応の可能性を慎重に監視する必要はあるが、薬物療法は救いの神になる場合もある。

さまざまな心理療法は、単極性うつ病には薬物療法に劣らぬほどよく効くし、多くの不安障害や、未成年者の行為に関する問題には最適な治療法である。薬物療法と心理療法を組み合わせれば、いずれか一方の治療法のみ転帰がよりよくなる場合が多い。うつ病の場合は明らかにそうだし、ＡＤＨＤでもそのようなケースがある。重い自閉症には効果的な治療法がない場合が大半だが、初期段階で集中的な行動療法を行なえば、その後の経過が変わり、コミュニケーションと社会的反応性が向上する可能性が示されている。[*15]

しかし、現実にはさまざまな壁がある。複数の精神的疾病が同じ人に生じることも多く、そのような併存パターンは治療反応率の低下を予測する。[*16] しかも、精神障害を抱える人のなかには、その病気で自分自身を規定するようになり、治療すれば中核的なアイデンティティの一部を失ってしまうのではないかと危惧する人もいる。その場合――介入が特に必要な人ほど――治療を提唱することが難しくなる。[*17] また、治療によって副作用が起きる場合もある。直接的な副作用としては、一部の向精神薬から生じる身体症状があり、それ自体がスティグマを引き起こしてしまう。そのほか、間接的な副作用もある。薬物療法や心理療法を受けることは、一部の地域やサブカルチャーのなかではいまだに強く蔑まれており、恥の意識や屈辱感を生むのである。加えて、治療へのよい反応は決して誰にでも生じるわけではない。反応率は一〇〇%に遠く及ばず、「反応する人」でさえ、機能が完全に正常に戻るケースはまれである。[*18]

そのうえ、治療を受けるためには、自分に心理的または精神的な問題があるという認識が、当事者（子どもの場合は保護者）になければならない。そのように認識するためには、問題と支障が精神障害に関わるものだと理解し、その事実を感情的に受け入れ、治療を求める気になる必要がある。いずれも容易な作業ではない。[*19] さらに、精神医療への金銭的支援がなければ、治療は行なえない。つまり、当事者に恩恵をもたらし、スティグマを低減させるのに必要な受診を促すためには、社会の寛容さ、治療の受けやすさ、当事者の知識と受容、医療保険適用の同等性という四要素すべてが必要なわけである。ここでもまた、スティグマの低減が複数のレベルで起きなければならないことがわかる。

　このような問題はあっても、さまざまな介入戦略の成功例が増えていることは大きな意味をもっている。現在では、精神障害が認識され、診断され、治療されれば、機能を著しく損なう症状や生活上の支障の多くは改善できるし、大幅に緩和できることも珍しくない。臨床心理学、精神医学、その他の精神保健関連の分野が成熟していくにつれて、将来、状況はさらによくなる可能性が高い。精神保健治療の成功率は、身体医療における心臓病やがんの治療の成功率とすでに肩を並べており、大いに楽観してもよい状況にある。[*20] 精神障害には回復や変化の可能性がないと強調する考え方は、やがて前時代の無知の遺物となるだろう。

スティグマに対する影響　効果的な治療は、精神障害を抱えた人、その家族、ケアを担う人に恩恵をもたらすが、スティグマの低減に対しては具体的にどのような影響を及ぼすのか？　第一に、脅威となるような精神的疾病の症状を、積極的な介入によって少しでもコントロールしたり緩和したりできれば、スティグマ付与の主な原因——観察者にとって危険または脅威になるという印象——は弱まるかもしれない。第二に、治療がうまくいけば、当事者は自分の力や有能さをより強く感じるようになる可能性がある。そのような自主性と自己評価をもてば、雇用主や同僚や地域住民などの社会的パートナーと、もっと好ましい相互作用ができるようになり、スティグマ付与の低減に役立つかもしれない。この作用は、成人だけでなく、子どもや青少年にも起こりうる。

　効果的な治療戦略が採られれば、当事者の強い苦しみが和らぎ、生活上のストレス因子や、社会的、職業的な問題に、もっと積極的に対処するようになるかもしれない。子どもの場合、勉強と人付き合いがうまくいきやすくなり、成人の場合、治療効果によって就労しやすくなれば経済苦が緩和される。社会の成員のほうも、脅威や、回復の見込みのなさや、絶望を感じさせる症状にあまり出会わなくなれば——対等な接触が実現できればの話だが——当事者の肯定的な特質を認識できるようになるだろう。そして、治療の恩恵を目にした知覚者は、変化が可能であることや、精神面と行動面に難しい問題を抱えた人も、人間として深い意味で逆境を乗り越えられることに気づくかもしれない。したがって、個人レベルの治療の成功によって、学業的機能と社会的機能の改善、経済的自立性の向上、真の受容という、「好循環」が始まる可能性があるのである。

しかし、この明るいシナリオと現在の状況には隔たりがある。精神的疾病を発症した人が治療を求めるまでの期間は、アメリカにおいてさえ依然としてきわめて長い[*21]。アメリカを含む先進国では、精神障害を抱えた人のうち、体系的なケアや治療を受けている人は半数以下で、途上国ではそれよりはるかに少ない[*22]。さらに、先に述べた重要な点を繰り返すが、効果的な治療を行なっても精神障害の徴候を完全になくせる確率は低いため、治療が行なわれたとしても、精神障害の現実に対する社会の受容は不可欠である。

それでも、肝心なのは、効果的な治療がスティグマの低減にきわめて役立つ可能性があるということである。社会復帰への道のりが長く険しい場合もあるだろうが、精神的疾病には回復の見込みがなく、治療不可能だという考え方は誤りである。差別をなくし、基本的人権を推進し、社会の寛容さと受容を促すためのシステムレベルの変革とともに、治療を受けることもまた、効果的なスティグマ低減の戦略になりうる。そのうえ、治療はその後に始めるあらゆる努力の土台にもなるに違いない。

差別とスティグマに対処する

　この項では、治療による心理的、精神的状態の改善を論じるのではなく、精神的疾病を抱える人が社会の偏見とスティグマ付与という現実に対処するため、さまざまな対処戦略を用いる可能性について考える。私は何も、スティグマ低減の主な方法として、抑圧や軽蔑にもっと禁欲的に耐えるよう、スティグマ付与の犠牲者を説得すべきだと言っているわけではない。そのように言えば、精神的疾病を抱えた人にスティグマを与える社会の風潮を黙認することになる。しかし、スティグマが存在することに疑いはない。したがって、精神障害を抱えた人の対処の仕方を向上させることは、精神的疾病の苦しみを軽減する重要な手段なのである。

　実際、どれだけうまく事が運んでも、精神障害へのスティグマ付与がすぐになくなることはないだろう。本書で提唱した変革すべてが実現したとしても、精神的疾病を抱えた人は当分の間、ある程度のステレオタイプ化、偏見、差別、スティグマに遭遇する可能性がきわめて高い。対処反応はスティグマ低減に必要な要素のひとつであって、治療から得られる恩恵と、メディア、専門家、社会システムのレベルにおける変革戦略を補完するものである。

　最も効果的な対処戦略はどのようなものか？　本質的に最善の対処法がひとつだけあると考えるのは誤りである。静かで内省的な方法が合うという人もいれば、行動したり、社会を変えるために努力していると感じたりする必要がある人もいるだろう。研究者はいま、精神障害を抱えた人のスティグマへの反応が千差万別であることを知りはじめたばかりである。[*23]

　ストレスと対処の研究によると、対処法のなかには、主として葛藤やストレスの原因に向けられたものがあるという。たとえば、計画を立てることや、支えになる道具および精神的サポートをかき集めることがそれに当たる。これらは**問題焦点型**の対処と呼ばれ、**情動焦点型**の対処——ストレスから精神的、行動的に離れることを指し、否認も含まれる――とは区別することができる。[*24] 精神的疾病のスティグマがストレス因子である場合、問題焦点型の戦略のなかには、差別と積極的に闘う自助団体や権利擁護団体に参加することが含まれるだろう。また、職業訓練を受けることや、精神障害への配慮についてさらなる情報を得ることも含まれるかもしれない。精神障害に直面した当事者や家族の自助団体、権利擁護団体は増えているため、問題焦点型の対処はかつてより現実的な選択肢になっている。

情動焦点型の対処は、たまに効果をもたらすこともあるが、苦痛や悪い結果を伴うほうが多い。実際、このような対処戦略は問題の原因に積極的に取り組むわけではないため、偏見を受けた経験を反芻したり、それにこだわったりしやすくなるうえに、精神的苦痛から逃れにくくなる恐れがある。ただし、積極的な外向きの対処が不可能で、感情調整という戦略が必要になる場合もある。[*25] 偏見とスティグマの原因が自分の個人的欠陥ではないと理解できれば――そして日常生活のなかでバイアスに直接遭遇すれば――感情的なリフレーミングと問題焦点型の戦略策定の両方が融合し、効果的なはずである。

たいていの場合、積極的な対処を行なうためには、自分は精神的疾病を抱えていると認める能力と意思が必要である。しかし、このように認めることは生やさしいことではない。重い精神障害を抱えた多くの人には病識がないし、たとえあったとしても、スティグマを受けている特質を受け入れることは難しい。しかも、スティグマがいまだに社会全体、特に職場に存在することを考えれば、精神障害の表明は、出世という観点から見れば必ずしも有利だとは言えない。コリガンは、表明することの危険性と潜在的な利点を思慮深く論じ、同性愛者が性的指向を告白するプロセスにたとえている。ゴールドバーグらも、雇用主に対する精神障害の表明は、慎重に、適切なタイミングで行なわなければならないと主張している。[*26] 要するに、スティグマを受けている集団の成員間に強い連帯感と一体感があり、構造的な差別が弱まれば、表明がしやすくなるはずなのである。

実のところ、精神的疾病の表明は「全か無か」で考える必要はない。熟慮のうえでの表明が対処に役立つ場合もあるだろうが、社会的、職業的な目標に関わる差別を招きそうな場合もあるだろう。精神的疾病の履歴はたいてい隠せるスティグマであるため、生産的に表明するタイミングと方法は重要なテーマなのだが、まだほとんど研究されていない。

また、スティグマ付与への対処能力そのものに狙いを定めた、何らかの心理療法を考えることもできる。たとえば認知療法は、精神的疾病を抱えた人が自己陳述と認知の歪みに取り組むのに役立つだろう。スティグマを与える社会のメッセージが内面化されている場合は、その考え方に直接疑問を投げかけ、別の解釈の仕方を試す心理療法が特に有益なはずである。別の解釈とは、スティグマの多くの側面の原因を（偏見などの）外的な要因に帰するものなどである[*27]。結局、スティグマとその影響への対処は、軽視してはならないということである。

第一二章

今後の課題

この本を締めくくるにあたって、スティグマに関心を寄せる次世代の人や団体が興味をもちそうな問題と論争をいくつか紹介したい。精神的疾病を理解するために使われる概念モデル、精神保健に関わる予防活動のなかでスクリーニングが果たす役割、基礎研究と応用研究の優先順位、スティグマ低減の取り組みに潜む問題、神経多様性を提唱する動きなどである。最後に、今後のスティグマ低減の成算を、期待を込めつつ現実的に評価する。

精神障害の考え方

範囲の拡大

現在、ますます多くの状態が精神的疾病と見なされるようになっている。この風潮は、生物医学的モデル（第四章を参照のこと）が採用される傾向の強まりを示しており、いくつかの影響をもたらす。たとえば、かつて統合失調症、双極性障害、自閉症などにのみ使われていた「精神的疾病」と「精神障害」という言葉の否定的な意味合いが、さまざまな行動パターンに対して想起される可能性がある。第二次ラベリング理論によれば、かつては人間の一般的な状態とみなされていたのに、現在は脅威を与える恐ろしいカテゴリーに属するとみなされる行動には、スティグマが与えられるはずだという。

たとえば、現在、アルコールおよび物質使用障害は精神的疾病だとみなされているが、その結果、このような状態を理解するのによく持ち出される倫理的な考え方と、医学モデルの生物学的な意味合いが衝突するようになっている。アルコールの乱用、ヘロインの使用、クラックやメタンフェタミンの使用は本当に病気の状態なのか？　それとも、世俗主義の科学者が、大半の逸脱に対する個人的な非難や責任を払拭するために、これらを病気と呼んでいるだけなのか？　また、これらを精神的疾病——つまり、病気が引き起こしたコントロール不能な結果——だと解釈した場合、当事者がこの問題と闘う意志はかえって弱まるのか？　精神的疾病に分類される逸脱行動が増える傾向を、現代の社会評論家と反精神医学者は激しく非難しているが、このモデルの擁護者は、遺伝的素因、明らかな生物学的危険因子、神経相関に関する高度な脳画像研究を証拠に挙げている。[*1]

この問題をさらに複雑にしているのが、大半の精神障害と正常範囲の行動との違いは、質的なものではなく量的なもののようだという認識が強まっていることである。[*2]言い換えると、大半の障害は「スペクトラム」の性質をもっているように思われるのである。高血圧などの医学的実体と同様、連続分布を示すプロセスに診断名を適用する場合、正常と病気の境界線をどこに引くべきかは明確ではない。科学研究が解決に役立つ可能性はあるが、そのプロセスが程度の問題である場合、これより上は病気で、これより下は明らかに病気ではないという明白な基準は存在しない。

次世代の科学者と臨床家にとって重要な問題は、このような逸脱と機能不全の閾値をどこに置くかということだろう。先に述べたように、精神的疾病の範囲の拡大によって、スティグマを受ける行動は増えるかもしれない。しかし、正常な行動と異常な行動の違いは、程度の差でしかないのだという認識が生まれるかもしれない。そうなれば、社会の成員からもっと同情や共感を引き出せたり、手助けを受けられる人が増えたりする望みもある。周囲との同一性と逸脱に対してどのような潜在的な価値判断をもっているかが、最終的な受容を左右する鍵になるだろう。

精神的疾病に対する将来の考え方

これから一〇〇年後、そしてもっと先には、精神的疾病に対してどのような考え方が生まれているだろうか？　その頃には、遺伝学、発達精神病理学、文化心理学が格段に進歩していて、何が病気で何が正常かという現在の考え方は古いとみなされているかもしれない。それは、一〇〇年前の考え方が現代の私たちにとって古く感じられるのと同じである。たとえば、現在、逸脱行動または病的な行動と言われている多くの行動の適応的な意義が、将来、大きな注目を浴びている可能性もある。ある程度の精神障害の発症リスクが人間社会にもたらす利益も、社会や人類に多様性を与えるという意味で高く評価されているかもしれない。たとえば、双極性障害を抱える人の血縁者が、芸術、科学、経済の分野で成功する確率がきわめて高いことは、現在でも知られている。[*3] また、回復力の研究が進めば、精神的疾病の発症リスクのある人を特定したうえで、基本的な性質や独特な貢献を果たす可能性はそのままに、悪い転帰の可能性を大幅に減らす予防的経験を提供できるようになるかもしれない。

しかし、これは紛れもなく楽観的な考え方である。もっと現実味があるのは、分子遺伝学の技術がさらに発達して、将来の新生児学者と臨床家が、胎児や乳児のさまざまな精神的疾病の発症リスクを大まかに判定できるようになるという見通しである。精神障害は何としてでも避けるべきだという考え方の多さを考えると、発症リスクが言い渡されれば、ステレオタイプ化や病気扱いが行なわれるだろう。その結果、堕胎や、子どもへの強制的な薬物療法を含む早期介入が激増するかもしれない。自分の（あるいは子どもの）遺伝的リスクを知りつつ、何の予防策も採らなかった人は、激しい非難を浴びるだろう。

社会には強力な遺伝子決定論や遺伝子エリート主義がはびこり、汚れているとみなされる遺伝子をもった下層「階級」は過酷な差別を受けるかもしれない。一方、精神的疾病を抱えていない「エリート」は、狭まりつつある正常性の概念を自分たちが守るのだと考え、遺伝子プールを荒らさないよう優生学的な手段を採る必要性を感じるだろう。結局、好ましくない遺伝子を取り除けるにもかかわらず、あえてそうしない家族は、猛烈な非難を受けかねないのである。人類を浄化し向上させるため、新たな優生学が生まれるかもしれず、その取り組みにおける「落伍者」はさらに強いスティグマを負う恐れがある。[*4]

究極の問題は、将来の科学者、臨床家、政策立案者、市民が、精神的疾病を抱えた人の人間としての可能性をどのように考えるかということだろう。あらゆる手を尽くして発症を未然に防ごうと考えるか？　それとも、早期発見によって予防的ケアをしようとはするが、精神障害を抱えていても有意義な貢献はできるだろうし、遺伝子プールを縮小しすぎれば人類の多様性を弱めてしまうはずだと考えるか？　これほど重要な倫理的、臨床的、科学的な問いは、ほかに考えにくい。

精神障害と呼ばれることへの反発

ますます多くの行動が精神的疾病の範囲に取り込まれるにつれて、反動も起きてくるはずである。その一例が、拒食症擁護（「プロアナ」）運動である。プロアナのウェブサイトは、神経性無食欲症に特徴的な行きすぎたカロリー摂取制限を礼賛しており、それを症状ではなく、ライフスタイルの選択肢だと主張している。プロアナでは、この行動パターンが生物医学的な要因から発している可能性を強く否定し、かわりに、食事制限は政治的な動機づけさえある、個人的なライフスタイルの選択肢だという考え方を提唱している。[*5] ここで発せられている明確なメッセージは、摂食に関わる問題は決して精神的疾病ではないのだから、スティグマを受けるべきではないということである。

摂食の問題がこのように描写されれば、メッセージを受け取った若い女性は、自分の摂食パターンを変える気にはまずならないだろう。それどころか、プロアナはその摂食パターンをもてはやしているのである。[*6] 言い換えると、プロアナのように、これは完全に個人の意志による選択だという説明によってスティグマを低減させれば、摂食障害の病状が大いに悪化しかねないわけである。多元的な社会には多種多様なライフスタイルが次々に現れるため、ある種の逸脱を疾病の症状だとみなす人と、自発的かつ理性的に選択したものだと強調する人が衝突することは十分ありうる。生物医学的な考え方を完全に回避することでスティグマを低減しようとすれば、混乱した行動パターンが逆に強まってしまう恐れがある。

精神的健康のスクリーニング

私は先に、子どもはもちろん成人についても、精神的健康と行動に関する指標を通常の健康診断に含めるよう提唱した。しかし、二〇〇三年に精神保健に関する大統領の新自由委員会がスクリーニングを提案したとき、激しい反発が起きた。[*7] ここで、関連する問題や、そこから精神的疾病へのスティグマ付与について読み取れることを分析したい。

精神障害の早期予測をめぐって、きわめて深刻な科学的、臨床的問題が存在することは確かである。[*8] 比較的まれにしか起きない出来事を一般人口のなかで発見しようとすれば、多くの「偽陽性」の評価（過剰予測）が生じることは避けられない。つまり、実際は発症リスクがない人に、発症しそうだという評価が下されるのである。それどころか、きわめてまれな出来事（たとえば、全体的な有病率が人口の一％以下である統合失調症など）を予測しようとした場合、そのような病気は**誰にも**生じないと予測すれば、全体的な確度を最大にすることができる。統合失調症なら、予測が九九％以上の確率で当たるのである。代わりに、言うまでもないが、実際に発症するケースをことごとく見逃すことになる。問題は、比較的まれな出来事を過剰に予測する場合と、実際に発症するケースを正しく発見できない場合とでは、どちらの犠牲が大きいかということである。

身体疾患の場合、ほぼすべての疾患において、「偽陰性」（過少予測）は避けるべき重大なミスである。偽陰性の評価は命にも関わりかねない。それに対して偽陽性は、スクリーニングを受けた人を動揺させはするが、せいぜい追加の診断検査を受けようと思わせる程度だろう。ただし、精神的疾病というラベル（あるいは精神障害の発症リスクが高いという判定）には強烈なスティグマが付きまとうため、偽陽性のミスはきわめて好ましくない。また、比較的最近まで、効果的な治療法がほとんどなかったために、精神的疾病の早期スクリーニングと予測には特別なメリットがなかった。しかし、予防戦略と介入戦略の効果が高まるにつれて、この状況は明らかに変わってきている。

ここで重要なのはやはり、「私たちは精神障害の過少予測を避けるために、どの程度まで偽陽性のケースを許容する意思があるか」である。その答えを大きく左右するのは、精神的疾病へのスティグマ付与が今後も起こりつづけるかどうか、そして予防と治療の研究に資金的支援が続けられ、当事者と社会が早期介入から得られる恩恵について有意義なデータが示されるかどうかだろう。

早期発見の重要性と意義については、現在、きわめて政治的な議論が提起されている。特に多いのは、精神保健関連の問題のスクリーニングを義務づければ、発症リスクのある子どもに、かつてないほど向精神薬が多用される時代が来るだろうという主張である。[*9] 早期スクリーニングはスティグマ付与をもたらす恐れがあるだけでなく、不適切で非倫理的な薬剤処方をも引き起こすというのである。子どもや青少年への向精神薬の使用が増加している現状を見れば、このような不安が生じる理由は理解できる。[*10]

しかし、スクリーニングの目的は、義務的な検査で発症リスクの最初の徴候を見つけ、機械的に薬剤を処方することではない。そうではなく、既存の健康診断に精神保健問題の予防的アプローチを組み込むことによって——医療をもっと受けやすくすることが最重要課題だという十分な認識が必要だが——訓練を受けた医療専門家に、精神障害にとってリスクが高い状況を判断してもらえるようにすべきなのである。陽性と判定された場合、まずは子ども自身だけでなく、保護者、学校環境、地域環境の追加的評価が行なわれるだろう。その結果、多くのケースで、心理社会的な介入や配慮を実施したほうがよいとわかるかもしれない。幼児の特定の状態に薬物療法が有効だと確認されれば、その症例には薬物療法が推奨されるかもしれないが、それは安全性と効力に関するよりよいデータが入手されてからの話だし、しかも第一選択肢として推奨されるわけではない。[*11]

要するに、「陽性」と判定されても、問題の原因は子ども自身のなかにあると決めつけるべきではなく、強制的な治療を義務づけるべきでもない。スクリーニングの目的は、問題が完全に確立してしまうまで待つのではなく、それを初期段階のうちに、全体の状況のなかで発見することなのである。親の同意なしで子ども全員に強制的スクリーニングを行なうことを推進し、必然的に強制治療へ追いやることはスティグマ付与につながるが、早期スクリーニングと早期発見の潜在的な重要性を——「精神的疾病は社会統制を図る邪悪な者が考え出した架空の構成概念だ」という誤解から——否定することもやはり、スティグマ付与につながる。

研究の優先順位

近年、アメリカ国立精神保健研究所では明らかな方針転換があり、社会における精神的疾病の苦しみを根本から軽減できる研究が優先されるようになっている。つまり、いま重視されているのは、精神的疾病の原因、疫学（社会全体での分布）、最善の評価法と治療法、そして治療の確実な実施のために作られた現在のサービス提供システムの有効性といったものを、直接の対象とした研究なのである。一方、認知、注意、感情、社会的プロセス、発達、神経生物学に関わる基本的プロセスの研究は、精神障害に直接応用できない限り、重視されなくなった。方針転換の背後にあるのは、この研究所では臨床応用を目指すべきだという考え方である。[*12] 重い精神障害（統合失調症、双極性障害、重いうつ病、自閉症、パニック障害、強迫性障害など）への資金的支援はその社会的コストに比べて著しく少ないということが、科学者と権利擁護活動家による分析で強調されており、これが方針転換を促した。[*13]

確かに、重い精神障害の研究と治療への資金的支援は優先されなければならない。実際、これらは精神障害のなかでも特に強烈なスティグマを受けているし、長期にわたってもたらす人的、経済的コストに比べて、受けてきた資金的支援は不釣り合いなほど貧弱だった。しかし、逆方向のコストも考えてみる価値がある。つまり、心理学的、生物学的、社会的な基礎研究を意図的に軽んじた場合に生じるコストである。

この方針は、三五年前にニクソン政権が主導しようとした「がんとの戦い」を彷彿とさせる。ニクソン政権は、この悪質な病（より正確には一群の病）との戦いに直接関連する研究活動と臨床活動に、特別な連邦予算を割り当てたのである。[*14] 分子生物学、ウイルス学といった基礎科学の当時の水準を考えると、基礎研究への資金的支援なしにがんの根絶を急ぐことは、根本的に誤りだった。言い換えると、なぜ、どのように細胞が増殖するかに関する知識がひどく不足していたため、応用研究のみに予算を重点配分するのは時期尚早だったのである。

精神保健における現在の状況にも、同じことが言える。明らかに進歩してはいるものの、いまだに精神保健の分野は、正常な機能に関しても、一般的ではない機能に関しても、きわめて多くの基本的プロセスについて無知だった時代から脱していない。たとえば、遺伝的傾向、脳の発達の早期における神経の剪定、胎児期の環境、気質、感情と感情調整のプロセス、思春期に関連した発達的変化、注意、記憶、家庭での社会化、より広い環境（学校や仲間集団など）の影響、文化的要因など、そのような基本的プロセスは枚挙にいとまがない。これらの仕組みをもっとよく理解しなければ、介入を行なっても、標的が正しいかどうかを確信できないはずである。

　また、精神的疾病の現在の分類法が正しいかどうかさえ、定かではない。生物学的、心理的、社会的レベルの機能不全については、既存の精神医学的分類とは異なる次元も十分ありうる。精神的健康と精神的疾病が十分理解され、すべての資源を応用研究に注ぎ込めるようになるには、まず遺伝子、脳、環境（そしてこの三つの途方もなく複雑な相互作用）の基本的知識が間違いなく必要である。

　たしかに、問題の大きさと、利用できる資源の（たとえば、現在の莫大な国防費および戦費の額と比べた場合の）乏しさを考えれば、難しい選択を行なわなければならない。予防、治療法の開発、臨床試験、長期転帰の評価、情報の流布に関わる重要な活動を推進することも必要ではあるが、基本的プロセスの研究と応用研究のどちらをどれだけ重視すべきかについては、慎重に検討する必要がある。科学者も、政策立案者も、一般市民も、その優先度について勉強と討論を続けていかなければ、原因やメカニズムの知識が不足したまま精神的疾病の治療の試みが拙速に行なわれてしまい、結局は資金の無駄遣いをしたことに数年たって気づくはめになるだろう。

　臨床的な意義を求める声は、スティグマ研究にも存在する。実際にはスティグマ付与に強く関わっているかもしれない基本的な心理的、進化的、社会的プロセスの研究は、現在、スティグマの低減に直接的影響をもつ研究ほどは重視されていない。精神的健康と精神的疾病のあらゆる側面にスティグマが明らかに重要な意味をもつことを、アメリカ国立精神保健研究所がようやく認識したことは喜ばしい。しかし、やはり基礎研究と応用研究のバランスは真剣に検討する必要がある。[*15] 現時点で私たちは本当に、効果的な反スティグマ活動を行なうための有望な標的をすべて知っているのか？ 社会心理学的、進化心理学的な基本メカニズムは、スティグマ付与に関わる構造的要因とどのように関わり合うのか？ どの領域に的を絞れば、変化をもたらす可能性が最も高まるのか？ このような重要な問題について話し合うことが必要である。

スティグマの低減 ——傾向と課題

スティグマを克服する戦略については第九、一〇、一一章で考察したが、ここで、今後の取り組みに直接関連する問題をいくつか記しておきたい。

第一に、精神障害の教育活動では、必ず次の二つの話題を重視すべきである。それは、精神障害はたいていの人が考えるよりありふれたものだということと、スティグマは社会全体にとって有害だということである。言い換えると、もしかしたら**自分**の親、**自分**の子ども、**自分**のおじまたはおば、**自分**の上司、**自分**の従業員、**自分**の生徒、**自分**の教師が、精神障害に——往々にして無言のまま——対処しているかもしれないというメッセージを広める必要があるのである。また、そのような親族や知り合いに、治療を受けて社会の主流に参加するチャンスを与えなければ、私たち全員が損をするということも伝えなければならない。

特に重い精神障害だけを考えたとしても、有病率は六%にのぼるため、精神的疾病と闘っている人は、平均してクラスに一人、親族に一人、職場に一人いることになる。中等度の精神障害を含めると、その割合はさらに二〇%以上増えるため、精神的疾病は決して珍しいものではなくなる。むしろ、精神的疾病はどの市民にとっても、どの家族にとっても、日常生活の一部なのである。

精神的疾病は得てして世間の目から隠され、人々の関心から外れがちであるため、多くの人はそれが――特に重い疾病でさえ――高頻度で起こりうることや、実際に起きていることを知ると驚く。家庭、地域社会、企業、国家全体のなかでせっかくの潜在能力が活かされないのは、不幸であると同時に避けられるはずのことである。将来の取り組みでは、このようなメッセージを伝える方法を見つけるとともに、精神的疾病と闘う当事者や家族の人間性を強調して描写すべきである。

第二に、第六章で触れた、物議を醸しそうな意見を思い出してほしい。スティグマを根絶しようとする人や団体の一部は、生真面目すぎたり、敏感すぎたりするのではないかという見方である。これは本当に正しいのか？ 反スティグマ活動に携わる人たちは、肝心な部分で態度を和らげるべきなのか？ 有益な変化をもたらすことより差別語を避けることのほうが重要視されているというのか？ たとえば、精神的疾病などの、スティグマを受けている状態を指す俗語を私たちの言葉遣いから一掃しようとしても、あまり意味がない。「何という、いかれたアイディアだ」などの表現は、本当に使用禁止にするべきなのか？ このようなルールを実施することは不可能だし、無意味である。似た例を挙げるなら、右利きではない人のスティグマを低減するために、「心にもない（left-handed／直訳すれば「左利きの」）お世辞」という表現の使用はやめるべきなのか？

しかし、ここで重要な断り書きをしておかなければならない。多くの場合、精神的疾病へのスティグマ付与は、人種的、民族的なバイアスや偏見と同様、ちょっとしたからかいや、おふざけ程度のものではなく、精神障害を抱えた人の人間性を否定する、非常に卑劣で侮辱的な言葉遣いやイメージを用いる。これはなかなか打破できない因襲であり、精神的疾病のスティグマと闘ってきた当事者と家族が中傷や嘲りに敏感になるのも無理はないと言える。

一部の同性愛者は現在、自らを「クィア」（もとは同性愛者に対する蔑称）と呼んでいるし、一部のアフリカ系アメリカ人は冗談半分で「ニガー」と呼び合うことがある。しかし、これらの少数派集団に属さない人間がこの表現を使うことは、いまもなお、きわめて軽蔑的である。性的少数者、人種集団、精神的疾病を抱えた人たちが、すさまじいステレオタイプ化、偏見、差別、スティグマにさらされてきた歴史を考えると、多数派に属する人間は、スティグマを受けてきた人の痛みや恥の意識の原因に注意するべきである。スティグマ付与という因襲の一方的性格も、認識しなければならない。それでも、私たちはみな人間なのだから、状況さえ変われば、ニュアンスやメッセージに多少の茶目っ気を加えることは歓迎されるかもしれないし、精神障害を抱える人とそうでない人の親密さを表現することになるかもしれない。

　第三に、反スティグマキャンペーンは、市民全体に向けて行なうべきなのか、それとも特定の集団を標的にすべきなのか？　マーケティング戦略は対象を絞ったものが多い。個々のプログラムに関する情報や説得に、比較的反応しやすい層が存在するという考え方からである。しかし、反スティグマのメッセージの受け手として、どの集団が妥当なのか？　精神的疾病に対する子どもの態度の発達がさらに解明されれば、小学校か中学校でプログラムを展開するのが効果的だろう。さらに、青年期は精神的疾病の発症や、仲間との関係、偏った態度の確立においてきわめて危険性の高い年齢である。ＭＴＶなどの若者向けの媒体を視聴する若年層に対しては、すでにメディアキャンペーンが展開されている。しかし、成人については、特に反スティグマ活動に反応しやすい集団や、特にスティグマ付与を行ないそうな集団というものは考えにくい。これは依然として重要な研究テーマである。[*16]

　第四に、精神的疾病を抱えた人に関するメディアの描き方を変えるという重要課題に取り組むには、精神障害をテーマとした人間味あふれる物語を提示すれば、一般市民の見方を変えるのに大いに役立つかもしれない。さらに、精神的疾病のスティグマを解消したい人は、新しい（場合によっては賛否の分かれる）

マーケティング戦術を意図的に使うことも積極的に検討すべきである。確かにバズ・マーケティングとステルス・マーケティングは物議を醸しているが、スティグマを克服できるような精神的疾病に関するメッセージの流布手段は、どのようなものでも検討する価値がある。実際、有力な政治団体や営利団体は、さまざまな商品やサービスやテーマについて、多岐にわたる意図的なメディア戦略を常用している。それに、精神的疾病に関する重要なメッセージのために意図的にフレーミングを行なうことは、何らやましいことではない。精神的疾病は必ずしも慢性的で悲惨なものだとは限らないとか、回復力が発揮されることもありうるとか、精神障害を抱えた人にただ悶々と毎日を過ごさせれば、人間の潜在能力を無駄にすることになるといった側面を知らせるだけだからである。このようなメッセージを社会全体に伝えるには、新しい方法が必要かもしれない。スティグマの克服に関心のあるメディア監視団体、権利擁護団体、臨床団体は、そのような手段を慎重に検討すべきである。

第五に、精神保健従事者は精神的疾病に対する自らの考え方と向き合い、必要な場合には態度と慣習の変化を促す必要がある（第一〇章を参照のこと）。たとえ一握りの者であっても、精神保健分野で働く専門家や職員がスティグマを示すことは許されない。そのためには、精神保健従事者の地位を向上させること、精神保健関連の仕事に伴うストレスに対策を講じること、自分の弱さの表れを認めるのは恥ずかしいという意識を取り除くことが、有効かもしれない。その他の解決策としては、この職業に就こうとする学生、研修生、職員の選考をさらに厳しくすることや、スティグマを与える態度と慣習を自己分析して、たとえば時代遅れの概念モデルにその原因を探し求めること、精神保健従事者にはサポートや心理療法が必要だと恥じることなく認めること、訓練方法を改めて、権威主義を弱め、最大限の効果を上げるために敬意、柔軟さ、精緻さを心がけることが挙げられる。

また、ほかの文化、特に非欧米社会における精神的疾病を抱えた人への対処やケアの仕方に、もっと注意を払うべきである。先進国は、重い精神障害を抱えた人に必ずしも最良の転帰をもたらしてはいない。[*17]効果的なケアというのは、当事者と家族に最善の介入法を実施することだけではない。精神障害によって一時的に社会の主流から弾き出された当事者が、社会的、職業的な役割を獲得できることも必要である。精神的疾病の種類によっては、社会の観察者にまったく脅威を与えなくなる日は来ないかもしれない。しかし、良好な予後をもたらすには、エピソード後に社会や家庭へ戻りやすくするようなシステムが不可欠である。

神経多様性と、差異の受容

治療法の進歩によって、精神障害を抱える人の中核症状がますます緩和され、適応的な機能がますます可能になったとしても、精神的疾病の履歴や、精神的疾病によって生まれる否定的な人生経験と自己認識は、いかなる介入によっても消し去れないだろう。とりわけ、重い精神的疾病の場合は、最も効果的な介入戦略を用いても、いまのところ機能を完全に正常に戻すことはできない。効果的な治療の後も、残存症状、再発、機能障害の持続、永続的な自己イメージの変容は往々にして見られる。誰でも治療を受けられるようになれば、精神的疾病に関わる問題は――スティグマ付与の横行を含めて――ひとつ残らず即座に解決すると考えるのは誤りである。

近年、神経多様性という概念が話題を集めている。[*18]この概念の前提は、(a) どの時代にも、さまざまな精神障害または神経障害を抱えた重要人物や天才が少なからずいたということ、(b) このような多様性をもつ人たちの貢献を認めることが不可欠だということである。日常的な言葉遣いやメディアによって、精神的疾病に関する全面的に悪いイメージがまき散らされていることを考えると、スティグマを変化させるには、弱さや逸脱や同一性のナラティヴだけではなく、強さや正常性や多様性のナラティヴも、一般市民の意識に浸透させることが、たしかに重要である。

危険性として考えられるのは、神経多様性を強調しすぎると、精神的疾病の美化や賛美につながりかねないということである。これは明らかに有意義な目標ではない。多くの精神障害が引き起こす支障は深刻で、破壊的なダメージをもたらすことも多い。しかし、正常と病気がひとつの連続体の上にあるとすれば——そして、社会と文化が変化するにつれて、どの特質や傾向が適応的になるかを判断しにくいとすれば——神経多様性は興味深い構成概念である。

これと関連して、コリガンは、スティグマというものは結局、社会的不公正の問題だと力説している。言い換えると、精神障害というラベルのみを根拠に公民権と人権を取り上げてはならないし、治療を受けることのみを重視した反スティグマ活動は、バイアスの体系的、構造的原因に目をつぶることになりかねない。[*19] 精神的疾病は、たしかに機能不全であり、質の高い治療を必要とするが、スティグマを低減するためには、当事者と家族への介入、当事者と社会制度の適合度の改善、基本的権利の実施、そして人間の多様性の尊重を、みな同時に重視しなければならない。これらの目標は相いれないものではなく、互いに補い合うものである。

総括

今後のスティグマとの闘いの勝算について私の見解を一言でまとめるなら、それは「きわめて慎重な楽観論」である。言い換えると、対人関係の機能不全にきわめて敏感な性向と、外集団にスティグマを与える性向が、古くから存在し、複数の文化に見られ、人間に生まれつき備わっている可能性が高いことは、私も重々承知している。また、精神障害が社会の知覚者に、現実の脅威と象徴的な脅威を与えることも明らかである。私たちが直面している闘いはきわめて厳しい。社会がますます学歴を重視し、ハイテク化を進め、周囲との同一性に敏感になっていることを考えれば、なおさらである。

一方で、勇気が無知に打ち勝ち、精神的疾病への温かい見方が生まれた時代もあった。この数十年間に科学と臨床実践が飛躍的な進歩を遂げたことも心得ているし、共感することや正義を実施することによって、カテゴリー化やステレオタイプ化という人間の性向が克服される可能性も認識している。しかし、脱スティグマ化をすぐに成し遂げられるという単純な考え方は生産的ではない。アメリカは過去五〇年間に人種的バイアスの解消に向けて明らかな前進を遂げたが、現在、広く根深い人種差別の影響を示す厳しい証拠を突きつけられている。二〇〇五年、ニューオーリンズで自宅を失ったハリケーン・カトリーナの被災者たち――ほとんどが貧しい少数派の人たち――に、あまりにもお粗末な救援活動しか行なわれなかったことが、その証拠である。あからさまな人種差別政策、制度的貧困、官僚の無為だけでなく、潜在的なバイアスも、いまだになくなっていない。

実際、精神的疾病を抱えた人の基本的権利を認め、メディアのイメージを変え、適切な治療を受けられるよう保証し、真の思いやりを育むためには、長期にわたる真剣で粘り強い闘いが必要だろう。時間がかかることは肝に銘じておかなければならない。意気込んで短期間での改革を約束すれば、必ず憤りと、その後の後退につながるからである。[*20]

最後に、述べておきたいことがいくつかある。第一に、特に重い精神的疾病は大きなスティグマを受けるが、それ以外の精神障害を経験したり対処したりしている人もやはり拒絶に遭う。たとえば、ＡＤＨＤ、高機能自閉症、学習障害を抱えた子どもの保護者は、学校や社交グループや公の場所で、わが子の欠陥を――そして暗黙のうちに自らの子育ての至らなさをも――絶えず思い出させられる。強い非難を浴びることも少なくない。学力や、周囲との同一性を重視しがちな社会には、意志力を働かせたり、子どもをもっと厳しく育てたりすれば、それだけで問題は解決するという考えが蔓延しているため、多くの精神的疾病がスティグマを受ける可能性がある。ほとんどの精神障害には程度の軽重があるため、特に重い種類の障害のみにスティグマが与えられるわけではない。

第二に、精神的疾病、特に重い精神的疾病と闘う人の根源的な人間性を強調するためには、創意工夫が必要だろう。これまで何度も述べてきたように、当事者と家族の日々の現実を記したナラティヴを提示することがきわめて重要である。精神障害にはいまだに、不可解さ、混乱、脅威という印象が付きまとっている。暴力的で、つねに理性を完全に失っており、回復の見込みがないという、精神的疾病のステレオタイプを繰り返しあおる行為はとうてい受け入れられない。強さ、勇気、回復力の物語が重要であり、これを紹介することが不可欠である。治療が成功したという物語は煽情的な記事にはならないが、恐怖や犯罪や絶望の物語よりはるかにメディアの注目を浴びるべきである。

第三に、精神的疾病の影響を受ける当事者や家族の数は、おおかたの想像よりはるかに多い。ほとんどの家庭が密かに知っていながら、人前で話さない事実を社会にはっきり伝えれば、いまだに効果的な変化を阻む主因となっている否認の解消に大いに役立つだろう。精神的疾病の現実を隠すことはもはやできないのである。

第四に、変革のための**現実的な**戦略が強調されなければならない。つまり、最新の精神薬理学や、すべての人を対象とした第一次予防で精神的疾病をなくすという約束は——社会の啓発のみによってスティグマを根絶するという約束も——仮にいつか果たせるとしても、当面は不可能である。このような非現実的な目標が推進されれば、後になって落胆や意欲の喪失を招くことになるだろう。その結果、精神的疾病に関する問題はよりいっそう解決が難しいとみなされ、当事者や家族への非難が強まる可能性が高い。複数レベルでの有益なスティグマ解消法を実施するときは、過剰な約束をしないことが重要だろう。それと同時に、変革を目指す勢いも維持しなければならない。

最後に、スティグマに関する究極の問いは、私たちは社会として、そして人類として、人間の才能と潜在能力をこれほどまでに無駄にする態度や政策を、このまま残しておく気があるのかどうかということだろう。スティグマ付与と差別の最大の皮肉は、それを続ければ、社会全体、人類全体が損をするということである。私が期待しているのは、現在、日常的に精神的疾病に対処している人──スティグマがもたらす侮辱的で非生産的な状況に苦しんでいる人──があまりに多いため、精神的疾病をもはや隠しておけなくなるとともに、放置や処罰や追放の慣習が存続できなくなることである。変化を起こすためには、政策と法律を変えなければならない。しかし、改革の意欲を生むためには、多くの当事者と家族が知識に基づいて熱心に訴えを行なうとともに、効果的な治療法の普及促進と資金的支援を要求しつづけなければならない。確かに、これは厳しい闘いである。しかし、闘いに加わることで、私たち全員が得をするだろう。

【原注】

序文

＊1――Dukakis and Tye (2006) ; Pauley (2005) ; Shields (2005) ; Styron (1990). アレックス・ロドリゲスの心理療法に関する告白については、http://www.nydailynews.com の二〇〇五年五月二五日付の記事を参照のこと（ロドリゲスは、ニューヨーク市の子ども向け精神保健サービスに二〇万ドルの寄付もしている）。

＊2――Rabasca (1999).

＊3――U.S. Department of Health and Human Services (1999, p.3). そのほか、U.S. Department of Health and Human Services (2001) も参照のこと。これは公衆衛生局長の報告書を補足する文書で、民族的少数派の人たちに対する精神保健サービスの提供に伴う具体的な問題を論じている。そういった人たちは二重のスティグマを受けることが多い。精神的疾病にまつわるスティグマの重要性を詳しく扱っている最近の文献は多数あるが、そのなかでもCorrigan (2005c)、Otey and Fenton (2004) を参照してほしい。後者では、精神的疾病へのスティグマ付与に関する主要論文を特別な項目でまとめている。Hinshaw (2005, 2006) も参照のこと。

＊4――New Freedom Commission on Mental Health (2003). 注目してほしいのは、この委員会が精神医療関連の財政支出の増額を提唱しなかったことである。

＊5――第一の例は、イギリスで一九九八年から二〇〇三年まで行なわれた五カ年計画、「意識の変革――全国の全家庭に」。第二の例は、二〇〇一年に世界保健機関（ＷＨＯ）が始めた、精神保健世界行動計画。その目的は、世界中でサービスの質および医療を受ける機会を改善するという大問題に取り組むことにあった。第三の例は、世界精神医学会が開始した、国際的なスティグマ撲滅計画である。Crisp (2000) ; PatientView (2004a) ; Thompson, Stuart, Bland, Arbodele-Florez, Warner, and Dickson (2002) を参照のこと。世界精神医学会の国際計画の成果については、Sartorius and Schulze (2005) にまとめてある。

＊6――Teplin, McClelland, Abram, and Weiner (2005).

＊7――過去数年間のニューヨーク市の地域住宅がいかに荒廃していたかを伝える悲痛な話が、Levy (2002a, 2002b, 2002c) ――ピューリツァー賞を獲得した連載記事――に載っている。記事の冒頭で紹介されているのは、ブルックリンの「ホーム」（居住者三〇〇人以上）で暮

らす、統合失調症の五〇代前半の男性である。男性は大きな発作中も放っておかれることが多く、結局、亡くなってから一二時間後に看護助手に発見された(死後硬直が激しかったため、背骨を折らなければ遺体袋に収まらなかった)。職員が目を配らなかったり、居住者が自殺したり、記録をまったく取っていなかったり、説明責任がまったく果たされなかったりすることが、現在の「ケア」モデルから生じている。公立病院の有様については、J. Doyle (2005) を参照してほしい。最近明らかになった、カリフォルニア州北部のナパ州立病院の実態が文中で短く紹介されている。Miller (2006) には、途上国の精神保健医療についての陰鬱な話が載っている。世界の国々の三分の一は、精神保健に予算を一銭も投じていないという。

*8 ——Wang, Berglund, Olfson, Pincus, Wells, and Kessler (2005).

*9 ——本書で何度も記すように、精神障害を抱えた人が自らの経験を告白する例が増えており、精神的疾病を抱えても人間性は減じないことを示す強力な手段になっている。このような告白から生まれた洞察については、Angell, Cooke, and Kovac (2005) で検討されている。

*10 ——Zilboorg (1941, p.313).

*11 ——Torrey (1997).

*12 ——Lamb and Weinberger (1998).

*13 ——French (2002); C.S. Smith (2005); Tsang, Tam, Chan, and Cheung (2003); World Health Organization (2001). 後述するように、統合失調症を抱えた人の長期的予後は欧米諸国より途上国のほうがよい場合があるのだが、精神的疾病に対する過酷なスティグマ付与は、国境も文化の垣根も越える。Miller (2006) を参照のこと。

*14 ——Phelan, Link, Stueve, and Pescosolido (2000).

*15 ——Kessler, Chiu, Demler, and Walters (2005).

*16 ——この点を鋭く指摘してくれたケイ・レッドフィールド・ジャミソンに謝意を表する。

*17 ——いま書き直している本——Hinshaw (2002b)——のなかで、父の生涯を綴っている。哲学者だった父は、一六歳のとき、命に関わるような初回エピソードを経験し、以来四〇年間、統合失調症という診断を受けてきた。この本には、興味深くも悲痛な父の生涯の物語のほかに、父がさまざまな強さをもっていたことや、前世紀には精神的疾病に対する社会の反応に恥の意識と沈黙が満ちあふれていたこと、大人に近づいた私に父が自分の人生経験を打ち明け、それが心理学と精神保健に対する私の興味を強めたことも記している。これに関しては、第六章を参照してほしい。

第一章

*1 ——有病率に関する情報は、Kessler, Chiu, Demler, and Walters (2005) を参照のこと。この文献によれば、アメリカの人口の約二六%が、過去一二カ月以内に精神障害を経験した可能性が

あるという。大部分は軽度か中等度のものだが、人口の五・七%は重い精神障害——定義によれば、自殺企図、失業、統合失調症様の症状、支障を引き起こす物質乱用を伴うもの——を抱えているとみなせる。そのうえ、四六%ものアメリカ人が、一生の間に何らかの精神障害——やはり大部分は軽度から中等度のもの——を経験し、その多くが児童期か青年期に始まる。Kessler, Berglund, Demler, Jin, and Walters (2005) を参照のこと。したがって、早期発見が非常に重要なのである。自殺に関するデータは、二〇〇五年七月一五日にhttp://www.mhreform.org/news/715-05-roadmapfactsheet.htm に掲載された、精神保健改革キャンペーン (Campaign for Mental Health Reform) の資料で見ることができる。

*2——Kutchins and Kirk (1997). 精神障害の存在を初めて否定して、世論に大きな影響を及ぼした見解については、Szasz (1961) を参照のこと。

*3——第二章でさらに詳しく論じるが、帰属理論は社会心理学から生まれたもので、異常な出来事や、一般的ではない出来事、脅威を与える出来事の原因を説明しようとする広範な傾向を扱った理論である。Weiner (1985) に、これに関する考察がある。

*4——Wakefield (1992).

*5——Wekerle and Wolfe (2003).

*6——D. Myers (1996).

*7——Polubinskaya (2001) ; Spitzer (1981).

*8——Hinshaw (1999).

*9——アメリカの公式の分類システムは、アメリカ精神医学会による『精神疾患の診断・統計マニュアル』である。現在(本書の原典が出版された時点で)、第四版の改訂版が発行されている (American Psychiatric Association (2000) を参照のこと)。これは「疾患」のハンドブックと銘打たれているが、記載されている状態はほぼすべて、実際には症候群——つまり、付随する一群の症状——である。なぜなら、これらの状態には、少数の例外を除いて、まだ単一の原因が見つかっていないからである。Haslam (2000) は、医学モデル、つまり疾患モデルには以下の四つの主要な要素が含まれていると主張している。(a) 原因が生物学的構造や、機能や、作用の乱れにある。(b) それぞれの状態にははっきりした原因がある。(c) 疾患はそれぞれ独立したカテゴリーであり、罹患した人は、罹患していない人と質的に異なる。(d) 疾患は文化と結びついたものではなく、全人類に普遍的なものである。以上のような条件が満たされることは内科学でもまれなのだから、臨床心理学や精神医学ではなおさらである。

*10——精神的な疾病の原因を本人だけに求める医学モデルは、特定の逸脱行動を不快だとか滑稽だなどと決めつける社会規範の現実を、完全に見過ごしてしまう可能性がある。この例はそれを浮き彫りにしている。

*11——Fannon, Chitnis, Daku, and Tennakoon (2000).

*12——アメリカ国立精神保健研究所の元所長、スティーヴン・ハイマン (Steven

Hyman）の言葉を借りれば、「したがって、たとえ私たちがいつか自分のゲノムをチップに記録し、財布に入れて持ち歩くことになったとしても、遺伝子型からは私たちの行動に関する確率論的な情報しか得られないのである」。Hyman (2004, p.12) を参照のこと。

＊13——Wakefield (1992, 1999).

＊14——Lilienfeld and Marino (1999). たとえば、イギリスの黒い蛾と白い蛾に関する有名な話について考えてみてほしい。一九世紀、産業化によって環境が変化し、樹皮が煤《すす》で黒っぽくなった。すると、白い樹皮に対して保護色だった白い蛾の遺伝子は、新たな状況では明らかに「機能不全」になった。Wakefieldの返答 (1999) も参照のこと。

＊15——Cicchetti and Cohen (2006) ; Rutter and Sroufe (2000).

＊16——Walker and Diforio (1997).

＊17——Cicchetti and Rogosch (1996) ; Sroufe (1989).

＊18——脳の発達における可塑性については、M. Johnson (1999) を参照してほしい。また、この章で紹介したモデルは主に科学者と臨床家が提示したものだが、これらが精神的疾病に対する世間の一般的な見方と一致するのかどうか、読者は首をひねるかもしれない。Haslam (2005) は両者の統合を図る革新的な試みを行なった。逸脱行動に対する人々の一般的な見方を調査し、「民間精神医学」なるものを構築したのである。ハスラムは、自らの分析のなかの四要素を**疾病化**、**倫理化**、**心理学化**、**医学化**と名づけている。これらはそれぞれ、この章で紹介した社会規範および社会的逸脱モデル、倫理モデル、個人的な支障モデル、医学モデルに、完全にではないが、ほぼ相当すると言える。ただし、個人的要因と環境要因の双方が原因となり、それらが相互作用して影響を及ぼすという発達精神病理学モデルの複雑な概念も、生態学モデルの適合性の概念も、いまのところまだ一般人の考え方には浸透していないようである。

＊19——Alloy, Acocella, and Bootzin (1996) ; Davison, Neale, and Kring (2004) ; Oltmanns and Emery (1998).

＊20——American Psychiatric Association (2000, p.xxxi).

＊21——Cicchetti and Rogosch (1996) を参照のこと。

＊22——程度で考えるか、カテゴリーで考えるかに関する考察は、Beauchaine (2003) および Pickles and Angold (2003) を参照のこと。程度に区切りを付けることについて言うなら、たとえば内科学における血圧は明らかに連続的な正規分布をなすものだが、高血圧と診断するためにカットオフ値を割り当てることは、臨床上、やはり重要である。それどころか、深刻な問題が発生する前に治療を施すため、近年、高血圧症の公式の基準が引き下げられたほどである。この経緯が示しているのは、内科学の多くの領域でも、診断名を付ける「絶対の基準」は存在しないということである。

＊23——Haslam and Ernst (2002) は、実際的な目的（治療の勧告など）のために使われるカテゴリーと、いわゆる**自然**なカテゴリー——ほかのものとはまった

く違う原因をもつ「本質主義的な」カテゴリーを反映したもの――との重要な違いについて詳しく論じている。

*24――DSM-IVがどれだけ広い範囲を扱っているかがわかるよう、成人の精神疾患の主なカテゴリーを紹介してみよう。せん妄、認知症、および他の認知障害。物質関連障害。統合失調症および他の精神病性障害。気分障害（うつ病性障害、双極性障害など）。不安障害（繰り返し起きるパニック発作、恐怖症、外傷後ストレス障害など）。身体表現性障害（内科的疾患では説明できない身体症状を示す障害）。虚偽性障害（意図的に症状を示す障害）。解離性障害（健忘、遁走、解離性同一性障害――多重人格障害の新たな名称）。性障害および性同一性障害。摂食障害（神経性無食欲症や大食症など）。睡眠障害。衝動制御の障害。適応障害（特定できるストレス因子によって引き起こされるもの）。パーソナリティ障害（長年にわたって存在している不適応な特性群を示すもの）。そして、その他のさまざまな状態といった具合である。このほか、通常、児童期に初めて明らかになる障害（ADHD、反抗挑戦性障害、学習障害、行為障害など）にも多くの紙数が割かれている。正確性を高めるため、個々の障害の定義にはたいてい以下の要素が含まれている。（a）使用可能な症状リスト、（b）症状の持続期間に関する基準（大うつ病性障害なら二週間、統合失調症なら六カ月など）、（c）除外のための基準、つまり特定の診断を除外する症状または特徴、（d）その症状によって生じていなければならない支障の明確な記述。

*25――Moynihan and Cassels（2005）などを参照のこと。アメリカで、製薬会社があらゆる種類の処方薬の市場を生み出しているという見方に関しては、Critser（2005）を参照してほしい。

*26――ADHDについて言うなら、これは少し厄介な子どもに貼られるラベルだというステレオタイプがあるが、実際には日常生活に支障を生じる状態であって、遺伝性が強く、神経生物学的な基盤をもつという明白な証拠があり、複数の文化に存在する。Barkley（2003）とHinshaw（1999）を参照のこと。物質乱用の問題は難しい。DSM-IVには、アルコールと物質に関する障害がいくつも掲載されている（物質使用障害のカテゴリーのなかに物質乱用障害、物質依存障害が含まれる）。このような障害は、ほかの精神障害に並存することが多い。アルコールや物質に関する問題には、きわめて強いスティグマが付いて回る。薬物の影響に「屈した」本人に責任があると考えられているからである。本書では物質の使用と乱用を多少は取り上げるが、その徴候とスティグマ付与は、ほぼ本書の取り扱い範囲外になる。

*27――現在、精神障害に関する専門家たちの見解が急速に変化しているため、現在の考え方は将来の世代から誤りだとか時代遅れだなどとみなされるかもしれない。私たちが過去数百年間の考え方を見てそう思うのと同じである。現在のモデルの位置づけが不透明である以上、スティグマを論じる際は、「何を精

神的疾病とみなすか」について広い視野を維持しておくのが賢明だろう。

＊28 ——Murray and López, eds. (1996, p.3).

＊29 ——この章の脚注＊1にも記したが、Kessler, Chiu, Demler, and Walters (2005) は最近、アメリカの全人口の五・七％が過去一年以内に、妄想的思考、失業、自殺行動、深刻な物質使用といった重大な問題をもたらす精神障害を経験したという証拠を示した。

＊30 ——D. Myers (1996) ; Biernat and Dovidio (2000).

＊31 ——Allport (1958) ; Oskamp (2000).

＊32 ——態度と行動のつながりに関する権威ある文献は、Ajzen and Fishbein (1980) と、Fishbein and Ajzen (1975) である。スティグマ付与における認知、感情、行動の境界の流動性については、比較的最近の文献として、Dovidio, Major, and Crocker (2000) がある。

＊33 ——ステレオタイプは、実際の差別とは関連性が薄いことが研究で判明している。偏見のほうが差別的慣行との関連が明らかだが、それも決して完全に予測可能というわけではない。Struch and Schwartz (1989) は、攻撃的な態度の強さと、行動上の攻撃との間には、相関関係がほとんどないことを発見した。態度と行動の関係に関するメタ分析的な考察は、Krauss (1995) を参照のこと。

＊34 ——Erlich, Flexner, Carruth, and Hawkins (1980) ; Stein and Flexner (2001).

＊35 ——Goffman (1963, p.1).

＊36 ——前掲書 (pp.5-6).

＊37 ——個人的、社会的なプロセスについては、前掲書を参照のこと。Jussim, Palumbo, Chatman, Madon, and Smith (2000) には、自己成就予言に関する興味深い情報が載っている。Major and O'Brien (2005) には、アイデンティティ脅威理論が包括的に提示されている。

＊38 ——心理学と関連分野の社会科学論文からなるデータベース、PsycInfo では、「スティグマ」というキーワードのもとに四一〇〇件以上の引用が掲載されている。その大多数が、過去約一五年間のものである。

＊39 ——Link and Phelan (2001a).

＊40 ——Goffman (1963, p.7).

＊41 ——発せられたスティグマ（知覚者からの偏見と差別）と、感じられたスティグマ（スティグマを受けた人の自己認識に関わるもの）の概念について知るには、Scambler and Hopkins (1990) を参照のこと。

＊42 ——以前の考え方は、Allport (1958) を参照のこと。最近の考え方については、Cioffi (2000) ; Crocker and Quinn (2000) ; Miller and Major (2000) を参照のこと。

＊43 ——Jones, Farina, Hastorf, Markus, Miller, and Scott (1984).

＊44 ——逸脱かどうかの判断に少しでも相対的な部分があるならば、スティグマを引き起こす絶対的な特質というものはないのかもしれない。人がスティグマを受けるのは、「特定の社会的状況のなかでおとしめられた社会的アイデンティティをもっている」ためである (Crocker,

Quinn, and Steele, 1998, p.506)。

＊45——憎悪に関する精巧な理論が、Sternberg (2003) に記されている。憎悪のひとつの現れとして、自分が非難している個人または集団との親しさを否定するケースがある。これが相手を人間以下だとみなすことにつながる。そのほか、憎悪を正当化するために、マスコミを利用してプロパガンダを発するケースもある。

＊46——たとえば、Corrigan and Watson (2002) や、Watson and River (2005) などを参照のこと。ただし、次章以降で論じるように、スティグマを受けた集団の成員が、エンパワメントなど、異なる対処法を示す可能性もある (Major and O'Brien, 2005も参照のこと)。

第二章

＊1——Crocker, Quinn, and Steele (1998)；Fishbein (2002)；Fiske (1998)；Jones, Farina, Hastorf, Markus, Miller, and Scott (1984)；Katz (1981) を参照のこと。

＊2——スティグマと差別に関する社会心理学的なアプローチを扱った主な文献としては、Crocker et al. (1998)、Dovidio, Major, and Crocker (2000)、Major and O'Brien (2005) にレビューの章がある。書籍でこのテーマを扱っているものとしては、Goffman (1963)、Jones et al. (1984)、Katz (1981)、S. Sontag (1978/1989) のほか、Heatherton, Kleck, Hebl, and Hull (2000) による編纂書がある。Ottati, Bodenhausen, and Newman (2005) には社会心理学的な説明に関する新しいレビューがある。その章の構成は本書の第二章とは違うが、ほぼ同じ考え方を提示している。社会学的な考え方は、Scheff (1974, 1984)、Link, Cullen, Frank, and Wozniak (1987)、Markowitz (2005)、Wright, Gronfein, and Owens (2000) が提示している。Corrigan and Kleinlen (2005) とLink and Phelan (2001a) の統合的な説明、そしてステレオタイプ脅威に関するSteele and Aronson (1995) の独創的な研究も、きわめて重要である。アイデンティティ危機理論——脅威と対処反応の評価を採り入れた、スティグマ付与に関する複雑かつ興味深い考え方——が、Major and O'Brien (2005) で考察されている。

＊3——Goffman (1963, P.4).

＊4——Jones et al. (1984).

＊5——Goffman (1963). 精神的疾病を抱えた人が秘匿という戦略を使うメリットとデメリットについて論じた最近の文献には、Quinn, Kahng, and Crocker (2004) がある。

＊6——Jones et al. (1984)；Langlois, Kalakonis, Rubenstein, Larson, Hallam, and Smart (2000).

＊7——Gupta, Mosnik, Black, Berry, and Masand (1999).

＊8——Weiner (1985)；精神障害に関するもっと新しい説明は、Corrigan (2000) にある。

＊9——Weiner, Perry, and Magnusson (1988). このほか、Farina, Holland, and Ring (1966) も参照してほしい。後

者の実験の参加者は、精神障害を本人のコントロールできないものと考えたときより、できると考えたときのほうが、精神障害を抱えていると紹介された実験協力者（サクラ）に強い電気ショックを与えた。

＊10――第四章では、この問題に真っ向から取り組む。精神障害について、生物医学的、遺伝学的な考え方に傾く現在の思潮の影響を論じるのである。精神障害の原因を遺伝的要因と生物学的要因にのみ帰属させることの潜在的なメリットとデメリットは、Corrigan and Watson (2004) および Hinshaw (2005, 2006) で論じている。

＊11――Lerner (1980).

＊12――Jones et al. (1984, p.59).

＊13――Allport (1958)；D. Myers (1996).

＊14――Crocker et al. (1998)；Devine (1989). 外集団の成員がそのステレオタイプを信じているかどうかは、スティグマを与えるメッセージへの反応を左右する重要な要因である (Major and O'Brien, 2005を参照のこと)。

＊15――Fiske (1998). また、Wegner (1997) が示しているように、知覚者の認知資源が限られているか過剰な負担をかけられているとき、自動的なステレオタイプを意識的に抑制しようとすると、裏目に出る場合がある。否定的なステレオタイプがかえって過剰に喚起されやすくなるのである。同様のメカニズムは、隠せるスティグマをもつ人がその状態を抑制するか隠そうとしたときにも働くようである。これはSmart and Wegner (2000) が述べているとおりである。

＊16――潜在的態度については、たとえばDasgupta and Greenwald (2001) やGreenwald, Nosek, and Banaji (2003) を参照してほしい。後の章で述べるように、これらの試験の一部では、さまざまな刺激に対する反応時間を測定している。反応の速さは意識的にコントロールしにくいという考えからである。精神的疾病に関する潜在的態度の最初の研究は、Teachman, Wilson, and Komarovskaya (2006) である。

＊17――アンビバレンスについての詳しい説明は、Katz (1981) および Katz, Wackenhut, and Hass (1986) にある。

＊18――スティグマを受けている人への反応が変動し、不安定であることは、実験的研究によって裏づけられている。これは、アンビバレンスの表れである。知覚者と、スティグマを受けている集団の成員との相互作用に伴いがちなアンビバレンスの詳しい例は、Hebl, Tickle, and Heatherton (2000) を参照してほしい。

＊19――これと関連して、社会的知覚者の態度と行動は矛盾しやすいことが挙げられる。つまり、おとしめられた外集団の成員と接することで葛藤が起き、**態度と行動反応**に大きな隔たりが生まれるかもしれないのである。たとえば、調査の回答者が、自分は精神障害を抱えた人に対して偏見がないと言いつつ、元精神科患者には職を与えたりアパートを貸したりしようとしないこともありうる。また、それとは逆の矛盾も起きるかもしれない。偏った態度を抱きながら、親切な行動反応を示すのである。

こういったことには、社会心理学の重要な問題、つまり、表明される態度と実際の行動反応のずれという問題が表れている（Krauss (1995) を参照のこと）。

＊20 ――McConahay (1986) を参照のこと。Gaertner and Dovidio (2000) は、回避的な偏見または人種差別というものを説明している。これは、スティグマを与えない考えを意識的に奉じている人が、過剰学習した無意識の否定的な態度を依然として保持していることを指す。その態度は、平等主義的な表現を促す合図がないとき「露呈する」かもしれないし、人種以外の要因を理由に自己正当化されるかもしれない。平等の重要性を深く信じている人でさえ、偏見と差別を示す傾向がある。

＊21 ――Crocker et al. (1998) ; Hebl et al. (2000).

＊22 ――Macrae, Bodenhausen, Milne, and Jetten (1994) ; Wegner (1997). ただし、ステレオタイプの抑制がみな一様にリバウンドに終わるわけではなく、スティグマへの抵抗に実際に役立つこともある。この領域の研究は複雑である。

＊23 ――Major and O'Brien (2005) にある、研究結果のまとめを参照してほしい。

＊24 ――拒絶に対する感受性については、Downey and Feldman (1996) を、スティグマ意識については、Pinel (2002) および Brown and Pinel (2003) を参照してほしい。スティグマ意識は社会のどの成員にも生じる可能性があるが、スティグマを受けている集団の成員には、より早く、より強く生じがちである。McKown and Weinstein (2003) を参照のこと。

＊25 ――これらの言葉の使い方については、Scambler and Hopkins (1990) を参照してほしい。

＊26 ――Erlich, Flexner, Carruth, and Hawkins (1980, p.835).

＊27 ――Crocker and Major (1989) ; Crocker et al. (1998) ; Dovidio et al. (2000) ; Major, Kaiser, and McCoy (2003) ; Twenge and Crocker (2002). たとえば、Crocker, Cornwell, and Major (1993) は、否定的なコメントを受けた太った女性が、そのような批判を評価者の性質ではなく自分の体重のせいにして、不快な気分に陥りがちであることを示した。このようなコメントを外在化する能力が、自尊心を守るのかもしれない。

＊28 ――Crocker et al. (1998) ; Fiske (1998) に、これに関する概説がある。

＊29 ――Tajfel and Turner (1979) を参照のこと。ただし、実験的研究を除いて、人は、家族などの排他的な小集団から、地域、人種集団、都市、州、国家に至るまで、複数の内集団に属していると考えていることが多い。しかし、人類全体を自分の内集団と考えることは難しいかもしれない。

＊30 ――この項は、Allport (1958) ; Brewer (1999) ; Crocker et al. (1998) ; Dovidio et al. (2000) ; Gaertner and Dovidio (2000) ; Hewstone, Rubin, and Willis (2002) ; Jones et al. (1984) ; Jost and Banaji (1994) を参考にしている。

＊31 ――Allport (1958, p.51).

＊32 ――Pettigrew and Meertens (1995). その極端な形態がヒトラーの

行為である。ヒトラーはドイツの経済状態と国家安全保障に対する脅威として、ユダヤ人、ロマ、精神的疾病と精神遅滞を抱えた人を露骨に非難したのである。これは明らかに偏見と憎悪を助長した。

*33——これと関連する原理が、自己肯定化理論である。これは、自己イメージを脅かされたとき、対処法として自己概念の維持または強化を図るものである。

*34——Fein and Spencer (1997).

*35——Hewstone et al. (2002) は、彼らの言う集団間バイアス——自分の内集団を持ち上げ、外集団をおとしめる傾向——のメカニズムに関するほかの理論についても論評している。ひとつは**最適特異性理論**である。これは、人間には他者との同化と区別のバランスを取る欲求があるという理論であり、内集団バイアスの根本的な動機づけは、他集団との違いを感じたいという心理的欲求だと主張している。もうひとつは、**不確定性低減理論**——世界に対する明確かつ確実な信念をもちつづけたいという気持ち——である。外集団を激しく非難すれば、そのような信念を保持しやすくなるかもしれない。

*36——たとえば、Pratto, Sidanius, Stalworth, and Malle (1994).

*37——たとえば、Solomon, Greenberg, and Pyszczynski (1991) を参照してほしい。より新しいレビューは、Solomon, Greenberg, and Pyszczynski (2000) にある。また、Biernat and Dovidio (2000) によると、死の恐怖は、ゴッフマンが示したカテゴリー、「体の忌まわしい部分」（疾病、感染、虚弱さに対する恐怖心の存在を知覚者自身に気づかせるような身体的徴候）によって引き起こされる可能性がきわめて高いという。

*38——Becker (1963); Scheff (1974, 1984). Markowitz (2005) に優れたまとめがある。

*39——Scheff (1984). ラベリング理論が示唆している精神的疾病への悪影響は、よく引用されるRosenhan (1973) の研究によって拡大された。この研究では、「偽患者」（精神科病院で患者を装った人）が、異常な行動を取ることを病院職員から強く期待された。一部の例では、長期入院を強いられ、人間性を奪うようなケアを受けた。

*40——たとえば、Gove (1982); Weinstein (1983) を参照のこと。

*41——Markowitz (2005, p.137).

*42——Link et al. (1987); Markowitz (1998); Wright et al. (2000); Markowitz (2005) のレビューを参照のこと。本書の第五章では、ラベルの実際の影響に関する経験的証拠を検討する。

*43——こうした複数レベルでの考え方は社会科学では多くの現象に適用されてきた。たとえば、Bronfenbrenner (1979); Lynch and Cicchetti (1998); Sameroff and Chandler (1975) の生態学／トランスアクションモデルでは、入れ子状になった四レベルの影響要因がある。（a）ミクロシステム——最も身近な社会的、物理的環境（家庭、居住地域、学校）。（b）メゾシステム——さまざまなミクロシステム間（たとえば、家庭と学校など）で起きる相互作用。（c）エクソシ

ステム——本人が直接は関わらない影響要因（たとえば、子どもにとっての親の職場環境。育児には影響するかもしれないが、子どもが直接経験するわけではない）。（d）マクロシステム——政府、メディア、経済情勢などの社会の影響要因。

*44——Macrae, Milne, and Bodenhausen (1994).

*45——Stoessner and Mackie (1993) ; Haghighat (2001) の主張も参照のこと。

*46——Gaertner and Dovidio (2000).

*47——Devine (1989, p.16).

*48——このテーマについての古典的な研究は、Adorno, Frankel-Brunswik, Levinson, and Sanford (1950) である。心理学的な視点では、権威主義的人格は厳しい育児法などの心理社会的プロセスから生じると考えられた。

*49——これに関する証拠については、Corrigan, Edwards, Green, Diwan, and Penn (2001) を参照してほしい。別の人格的特徴である慈悲心——精神障害を抱えた人には子どものような性質があるという考え方——は、精神障害を抱えた人の責任感のなさを親のように心配する気持ちを生むとともに、距離を置く傾向や、罰する傾向さえ引き出す。

*50——Sidanius and Pratto (1999) ; Hewstone et al. (2002). Crandall (2000) は、社会的支配志向を、社会ダーウィン主義など、システムを正当化する従来の信念体系と結びつけた興味深い分析を提示している。

*51——Merton (1948) が自己成就予言を初めて概念化した。Jussim, Palumbo, Chatman, Madon, and Smith (2000) は、スティグマに関わる自己成就予言の役割を的確に論じている。おもしろいことに、二者間レベルでの自己成就予言の影響は、あることはあるが小さいという証拠がある一方で、社会制度レベルでの影響はそれよりはるかに強いようである。それどころか、社会レベルでの自己成就予言——学区内での能力別クラス編成や、重い精神障害を抱えた人に対する雇用の壁など——は、スティグマを受けている集団の成員にとってきわめて有害かもしれないと、ジャスィムらは主張している。

*52——Steele and Aronson (1995) ; Steele (1997).

*53——Quinn et al. (2004) は、精神的疾病の履歴を打ち明けた場合、テストの結果が悪くなることを示した。おそらく、打ち明けることでステレオタイプ脅威が引き起こされるのだろう。

*54——Stangor and Crandall (2000) と Stephan and Stephan (2000) には、関連する理論がまとめて要約されている。Blasovich, Mendes, Hunter, and Lickel (2000) には、スティグマを受けている人と受けていない人が相互作用したときに生じる、双方向の脅威についての興味深い考え方が提示されている。

*55——Major and O'Brien (2005).

*56——Link and Phelan (2001a) は、スティグマ付与に社会的権力が果たす役割を強調している。

*57——Clark and Clark (1950).

*58——Belluck (2005).

*59——Kitayama (2002) ; Mendoza-Denton and Mischel (in press).

*60 ——Jones et al. (1984, p.100).

*61 ——Hovland and Sears (1940). 同じデータをより高度な統計的手法で再分析したHepworth and West (1988) は、最初の研究結果を支持しながらも、その影響はそれほど強くないという結論に至った。しかし、Green, Glaser, and Rich (1998) はさらなる再分析を行ない、関連性は希薄だと主張した。高度な分析を行なうほど、関連性の強さに疑問符が付くようである。

*62 ——Wilson (1975) ; Williams (1966) およびTooby and Cosmides (1992) も参照のこと。deWaal (2002) には、進化論的アプローチの可能性と危険性が明快に書かれている。

*63 ——Cosmides and Tooby (1994) ; Kurzban and Leary (2001) ; Neuberg, Smith, and Asher (2000) も参照のこと。

*64 ——Neuberg et al. (2000, pp.35-36).

*65 ——Kurzban and Leary (2001) ; Neuberg et al. (2000). ほかの研究者も、社会心理学的な視点と進化心理学的な視点の双方を、精神障害へのスティグマ付与に関する統合理論に採り入れはじめている。たとえば、Haghighat (2001) は、スティグマには認知、感情、行動または差別、否定、経済、進化の、六つのレベルがあると仮定している。

*66 ——Neuberg et al. (2000, p.34).

*67 ——Kurzban and Leary (2001, p.192).

*68 ——Coryell, Scheftner, Keller, Endicott, Maser, and Klerman (1993) ; Neale and Oltmanns (1980).

*69 ——Goffman (1963).

*70 ——Kurzban and Leary (2001, pp.197-198).

*71 ——Grammer and Thornhill (1994).

*72 ——Kurzban and Leary (2001, p.199) がこれについて論じている。「私たちが強調したいのは、スティグマ付与が遺伝的に宿命づけられているとか、不可避だなどということを、進化論的な考え方が示唆しているとは解釈すべきでないということである」。Neuberg et al. (2000, p.35) は、「ただ単に、一部のスティグマが過去に (あるいは現在でも) 適応的または『自然』だったからといって、スティグマが『よいもの』『正しいもの』『倫理的に正当なもの』であることにはならない。スティグマが倫理的か否かは、それが存在するか否かとは別個の問題である」と主張している。Fiske (1998, p.357) は、「ステレオタイプ化と偏見と差別は、自動的に生じ、社会的に見て実際的な部分もあるにはあるが、一人一人がコントロールでき、社会構造に応じて変わるものでもある」と述べている。

*73 ——Oskamp (2000).

*74 ——Kurzban and Leary (2001).

第三章

*1 ——このような歴史を詳しく説明しているのは、Alexander and Selesnick (1966) ; Cockeram (1981) ; Deutsch (1948) ; Foucault (1965) ; Mora (1992) ; Torrey and Miller (2001) ; Zilboorg

(1941) である。本章の内容は、これらの文献に大いに依拠している。特に古代と中世については、主にジルボーグの古典的文献を主な情報源としている。

*2――Zilboorg (1941, p.267) が述べているように、「過去の影が付きまとっていなければ、新たな前進もないし、新たな発見もない」。

*3――B. Smith (2003).

*4――Maher and Maher (1985) は、穿孔の意図は精神的治療というより身体的治療だったと主張している。砲弾の破片か凝血塊を除去しようとしたというのである。

*5――Alloy, Acocella, and Bootzin (1996) ; Zilboorg (1941).

*6――少なくとも一部の精神障害が創造性との関連性をもっていることは確かだが (Jamison (1993) を参照のこと)、重い精神的疾病を美化する傾向は悪影響をもたらす恐れがある。たとえば、Kramer (2005) は、うつ病が反抗と創造性に関連しているという誤った通念について論じており、うつ病を患った歴史的人物は気分障害が (あったからではなく) あったにもかかわらず功績を残したと結論を下している。

*7――Henry (1941).

*8――Mora (1992).

*9――ジルボーグの言葉を借りると、「仮にヒポクラテスが精神医学を超自然的な偏見から解き放ち、精神的疾病について統一された生物学的な考え方を築こうと努めたのであっても、実証された多くの科学的事実をそれに活用することはなかった」(1941, p.50)。

*10――前掲書。

*11――前掲書 (p.92)。

*12――Alloy et al. (1996).

*13――Davison, Neale, and Kring (2004).

*14――伝説によれば、七世紀に、キリスト教を捨ててベルギーへ逃亡していたアイルランド王の娘、ディンプナの斬首の瞬間を、何人かの精神異常者が目撃し、その光景に強く感情を揺さぶられたことで病気が治癒したという。この奇跡が広く知られるようになり、ゲールの聖堂への巡礼が始まった。巡礼者は、ディンプナのとりなしで同じように治癒することを願ったのである。間もなく、ディンプナは「狂」人の守護聖人とみなされるようになった (Henry (1941) を参照のこと)。

*15――Allderidge (1985). ベスレム病院と言えばもっぱら悪しき伝統と関連づけられるのがつねだが、歴史記録を細かく調べると、ベスレム病院の方針の多くが、ある程度、進歩的であることがわかるとも、オールドリッジは述べている。

*16――Henry (1941).

*17――実際、二次資料を用いた大まかな歴史の説明は、特定の時代の慣行や考え方をステレオタイプ化してとらえる危険性があるが、その時代に書かれた原資料をたどれば、社会の態度をもっと正確に描写できるとNeugebauer (1979) は指摘している。

*18――Zilboorg (1941, p.141).

*19――Davison, Neale, and Kring (2004).

*20――Comer (1999).

*21――Mora (1992).

＊22——Foucault (1965).
＊23——Henry (1941, p.569).
＊24——Dain (1964).
＊25——Rosenhan and Seligman (1994).
＊26——Zilboorg (1941, p.313).
＊27——Torrey and Miller (2001).
＊28——Zilboorg (1941, p.323) に引用されている。ピネルがこのような行動を取ったのは、フランス革命のさなかでも特に危険な時期だった。そのため、解放しようとしている精神錯乱者のなかに革命の敵をかくまっているという、厳しい批判を浴びた。怒ったパリの群衆が路上でピネルを捕らえたとき、ピネルを死の危険から救ったのは、病院の元患者だったシェヴィーニュだった。ピネルの護衛として、群衆を追い払ったのである。
＊29——Henry (1941, p.572) での引用。
＊30——Davison and Neale (1989, p.38) での引用。
＊31——Henry (1941, p.581). モラル療法の包括的な説明は、Bockoven (1963) とBrizendene (1992) にある。
＊32——Grob (1994).
＊33——Shannonhouse (2000, pp.8-11; 強調部分は原典どおり) での引用。
＊34——Alloy et al. (1996, p.18).
＊35——Griesinger (1867); Achenbach (1974) での引用。
＊36——Aries (1962) およびdeMause (1974/1988) は、子ども時代に関する歴史上のさまざまな概念を詳しく論じている。
＊37——Donohue, Hersen, and Ammerman (1995).
＊38——前掲書。
＊39——Phares (2003).
＊40——Achenbach (1974).
＊41——Donohue et al. (1995); Phares (2003). マサチューセッツなどの州ではつい最近まで、この法律の後も似たような法律——家族は法的な障害にほとんど阻まれることなく、「手に負えない子ども」を施設に引き渡してもよいというもの——が存在していたことに注目してほしい。
＊42——Rhodes (1999).
＊43——Dain (1964); Foucault (1965); Grob (1994); Zilboorg (1941).

第四章

＊1——Haslam (2005); Herman (1995).
＊2——Link and Phelan (2001a).
＊3——Beers (1908/1945).
＊4——この運動の真の歴史を知りたければ、Kevles (1985) の信頼できる説明を参照してほしい。また、Black (2003) はアメリカの優生学運動の歴史を生々しいほど詳しく記している。たとえば、貧しいアパラチア地方で低学歴の家族を徹底的に探したことや、カリフォルニア州が消極的優生学で指導的役割を果たしたこと、コールドスプリングハーバー研究所やＩＢＭ研究所のほか、いくつかの主要な財団の研究所が、強力な組織的支援を行なったことなどが記されている。
＊5——Kevles (1985) によれば、一九

八〇年代に入ってもなお二〇州以上にこのような法律が存在しているが、連邦の法規によってその実施はほぼなくなったという。Black (2003) も参照のこと。

*6——臨床試験被験者保護連盟 (Alliance for Human Research Protection) のリストサーブへの二〇〇三年一〇月一七日付の投稿を参照してほしい。旧ドイツ民主共和国〔東ドイツ〕からの文書の公開に言及しており、その文書によると一九三九年から一九四四年まで、身体的、精神的障害を抱えた人への安楽死関連の犯罪が二〇万件、行なわれたという (http://www.ahrp.org を参照のこと)。別の推計によると、第二次世界大戦直後の一九四五年から一九四八年までの間に、さらに二万五〇〇〇人の精神科患者が計画的な飢餓によって死亡したという。Black (2003) は、人々の命を奪ったドイツの優生法規定がアメリカの政策から着想を得たものであることを証明している。

*7——Eidelson and Eidelson (2003) は、「優越性」こそが集団間の葛藤をあおる主な世界観だと論じている。それどころか、内集団は優れており、外集団は劣っていて人間以下の存在だという認識の格差が、憎悪の最大の要素なのである。Sternberg (2003).

*8——Goffman (1961); Grob (1994).

*9——Grob (1994).

*10——Gessel, 前掲書での引用 (p. 171).

*11——ここで指摘しなければならないのは、最近の電気けいれん療法が、薬物療法にも心理療法にも反応しなかった重篤なうつ病に有効な治療法だということである。Sackeim, Devanand, and Nobler (1995); Dukakis and Tye (2006) を参照のこと。精神外科（ロボトミーを含む）をはじめとする生物学的介入法が熱狂的に迎えられ、自家中毒（胃腸内の微生物が流出して脳に棲みつくかもしれないと言われた）に関わる介入法がもてはやされたことが、Nuland (2005) で指摘されている。前者はウォルター・フリーマン (Walter Freeman) などの提唱者が大々的に推進し、後者はヘンリー・コットン (Henry Cotton) が支持した方法だが、どちらも悲惨な結果に終わった。

*12——Deutsch (1948); Ward (1946).

*13——Joint Commission on Mental Illness and Health (1961).

*14——Frost and Bonnie (2001) が詳しく紹介している。

*15——たとえば、カリフォルニア州ではランターマン・ペトリス・ショート法によって、強制的な民事収容の基準が次の三項目に絞られた。(a) 自傷の危険、(b) 他害の危険、(c) 重大な能力低下——身のまわりの基本的なことが自分でできないこと——である。その前提は、政府があたかも「治療的国家」らしく安易な施設収容の方法を推進すれば、多くのケースで基本的権利が大いに縮小されるということだった。

*16——Breakey, Fischer, Nestadt, and Romanoski (1992).

*17——Levy (2002a, 2002b, 2002c).

*18——拘置所と刑務所における重い

精神的疾病を抱えた人の割合について、衝撃的な詳しい説明がLamb and Weinberger (1998) にある。このような増加の主な原因は、脱施設化、地域ケアの完全な欠如、警察官に対する訓練の欠如なのだという。『新たな収容施設（*The New Asylums*）』と題されたPBSスペシャル（2005; http://www.pbs.org）と、精神保健改革運動の資料（2006; http://www.mhreform.org）も参照してほしい。

＊19――監獄で頻発する性的暴力が男女双方の在監者に及ぼす深刻な影響について、公的委員会の聴聞会の報告がMarshall (2005) にある。

＊20――Grob (1994, p.311).

＊21――そのほかの歴史的視点として、Burt (2001) は、アメリカ史では精神保健への態度に三大「革命」があったと主張している。第一に、一八〇〇年代前半のモラル療法と施設ケアの運動、第二に、一九〇〇年代前半の革新時代、第三に、一九六〇年代と七〇年代の地域精神保健と精神保健法の「革命」である。バートによれば、三つの運動のいずれもが、まるで同じ軌道上を回るかのように、大きな挫折と後退の時代をもたらしたという。

＊22――Beers (1908/1945).

＊23――これらの歴史に関するデータの多くは、Achenbach (1974) およびDonohue, Hersen, and Ammerman (1995) にある。

＊24――たとえば、Bettelheim (1967) を参照のこと。

＊25――American Psychiatric Association (1952, 1994, 2000).

＊26――Hibbs and Jensen (2005) およびKazdin and Weisz (2003) が、経験的に支持された子どもと青少年の精神障害の治療法を詳しく紹介している。

＊27――Helfer and Kempe (1968).

＊28――Szasz (1961) ; Laing (1965) ; Foucault (1965). Rissmiller and Rissmiller (2006) には、反精神医学運動に関する当を得たレビューがある。

＊29――ＤＳＭ-Ⅲの出版で起きた大きな変化については、American Psychiatric Association (1980) を参照のこと。Blashfield (1984) は、ＤＳＭ-ⅠとＤＳＭ-Ⅱによる精神科診断の信頼性が低かったことと、その結果、精神障害の妥当性を実証するためにクレペリン主義のモデルへの関心が再び高まったことについて考察している。

＊30――反精神医学者は、サイエントロジー教会などの後押しを受けながら、いまだに活動を続けている。トム・クルーズはスターとしての力を利用して全国ネットのテレビで精神医学と向精神薬を非難したが、このような熱心な活動家はメディアから大きな注目を浴びた。その一方で、精神障害はどちらかと言えば程度の問題だという現実を、現在の分類でどれだけ正確にとらえられているかに関しては、依然として活発な科学的論議が交わされている（Beauchaine (2003) を参照のこと）。それでも、精神的疾病が現実に存在することは明らかである（Hyman, 2002）。

＊31――Bloom and Kupfer (1995) に、精神薬理学の発展が概説されている。ただし、投薬治療の蔓延ぶりをめぐる論

争はいまだに沈静化していない。理由に挙げられているのは、奏効率が不完全であること、副作用の恐れがあること、そして最近では、製薬会社がそのような薬を消費者に直接宣伝していることである。このような宣伝は反精神医学団体による新たな運動を引き起こした。

＊32――Barondes (1998); McGuffin, Riley, and Plomin (2001); Rutter and Silberg (2002) を参照のこと。

＊33――たとえば、Hyman (2002) を参照のこと。

＊34――Murray and López (1996).

＊35――Schulze, Fangerow, and Propping (2004) は、精神障害に関する遺伝学的な考え方の歴史――最初の還元主義的な説明から、現在、台頭してきている多面的な多遺伝子性の理論に至るまで――を興味深い視点から論じている。

＊36――D. Johnson (1989). この訴えが目新しいものではないことに留意してほしい。第三章で指摘しているように、これはグリージンガー (Griesinger) をはじめとする一九世紀半ばのドイツの疾病分類学者が達した結論を要約しているだけである。ジョンソンの論文は、「脳疾患としての統合失調症」と題されているものの、相互作用しながら統合失調症の症状に影響を及ぼす要因について、それなりにバランスの取れた主張を提示している。とはいえ、これまで幅を利かせていた、家族を非難する倫理的なモデルへの反発から、精神障害の原因を医学モデルの考え方のみで還元主義的に説明したいという、強い衝動が見て取れる。

＊37――もっと専門的に言うと、そのような遺伝子は「多型」つまり、まれな突然変異体ではなく複対立因子をもつ遺伝子で、なかには集団内に高頻度で分布しているものもある。ただし、これらは自然選択されたとはいえ、現在の文化的状況下ではあまり適応的ではない対立因子もあるかもしれない。特に、リスクをもたらすほかの対立因子や、リスクを高める環境と組み合わさった場合はなおさらである。言い換えると、精神障害に中等度から強度の遺伝性があるからといって、それが「欠陥遺伝子」の仕業だと考えるのは誤りだということである。

これと関連するが、精神障害の生物遺伝学的基盤に対する現在の考え方で見落とされがちな重要事項を取り上げておきたい。遺伝性が高い精神障害でも、環境からの刺激（家庭での社会化、学校の環境、社会的サポートを含む）がその人の転帰に重要な影響を及ぼしうるということである。つまり、遺伝性というのは、ある特性または状態の個人差のうち、遺伝子に帰することができる部分を表しているのである。しかし、遺伝性の高い状態の場合でも、（a）環境要因が、集団内におけるその行動または特性の全体的な水準に影響を及ぼす可能性は十分あるし（たとえば、身長はきわめて遺伝性が高いが、主に食事の影響で、数世代前より集団全体の身長が高くなっているケースなど）、（b）その人の生活における重要な環境要因が、精神障害のその後の進行に強い影響を及ぼすことがある。Hinshaw (1999), Owens, Wells, Kraemer, Abikoff, Arnold, et al. (2000), Rutter and Silberg (2002)

を参照のこと。したがって、遺伝性がそのまま遺伝的宿命を意味すると考えるのは誤りである。

＊38――この問題に関する重要な研究が、Martin, Pescosolido, and Tuch (2000) である。この研究では、総合的社会調査からのアメリカ人の代表サンプルを用い、優れた方法を採り入れている。第五章で詳しく述べるが、「社会的距離」の尺度は、異なる集団の成員とどの程度の社会的な近さまたは隔たりを望むかを回答者に尋ねるものである（たとえば、近所に住む気があるか、わが子をそのような人と結婚させる気があるか）。Corrigan and Watson (2004) では、このテーマ全体について思慮深い、バランスの取れたレビューを行なっており、生物遺伝学的要因への原因帰属の長所と短所を取り上げている。

＊39――Mehta and Farina (1997). ただし、ミルグラムの古典的実験（Milgram (1974) を参照のこと）の場合と同じように、実際にはショックはまったく与えられなかった。しかし、参加者は自分がパートナーを電気ショックで罰していると信じていた。

＊40――Phelan, Cruz-Rojas, and Reiff (2002)；Phelan (2005). 最近の研究では、遺伝学的な原因帰属が、無意識の潜在的なバイアスとスティグマにどのような影響を及ぼすかが検証されはじめている。たとえば、Teachman et al. (2003) は、肥満の原因を遺伝的要因に帰した場合、肥満の人への潜在的なバイアスが低減しないことを発見した。これは精神障害に関する研究を推進すべき重要な領域である。

＊41――Read and Law (1999)；Read and Harre (2001)；Walker and Read (2002). かなり以前の研究であるMorrison (1980) も参照し、Dietrich, Beck, Bujantugs, Kenzine, Matschinger, and Angermeyer (2004) の研究結果について考察してほしい。リード（Read）らは、（a）心理社会的要因への原因帰属がより肯定的な態度と関連していることと、（b）精神障害を抱えた人との接触が肯定的な態度を予測することも発見した。この「接触仮説」――スティグマを解消する手段として、スティグマを与えられた集団の成員との行動的接触を奨励するもの――は第九章で説明する。

＊42――Watson and Corrigan (2005) を参照のこと。

＊43――Read and Harre (2001). 実際、「生物学的要因や心理的トラウマなどが、逸脱行動や違法な行動の責任を減免する理由になる」という主張は、現代社会では「言い訳」だととらえられ、反発を招いてもおかしくない。過度に医学的な考え方は、取った行動に対する説得力ある説明ではなく、不適切な言い逃れだと思う人もいるかもしれない。

＊44――Hinshaw (2002b) における論考を参照してほしい。Phelan et al. (2002) も参照のこと。

＊45――Haslam (2000, pp.1049-1050).

＊46――S. Sontag (1978/1989). Finzen and Hoffman-Richter (1999) は、ソンタグ（Sontag）が主張した強力な病気の隠喩について、統合失調症に関連させて論じている。

＊47――Read and Harre (2001) ; Watson and Corrigan (2005) を参照のこと。

＊48――Engel (1977). 生態学的な考え方の必要性と周囲の状況の重要性とを強調した、Bronfenbrenner (1979) も参照してほしい。

＊49――現に比較文化的な観点から見ると、競争と個人主義を好む社会より、調和を重視し、逸脱した人が明確な社会的、職業的役割をもつ社会のほうが、重い精神障害の経過の良好さと関連している。Grob (1994) ; Lin and Kleinman (1988) ; Warner (1999) を参照のこと。

＊50――これは根本的に重要な問題であって、本書ではとても扱いきれないほどの論争が展開されている。Pickles and Angold (2003) にわかりやすいレビューがある。

第五章

＊1――Nunnally (1961) を参照のこと。また、Osgood, Suci, and Tannenbaum (1957) によるSD法の尺度についての重要な研究も参照してほしい。スティグマの評価方法に関する最近のレビューは、Link, Yang, Phelan, and Collins (2004) にある。

＊2――Rabkin (1972, p.154). ハワイのモロカイ島にあった、悪名高いハンセン病患者収容所の内情については、Tayman (2006) に背筋が凍るような説明がある。

＊3――Allen (1943) ; Nunnally (1961) ; Ramsey and Seipp (1948a, 1948b).

＊4――Whatley (1958). 民族的、人種的な少数派集団への態度を測定するために社会的距離の尺度を使った初期の例が、Bogardus (1925, 1933) にある。

＊5――Cumming and Cumming (1957).

＊6――Rootman and Lafave (1969).

＊7――前掲書、P.265.

＊8――Gussow and Tracy (1968).

＊9――Rabkin (1972, 1974) のなかのレビューを参照してほしい。「楽観的な」結論のレビューは、Crocetti, Spiro, and Siassi (1971) にある。

＊10――Crocetti et al. (1971, p.1126).

＊11――Lamy (1966).

＊12――Tringo (1970).

＊13――Phillips (1963).

＊14――Phillips (1966).

＊15――Crocetti, Spiro, and Siassi (1974).

＊16――Gove (1982) ; Gove and Fain (1973) ; Lehman, Joy, Kreisman, and Simmons (1976).

＊17――Rabkin (1984). Link, Cullen, Frank, and Wozniak (1987) での引用。

＊18――Olmstead and Durham (1976) ; Albrecht, Walker, and Levy (1982).

＊19――Link and Cullen (1983).

＊20――Neff and Husaini (1985) ; Wahl (1999b, Chapter 2) にレビューがある。

＊21——Farina, Holland, and Ring (1966) ; Farina and Ring (1965).
＊22——Farina, Allen, and Saul (1968).
＊23——Farina, Gliha, Boudreau, Allen, and Sherman (1971).
＊24——Rosenhan (1973) ; Sibicky and Dovidio (1986) ; Piner and Kahle (1984). Biernat and Dovidio (2000) に解説がある。
＊25——Page (1995) のレビューを参照のこと。
＊26——Page (1995, p.67).
＊27——Gove (1980, 1982).
＊28——Link et al. (1987) にある関連研究のレビューを参照してほしい。また、Segal (1978), Cockeram (1981) のほか、Huffine and Clausen (1979) の長期研究も参照のこと。
＊29——Link et al. (1987). リンクらは社会的距離の縮小を「特別な配慮」現象と呼び、Monahan (1992) は「積極的差別是正措置《アファーマティブ・アクション》」効果と呼んだ。つまり、回答者が危険性と関連づけない場合、このラベルは慈善の心を呼び覚ましうるということである。
＊30——Corrigan and Cooper (2005) ; Monahan (1992) ; Steadman, Mulvey, Monahan, Robbins, Appelbaum, Grisso, et al. (1998) を参照のこと。Hiday (1995) も参照してほしい。暴力と関連している特定のタイプの妄想は、Link, Monahan, Stueve, and Cullen (1999) で論じられているように、「脅威自制圧倒症状」(threat control-override symptoms) と呼ばれる。民事収容の法律改定によって、現代の回答者が精神的疾病と危険性を結びつける傾向については、Phelan and Link (1998) で論じられている。Corrigan and Cooper (2005) はきわめてバランスの取れた考え方を提示している。暴力と精神的疾病の関連性を認めながらも、(a) 大半の精神障害には暴力との関連性がないことと、(b) メディアでは関連性がひどく誇張されていることを強調しているのである。Carey (2006) には、重い精神的疾病が実際に暴力を引き起こしたとき生じるジレンマについて、悲痛な話が載っている。
＊31——Teplin, McClelland, Abram, and Weiner (2005).
＊32——Wahl (1999b) での引用。この研究だけでなく最近のほかの研究でも、たいていは回答者自身の意見を尋ねる「伝統的な」尺度によって、表向きの態度が測定されている。つまり、リンクらの警告——そのような自己報告式の尺度では、スティグマが実際より小さく見積もられるという警告——を考慮すべきだということである。そのような尺度を用いてもなお、現代におけるスティグマの強さが判明したことは意味深長である。
＊33——Link, Phelan, Bresnahan, Stueve, and Pescosolido (1999).
＊34——Link, Phelan, Bresnahan, Stueve, and Pescosolido (1999) ; Phelan, Link, Stueve, and Pescosolido (2000). 取りたい社会的距離が最も大きかったのが、コカインとアルコール依存のヴィネットだった点に注目してほしい。この調査では、精神的疾病そのものより、物質乱

用に対するスティグマのほうが強かったのである。Pescosolido, Monahan, Link, Stueve, and Kikuzawa (1999) を参照のこと。

*35――Phelan, Link, Stueve, and Pescosolido (2000) およびPhelan and Link (1998) を参照のこと。暴力に対する見方については、余談ながらSchnittker (2000) の研究結果に触れておきたい。総合的社会調査では、ヴィネットに登場する精神的疾病を抱えた人が男性ではなく女性の場合、回答者の望む社会的距離がやや縮小したのである。また、回答者はそのような女性の登場人物を男性ほど危険だとはみなさなかった。

*36――Thompson, Stuart, Bland, Arbodele-Florez, Warner, and Dickson (2002). この調査は、数カ国で実施されることになる、世界精神医学会による世界的な反スティグマ活動の準備として行なわれた。

*37――Crisp, Gelder, Rix, Meltzer, and Rowlands (2000). この調査は、王立精神医学会がイギリスで五年(一九九八―二〇〇三)にわたって展開する、反スティグマ活動――「意識変革――全国の全家庭で」――の準備のために実施された。Crisp (2005) には、摂食障害へのスティグマ付与に関する追加情報がある。

*38――Ben-Porath (2002).

*39――Angermeyer and Matschinger (1997, 2004) ; Hamre, Dahl, and Malt (1994) ; Hillert, Sandman, Ehmig, Weisbecker, Kepplinger, and Benkert (1999) ; Lee, Lee, Ching, and Kleinman (2005) ; Raguram, Raghu, Vounatsou, and Weiss (2004) を参照のこと。

*40――Graves, Cassisi, and Penn (2005) を参照のこと。第八章に記すように、精神的疾病に関する潜在的態度の最初の研究は、Teachman, Wilson, and Komarovskaya (2006) だった。

*41――スティグマが強まった主な理由は、近年のさらなる都市化と関係があるかもしれない。これについては第七章で詳しく述べる (Sartorius, 1999を参照のこと)。

*42――スティグマが精神的疾病を抱えた人自身に及ぼす影響についての研究例が知りたければ、Markowitz (1998), Read and Baker (1996), Rosenfeld (1997) を参照してほしい。Fife and Wright (2000), Major and O'Brien (2005), Watson and River (2005) には鋭いレビューがある。このような理論家と研究者はスティグマの個人的経験の影響を、社会的拒絶、それに続く孤立、金銭的損失、そして(必ず生じるとは限らないが) 恥を内面化する傾向という点からとらえている。

*43――Link, Struening, Rahav, Phelan, and Nuttbrock (1997).

*44――Wright, Gronfein, and Owens (2000).

*45――Ritsher and Phelan (2004) ; Perlick, Rosenheck, Clarkin, Sirey, Salahi, Struening, et al. (2001).

*46――Dickerson, Sommerville, Origoni, Ringel, and Parente (2002) ; Sirey, Bruce, Alexopoulos, Perlick, Raue, Friedman, et al. (2001) ;

PatientView (2004a) を参照のこと。イギリスで患者と消費者を対象に行なわれたある調査では――結果は「たった一%」と題された報告書で発表された――精神保健サービスの消費者のなかで、自分の生活の質に満足していると答えた人はわずか一%にすぎず、手助けを求めたときに避けられたと答えた人が四分の一以上にのぼり、サービスや治療法の選択肢の情報または説明を書面で受け取っていない人が三分の一以上に達した(PatientView (2004a) を参照のこと)。

＊**47**――Wahl (1999a, 1999b). ウォールは、精神障害を抱えた人を指すのに、意図的に「消費者」という言葉を使用した。「患者」「精神科患者」「元精神科患者」などの言葉にあるかもしれない軽蔑的なニュアンスを避けるためである。精神障害を抱えた人をどのように呼ぶべきかという問題に関しては、Penn and Nowlin-Drummond (2001) に優れた論考がある。この二人による研究では、大学生と地域住民が、四種類のラベル――**精神保健サービスの消費者、統合失調症を抱えた人、重い精神的疾病を抱えた人、統合失調症患者**――を見るよう無作為に割り当てられ、その後、社会的距離と態度に関する質問に答えた。その結果、「消費者」というラベルと関連していたのは、危険視の度合いの低さ、社会的距離の小ささ、そして病気は時とともに変化しうるという評価の高さだったが、病気の原因を本人に帰する傾向の強さとも関連していた。また、このラベルは行動的接触の意向の強さも予測していなかった。重い精神障害を抱えた人を「消費者」と呼ぶことは、プラスとマイナスが入り交じった影響をもたらすのかもしれない。しかも、政治的に正しい呼称が、精神障害を抱えた人自身によって選ばれるとは限らない。そのような言葉もまた、時がたてば、従来のラベルに劣らぬほどスティグマを受けるようになるかもしれないのである。

日本では一九三〇年代から、統合失調症の正式名称として「精神分裂病」という言葉が使われていた。しかし、Sugiura, Sakamoto, Tanaka, Tomoda, and Kitamura (2001) は、精神病的行動を描写するヴィネットとこの言葉を組み合わせると、スティグマを与える反応が起きることを発見した。そこでDesapriya and Nobutada (2002) が報告しているように、スティグマ付与の低減を明確な目的として、この名称を統合失調症へと正式に変更した。国家政策と術語のレベルで、明らかに、言葉の使い方は重要だという考え方が背景にあったのである。

＊**48**――Yarrow, Clausen, and Robbins (1955, p.34). Clausen and Yarrow (1955) を参照のこと。

＊**49**――家族の沈黙に関するさらに新しい論考は、Beardslee (2002) ; Hinshaw (2004) にある。

＊**50**――Kreisman and Joy (1974).

＊**51**――Torrey (1988), Lefley (1992, p.128) での引用。Tessler and Gamache (2000) も参照のこと。

＊**52**――これらの言葉の使い方については、Hoening and Hamilton (1966) を参照のこと。ちなみに、Hatfield (1978) は、統合失調症を抱える人の身内が経験す

る、ストレス、不安、うつ、怒りなどの「心理的な損害」に言及している。Thompson and Doll (1982) も参照のこと。

*53——Lefley (1992, pp.128-129). Lefley (1989) も参照のこと。

*54——Wahl and Harman (1989, p.136).

*55——この段落で引用した研究は、Struening, Stueve, Vine, Kreisman, Link, and Herman (1995) ; Struening, Perlick, Link, Hellman, Heman, and Sirey (2001) ; Greenberg, Kim, and Greenley (1997) ; Muhlbauer (2002) ; Szmulker, Burgess, Herrman, Benson, Colusa, and Bloch (1996) ; Phelan, Bromet, and Link (1998) である。

*56——Gray (2002). 一般的な自閉症——言語能力と認知機能の明らかな遅れを伴う自閉症——を抱えた子どもの家族が感じるスティグマ付与も、これ以上とは言わないが、きわめて強いことは間違いない。

*57——たとえば、Ohaeri and Addullahi (2001) ; Oestman and Kjellin (2002) ; Shibre, Negash, Kullgren, Kebede, Alem, Fekadu, et al. (2001) ; Thara and Srinivasan (2000) を参照のこと。イスラム諸国における精神的疾病とスティグマ付与に関する概説が、Al-Issa (2000) にある。

*58——Tessler and Gamache (2000).

*59——Perlick, Rosenheck, Clarkin, Maciejewski, Sirey, Struening, et al. (2004).

*60——Corrigan and Miller (2004).

*61——Nunnally (1961) ; Dichter (1992) も参照のこと。これもやはり「儀礼的なスティグマ」の一例である。儀礼的なスティグマは、精神障害を抱える人と関わりのある人に——ケアを任せられる人にまで——付いて回るのである。

*62——Rabkin (1974) のレビューを参照のこと。

*63——Cohen and Streuning (1962).

*64——Fryer and Cohen (1988) ; Keane (1990) (1991) ; Lauber, Anthony, Ajdacic-Gross, and Rossler (2004) ; Mirabi, Weinman, Magnetti, and Keppler (1985) ; Mukherjee, Fialho, Wijetunge, Checinski, and Surgenor (2002) ; Scott and Philip (1985).

*65——非行については、Farrington (1977) のほか、Adams, Robertson, Gray-Ray, and Ray (2003)、Ray and Downs (1986) を参照してほしい。性的虐待についてはHolguin and Hansen (2003) を、コカインへの曝露についてはWoods, Eyler, Conlon, Behnke, and Webie (1998) を、乳児のうつについては、Hart, Field, Stern and Jones (1997) を参照のこと。

*66——Klasen (2000). MacDonald and McIntyre (1999) には、発達障害をもつ子どもに対するラベルの否定的影響を支持しない情報が載っている。

*67——Gillmore and Farina (1989). 取りたい社会的距離と、敵対的な振る舞いの度合いは、相手が情緒障害でも精神遅滞でも同程度だった。参加者が小学五年生でも中学二年生でも、効果に大差はなかった。

*68——Harris, Milich, Corbitt, Hoover, and Brady (1992).

*69——Spitzer and Cameron (1995); Wahl (2002) のなかのレビューを参照のこと。
*70——Weiss (1994).
*71——この研究についてはPenn, Judge, Jamieson, Garczynski, Hennessy, and Romer (2005) のなかで論じられている。
*72——Doyle and Aboud (1995) は、人種的偏見の発達に関する優れた研究である。

第六章

*1——Goldhagen (1996, p.32).
*2——前掲書 (p.33).
*3——現在では精神遅滞の程度を表すのに、**軽度の**、**中等度の**、**重度の**という形容詞が使われる。
*4——Coverdale, Nairn, and Claasen (2002); Diefenbach (1997); Wahl, Ward, and Richards (2002); Stout, Villegas, and Jennings (2004) のなかの詳しいレビューを参照のこと。一九七二年のアメリカ合衆国大統領選挙を思い出してほしい。上院議員のトマス・イーグルトン (Thomas Eagleton) は民主党の副大統領候補だったが、うつ病で電気けいれん療法を受けた履歴をメディアで報じられ、候補から外された。スティグマは政府の最高レベルでも影響力をもつのである。
*5——Nunnally (1961, p.74).
*6——この状況は、アフリカ系アメリカ人が登場する番組から軽蔑的な人種用語が排されたことと比較できる。そのような検閲がありながらも、アフリカ系アメリカ人は相変わらず、単純労働しかできないように描写されがちだった。現在は放送可能な用語の基準が拡大されており、一九五〇年代における「気違い」などの言葉の検閲がとてつもなく生真面目に思える。いまでは、はるかに強烈な言葉が毎晩プライムタイムに聞こえてくる。
　ナナリーが発見した事実はほかにもある。精神障害の原因として、過去のけが（戦傷、子どもの頃の頭部外傷など）や、トラウマを引き起こす身近な出来事——親族の死、自宅の火事など——がよく提示されていたのである。身近な出来事が原因である場合、状況が好転すると、突然、精神障害が完治するケースが多かった。したがって、正確性の欠如が際立っていたわけである。現在と同様、新聞記事はほとんどが短くまとめられ、三〇分のテレビドラマは「二三分」構成になっている（コマーシャルに時間が取られる）ため、通常、精神的疾病の原因の相互作用に関する微妙さ、複雑さ、現実性は排除されてしまう。
*7——Snow (1983); Wahl (1995, 1999b). ナナリーの初期の研究におもしろい付随情報が載っている (Nunnally, 1961, Chapter 7を参照のこと)。精神障害に関する新聞や雑誌の特集記事は、好況時に最も多くなり、戦時中や不況時にはそれほどないというのである。精神障害に関するニュースは基本的に「ぜいたく品」であって、深刻な問題に関する緊急の記事があまりないときだけ登場

すると、ナナリーは推論している。現在では精神障害の記事がはるかに多く載るようになっているが、この傾向がいまでも顕著なのかどうかがわかれば有益だろう。

*8――Wahl and Roth (1982)；Gerbner, 未発表のデータ、Link and Cullen (1983) での引用；Wahl (1992).

*9――Diefenbach (1997).

*10――Wilson, Nairn, Coverdale, and Panapa (2000)；Wahl (2003) のなかのレビューを参照のこと。

*11――この段落の主な情報の出典は、次のとおりである。Byrd, McDanial, and Rhoden (1980)；Cassata, Skill, and Boadu (1979)；Day and Page (1986)；Matas, el-Guebaly, Harper, Green, and Peterkin (1986)；Shain and Phillips (1991).

*12――Coverdale et al. (2002).

*13――肯定的な描写が多少はあったという証拠については、Wahl et al. (2002) を参照してほしい。ただし、当事者自身の立場からの個人的見解を含む記事はほとんどない。一人称視点の話の重要性を考えれば、これは重大な問題である（この章の後出の項と、第一〇章を参照のこと）。重い精神的疾病を抱えた人が暴力犯罪の被害者になる傾向については、Teplin, McClelland, Abram, and Weiner (2005) にデータがある。

*14――Walh (1992)、Angermeyer and Schulze (2001) でこの問題が論じられている。相関研究については、Granello and Pauley (2000) を参照のこと。

*15――Wahl and Lefkowitz (1989).

*16――Wahl (1995)；www.CineMania.com も参照のこと。

*17――Pauley (2004)；Shields (2005).『スポーツ・イラストレーテッド』誌の記事――プロスポーツチームの有名選手がうつ病の経験を打ち明け、所属するチームやリーグの対応が記録されている――に関しては、Wertheim (2003) を参照してほしい。その記事には、次のように書いてある。「精神的疾病はプロスポーツの世界ではいまだに強力なスティグマを負っているが、スポーツチームはようやくこの問題を直視し、選手を手助けしようとしているようだ」。

*18――言い換えると、メディアの影響を理解する指針となるような概念モデルが欠如しているのである。詳しい説明は、Stout et al. (2004) を参照してほしい。スタウトらは、次のような重要な指摘を行なっている。(a) 現時点では、メディアの影響に関する実験的に制御された研究はわずかしかなく、そのような影響については因果関係をほとんど推論できない。(b) メディアの影響の根拠となるモデルは、通常、社会的学習の説明（たとえば、メディアのイメージと接することで観察学習が起きるという説明）と培養理論（テレビの視聴時間が増えると、メディアのイメージと一致した世界観が養われるという理論）のみに限られている。Gerbner, Gross, Morgan, Signorelli, and Shanahan (2002) が、メディアの影響の概念モデルの必要性をさらに論じている。

*19――Goffman (1961).

＊20――Levy (2002a, 2002b, 2002c).

＊21――Dubin and Fink (1992). ちなみに、精神医学は医学のなかでも地位が低く、臨床心理学は、心理学全体のなかで最も弱小な分野だとみなされることが多い。

＊22――Goode (2003) ; Gottfredson (2004).

＊23――Wahl (1999b, p.56) での引用。

＊24――Angell, Cooke, and Kovac (2005) ; Deegan (1997) ; Penn, Judge, Jamieson, Garczynski, Hennessy, and Romer (2005). 繰り返しになるが、ウォールの調査対象には、権利擁護団体に属する重い精神的疾病を抱えた人が含まれていた。このような人たちは当然、専門家との相互作用にはきわめて敏感だろう。しかし、職員や専門家の態度と慣習について再三提示される事例証拠を無視することはできない。

＊25――Wahl (1999b, p.111).

＊26――Angell et al. (2005) ; Wahl (1999b). Deegan (1997) も、一部の精神保健従事者がクライエントの苦しみに無感覚になる傾向を論じている。自分が伝える期待の低さが感情鈍麻を引き起こす可能性に気づかず、そのような反応を精神障害の一症状と解釈するのである。

＊27――Bloom and Kupfer (1995) ; Nathan and Gorman (2002).

＊28――Corrigan and Kleinlen (2005) ; Lamb and Weinberger (1998) も参照のこと。差別は直接的に行なわれる場合もある（たとえば、精神障害の病歴をもつ人に、大家が部屋を貸すのを拒む場合）。また、構造的な差別もあり、広範な社会政策に基づいて、精神的疾病を抱えた人の権利が全体的に縮小される（たとえば、身体障害とは異なり、精神障害には健康保険が十分に適用されない）。そのほか、スティグマの自己付与から差別が生じる場合もある。スティグマの自己付与は、気づきにくいが破壊的なプロセスであり、内面化されたスティグマによって人生の機会を十分活かせなくなる。

＊29――コリガン (Corrigan) らは差別的な慣行について重要な指摘を行なっている。個人の権利の制限は、実際の能力低下の程度または能力欠如に基づいていれば正当化されうるが、それは能力低下が正確かつ具体的に評価された場合だけだということである。たとえば視覚障害の場合、矯正できない能力低下があれば車の運転を許可されるべきではないが、大まかなラベル（精神的疾病というラベルも含む）を根拠に行なわれる差別は、根本的に不当である。しかし、精神的疾病に関しては多くの場合、能力低下の証拠もなしに、そのような大まかな根拠に基づいて差別が行なわれている（たとえば、この章でも後述するが、投票権や子どもの親権を制限する法律がそうである）。しかも、精神障害を抱える人を含めて、障害のある人に適切な便宜が図られない限り、根底にある問題やそれに関わる支障は解消されず、さらに激しい差別をもたらすだろう。Corrigan and Kleinlen (2005) がこれについて論じている。Corrigan, Markowitz, and Watson (2004) は、スティグマの証拠としての差別についてさらに解説している。

*30 ——Corrigan and Kleinlen (2005). おそらく、このような生活環境だからこそ、重い精神的疾病を抱える人はきわめて暴力の被害に遭いやすいのだろう。Teplin et al. (2005) を参照のこと。Eisenberg (2005) に解説がある。

*31 —— たとえば、Breakey et al. (1992) を参照のこと。

*32 —— 第一に、Cooper and O'Hara (2003) が、家賃と補足的保障所得の支給額との差を論じている。一部の州は連邦政府の基準額にいくらか上乗せして支給しているが、それでも多くのアパートの家賃に遠く及ばない。第二に、大家による差別の研究の例については、Page (1995) を参照してほしい。第三に、精神的疾病を抱えた人の住居探しで生じる問題については、Wahl (1999b) に証拠がある。第四に、Carling (1990) は、精神障害を抱えた人に力を与え、地域社会に溶け込ませるのに、住居がいかに重要かを論じている。

*33 —— 精神障害を抱えた多くの人にとって、情緒的、精神的問題の病歴を隠すことが主な対処戦略になっているのは、この理由のためでもある。

*34 ——Wahl (1999b). また、現在進行中の訴訟で、障害をもつアメリカ人法が特に重い身体障害と精神障害（たとえば、ほぼすべての状況でその人の制約となるような障害）にのみ適用されるべきなのか、あるいは限られた一部の状況のみで支障となる障害に適用されるべきなのかが議論されている。

*35 ——Vanden Boom and Lustig (1997). 精神障害を雇用者に打ち明けることの是非については、Goldberg, Killeen, and O'Day (2005) を参照してほしい。

*36 ——Warner, Taylor, Wright, Sloat, Springett, Arnold, et al. (1994) ; Warner (1999) に引用されているFromkinも参照のこと。実際、ウォーナー (Warner) は「精神的疾病を抱えた人たちは、私たちの社会で最も疎外されているかもしれない」(p.118) と主張している。

*37 ——メディケイドとメディケアの最近の政策転換によって、精神的疾病を抱えた貧困者は、必要な処方薬を再調剤してもらうことがきわめて難しくなった。これでは、症状や支障がぶり返してしまう可能性が高い。Pear (2006) を参照のこと。

*38 ——Wang, Berglund, Olfson, Pincus, Wells, and Kessler (2005) を参照のこと。この問題は、民族的少数派集団の成員にとってはいっそう深刻なようである。U.S. Department of Health and Human Services (2001) を参照のこと。

*39 ——Feldman, Bachman, and Bayer (2002) ; Pear (2000) を参照のこと。異なるレベルでの医療差別もある。Druss, Bradford, Rosenheck, Radford, and Krumholtz (2000) は、心臓発作（心筋梗塞）後の血管形成術に関して、精神障害を抱えた人がこの治療法を受ける割合が低いことを発見した（Corrigan and Kleinlen (2005) における論考を参照のこと）。一般的な医療処置のなかにも差別は存在しうる。

同等性について、本書の草稿を読んだ匿名の人物が別の考え方を指摘してくれた。それは、精神的治療法は身体的治療法ほど十分確立されていないため、保険会社は費用の支払いによって生じるリスクを予想しにくい、だから同等性の欠如は正当化されるというものだった。私はこの言い分にまったく納得できない。たとえば、外科的処置のなかには臨床試験を経ていないものもたくさんあるし、現在では、主要な身体的治療法に劣らぬほど、実証的手法によって妥当性が確認された心理学的治療法と精神科の治療法もたくさんある。

＊40——Corrigan, Markowitz, and Watson (2004). Corrigan and Kleinlen (2005); Hemmens, Miller, Burton, and Milner (2002) も参照のこと。Corrigan, Watson, Heyrman, Warpinski, Gracia, Slopen, et al. (2005) は、現在の権利制限を少しは是正できそうな最近の州法案について情報を提供している。権利制限のほとんどは、過去一〇年にわたってあまり改善されていない。

＊41——Hansen, Goetz, Bloom, and Fenn (1997).

＊42——Torrey (1997).

＊43——関連する問題として挙げられるのは、法律に違反した疑いがあり、精神障害の徴候と思しきものを示している一般人と警察官がやり取りする際、警察官がスティグマ付与を示す可能性が高いということである。精神的疾病を抱えた人と警察との接触に関する問題は、Watson, Ottati, Lurigio, & Heyrman (2005) で取り上げられている。刑務所に収容されている精神的疾病を抱えた人の境遇についてさらに知りたければ、Lamb and Weinberger (1998) を参照してほしい。

＊44——精神障害に関する過去の多くの考え方は、そのような行動パターンに対する本人の自制心と責任を強調するものだったが、心神喪失の抗弁の明らかな前提は、重い精神障害がその人から自制心を奪ったということである。

＊45——Davison, Neale, and Kring (2004).

＊46——たとえば一八六〇年代、パッカード (Packard) が夫に強制入院させられたという体験談は、特に女性の強制入院に対して強い反感を引き起こした。Shannonhouse (2000) のなかの Packard (1873) を参照のこと。一九〇〇年代前半には、クリフォード・ビーアズの『わが魂にあうまで』が、改革の世論を盛り上げるのに大きく影響した。Beers (1908/1945) を参照のこと。

＊47——Josselson, Lieblich, and McAdams (2003) を参照のこと。また、Bruner (1986, 1990); Ochs and Capps (2001) も参照してほしい。

＊48——たとえば、Nisbett and Wilson (1977) を参照のこと。

＊49——Davidson et al. (1998) と Strauss (1989) は、重い精神障害に関する主観的、現象学的な話を、病気と回復力という話に組み込んでいる。このような視点を理解すれば、科学研究者と参加者の真の共同研究が成立しやすくなり、従来、研究対象としかみなされなかった人のエンパワメントに役立つかもしれない。ナラティヴとエンパワメントの一体化について、詳しくはMankowski and Rappaport

(1995) および Rappaport (2000) を参照してほしい。また Angell et al. (2005) は、スティグマに関する一人称の体験談が、一般市民にどのように情報を与え、精神的疾病へのスティグマ付与にまつわる重要問題をどのように明らかにできるかを考察している。

＊50——Link and Phelan (2001a); Angell et al. (2005) も参照のこと。一九九〇年代後半までに発表された、当事者による精神障害の体験談のリストが、Sommer, Clifford, and Norcross (1998) にある。

＊51——Kaplan (1964).

＊52——Cronkite (1994); Jamison (1995); Styron (1990); Knapp (1997); 過去数十年間に発行された多くの *Schizophrenia Bulletin* 誌も参照してほしい。

＊53——Leete (1992, pp.18, 19, 20, 22).

＊54——Wahl (1999b, pp.56-57).

＊55——前掲書 (pp.51, 83).

＊56——前掲書 (p.99). 強調部分は原典どおり。

＊57——Jamison (1998, p.1053)

＊58——Shaw (1998, pp.1050-1051).

＊59——Quinn, Kahng, and Crocker (2004) は、精神的疾病の表明がもたらす影響の実験データを提示している。精神的疾病の病歴をもつ大学生がその病歴を伝えた場合、論理思考テストの点数が、本人の学業成績の基準に比べて下がるという。つまり、精神的疾病などの強いスティグマを受ける状態を表明すれば、損をする可能性があるのである。少なくとも、精神障害に対する社会のスティグマが弱まるまでは、この可能性は消えないだろう。

＊60——Neugeboren (1998); Lachenmeyer (2000).

＊61——Angell et al. (2005) にレビューがある。たとえば、Moorman (2002) は、きょうだいの精神的疾病に関する悲痛な体験談を書いている。また、Beard and Gillespie (2004) には、家族の物語が集められている。

＊62——Hinshaw (2002b).

＊63——これは完全に荒唐無稽な妄想のように思えるかもしれないが、バイベリーの相部屋の写真を見ると、第二次世界大戦中のドイツとポーランドにあった収容所の部屋に不気味なほど似ていることがわかる。Grob (1994) を参照のこと。

＊64——Hinshaw (2002b, pp.10-12).

＊65——前掲書 (pp.106-107).

＊66——前掲書 (pp.127-128).

＊67——Beardslee (2002).

第七章

＊1——Byrne (1997); Corrigan (2005c); Crisp (1999); Haghighat (2001); Jorm, Korten, Jacomb, Christensen, and Henderson (1999); Link and Phelan (2001a).

＊2——Wahl (1999b, p.ix).

＊3——Corrigan and Penn (1999, p.765).

＊4——Link and Phelan (2001b). この会議（「スティグマと世界の健康——研究課題の策定」）全体の概説が、*Lan-*

cet, 367 (2006) のなかの特集欄にある。Keusch, Wilentz, and Kleinmanが序文を書いている。

＊5――Corrigan (2005c) とHinshaw and Cicchetti (2000) には、このような多くの人の意見を証明する別の証拠が載っている。

＊6――Sartorius (1998, p.1058).

＊7――Hoge, Castro, Messer, McGurk, Cotting, and Koffman (2004).

＊8――Guimon, Fischer, and Sartorius (1999) を参照のこと。

＊9――Murray and López (1996).

＊10――U.S. Department of Health and Human Services (1999, p.8).

＊11――New Freedom Commission on Mental Health (2003).

＊12――この章の主な参考資料は、重要な文献であるGoffman (1963)、精神的疾病によって生じる脅威に関するStangor and Crandall (2000)；Kurzban and Leary (2001) の進化論的な理論、第二章で引用した社会心理学の文献 (Crocker and Quinn [2000] にまとめられている)、Link, Yang, Phelan, and Collins (2004) のなかで改訂されているLink and Phelan (2001a) の理論、Corrigan and Kleinlen (2005) およびHaghighat (2001) のまとめ、そして、豊かな学識に基づいたハスラム (Haslam) の文献である (Haslam [2000, 2005]；Haslam and Ernst [2002]；Haslam, Rothschild, and Ernst [2002])。Steele and Aronson (1995) とMajor and O'Brien (2005) は、それぞれステレオタイプ脅威とアイデンティティ脅威に関して非常に参考になる文献。Fife and Wright (2000) も、スティグマ関連の現象の多次元性について重要な解説を行なっている。

＊13――Davison, Neale, and Kring (2004)；Murray and Lopez (1996).

＊14――Corrigan and Kleinlen (2005) が、スティグマの引き金として挙げているのは、(a) 精神障害の症状、(b) 症状と関連するソーシャルスキルの弱点、(c) 症状と関連しているかもしれない逸脱した外見、(d) ステレオタイプによって多くの否定的な特徴と結びつけられている精神的疾病というラベルである。

＊15――Solomon, Greenberg, and Pyszczynski (2000, p.201). Pyszczynski, Greenberg, and Solomon (2005) には新しいレビューがある。

＊16――Pyszczynski and colleagues (2005) が述べたように、脅威が「意識の端に」引っかかったとき、これらの反応が現れる。存在脅威管理理論に関する研究からは興味深い知見が得られているが、その中核的な主張のなかには、無意識の処理という考えに根差しているために、論駁しがたいものもある。また、来たるべき死へのとらわれは、偏見とスティグマだけでなく、新たな命の創造や不死の願望をも予測しうるという批判が起きている。つまり、死のイメージまたは脅威となるイメージにとらわれると、さまざまな影響が生じうるということである。存在脅威管理理論は「すべてを説明する理論」となり、論駁不可能になるかもしれない。

＊17――一六歳のとき、このきわめて重要な指摘をしてくれたジェフリー・ウィン・ヒンショーに感謝する。精神的疾病が

これほど脅威を与えるのはなぜなのだろうかと私が問いかけたとき、きっぱりと「父さん、それは未知のものへの恐怖だよ」と答えたのである。

＊18——Stangor and Crandall (2000).

＊19——Link et al. (2004)；Link and Phelan (2001a) も参照のこと。

＊20——Mendoza-Denton, Page-Gould, and Pietrzak (2006).

＊21——Goffman (1963). Frable, Platt, and Hoey (1998) およびQuinn (2006) も参照のこと。フレイブル (Frable) らの興味深い研究結果に注目してほしい。隠せるスティグマ（同性愛、摂食障害、貧しい家庭出身など）を抱えた大学生は、同じような境遇の人と一緒にいるときだけ、一時的に自尊心が高まったのである。

＊22——Smart and Wegner (2000) を参照のこと。この文献では、精神障害を抱えた人が行動と症状を隠している場合、相互作用のパートナーがその特質をもっていると思い込んでしまうという、一種の投影が現れる可能性についても解説している。

＊23——Corrigan and Kleinlen (2005)；Gallow (1994) は、スティグマ付与に付随することのある、「クズとしての自己」という軽蔑的なラベルについて論じている。

＊24——包括的なレビューが、Corrigan and Watson (2002) およびWatson and River (2005) にある。

＊25——たとえば、Aronson and Inzlicht (2004)；Crocker, Cornwell, and Major (1993) を参照のこと。

＊26——ステレオタイプ脅威に関しては、Steele and Aronson (1995)、Steele (1997)、Steele, Spencer, and Aronson (2002) を参照してほしい。アイデンティティ脅威の理論は、Major and O'Brien (2005) にまとめられている。

＊27——このように、脅威と対処反応に対する本人の評価を重視する点は、古典的なストレス関連理論、特にLazarus and Folkman (1984) を思い出させる。現に、Major and O'Brien (2005) はアイデンティティ脅威理論の概説のなかで、認知的評価とストレスに関するラザルス（Lazarus）とフォルクマン（Folkman）の重要な文献にはっきり言及している。この考え方によれば、人はストレス因子に直面したとき、一次的評価（ストレス因子がどれだけ強烈か）と二次的評価（自分の対処能力が十分かどうか）を行なうという。これらの評価の最終結果として、ストレス因子が自分の能力を上回るということになれば、ストレス反応が強まる。しかし、能力が十分だと評価されれば、内的、外的なさまざまな対処戦略を採ることができ、ストレス因子を克服できる。

＊28——Mendoza-Denton and Mischel (2010) には、スティグマ付与への対処の多面的モデルが紹介されている。個人的、関係的、制度的要因を取り上げ、対処プロセスにおける弱さと強さの動的な性質を総合的に論じている。

＊29——スティグマが強まった証拠については、Link, Phelan, Bresnahan, Stueve, and Pescosolido (1999) とPhelan, Link, Stueve, and Pescosolido (2000) を参照してほしい。本文の論点は、現

代社会と欧米社会でスティグマ付与が強まった理由について、Sartorius (1999) が自らの推論に関して述べている主張を採り入れ、発展させたものである。

*30――ただし、ポストモダンの多元的な脱工業化社会では、周囲と同じ行動を強いる圧力は多少和らぐかもしれない。一方、多くの原理主義的な文化では、極端なほど同じ行動を重視する。サルトリウスの主張は明らかに推測だが、ここで論じられているさまざまな傾向は、憂うつではあるが、興味をそそる。現代の欧米化した文化のなかでスティグマが弱まるのではなく、強まっていることを明白に示唆しているからである。

*31――Lin and Kleinman (1988). そのほか、Littlewood (1998) は、重い精神的疾病の予後が西側諸国で悪いのは、意志力を重視する欧米文化の考え方とも関係しているかもしれないと主張している。意志力を重視すれば、逸脱行動に非難めいた態度を向けがちになる。

*32――Weiner (1985); Weiner, Perry, and Magnusson (1988).

*33――Ekman (2003); Zajonc (1980).

*34――S. Sontag (1978) / (1989). これは特に、物質乱用障害のケースに言えることかもしれない。

*35――この問題の複雑さを示す例が、Corrigan and Watson (2004); Dietrich, Beck, Bujantugs, Kenzine, Matschinger, and Angermeyer (2004); Mehta and Farina (1997); Morrison (1980); Phelan (2005); Phelan, Cruz-Rojas, and Reiff (2002); Read and Harre (2001); Read and Law (1999) にある。生物遺伝学的な要因に原因を帰しても、精神的疾病への回答者の考え方には大して影響しないという態度研究もあるが、影響するという態度研究もある。もうひとつ思い出してほしいのは、Mehta and Farina (1997) の研究で、生物医学的または疾患モデル条件の回答者のほうが、パートナーに強い懲罰的電気ショックを与えたことである。Guimon et al. (1999) が述べたように、「この種類の逸脱［精神的疾病］を『医学化』しても、いまのところ否定的な反応は弱まっていないし、中立的になってもいない」(Introduction, p.viii)。

*36――Wright, Gronfein, and Owens (2000).

*37――Corrigan and Watson (2004); Read and Harre (1999).

*38――取り急ぎ指摘しておきたいのは、これらの精神障害のいずれもが、軽度からきわめて重度までの連続体上に存在するということである。したがって、たとえばすべての学習障害または恐怖症が軽度だと考えるのは誤りである。そうではなく、私が言いたいのは、概してこれらの精神障害は――甚だしい例をふたつ挙げるなら――統合失調症や双極性障害ほど破壊的影響を生じるわけではないということである。

*39――Link, Cullen, Frank, and Wozniak (1987).

*40――アメリカにおける精神障害の有病率に関する最近のデータが、Kessler, Berglund, Demler, Jin, and Walters (2005)、Kessler, Chiu, Demler, and Walters (2005) にある。特に重い精神

的疾病（ケスラーの研究のなかで、統合失調症、自殺の危険性、失業などの重大な結果を伴うと定義されているもの）の現在の有病率は六％弱であるため、診断可能な状態の大半は、不安障害といった比較的穏やかな支障をもたらすものだということである。

＊41 —— Moynihan and Cassels (2005). Critser (2005) も参照のこと。実際、社交不安障害やうつ病などの多くの精神障害のほか、性機能障害、境界域高血圧などの、より厳密な意味での「医学的」問題の薬物療法が消費者に直接宣伝されるようになったため、このような結論は免れにくい。

第八章

＊1 ——Link, Yang, Phelan, and Collins (2004).

＊2 ——Ajzen and Fishbein (1980) を参照のこと。この文献では、態度や、態度と行動との関係という、旧来の難しい問題を論じている。Struch and Schwartz (1989) は、集団間の敵対的態度と攻撃的行動の間には弱い関連性しかないことを発見し、攻撃のような重要な構成概念においてさえ、対応関係が強くない可能性を明らかにした。Krauss (1995) のメタ分析的なレビューでは、態度とその後の行動の結びつきについて、全般的な関連性が r = .39 であることが示されている。

＊3 ——最近の研究のなかにも、優れたサンプル抽出法を使っているものが多数ある。たとえば、Link, Phelan, Bresnahan, Stueve, and Pescosolido (1999)、Phelan, Cruz-Rojas, and Reiff (2002)、Martin, Pescosolido, and Tuch (2000) の研究は総合的社会調査からのデータを分析している。また、イギリスで行なわれた大規模かつ代表的なサンプルに対する調査については、Crisp, Gelder, Rix, Meltzer, and Rowlands (2000) を参照してほしい。Wahl (1999a, 1999b) のようなサンプルは規模としては十分だが、自助団体や権利擁護団体の成員を起用する傾向があり、完全に代表的なサンプルだとは言えないかもしれない。

＊4 ——Link and Cullen (1983).

＊5 ——このような研究結果の報告は、Gaertner and Dovidio (2000) にある。これらの研究が重要なのは、悪い形容詞とよい形容詞を切り離したというだけでなく、現代の人種差別の一部が、外集団へのバイアスではなく、内集団への強いひいきを反映している可能性があることを示したためでもある。

＊6 ——Brockman, D'Arcy, Edmonds (1979). Link et al. (2004) では、質的手法からどのような収穫がありうるかを論じている。

＊7 ——Greenwald, Nosek, and Banaji (2003).

＊8 ——たとえば、Dovidio, Kawakami, and Gaertner (2002); Greenwald and Banaji (1995) を参照のこと。

＊9 —— Teachman, Gaspinski, Brownell, Rawlins, and Jeyeran (2003). 恐怖と不安の緩和に関する臨床治療研究で、潜在的連合が用いられていることに

関しては、Teachman, Gregg, and Woody (2001) を参照してほしい。Teachman, Wilson, and Komarovskaya (2006) は精神障害に関して初めてこのような研究を行ない、潜在的連合テストを用いて、標準的なサンプルも精神的疾病を抱えたサンプルも、精神的疾病に潜在的なバイアスをもっていることを明らかにした。また後者のサンプルに関しては、診断を受けた本人たちが、精神的疾病のスティグマに対して内集団を擁護しないこともわかった。

＊10――たとえば、Dasgupta and Greenwald (2001) は、高く評価されている黒人の写真を研究参加者に提示することによって、自動的かつ潜在的な人種のバイアスを――少なくとも一時的には――低減させた。

＊11――たとえば、Crisp et al. (2000)、Link, Phelan, Bresnahan, Stueve, and Pescosolido (1999); Phelan, Link, Stueve, and Pescosolido (2000) を参照のこと。

＊12――たとえば、統合失調症の場合、クレペリンによる「早発性痴呆」の説明――進行性で、必ず悪化するという特徴をもった状態――が、このような考え方のきっかけとなった。統合失調症を抱えた多くの人が、やがて症状の寛解を示すという証拠があるにもかかわらず、この考えは (Neale and Oltmanns (1980) が強調しているように) ほとんど廃れていない。

＊13――Finzen and Hoffman-Richter (1999).

＊14――Riva (2005).

＊15――映画『ガタカ』(1997) が描く未来の世界では、昔ながらの生殖方法で (つまり、遺伝子操作で望ましい特質を授けられることなく) 生まれた子どもが、ひとつの永続的な集団としてスティグマを受ける。

＊16――Allport (1958); Crocker, Quinn, and Steele (1998).

＊17――疑問を解くには、Link et al. (2004) および Watson and River (2005) を参照してほしい。ナラティヴを用いた質的な研究戦略の重要性については、O'Day and Killeen (2002) を参照のこと。

＊18――Downey and Feldman (1996).

＊19――Major and O'Brien (2005).

＊20――たとえば、Hepworth and West (1988) を参照のこと。これに関連して、カリフォルニア州では、二〇〇四年の秋にある提案（提案六三号。いわゆる百万長者税）が可決された。年収が一〇〇万ドル以上の人は、州税の金額を一％上乗せされる。郡は精神保健サービス、特に重い精神的疾病を抱えた人のサービスを拡充するのに、この収入を使う（Feinberg (2005) を参照のこと）。この提案がきっかけとなり、カリフォルニアの精神保健サービスを郡ごとに変えるための精神保健サービス法が成立した。

＊21――Solomon, Greenberg, and Pyszczynski (1991).

＊22――Link, Yang, Phelan, and Collins (2004, p.531).

＊23――Lefley (1989); Corrigan and Miller (2004).

＊24――Gottfredson (2004).

＊25――Wahl (2002). 第五章の論考を参照のこと。

*26——Hinshaw (2005) ; Wahl (2002).
*27——McKown and Weinstein (2003).
*28——Hinshaw (2002b, 2006).
*29——Corrigan and Miller (2004) およびHinshaw (2004, 2005) に、このような家族メカニズムのレビューがある。Goodman and Gotlib (2002) も参照のこと。
*30——Beardslee (2002) ; Hinshaw (2002b).
*31——回復力の詳しい論考は、Cicchetti and Garmezy (1993) ; Luthar, Cicchetti, and Becker (2000) ; Masten, Best, and Garmezy (1990) ; Rutter (1987) にある。
*32——Anthony (1974).
*33——たとえば、Garmezy (1970) ; Elder (1974) ; Festinger (1983) ; Kandel, Mednick, Kirkegaard-Sorensen, Hutchings, Knop, Rosenberg, et al. (1988) ; Pavenstedt (1965) ; Werner and Smith (1992) ; Zigler and Glick (1986) を参照のこと。
*34——Luthar et al. (2000).
*35——Kim-Cohen, Moffitt, Caspi, and Taylor (2004).
*36——Luthar et al. (2000).
*37——Cicchetti and Cannon (1999) ; Zigler and Glick (1986).
*38——Lieberman, Perkins, Belger, Chakos, Jarskog, Boteva, et al. (2001).
*39——Lieberman et al. (2001).
*40——たとえば、Frese and Walker Davis (1997) を参照のこと。そのほか、Deegan (1988) ; Leete (1992) も参照してほしい。
*41——Hinshaw (2002b) ; Jamison (1995) ——双極性障害とともに生きてきた自分の人生を、たとえほかと取り替えられたとしても取り替えはしなかっただろうと述べている——も参照のこと。
*42——Sacks (1985, 1996) を参照のこと。Jamison (1993) は、双極性障害と創造性の関係をわかりやすく説明している。
*43——Storr (1988).
*44——多くの人が精神的疾病を美化したり賛美したりしたがるのは理解できる。しかし、精神障害は創造性を生むという、ありがちな考えは誤解である場合が多い。ジョン・ナッシュ (John Nash——『ビューティフル・マインド』の本と映画で描かれている人物) がノーベル賞を獲得したのは、統合失調症に打ちのめされる前の業績による。Kramer (2005) も参照のこと。
*45——Link et al. (2004) が、この点を強調している。
*46——U.S. Department of Health and Human Services (2001) に、公衆衛生局長の報告書への補足がある。

第九章

*1——抑制しようとしているイメージの「リバウンド」については、Wegner (1997) を参照のこと。Corrigan and Penn (1999) およびWatson and Corrigan (2005) における論考も参照してほしい。

＊2——Link and Phelan (2001a, p. 381).

＊3——精神的疾病に関するスティグマは根本的に社会的不公正であり、政治的な措置と社会的態度の変革が必要だという考えが、Corrigan (2005b) のなかで熱く語られている。また、世界精神医学会による世界規模のスティグマ撲滅プログラムで、どのような方法が試みられたかについては、Sartorius and Schulze (2005) に優れたレビューがある。いくつか例を挙げると、エジプトと東欧ではメディアとの共同キャンペーンが、イギリスとアメリカでは警察への訓練が、ドイツでは救急救命室における慣行の変更が行なわれた。

＊4——さまざまな性的指向をもつ人——あるいは精神的疾病を抱えた人——への差別禁止を守らせるためだったら、連邦政府は同程度の関与を行なうだろうか？ 現在の政治情勢では、想像しがたい。

＊5——そのような深層にあるバイアスを超越し、共感と思いやりを高めるためには、さらなる戦略が必要である。Gaertner and Dovidio (2000) と、この章の末尾にある文献を参照のこと。

＊6——集団レベルの取り組みと個人レベルの取り組みを分けることは、詰まるところ、人為的な区別にすぎない。個人の意識向上は社会の変化を招くし、政策の転換は個人の取り組みに影響を及ぼしうるからである。Penn and Martin (1998) に、スティグマと闘ううえでの問題の論考がある。

＊7——New Freedom Commission on Mental Health (2003).

＊8——PatientView (2004a)；精神保健改革運動のウェブサイト——http://www.mhreform.org——も参照のこと。政界の動きとしては、二〇〇六年四月にアメリカ連邦議会上院で、精神保健に関する新たな超党派の議員団が結成された。メンバーは、ドメニチ (Domenici)、ケネディ (Kennedy)、スミス (Smith)、ハーキン (Harkin) の各上院議員である。重要事項として、次の三点を取り上げている。復員軍人の精神保健に関するニーズ、国家的優先課題としての自殺問題、そして職場の精神保健である (http://www.mhreform.org/pdf/4-3-6-pressrelease.pdfを参照のこと)。

＊9——Wang, Berglund, Olfson, Pincus, Wells, and Kessler (2005).

＊10——Feldman, Bachman, and Bayer (2002)；Pear (2000). たとえば、再発するがんの場合、入院日数が生涯で何日までと制限されることはあるだろうか？

＊11——エドワード・ケネディとジョン・ケネディの姉妹であるローズマリーは、生涯、知的障害を抱え、ロボトミー手術を受けていた。ローズマリーの存在によって、ケネディ家は精神保健改革と知的障害のためのプログラムの主導者となった。

＊12——D. Sontag (2002).

＊13——PatientView (2004a). Feldman et al. (2002) および精神保健改革運動の二〇〇六年四月三日付のニュースリリースhttp://www.mhreform.

org/pdf/4-3-6-pressrelease.pdfも参照のこと。

*14——Clinton (2004). 第六章で指摘したように、最近、行なわれたメディケイドからメディケアへの転換によって、精神的疾病を抱えた多くの人、特に経済力の乏しい人は、必要な向精神薬の処方箋を入手しにくくなった。

*15——Corrigan, Markowitz, ,and Watson (2004) および Corrigan and Kleinlen (2005) に論考がある。指定された特定の能力低下が、何らかの職務または権利の履行に支障を来たすことが証明できるケースには、法的な**無能力**を適用するのが妥当かもしれない。しかし、漠然としたラベルを根拠に全面的に権利を制限することは、本質的に差別である。

*16——Sturm, Gresenz, Pacula, and Wells (1999); Willis, Willis, Male, Henderson, and Manderscheid (1998). もちろん、前述のように、失業と不完全就業の原因はスティグマ付与だけでなく、精神的疾病による能力低下にもあるかもしれない。しかし、精神障害のラベルに関わるステレオタイプが雇用者にバイアスを与え、精神障害の履歴を打ち明けた求職者に適切な機会を与えないということは明らかにありうる (Farina and Felner, 1973)。Wahl (1999b) で指摘されているように、精神的疾病を抱えた人は雇用者が強いバイアスをもっていたことを記憶している。重い精神的疾病の現実とスティグマが相まって、挫折感を招く悪しき状況が生み出される。

*17——Corrigan and Kleinlen (2005); Mechanic (1998); Stefan (2001, 2002).

*18——MacDonald-Wilson, Rogers, Massaro, Lyass, and Crean (2002). この調査は、一九七三年リハビリテーション法——障害をもつアメリカ人法以前に成立していた法律——の第五〇四節で義務づけられている配慮について知るために行なわれた。Corrigan, Markowitz, and Watson (2004) および Goldberg, Killeen, and O'Day (2005) による提案も参照してほしい。もうひとつ、関連する法律としては、障害をもつ人に最高一二週間までの無給休暇を認める一九九三年家族医療休暇法がある。Goldberg et al. (2005) の論考を参照のこと。

*19——障害をもつアメリカ人法に話を戻すが、Corrigan and Kleinlen (2005) は、アメリカ最高裁判所で行なわれた興味深い裁判について解説している。この裁判では、ジョージア州が、精神障害を抱えた人の施設収容を防ぐための地域サービスを提供していないという理由で、この法律に違反していると判断されたのである。つまり、障害をもつアメリカ人法の範囲はきわめて広いということであり、このような司法判断はスティグマ付与を阻止するものとみなせる。

*20——たとえば、Page (1995) を参照のこと。

*21——Willis et al. (1998) に、住居に関する解説がある。ほかの文献と同様、ここにもやはり、重い精神的疾病を抱えた数十万人、あるいは数百万人にものぼるアメリカ国民が、標準以下の住居に住んでいたり、住む場所をも

たなかったりする事実が記録されている。Corrigan and Kleinlen (2005) に、この問題に関するレビューがある。精神的疾病を抱えた人が暴力犯罪の被害者になる危険が非常に高いことの証拠は、Teplin, McClelland, Abram, and Weiner (2005) にある。

＊22――Sartorius (1998).

＊23――Murray and López (1996).

＊24――補足だが、国立精神保健研究所は数十年間、精神障害とその治療法だけではなく、人間の基礎的なプロセスの研究も支援してきた。しかし、強力な権利擁護活動によって、研究を「精神的疾病の苦しみ」の軽減に直接関わるものにする圧力を受け、基礎研究の多くが廃止されつつある。この重要な問題については、第一二章でさらに詳しく論じる。

＊25――Cicchetti and Cohen (2006) を参照のこと。

＊26――Corrigan and Kleinlen (2005) のほか、Jemelka, Trupin, and Chiles (1989) ; Lamb and Weinberger (1998) も参照のこと。

＊27――たとえば、Watson, Ottati, Lurigio, and Heyrman (2005) を参照のこと。

＊28――前掲書。監獄と警察に関する問題は広範囲に及ぶ。このレビューを一読するよう、読者に強く勧める。

＊29――重要な疑問のひとつに、スティグマが最も大きくなるのはどのような状況かという問題がある。それは、子どもが特別支援サービスのために通常学級からほかへ移されて、一般の子どもたちから引き離される場合なのか。それとも、通常学級にいつづけて、仲間集団の前で学業や社会的な課題につまずく場合なのか。このテーマに関して、研究では結論が出ていない。私の考えは、通常学級へのインクルージョンは意義ある目標だが、その子どもにもっと集中的な指導が必要な場合、スティグマの低減につながるとは限らないというものである。

また、一九九一年の全障害児教育法の再認――このとき名称が障害者教育法に変更された――によって、個別指導計画の対象となる障害にＡＤＨＤが追加されることになった。直後にＡＤＨＤの診断が大幅に増加したのは、主にこの追加措置のためだった。Swanson, Lerner, and Williams (1995) を参照のこと。二〇〇四年に障害者教育法が再認されたとき、事務処理を軽減する規定が追加され、義務づけられている進捗状況のモニタリング回数が削減された。親や権利擁護者は、この規定によって、従来ほど適切な配慮ができなくなり、教育の効果が低下するのではないかと懸念している。

＊30――Gillmore and Farina (1989).

＊31――New Freedom Commission on Mental Health (2003). ニューヨーク市におけるうつ病のスクリーニングの例については、Santora and Carey (2005) を参照のこと。

＊32――大々的な批判を開始したのは、アメリカ連邦下院議員のロン・ポール (Ron Paul) だった。新自由委員会の報告書が、アメリカ国民全員に対する強制的な精神保健スクリーニングの義務化を提唱していると誤解したのである。

精神保健改革運動は、そのような取り組みを行なう理由と目的を明確にした。それは、子どもの精神障害の現実と影響に対する人々の意識を高めることと（時期尚早な診断を求めているわけではなく）早期に評価を行なう重要性を強調することである。実際、プライマリケアのレベルで観察を行なえば、学校での強制スクリーニングに付きものの社会統制の問題とは無縁に、予防に大きく役立つかもしれない。

＊33——Kessler, Berglund, Demler, Jin, and Walters (2005); Kessler, Chiu, Demler, and Walters (2005). そのほか、U.S. Department of Health and Human Services (1999) も参照のこと。関連する問題がほかにもいくつかある。第一に、貧しい家庭の子どもは最低限の定期的な健康管理すら受けていないケースがあまりにも多い。したがって、より基本的な医療改革が必要である。第二に、大半の精神的健康の問題に対する早期スクリーニングは、過剰に問題を予見する傾向があるという点が大きなネックになっている。発生率が比較的低い問題を発見しようとする際には、必ずこの問題が付きまとう。必要以上に発見しようとすれば、スティグマ付与をもたらしたり、不要なサービスを義務づけたりしてしまう恐れがある。要は、子どもに「精神障害になる運命」という烙印を押すことではなく、初期症状を発見して、問題が固定化してしまう前に賢明に援助を求めることである。Corcoran, Malaspina, and Hercher (2005) では、重い精神的疾病のリスクのある子どもを早期に特定することについて、考えられる問題点を概説している。

＊34——二〇〇五年七月一五日付で掲載された、精神保健改革運動のデータ——http://www.mhreform.org/news/7-15-05roadmapfactsheet.htm——を参照のこと。前述したように、カリフォルニア州の有権者は二〇〇四年に、提案六三号を成立させた。精神保健サービスの資金をかき集めるため、特に裕福な州民に対して州税を一％上乗せするという提案である。この提案では、子どもが医学的に必要な精神保健サービスを得るうえで、家族が親権の放棄を要求されないよう規定してもいる。Feinberg (2005) を参照のこと。

＊35——子どもおよび青少年のケアの諸側面と、家族の保全とを切り離して考えるという、古くからの問題がこの問題に反映されている。

＊36——Campbell and Heginbotham (1991).

＊37——Corrigan (2005b) を参照のこと。この文献では、精神的疾病に対する一般市民の見方に、憐れみではなく同等性を求めている。

＊38——Corrigan and Penn (1999); Watson and Corrigan (2005) のなかのレビューを参照してほしい。

＊39——Allport (1958) の革新的な論考と、Gaertner and Dovidio (2000) の体系的なレビューを参照のこと。

＊40——Pettigrew and Tropp (2000). この分析には、精神障害に関する接触仮説の研究もいくつか含まれていた。

＊41——精神保健の専門家に関する証拠については、Kolodziej and Johnson

(1996) を参照のこと。Couture and Penn (2003) は全体的なレビューのなかで、接触に関連する証拠を提示している。そのほか、Corrigan, Edwards, Green, Diwan, and Penn (2001) にも、裏づけとなる研究結果が記されている。このような研究の方法論的な問題としては、サンプル抽出における偏りの可能性、独立変数である接触の種類と時間的長さの明確化、偏見または差別の低減を表す結果の尺度の選択などがある。

*42——接触の条件については、Allport (1958) ; Gaertner and Dovidio (2000) ; Watson and Corrigan (2005) を参照してほしい。これ以降の段落は、以上の文献を大いに参考にしている。

*43——逆の意見として、Frable, Platt, and Hoey (1998) を参照してほしい。これは、隠せるスティグマを抱えた人が「自分に似た人」と一緒に過ごしたとき、自己認識が向上するという興味深い研究である。言い換えると、完全なインクルージョン教育を行なうなら、自分に似ていると思う相手や、同じような履歴の持ち主だと思う相手と接する機会を設け、バランスを取る必要があるかもしれないわけである。この方法は青少年と成人にとって特に重要かもしれないが、この領域での信頼できる発達研究は行なわれていない。

*44——Sarbin and Mancuso (1970) は、一九六〇年代に行なわれた、このような社会教育プログラムを痛烈に批判している。その主な主張は、医学モデルの説明ではスティグマを弱めるどころか、かえって強めた可能性があるというものだった。

*45——たとえば、Pinfold, Huxley, Thornicroft, Farmer, Toulmin, and Graham (2003a) ; Pinfold, Toulmin, Thornicroft, Huxley, Farmer, and Graham (2003b) を参照のこと。

*46——Corrigan and Penn (1999) ; PatientView (2004a).

*47——PatientView (2004a)。

*48——人種に関する態度の分野では、多様性教育を行なえば、人種に対する顕在的、潜在的なバイアスの両方を低減できることを、Rudman, Ashmore, and Gary (2001) が発見している。Watson and Corrigan (2005) のなかのレビューに解説がある。

*49——たとえば、Watson, Otey, Westbrook, Gardner, Lamb, Corrigan, et al. (2004) は、中学のカリキュラムを用いれば、青年期早期の少年少女の知識を増やし、スティグマを与える態度を弱められるという予備的証拠を提示している。適切に管理された長期的介入が必要である。

*50——Penn, Judge, Jamieson, Garczynski, Hennessy, and Romer (2005) のなかのレビューを参照のこと。

*51——Estroff, Penn, and Toporek (2004).

*52——PatientView (2004b).

*53——この問題の重要な論考が、Batson, Polycarpou, Harmon-Jones, Imhoff, Mitchener, Bednar, et al. (1997) にある。

*54——Kunda and Oleson (1997). 結局（精神的疾病を抱えた「超優等生」の例ではなく）ステレオタイプを穏やか

な形で反証するような教育的情報や個人的接触こそが、態度を変えるのには最適なようである。Reinke, Corrigan, Leonhard, Lundin, and Kubiak (2004).

＊55――Monteith, Sherman, and Devine (1998) ; Penn and Corrigan (2002).

＊56――Rokeach (1971).

＊57――Bodenhausen, Schwarz, Bless, and Wanke (1995).

＊58――Blair, Ma, and Lenton (2001) ; Rudman et al. (2001).

＊59――Gaertner and Dovidio (2000).

＊60――Sherif and Sherif (1953).

＊61――Batson et al. (1997, p.105).

＊62――Stephan and Finlay (1999) ; Finlay and Stephan (2000) ; Batson et al. (1997).

＊63――Read (2002).

第一〇章

＊1――Corrigan and Penn (1999) ; Wahl (1995).

＊2――Wahl (1995, pp.141-142).

＊3――Wahl (1995).

＊4――http://www.nami.org/about_Stigmabusters.htmを参照のこと。Watson and Corrigan (2005) の論考も参照してほしい。

＊5――Wegner (1997) ; Macrae, Bodenhausen, Milne, and Jetten (1994) も参照のこと。

＊6――Corrigan and Penn (1999) ; そのほかWatson and Corrigan (2005) は、もうひとつのリバウンドのメカニズムを論じている。それは、権威者に何かをしろと命じられたとき高まる「抵抗感」により、逆の行動に出る可能性があるということである。

＊7――抗議活動に関するCorrigan and Penn (1999) の警告の引き金になったのは、リバウンドに関する社会心理学の研究である。しかし、先に述べた理由から、ステレオタイプ化されたメディアのイメージに公然と抗議しても、リバウンド現象はそれほど顕著に現れないかもしれない。これは追加的研究を行なうべき領域である。

＊8――Sullivan, Hamilton, and Allen (2005). Ries and Ries (2002) も参照のこと。

＊9――Sullivan et al. (2005).

＊10――Warner (2005).

＊11――バズ・マーケティングと間接的に関連するが、権利擁護団体は、メディアにおける肯定的な描写への賞の贈呈を提唱してもよいだろう。実際、先述したように、二〇〇五年の夏にハリウッドの晩餐会で「ヴォイス賞」が贈呈され、二〇〇三年から二〇〇四年にかけてメディアで精神障害を正確かつ配慮をもって描写した、映画、テレビ番組、作者が称えられた。物質乱用・精神保健局が障壁撤廃プログラムの一環として創設したヴォイス賞は、アメリカ精神医学会、アメリカ心理学会、精神保健メディアパートナーシップ、州政府精神保健施策責任者と協

力するきっかけになった。

＊12——Sullivan et al. (2005, p.299)。

＊13——Watson and Corrigan (2005) のなかで述べられているとおりである。http://www.notigma.org を参照のこと。

＊14——興味深い特集記事が、Bai (2005) にある。

＊15——Lakoff (1996, 2004).

＊16——Bai (2005).

＊17——http://www.neurodiversity.com を参照のこと。そのほか、Harrington (2005) のなかの適切な論考と、本書第一二章のなかの、このテーマに関する追加情報も参照のこと。

＊18——実際、Sullivan et al. (2005) は、メディアを通じてスティグマ付与に変化を起こすのに必要な、詳しいマーケティング計画の骨格を示している。

＊19——Penn, Judge, Jamieson, Garczynski, Hennessy, and Romer (2005).

＊20——HBO Home Video (2001).

＊21——Harrington (2005).

＊22——Sacks (1985, 1996). また、娯楽的でありながら（主人公に感情移入できる）教育的でもあるメディアの描写——視聴後、精神的疾病のステレオタイプに反する描写を強調した情報も提供する——が、一般市民の態度に顕著な効果をもたらしうることも事実である。Ritterfeld and Jin (2006) を参照のこと。

＊23——Corrigan (2005a) ; Nairn and Coverdale (2005) も参照のこと。Pennebaker and Seagal (1999) は計画的調査を通じて、強い感情を喚起するテーマについてナラティヴを書くと、書き手に大いに有益であることを示した。

＊24——Gabbard and Gabbard (1992).

＊25——M. Myers and Fine (2003).

＊26——Goode (2003). Jamison (2006, p.534) の言葉を借りると、「私たちはまさにこの臨床業界のなかから取り組みはじめ、嘘偽りのない率直な議論をもっと行なう必要がある」。

＊27——Wahl (1999b) を含めて、第六章で言及している文献を参照してほしい。

＊28——Sullivan et al. (2005).

＊29——Kazdin (2000).

＊30——Chambless and Hollon (1998) ; Nathan and Gorman (2002).

＊31——効力（その治療法は完璧な条件のもとで効果を発揮するか）と有効性（実世界で効果を発揮するか）の区別については、Mintz, Drake, and Crits-Cristoph (1996) を参照してほしい。

＊32——Hinshaw (2002a) ; Kazdin and Weisz (2003) ; Nathan and Gorman (2002) を参照のこと。

＊33——Sue (2003) に論考がある。

＊34——たとえば、Lewis, Davis, Walker, and Jennings (1984) を参照のこと。

＊35——たとえば、Kazdin and Wassell (1998) を参照のこと。

＊36——Corrigan and Lundin (2001).

＊37——Hinshaw and Cicchetti (2000) に論考がある。

第一一章

＊1——たとえば、Hinshaw, Owens, Wells, Kraemer, Abikoff, Arnold, et al. (2000) を参照してほしい。ADHD——遺伝性の高い精神障害——の大規模な治療研究では、家族と子どもがマルチモーダルな（薬物療法と集中的な行動療法）を受けた場合、一年三カ月の治療期間にわたって親が否定的または非効果的なしつけ方を改善したことと、混乱を引き起こすような学校での子どもの行動が**正常化**したことの間に、関連性が見られた。言い換えると、たとえ誤った育児法がADHDの主因ではなくても、育児法は遺伝的要因の大きいADHDのような障害に強い影響を及ぼしうるということである。配慮の欠けた育児または有害そのものの育児が子どもの障害の主な要因である場合もあるが（特に顕著なのは子どもの虐待だが、愛着障害もそうである）、子どもを家庭外の環境に移すのではない限り、治療者は家族に最大限の理解と責任感をもたせるため、治療に参加させなければならない。

＊**2**——メディアやインターネットには、反精神医学的な情報が満ちあふれている。繰り返しになるが、俳優のトム・クルーズは二〇〇五年、主要メディアで、向精神薬は毒だと主張して全国的な注目を集めた。産後うつの実体験に関する著書 (Shields, 2005) を宣伝していたブルック・シールズにクルーズがかみついたのは、クルーズが、悪名高い反精神医学団体、サイエントロジー教会と明らかな関わりをもっていたからだった。

＊**3**——Butzloff and Hooley (1998).

＊**4**——たとえば、Anastopoulos and Farley (2003).

＊**5**——DeGrandpre and Hinshaw (2000); Hinshaw, Owens et al. (2000); Zito, Safer, dosReis, Gardner, Magder, Soeken, et al. (2000).

＊**6**——現に、親の一人または両方がうつ病である家庭では、子どもが成人早期までにうつ病になるリスクが五〇%を超える。Beardslee, Versage, and Gladstone (1998) およびHinshaw (2004) を参照のこと。前述のように、そのようなリスクを生む要因は、共通の遺伝子、親のストレス、親子間の険悪な相互作用、感情の調整不全の模倣、あるいはこれらの組み合わせかもしれない。うつ病の親の子どもに関する包括的な本——子どもの発症リスクのメカニズムも含めて——としては、Goodman and Gotlib (2002) がある。ほかに、Zahn-Waxler, Duggal, and Gruber (2002) も参照してほしい。

＊**7**——経験的証拠については、Beardslee, Gladstone, Wright, and Cooper (2003) を参照のこと。ただし、貧困とひとり親という条件が加わると、さらなる支援や異なるモデルが必要になる場合がある。

＊**8**——Beardslee (2002, pp.102, 104-105).

＊**9**——Wahl (1999b). このときもやはり、参加者は主要な自助団体の名簿から選ばれたため、肯定的な見方が示されやすくなった。

＊**10**——Corrigan and Miller (2004).

＊**11**——Dixon, Stewart, Burland, Delahanty, Lucksted, and Hoffman (2001); Dixon, Lucksted, Stewart, Burland, Brown, Postrado, et al. (2004).

*12――アメリカ精神医学会が、精神障害の公式リストであるDSMから同性愛を削除することを決めたのは、ようやく一九七〇年代前半になってからだったことを思い出してほしい。

*13――「社会は精神的疾病を根本から受容しなければならない」という考えの提唱については、Corrigan (2005b) を参照してほしい。これは興味深い見解だが、私は全面的には同意できない。つまり、私が同意するのは、(a) 多様な行動を受容するという意味で、社会がある程度の柔軟性を示さなければならないことと、(b)「周囲との一致という偏狭な考え方は有益ではない」という主張に関しては、神経多様性の提唱者が正しいということである（第一二章を参照のこと）。しかし、精神障害は、生活様式の選択肢とも「差異」ともみなされるべきではない。精神障害には治療が必要であって、繰り返しになるが、治療は当事者に大きな恩恵をもたらすと同時に、スティグマの低減に役立つのである。要するに、スティグマを低減するには、症状を軽減する臨床治療のみに頼るべきではないが、精神的疾病による行動パターンを社会が完全に受容することのみに頼るべきでもない。

*14――効果的な治療法に関する資料は、Nathan and Gorman (2002) を参照してほしい。

*15――前掲書を参照のこと。特にADHDに関する情報を得たければ、MTA Cooperative Group (1999a, 1999b)；Conners, March, Frances, Wells, and Ross (2001)；Hinshaw, Owens et al. (2000) を参照してほしい。

*16――たとえば、Nathan and Gorman (2002) を参照のこと。

*17――たとえば、双極性障害を抱える人は、治療を受ければ創造性と生産性を失ってしまうのではないかと危惧するかもしれない。しかし、治療を受けた人の圧倒的多数が、効果的な治療を**受けてからのほうが**創造性と生産性が増したと感じている。それは主に、躁とうつの破壊的な要素を抑えられるようになったためである。実際、機能を損なう症状をうまく治療できれば、以前よりも自分らしくなったように感じることができる。Kramer (2005) は、うつ病と、創造性、情熱、反抗などを関連づける、よくある誤解について論じているので、参照してほしい。

*18――ちなみに、子どもの障害でも成人の障害でも、「実世界」で評価する場合より、大学の研究室で、障害があまり複合していない患者の集団を調査する場合のほうが、はるかに大きな効果が現れる。実世界では、複数の障害を抱えた複雑な患者が、大量の仕事を抱えた過労状態の治療者から治療を受けることが一般的である。心理療法と薬物療法の研究用語を使うなら、概して、治療法の**有効性**の証拠より**効力**の証拠のほうがはるかに多い。第一〇章の注31と、Mintz, Drake, and Crits-Cristoph (1996) を参照のこと。

*19――Warner (1999) は、「精神障害を抱えた人はそのラベルを受け入れるべきか」という重要な疑問を提起し、次のように述べている――治療を受けるため

には、答えは「イエス」であるべきだが、権利を剥奪され、スティグマを受けた社会の役割を引き受けることについては、明確に「ノー」と言うべきである。

＊20——http://www.nami.orgを参照のこと。

＊21——Wang, Berglund, Olfson, Pincus, Wells, and Kessler (2005).

＊22——U.S. Department of Health and Human Services (1999) ; World Health Organization (2001).

＊23——Corrigan and Watson (2002) およびCorrigan and Calabrese (2005) には、精神障害を抱えた人の反応の傾向が三種類あることが詳しく述べられている。スティグマのために苦しむこと、スティグマを無視すること、憤然と積極的にスティグマと闘うことである（第五章と第七章も参照のこと）。Major and O'Brien (2005) は、スティグマによってアイデンティティが脅威にさらされたとき、個人の反応に生じる固有の対処プロセスについて考察している。

＊24——たとえば、Lazarus and Folkman (1984) を参照のこと。ここで使われている用語はやや紛らわしい。内的な戦略の一部（ストレス因子を挑戦課題として評価し直すことなど）は、明らかに感情の調整を伴うが、通常、問題焦点型と呼ばれている。また、情動焦点型の対処と関連づけられている戦略の一部（ユーモアを用いることなど）は、ほかの戦略（「受け入れない」つまり全面的に否認することなど）より適応的かもしれない。

＊25——このような戦略は内面に焦点を合わせているが、おおかたの見解では、やはり一種の問題焦点型の対処と解釈されるだろう。

＊26——Corrigan (2005a) ; Goldberg, Killeen, and O'Day (2005) ; Corrigan and Lundin (2001) も参照のこと。

＊27——Corrigan and Calabrese (2005).

第一二章

＊1——たとえば、Kutchins and Kirk (1997) とHyman (2002) を参照のこと。繰り返しになるが、発達精神病理学の考え方は、生物学的な素因と心理社会的なリスクを相互作用という観点で統合しているため、比較的バランスの取れた反論となるかもしれない。

＊2——Beauchaine (2003). しかし、質的な違いを反映した精神障害が——これまでなかなか発見されなかったとはいえ——存在する可能性はある。

＊3——双極性障害のこの問題に関しては、S. Johnson (2005) を参照してほしい。

＊4——これと似た問題として、未来の社会が子どもの知能をどのようにとらえるかを考えてみてほしい。欧米文化のテクノロジー依存が強まっていることを考えると、将来は学業面での子どもの潜在力——知能テストで測定される能力——がさらに注目されるのは想像にかたくない。その根底にある考え方は、知能というのはたったひとつのもので、I

Qテストの点数が人生における重要な結果を予測し、経済力をおおかた決めてしまうというものである。しかし、違った考え方もある。知的な行動にはいろいろあり、それらが重要な結果に特異な予測的妥当性をもつというもの——そして、たったひとつのIQの点数よりも、動機づけと意欲のほうが、最終結果に大きな意味をもつかもしれないというもの——である（たとえばGardner (1985) を参照のこと）。精神的に健全な行動についても似たような考え方が生まれて、周囲との同一性という単一の基準がなくなる可能性はあるだろうか？

＊5——このようなウェブサイトは数年前まで非常に多かったが、最近は次第に減ってきている（それどころか、摂食障害は治療が必要な精神的疾病だと考える人が引き継いだサイトもある）。たとえば、http://www.Anorexic_Life.comとその関連リンクを参照してほしい。このようなサイトで、やせ細った人間の姿が崇められているのを見ると強い当惑を感じる。この重要な問題を提起してくれたアンドレア・スタイアー (Andrea Stier) に感謝する。

＊6——このような見解は、重い摂食障害には強力な生物学的原因、心理的原因、家族性の原因があるという証拠と真っ向から衝突する。Wilson, Becker, and Hefferman (2003) を参照のこと。

＊7——New Freedom Commission on Mental Health (2003).

＊8——たとえば、Corcoran, Malaspina, and Hercher (2005) を参照してほしい。

＊9——たとえば、臨床試験被験者保護連盟のウェブサイト——http://www.ahrp.org——に二〇〇六年四月三日付で掲載された「自制心を失った職業人たち」を参照してほしい。

＊10——たとえば、Zito, Safer, dosReis, Gardner, Boles, and Lynch (2000)；Zito, Safer, dosReis, Gardner, Magder, Soeken, et al. (2003) を参照のこと。

＊11——現在、小児ぜんそくには、ほんの二〇年前には想像できなかったほど積極的な薬物療法が行なわれている。しかし、ぜんそくは肺の病気であって脳と精神の病気ではないため、この点ではスティグマはそれほど問題にならない。精神障害とぜんそくを比べてみるとおもしろい。ぜんそくは、生物学的基盤をもつ、遺伝的関連性のある病気であり、スモッグの多い荒れた都市環境に住むと格段に悪化する。したがって、ぜんそくに対する介入は、患者自身への投薬だけでなく、政策や住居という幅広いレベルで実施する必要がある。とはいえ、ぜんそくにも、虚弱さ、意志の弱さ、病弱さと関連づけられるといったスティグマが存在する。Beamer (2005) を参照のこと。

＊12——Levenson (2005).

＊13——たとえば、http://www.psychlaws.org/nimhreport/federalfailure.htmにある、「精神医学研究における連邦政府の失敗——重い精神的疾病の十分な研究に資金的支援を怠りつづけるアメリカ国立精神保健研究所」という報告書を参照してほしい。この報告書は、精神障害と身体疾患に対する支出額の激しい不均衡を概説するとともに、文中で挙げた重い精神的疾病に対して資金

的支援の義務づけがないことを非難している。基礎研究の必要性は認めながらも、そのような目的の支援機関としては、アメリカ国立科学財団などの機関のほうがふさわしいだろうと記している。

＊14――一九七一年に宣言されたこの取り組みの目標は、七年以内にアメリカ合衆国からがんをなくすことだった。いまから考えると、これが甘い楽観主義だったことがはっきりわかる。

＊15――実のところ、スティグマに変化をもたらす手段を三つ――抗議、教育、接触という、Corrigan and Penn (1999) が言及している経験的に支持された手段――しか考えないのは、あまりにも視野が狭い。意見と行動を変える手段はほかにもあるだろう（第九章を参照のこと）。

＊16――Sullivan, Hamilton, and Allen (2005) を参照のこと。

＊17――Lin and Kleinman (1988).

＊18――http://www.neurodiversity.com を参照のこと。

＊19――Corrigan (2005b).

＊20――第四章で、Grob (1994) の文献を挙げながら、同じような指摘を行なった。この文献によると、一九六〇年以降の脱施設化運動が失敗したのは、行きすぎた約束と高すぎる期待のためでもあったという。

監訳者あとがき

・精神障害者へのスティグマについて私が意識したのは、医師になった直後のことである。医師としても社会人としてもずぶの素人といってもよい当時の私は、精神障害者へのむき出しのスティグマに初めて触れ、強い衝撃を受けた。社会一般からのスティグマ付与だけでなく、他の当事者や医療者からもスティグマが与えられてしまうという事実、またそれに対してほとんどの人が諦めるしかないという事実が突如として私の目の前に現れ、それまでの自分の無知に恥じ入るばかりであった。また、精神医療全体に対する社会からのスティグマもはっきりと感じられ、精神科医としてのアイデンティティが揺らいだことも忘れられない。その後、微力ながら何らかの形で当事者の役に立つ仕事がしたいと思い続けてきた私にとって、本書のような良書に出会い、邦訳を出版できることは望外の喜びである。

このあとがきを執筆中の平成二八年（二〇一六年）は「障害を理由とする差別の解消の推進に関する法律（障害者差別解消法）」が施行された記念すべき年である。この十年でスティグマ軽減のための法整備が進んだことに加えて、当事者がさまざまなメディアに登場し体験を語る機会がかなり増えた。これらの動向は日本におけるアンチ・スティグマ運動に大きな良い影響を与え続けている。当事者と彼らを支えるご家族はもちろん、当事者に勇気を与え続けている医療、福祉、教育の各分野の専門家と、法整備と行政に携わるすべての関係者に敬意を表したい。しかしながら、精神障害に対するスティグマとの戦いは洋の東西を問わず今後も継続しなければならない。長期的支援のための方略を検討し実践しようとするすべての人にとって、本書が大いに役立つことを私は確信している。

原著者のヒンショー教授はカリフォルニア大学バークレー校で教育・研究・臨床に携わる心理学者であり、権威ある*Psychological Bulletin*誌の編集長も長年務められた。専門は発達臨床心理学、特にＡＤＨＤの研究では世界的に有名である。また彼は、本書で何度も言及されているように、精神障害者を父に持つ家族の一人でもある。本書はヒンショー教授の心理学研究者・臨床家としての多面的かつ豊富な知見と、当事者の家族としての体験が色濃く反映されている。邦訳出版に際して、本書刊行後のスティグマとの戦いについてコメントを求めた私に対して、ヒンショー教授は快く日本の読者への序文を新たに書いてくださった。

私は約十年前にロンドン大学精神医学研究所にて短期研修を行う機会を得た。空いた時間でオックスフォード大学出版の直営書店を訪れたのだが、その新刊コーナーで本書に出会った。手に取って読み始めたが、購入してホテルに持ち帰ればよいものを、時間を忘れて一時間ほども立ち読みしてしまった。帰国後すぐに翻訳したいと考えたが、大著であることに加えて私の力不足ゆえに作業が遅れ、ずいぶん時間が経ってしまった。そのため邦訳出版を徐々に躊躇するようになったが、良書は出版すべきであるという金剛出版編集部の藤井裕二氏の強い意志と、有能な翻訳家である柳沢圭子氏の協力を得て出版できることになった。お二人に改めて深く感謝する。

私がなぜ本書に夢中になったのか。それは、臨床心理学者の手による精神障害へのスティグマに関するこれほど包括的な著作を読んだことがなかったからだ。スティグマに関する研究は哲学や社会学によって発展し、社会精神医学や社会心理学で長年研究されてきたが、最近では進化心理学という新しい領域から光を当てた研究も盛んになっている。スティグマに立ち向かう有効な方法を見出すためには、この複雑な心理社会現象を実証的観点から多面的かつ冷静に検討しなければならない。先述の関連諸科学を包含する現代の心理学はこの問題に関して大きな役割を果たすことができるはずだ。しかし、心理学者からの新たな提言が少ないことに私は不満を持っていた。本書では、ヒンショー教授の専門である発達精神病理に基づく精神障害論をはじめとして、進化心理学によるスティグマ論や、子どものスティグマに関する研究など、大変重要であり、早急に研究を発展させなければならないにもかかわらず類書ではほとんど扱われていない領域についても詳しく解説されている。そのため、本書を通読した私は、ヒンショー教授の博覧強記ぶりに驚きつつも深く満足したのであった。したがって、本書は精神医療およびその関連領域の初心者に対する教育用としてだけでなく、ベテランの臨床家や研究者が臨床・研究に応用したり、自らの姿勢を問い直したりする際にもきわめて有用だと考える。

精神障害へのスティグマを軽減、あるいは払拭することは確かに難しい。また、そのための優れた方法が一時的に役に立ったとしても、いつの間にかスティグマが息を吹き返すことは歴史が証明している。しかし、我々はこの困難な問題に絶望することなく、前を向かなければならない。まずは、スティグマに関わる多くの知を獲得するところから始めよう。そして、柔軟な思考法といくらかの楽観性を身につけてスティグマに立ち向かおう。本書はこのメッセージを力強く我々に投げかける。スティグマと戦うすべての人にヒンショー教授のメッセージが伝わることを願う。

日本では今後、公認心理師が精神医療で活躍することが期待されているが、心理職だけでなく、精神障害に関わる医療、福祉、教育のすべての教育機関でスティグマとアンチ・スティグマ運動についての正しい知識が教えられ、日本においてもヒンショー教授のような優れた人材が育成されることを切に期待する。

石垣琢麿

平成二八年十二月

[索引]

あ行

●
アイデンティティ脅威 096, 260, 261, 282-284, 408, 432, 433
●
遺伝子エリート主義 388
インクルージョン 314, 316, 326, 327, 440, 442
●
ヴォイス賞 344, 443
うつ病 ... 011, 018, 039, 042, 048, 059, 060, 074, 084, 118, 148, 149, 157, 174, 185-187, 190, 191, 196, 201, 203, 213, 217, 222, 227, 230, 232, 233, 248, 251, 268, 291, 304, 305, 317, 319, 330, 349, 355, 363, 368-370, 378, 379, 392, 407, 415, 417, 426, 427, 435, 440, 445, 446
●
SD (Semantic Differential) 法 172, 173, 179, 197, 209, 274, 421
エビデンスベース 004, 006

か行

●
外集団 ... 014, 019, 062, 063, 066-068, 072-074, 079-083, 085-089, 092-096, 098, 105, 106, 108, 164, 253, 254, 261, 324, 326, 332-335, 399, 410, 412, 417, 435
——同質性 092
学習障害 039, 156, 268, 286, 291, 314, 400, 407, 434
仮想現実シミュレーション 279
●
帰属のあいまい性 258, 259
客観的な負担 193
教育プログラム 315, 328, 329, 334, 375, 442
拒絶に対する感受性 083, 261, 283, 411
●
ゲール 122, 139, 168, 415
原因帰属 040, 083, 113, 116, 122, 141, 161, 162, 164-166, 202, 259, 264-267, 280, 281, 287, 420
現実的集団葛藤理論 086, 096, 098
権利擁護団体 023, 084, 154, 159, 190, 195, 259, 287, 301, 302, 311, 330, 337, 339, 340, 364, 371, 372, 375, 376, 383, 397, 428, 435, 443
●
抗うつ薬 149, 158, 306
抗精神病薬 076, 149, 158, 216, 239, 378
向精神薬 011, 013, 059, 150, 158, 318, 357, 378, 379, 390, 418, 439, 445
「公正世界」仮説 078, 087
行動指標 271, 272, 274, 275
コーズ・マーケティング 345
互恵的利他主義 102
雇用差別 097, 308

さ行

●
最適特異性理論 412
差別的慣行 218, 255, 408
●
自己肯定化理論 412
自己成就予言 066, 095, 107, 180, 181, 260, 408, 413

自助団体 084, 154, 259, 287, 337, 364, 371, 375, 376, 383, 435, 445
システム正当化 063, 087, 088, 097, 107, 255, 333
自然機能 051, 052
自然選択 020, 051-053, 055, 069, 071, 092, 099-105, 108, 164, 251, 256, 378, 419
自閉症 ... 018, 039, 052, 053, 059, 154, 158, 160, 195, 251, 268, 269, 291, 296, 353, 363, 379, 385, 392, 400, 425
自閉性障害 039, 195, 365
社会ダーウィン主義 099, 133, 145, 413
社会的学習 144, 316, 427
社会的距離 004, 005, 094, 161, 162, 172, 173, 175-178, 183, 185-188, 198-200, 202, 266, 274, 275, 278, 290, 314, 420-425
社会的孤立 006, 038, 084, 249, 286, 305
社会的サポート 188, 257, 259, 363, 364, 367, 371, 376, 419
社会的不公正 081, 088, 093, 255, 301, 399, 438
社会認知的プロセス 093, 108, 270
修正版ラベリング理論 091
主観的な負担 193, 363
障害をもつアメリカ人法 219, 308, 321, 429, 439
消極的優生学 145, 147, 266, 416
象徴的な人種差別 275, 276
情動焦点型の対処 382, 383, 447
情動的共感 337
女性差別 081
新クレペリン主義 157
神経性無食欲症 039, 365, 388, 407
神経多様性 350, 378, 385, 398, 399, 446
人種的偏見 071, 275, 301, 324, 426
●
スクリーニング 317-319, 385, 389-391, 440, 441
スティグマ
間接的な── 191
儀礼的な── 066, 191, 203, 214, 354, 425
スタンプ・アウト・── 330
──意識 083, 095, 261, 290, 411
──の自己付与 069, 191, 221, 256, 262, 270, 283, 302, 428
脱──化 111, 343, 344, 400
直接的な── 191
内面化された── 189, 428
二重の── 138, 298, 313, 403
反──運動 248
反──活動 394, 395, 396, 399, 423
スティグマータ 064, 125
ステルス・マーケティング 347, 351, 397
ステレオタイプ脅威 095, 096, 107, 260, 284, 409, 413, 432, 433
スペクトラム 386
●
正規分布 042, 406
精神外科 417
精神疾患の診断・統計マニュアル 057, 155, 405
積極的な隠蔽 192
接触仮説 324, 420, 441
潜在的連合テスト（IAT） 276, 436
●
早期介入 291, 387, 390
双極性障害 011, 024, 039, 059, 060, 158, 160, 190, 191, 196, 201, 203, 213, 217, 222, 227, 234, 237, 242, 243, 268, 291, 296, 297, 320, 363, 365, 368, 378, 385, 387, 392, 407, 434, 437, 446, 447
相互増強 102
ソーシャルスキル 150, 195, 252, 309, 315, 316, 327, 432
ソーシャル・マーケティング 345, 346
存在脅威管理理論 088, 096, 252, 253, 285, 432

た行

●

第一次ラベリング理論 090, 177
第二次ラベリング理論 091, 163, 199, 278, 385
態度の尺度 063, 179, 274
脱施設化 004, 013, 149-151, 156, 312, 418, 449

●

注意欠如・多動性障害（ADHD）... 018, 039, 042, 046, 048, 158, 200, 251, 286, 291, 363, 365-368, 378, 379, 400, 407, 440, 445, 446, 452

●

電気けいれん療法 011, 018, 148, 228, 233, 235, 239, 417, 426

●

統計モデル 041-043, 055
統合ケアモデル 323
統合失調症 039, 054, 059, 060, 076, 154, 155, 157, 158, 160, 166, 174, 175, 179, 185-187, 190, 191, 196, 198, 201, 203, 210, 212, 217, 227, 228, 237, 238, 247, 250, 251, 264, 268, 279, 285, 291, 294, 295, 304, 346, 352, 363, 365, 372-374, 378, 385, 389, 390, 392, 404, 405, 407, 419, 420, 424, 434, 435-437
同等性 ... 220, 221, 302-304, 307, 320-322, 379, 429, 430, 441
逃亡狂（ドラペトマニア）.................... 049
都市化 130, 262, 264, 423
トランスアクション 055, 412

な行

●

内集団 ... 019, 072, 073, 079, 085-088, 092-094, 105, 107, 108, 253, 254, 270, 326, 334-337, 350, 376, 411, 412, 417, 435, 436
共通――アイデンティティモデル ... 335

●

認知的共感 337
認知的スキーマ 061
認知療法 384

は行

●

パーソナリティ障害 039, 251, 407
ハイテク化 263, 399
培養理論 427
バズ・マーケティング 346, 347, 351, 397, 443
パニック障害 039, 059, 352, 392

●

ピアサポート 330, 375
ヒポクラテス 048, 113, 117-120, 131, 139, 159, 264, 415
憑依 041, 045, 115, 116, 122, 124-126, 141, 265, 280
広場恐怖 039, 059, 268

●

不安障害 230, 250, 291, 352, 378, 407, 435
不確定性低減理論 412
フレーミング 349, 350, 383, 397
文化的信念 097, 205, 206
文化的種まき 347

ま行

●

マスメディア 254, 263, 344

●

問題焦点型の対処 382, 383, 447

や行

●

ヨーク・リトリート 129, 132
予防的介入 318

ら行

●

「リバウンド」効果 343
倫理モデル 045, 056, 168, 406

人名

●

ウィットマー，ライトナー（Lightner, Witmer）
.... 153
ウェイクフィールド，ジェローム（Jerome, Wakefield）.......................... 050-052, 057
●
ガレノス（Galen）.......................... 120, 121
クレペリン，エミール（Kraepelin, Emil）
.... 025, 158, 436
ゴッフマン，アーヴィング（Erving, Goffman）
.... 008, 064-067, 073, 074, 103, 106, 191, 203, 214, 257, 412
●
サス，トーマス（Szasz, Thomas）......... 157
サックス，オリヴァー（Oliver Sacks）
.... 296, 353
サルトリウス，ノーマン（Sartorius, Norman）
.... 008, 247, 434
ジョーンズ，エドワード（Jones, Edward）
.... 074, 252
ソンタグ，スーザン（Sontag, Susan）
.... 166, 420
●
ディックス，ドロシア（Dix, Dorothea）
.... 132-134, 138, 148
●
ナッシュ，ジョン（Nash, John）........... 437
●
フーコー，ミシェル（Foucault, Michel）
.... 157
フェラン，ジョー（Phelan, Jo）.... 008, 066, 162, 185, 189, 226, 246, 300
フロイト，ジークムント（Freud, Sigmund）
.... 135, 142, 144
●
マイヤー，アドルフ（Meyer, Adolf）.... 153
●
リンク，ブルース（Link, Bruce）... 008, 066, 179, 182, 183, 185, 189, 226, 246, 255, 256, 271, 273, 274, 285, 300, 422
レイン，ロナルド（Laing, Ronald）
.... 157, 237

[文献]

Achenbach, T. M. (1974). *Developmental psychopathology.* New York: Ronald Press.

Adams, M. S., Robertson, C. T., Gray-Ray, P., & Ray, M. C. (2003). Labeling and delinquency. *Adolescence, 38,* 171–186.

Adorno, T., Frankel-Brunswik, E., Levinson, D., & Sanford, R. N. (1950). *The authoritarian personality.* New York: Harper.

Ajzen, I., & Fishbein, M. (1980). *Understanding attitudes and predicting social behavior.* Englewood Cliffs, NJ: Prentice-Hall.

Albrecht, G., Walker, V., & Levy, J. (1982). Social distance from the stigmatized: A test of two theories. *Social Science and Medicine, 16,* 1319–1327.

Alexander, F., & Selesnick, S. (1966). *The history of psychiatry.* New York: New American.

Al-Issa, I. (Ed.). (2000). *Al-Junun: Mental illness in the Islamic world.* Madison, CT: International Universities Press.

Allderidge, P. (1985). Bedlam: Fact or fantasy? In W. F. Bynum, R. Porter, & M. Shepherd (Eds.), *The anatomy of madness: Essays in the history of psychiatry: Vol. 2* (pp. 18–33). London: Tavistock.

Allen, L. (1943). A study of community attitudes toward mental hygiene. *Mental Hygiene, 27,* 248–254.

Alloy, L. B., Acocella, J., & Bootzin, R. R. (1996). *Abnormal psychology: Current perspectives* (7th ed.). New York: McGraw-Hill.

Allport, G. (1958). *The nature of prejudice.* Garden City, NJ: Doubleday.

American Psychiatric Association. (1952). *Diagnostic and statistical manual of mental disorders.* Washington, DC: Author.

American Psychiatric Association. (1980). *Diagnostic and statistical manual of mental disorders* (3rd ed.). Washington, DC: American Psychiatric Association.

American Psychiatric Association. (1994). *Diagnostic and statistical manual of mental disorders* (4th ed.). Washington, DC: American Psychiatric Association.

American Psychiatric Association. (2000). *Diagnostic and statistical manual of mental disorders* (4th ed., text revision). Washington, DC: American Psychiatric Association.

Anastopoulos, A. D. & Farley, S. D. (2003). A cognitive-behavioral training program for parents of children with attention-deficit/hyperactivity disorder. In A. E. Kazdin & J. R. Weisz (Eds.), *Evidence-based psychotherapies for children and adolescents* (pp. 187–203). New York: Guilford.

Angell, B., Cooke, A., & Kovac, K. (2005). First-person accounts of stigma. In P. W. Corrigan (Ed.), *On the stigma of mental illness: Practical strategies for research and social change* (pp. 69–98). Washington, DC: American Psychological Association.

Angermeyer, M. C., & Matschinger, H. (1997). Social distance towards the mentally ill: Results of representative surveys in the Federal Republic of Germany. *Psychological Medicine, 27,* 131–141.

Angermeyer, M. C., & Matschinger, H. (2004). Public attitudes to people with depression: Have there been any changes over the last decade? *Journal of Affective Disorders, 83,* 177–182.

Angermeyer, M. C., & Schulze, B. (2001). Reinforcing stereotypes: How the focus on forensic cases in reporting may influence public attitudes towards the mentally ill. *International Journal of Law and Psychiatry, 24,* 469–486.

Anthony, E. J. (1974). Introduction: The syndrome of the psychologically invulnerable child. In E. J. Anthony & C. Koupernik (Eds.), *The child in his family: Children at psychiatric risk: Vol. 3* (pp. 3–10). New York: Wiley.

Aries, P. (1962). *Centuries of childhood: A social history of family life.* New York: Knopf.

Aronson, J., & Inzlicht, M. (2004). The ups and downs of attributional ambiguity: Stereotype vulnerability and the academic self-knowledge of African American college students. *Psychological Science, 15,* 829–836.

Bai, M. (2005). The framing wars. *New York Times Sunday Magazine,* Sunday, July 17, 38.

Barkley, R. A. (2003). Attention-deficit/hyperactivity disorder. In E. J. Mash & R. A. Barkley (Eds.), *Child psychopathology* (pp. 75–143). New York: Guilford Press.

Barondes, S. H. (1998). *Mood genes: Hunting for the origins of mania and depression.* Oxford, England: Oxford University Press.

Batson, C. D., Polycarpou, M. P., Harmon-Jones, E., Imhoff, H. J., Mitchener, E. C., Bednar, et al. (1997). Empathy and attitudes: Can feeling for a member of a stigmatized group improve feelings toward the group? *Journal of Personality and Social Psychology, 72,* 105–118.

Beamer, L. (2005). Beyond the asthma stigma. Posted at http://geoparent.com.

Beard, J. J., & Gillespie, P. (Eds.) (2004). *Nothing to hide: Mental illness in the family.* New York: New Press.

Beardslee, W. R. (2002). *Out of the darkened room: When a parent is depressed: protecting the children and strengthening the family.* Boston: Little, Brown.

Beardslee, W. R., Gladstone, T. R., Wright, E. J., & Cooper, A. B. (2003). A family-based approach to the prevention of depressive symptoms in children at risk: Evidence of parental and child change. *Pediatrics, 112,* 119–131.

Beardslee, W. R., Versage, E. M., & Gladstone, T. G. (1998). Children of affectively ill parents: A review of the last 10 years. *Journal of the American Academy of Child and Adolescent Psychiatry, 37,* 1134–1141.

Beauchaine, T. P. (2003). Taxometrics and developmental psychopathology. *Development and Psychopathology, 15,* 501–527.

Becker, H. S. (1963). *Outsiders: Studies in the sociology of deviance.* New York: Free Press.

Beers, C. (1908/1945). *A mind that found itself.* Garden City, NY: Doubleday.

Belluck, P. (2005). Toy's message of affection draws anger and publicity. *New York Times,* Saturday January 22, A8.

Ben-Porath, D. D. (2002). Stigmatization of individuals who receive treatment: An interaction between help-seeking behavior and the presence of depression. *Journal of Social and Clinical Psychology, 21,* 400–413.

Bettelheim, B. (1967). *The empty fortress.* New York: Free Press.

Biernat, M., & Dovidio, J. F. (2000). Stigma and stereotypes. In T. F. Heatherton, R. E. Kleck, M. R. Hebl, & J. G. Hull (Eds.), *The social psychology of stigma* (pp. 88–125). New York: Guilford.

Black, E. (2003). *War against the weak: Eugenics and America's attempt to create a master race.* New York: Four Walls Eight Windows.

Blair, I. V., Ma, J. E., & Lenton, A. P. (2001). Imagining stereotypes away: The moderation of implicit stereotypes through mental imagery. *Journal of Personality and Social Psychology, 81,* 828–841.

Blashfield, R. (1984). *The classification of psychopathology: Neo-Kraepelinian and quantitative approaches.* New York: Plenum

Blasovich, J., Mendes, W. B., Hunter, S., & Lickel, B. (2000). Stigma, threat, and social interactions. In T. F. Heatherton, R. E. Kleck, M. R. Hebl, & J. G. Hull (Eds.), *The social psychology of stigma* (pp. 337–333). New York: Guilford.

Bloom, F. E., & Kupfer, D. J. (Eds.) (1995). *Psychopharmacology: The fourth generation of progress.* New York: Raven Press.

Bockoven, S. S. (1963). *Moral treatment in American psychiatry.* New York: Springer.

Bodenhausen, G. V., Schwarz, N., Bless, H., & Wanke, M. (1995). Effects of atypical exemplars on racial beliefs: Enlightened racism or generalized appraisals? *Journal of Experimental Social Psychology, 31,* 48–63.

Bogardus, E. S. (1925). Measuring social distances. *Journal of Applied Sociology, 9,* 299–308.

Bogardus, E. S. (1933). A social distance scale. *Social Research, 17,* 265–271.

Breakey, W. R., Fischer, P. J., Nestadt, G., & Romanoski, A. (1992). Stigma and stereotype: Homeless mentally ill persons. In P. J. Fink & A. J. Tasman (Eds.), *Stigma and mental illness* (pp. 97–112). Washington, DC: American Psychiatric Association.

Brewer, M. B. (1999). The psychology of prejudice: Ingroup love or outgroup hate? *Journal of Social Issues, 55,* 429–444.

Brizendine, L. (1992). The Devon Asylum: A brief history of the changing concept of mental illness and asylum treatment. In P. J. Fink & A. Tasman (Eds.), *Stigma and mental illness* (pp. 59–71). Washington, DC: American Psychiatric Press.

Brockman, J., D'Arcy, C., & Edmonds, L. (1979). Facts or artifacts? Changing public attitudes toward the mentally ill. *Social Science and Medicine, 13A,* 673–682.

Bronfenbrenner, U. (1979). *The ecology of human development: Experiments by nature and design.* Cambridge, MA: Harvard University Press.
Brown, R. P., & Pinel, E. C. (2003). Stigma on my mind: Individual differences in the experience of stereotype threat. *Journal of Experimental Social Psychology, 39,* 626–633.
Bruner, J. (1986). *Actual minds, possible worlds.* Cambridge, MA: Harvard University Press.
Bruner, J. (1990). *Acts of meaning.* Cambridge, MA: Harvard University Press.
Burt, R. A. (2001). Promises to keep, miles to go: Mental health law since 1972. In L. E. Frost & R. J. Bonnie (Ed.), *The evolution of mental health law* (pp. 11–30). Washington, DC: American Psychological Association.
Butzloff, R. L., & Hooley, J. M. (1998). Expressed emotion and psychiatric relapse: A meta-analysis. *Archives of General Psychiatry, 55,* 547–552.
Byrd, E. K., McDaniel, R. S., & Rhoden, R. B. (1980). Television programming and disability: A ten year span. *International Journal of Rehabilitation Research, 3,* 321–326.
Byrne, P. (1997). Psychiatric stigma: Past, passing, and to come. *Journal of the Royal Society of Medicine, 90,* 618–621.
Campbell, T., & Heginbotham, L. (1991). *Mental illness: Prejudice, discrimination and the law.* Aldershot, England: Dartmouth.
Carey, B. (2006, September 19). A psychologist is slain, and a sad debate deepens. *New York Times,* pp. D1, D6.
Carling, P. J. (1990). Major mental illness, housing, and supports: The promise of community integration. *American Psychologist, 45,* 969–975.
Cassata, M. B., Skill, T. D., & Boadu, S. O. (1979). In sickness and in health. *Journal of Communication, 29,* 73–77.
Chambless, D., & Hollon, S. D. (1998). Defining empirically supported treatments. *Journal of Consulting and Clinical Psychology, 66,* 7–18.
Cicchetti, D., & Cannon, T. D. (Eds.) (1999). Neurodevelopment and psychopathology [Special Issue]. *Development and Psychopathology, 11*(3), 375–654.
Cicchetti, D., & Cohen, D. (Eds.) (2006). *Developmental Psychopathology: Theory and Method: Vol. 1* (2nd ed.). New York: Wiley.
Cicchetti, D., & Garmezy, N. (Eds.) (1993). Milestones in the development of resilience [Special Issue]. *Development and Psychopathology, 5,* 497–774.
Cicchetti, D., & Rogosch, F. A. (1996). Developmental pathways: Diversity in process and outcome [Special Issue]. *Development and Psychopathology, 8*(4), 597–896.
Cioffi, D. (2000). The looking-glass self revisited: Behavior choice and self-perception in the social token. In T. F. Heatherton, R. E. Kleck, M. R. Hebl, & J. G. Hull (Eds.), *The social psychology of stigma* (pp. 184–219). New York: Guilford.
Clark, K. B., & Clark, M. P. (1950). Emotional factors in racial identification and preference in Negro children. *Journal of Negro Education, 19,* 341–350.
Clausen, J., & Yarrow, M. R. (Eds.) (1955). The impact of mental illness on the family. *Journal of Social Issues, 11*(4).
Clinton, H. (2004, April 18). Now can we talk about health care? *New York Times Sunday Magazine,* p. 26.
Cockeram, W. (1981). *Sociology of mental disorder.* Englewood Cliffs, NJ: Prentice-Hall.

Cohen, J., & Struening, E. L. (1962). Opinions about mental illness in the personnel of two large mental hospitals. *Journal of Abnormal and Social Psychology, 64,* 349–360.

Comer, R. J. (1999). *Foundations of abnormal psychology* (2nd ed.). New York: Worth/Freeman.

Conners, C. K., March, J. S., Frances, A., Wells, K. C., & Ross, R. (2001). Treatment of attention-deficit/hyperactivity disorder: Expert consensus guidelines. *Journal of Attention Disorders, 4*(Suppl. 1), S-1–S-128.

Cooper, E., & O'Hara, A. (2003, May). Priced out in 2002: Housing crisis worsens for people with disabilities. *Opening Doors, 21.* Retrieved from http://www.c-d-c.org/Issue21.pdf

Corcoran, C., Malaspina, D., & Hercher, L. (2005). Prodromal interventions for schizophrenia vulnerability: The risks of being "at risk." *Schizophrenia Research, 73,* 173–184.

Corrigan, P. W. (2000). Mental health stigma as social attribution: Implications for research methods and attitude change. *Clinical Psychology: Science and Practice, 7,* 48–67.

Corrigan, P. W. (2005a). Dealing with stigma through personal disclosure. In P. W. Corrigan (Ed.), *On the stigma of mental illness: Practical strategies for research and social change* (pp. 257–280). Washington, DC: American Psychological Association.

Corrigan, P. W. (2005b). Mental illness stigma as social injustice: Yet another dream to be achieved. In P. W. Corrigan (Ed.), *On the stigma of mental illness: Practical strategies for research and social change* (pp. 315–320). Washington, DC: American Psychological Association.

Corrigan, P. W. (Ed.). (2005c). *On the stigma of mental illness: Practical strategies for research and social change.* Washington, DC: American Psychological Association.

Corrigan, P. W., & Calabrese, J. D. (2005). Strategies for assessing and diminishing self-stigma. In P. W. Corrigan (Ed.), *On the stigma of mental illness: Practical strategies for research and social change* (pp. 239–256). Washington, DC: American Psychological Association.

Corrigan, P. W., & Cooper, A. E. (2005). Mental illness and dangerousness: Fact or misperception, and implications for stigma. In P. W. Corrigan (Ed.), *On the stigma of mental illness: Practical strategies for research and social change* (pp. 165–179). Washington, DC: American Psychological Association.

Corrigan, P. W., Edwards, A. B., Green, A., Diwan, S. L., & Penn, D. L. (2001). Prejudice, social distance, and familiarity with mental illness. *Schizophrenia Bulletin, 27,* 219–225.

Corrigan, P. W., & Kleinlen, P. (2005). The impact of mental illness stigma. In P. W. Corrigan (Ed.), *On the stigma of mental illness: Practical strategies for research and social change* (pp. 11–44). Washington, DC: American Psychological Association.

Corrigan, P. W., & Lundin, R. (2001). *Don't call me nuts: Coping with the stigma of mental illness.* Chicago: Recovery Press.

Corrigan, P. W., Markowitz, F. E., & Watson, A. (2004). Structural levels of mental illness stigma and discrimination. *Schizophrenia Bulletin, 30,* 481–491.

Corrigan, P. W., & Miller, F. E. (2004). Shame, blame, and contamination: A re-

view of the impact of mental illness stigma on family members. *Journal of Mental Health, 13,* 537–548.

Corrigan, P. W., & Penn, D. L. (1999). Lessons from social psychology on discrediting psychiatric stigma. *American Psychologist, 54,* 765–776.

Corrigan, P. W., & Watson, A. C. (2002). The paradox of self-stigma and mental illness. *Clinical Psychology: Science and Practice, 9,* 35–53.

Corrigan, P. W., & Watson, A. C. (2004). At issue: Stop the stigma: Call mental illness a brain disease. *Schizophrenia Bulletin, 30,* 477–479.

Corrigan, P. W., Watson, A. C., Heyrman, M. L., Warpinski, A., Gracia, G., Slopen, N., et al. (2005). Structural stigma in state legislation. *Psychiatric Services, 56,* 557–563.

Coryell, W., Scheftner, W., Keller, B., Endicott, J., Maser, J., & Klerman, G. L. (1993). The enduring psychosocial consequences of mania and depression. *American Journal of Psychiatry, 150,* 720–727.

Cosmides, L., & Tooby, J. (1994). Origins of domain specificity: The evolution of functional organization. In L. Hirshfield & S. Gelman (Eds.), *Mapping the mind: Domain specificity in cognition and culture* (pp. 85–116). New York: Cambridge University Press.

Couture, S. M., & Penn, D. L. (2003). Interpersonal contact and the stigma of mental illness: A review of the literature. *Journal of Mental Health, 12,* 291–305.

Coverdale, J., Nairn, R., & Claasen, D. (2002). Depiction of mental illness in print media: A prospective national sample. *Australian and New Zealand Journal of Psychiatry, 36,* 697–700.

Crandall, C. S. (2000). Ideology and lay theories of stigma: The justification of stigmatization. In T. F. Heatherton, R. E. Kleck, M. R. Hebl, & J. H. Hull (Eds.), *The social psychology of stigma* (pp. 126–150). New York: Guilford.

Crisp, A. H. (1999). The stigmatization of sufferers with mental disorders. *British Journal of General Practice, 49,* 3–4.

Crisp, A. H. (2000). Changing minds: Every family in the land: An update on the College's campaign. *Psychiatric Bulletin, 24,* 267–268.

Crisp, A. H. (2005). Stigmatization of and discrimination against people with eating disorders including a report of two nationwide surveys. *European Eating Disorders Review, 13,* 147–152.

Crisp, A. H., Gelder, M. G., Rix, S., Meltzer, H. I., & Rowlands, G. J. (2000). Stigmatisation of people with mental illnesses. *British Journal of Psychiatry, 177,* 4–7.

Critser, G. (2005). *Generation Rx: How prescription drugs are altering American lives, minds, and bodies.* New York: Houghton Mifflin.

Crocetti, G., Spiro, H., & Siassi, I. (1971). Are the ranks closed? Attitudinal social distance and mental illness. *American Journal of Psychiatry, 127,* 1121–1127.

Crocetti, G., Spiro, H., & Siassi, I. (1974). *Contemporary attitudes toward mental illness.* Pittsburgh: University of Pittsburgh Press.

Crocker, J., Cornwell, B., & Major, B. (1993). The stigma of overweight: Affective consequences of attributional ambiguity. *Journal of Personality and Social Psychology, 64,* 60–70.

Crocker, J., & Major, B. (1989). Social stigma and self-esteem: The self-protective properties of stigma. *Psychological Review, 96,* 608–630.

Crocker, J., & Quinn, D. M. (2000). Social stigma and the self: Meanings, situations, and self-esteem. In T. F. Heatherton, R. E. Kleck, M. R. Hebl, & J. G. Hull (Eds.), *The social psychology of stigma* (pp. 153–183). New York: Guilford.

Crocker, J., Quinn, D. M. & Steele, C. (1998). Social stigma. In D. T. Gilbert, S. T. Fiske, & G. Lindzey (Eds.), *Handbook of social psychology: Vol. 2* (4th ed., pp. 504–553). Boston: McGraw-Hill.

Cronkite, K. (1994). *On the edge of darkness: Conversations about conquering depression*. New York: Delta.

Cumming, E., & Cumming, J. (1957). *Closed ranks: An experiment in mental health*. Cambridge, MA: Harvard University Press.

Dain, N. (1964). *Concepts of insanity in the United States, 1789–1865*. New Brunswick, NJ: Rutgers University Press.

Dasgupta, N., & Greenwald, A. G. (2001). On the malleability of automatic attitudes: Combating automatic prejudice with images of admired and disliked individuals. *Journal of Personality and Social Psychology, 81,* 800–814.

Davidson, L., Stayner, D., & Haglund, K. E. (1998). Phenomenological perspectives on the social functioning of people with schizophrenia. In K. T. Mueser & N. Torria (Eds.), *Handbook of social functioning in schizophrenia* (pp. 97–120). Needham Heights, MA: Allyn & Bacon.

Davison, G. C., & Neale, J. M. (1989). *Abnormal psychology* (6th ed.). New York: Wiley.

Davison, G. C., Neale, J. M. & Kring, A. M. (2004). *Abnormal psychology* (9th ed.). New York: Wiley.

Day, D. M., & Page, S. (1986). Portrayal of mental illness in Canadian newspapers. *Canadian Journal of Psychiatry, 31,* 813–816.

Deegan, P. E. (1988). Recovery: The lived experience of rehabilitation. *Psychosocial Rehabilitation Journal, 11,* 11–19.

Deegan, P. E. (1997). Spirit breaking: When helping professions hurt. *Humanistic Psychologist, 18,* 301–313.

DeGrandpre, R., & Hinshaw, S. P. (2000). Attention-deficit hyperactivity disorder: Psychiatric problem or American cop-out? *Cerebrum: The Dana Foundation Journal on Brain Sciences, 2,* 12–38.

deMause, L. (Ed.). (1974/1988). *The history of childhood: The untold story of child abuse*. New York: Peter Bedrick.

Desipriya, E. B. R., & Nobutada, I. (2002). Stigma of mental illness in Japan. *Lancet, 359,* 1866.

Deutsch, A. (1948). *The shame of the states*. Garden City, NY: Doubleday.

Devine, P. G. (1989). Stereotypes and prejudice: Their automatic and controlled components. *Journal of Personality and Social Psychology, 56,* 5–18.

deWaal, F. B. M. (2002). Evolutionary psychology: The wheat and the chaff. *Current Directions in Psychological Science, 11,* 187–191.

Dichter, H. (1992). The stigmatization of psychiatrists who work with chronically mentally ill persons. In P. J. Fink & A. Tasman (Eds.), *Stigma and mental illness* (pp. 203–215). Washington, DC: American Psychiatric Press.

Dickerson, F. B., Sommerville, J., Origoni, A. E., Ringel, N. B., & Parente, F. (2002). Experiences of stigma among outpatients with schizophrenia. *Schizophrenia Bulletin, 28,* 143–155.

Diefenbach, D. L. (1997). The portrayal of mental illness on prime-time television. *Journal of Community Psychology, 25,* 289–302.

Dietrich, S., Beck, M., Bujantugs, B., Kenzine, D., Matschinger, H., & Angermeyer, M. C. (2004). The relationship between public causal beliefs and social

distance toward mentally ill people. *Australian and New Zealand Journal of Psychiatry, 38,* 348–354.

Dixon, L., Lucksted, A., Stewart, B., Burland, J., Brown, C. H., Postrado, L., et al. (2004). Outcomes of the peer-taught Family-to-Family Education Program for severe mental illness. *Acta Psychiatrica Scandinavia, 109,* 207–215.

Dixon, L., Stewart, B., Burland, J., Delahanty, J., Lucksted, A., & Hoffman, M. (2001). Pilot study of the effectiveness of the Family-to-Family Education Program. *Psychiatric Services, 52,* 965–967.

Donohue, B., Hersen, M., & Ammerman, R. T. (1995). Historical overview. In M. Hersen & R. T. Ammerman (Eds.), *Advanced abnormal child psychology* (pp. 3–19). Mahwah, NJ: Erlbaum.

Dovidio, J. F., Kawakami, K., & Gaertner, S. L. (2002). Implicit and explicit prejudice and interracial interactions. *Journal of Personality and Social Psychology, 82,* 62–68.

Dovidio, J. F., Major, B., & Crocker, J. (2000). Stigma: Introduction and overview. In T. F. Hetherton, R. E. Kleck, M. R. Hebl, & J. G. Hull (Eds.), *The social psychology of stigma* (pp. 1–28). New York: Guilford.

Downey, G., & Feldman, S. (1996). Implications of rejection sensitivity for intimate relationships. *Journal of Personality and Social Psychology, 70,* 1327–1343.

Doyle, A. B., & Aboud, F. E. (1995). A longitudinal study of White children's racial prejudice as a social-cognitive development. *Merrill-Palmer Quarterly, 41,* 209–228.

Doyle, J. (2005, July 28). Mental hospital probe shows major problems. *San Francisco Chronicle,* pp. A1, A4.

Druss, B. G., Bradford, D. W., Rosenheck, R. A., Radford, M. J., & Krumholtz, H. M. (2000). Mental disorders and use of cardiovascular procedures after myocardial infarction. *Journal of the American Medical Association, 283,* 506–511.

Dubin, W. R., & Fink, P. J. (1992). Effects of stigma on psychiatric treatment. In P. J. Fink & A. Tasman (Eds.), *Stigma and mental illness* (pp. 1–7). Washington, DC: American Psychiatric Press.

Dukakis, K., & Tye, L. (2006). *Shock: The healing power of electroconvulsive therapy.* New York: Penguin.

Eidelson, R. J., & Eidelson, J. I. (2003). Dangerous ideas: Five beliefs that propel groups toward conflict. *American Psychologist, 58,* 182–192.

Eisenberg, L. (2005). Violence and the mentally ill: Victims, not perpetrators. *Archives of General Psychiatry, 62,* 825–826.

Ekman, P. (2003). *Emotions revealed: Recognizing faces and feelings to improve communication and emotional life.* New York: Times Books.

Elder, G. H. (1974). *Children of the great depression.* Chicago: University of Chicago Press.

Engel, G. W. (1977). The need for a new medical model: A challenge for biomedicine. *Science, 196,* 125–135.

Erlich, E., Flexner, S. B., Carruth, G., & Hawkins, J. M. (1980). *Oxford American dictionary.* New York: Avon.

Estroff, S. E., Penn, D. L., & Toporek, J. R. (2004). From stigma to discrimination: An analysis of community efforts to reduce the negative consequences of having a psychiatric disorder and label. *Schizophrenia Bulletin, 30,* 293–509.

Fannon, D., Chitnis, X., Daku, V., & Tennakoon, L. (2000). Features of structural

brain abnormalities detected in first-episode psychosis. *American Journal of Psychiatry, 157,* 1829–1834.

Farina, A., Allen, J. G., & Saul, B. B. (1968). The role of the stigmatized in affecting social relationships. *Journal of Personality, 36,* 169–182.

Farina, A., & Felner, R. D. (1973). Employment interviewer reactions to former mental patients. *Journal of Abnormal Psychology, 70,* 47–51.

Farina, A., Gliha, D., Boudreau, L. A., Allen, J. G., & Sherman, M. (1971). Mental illness and the impact of believing others know about it. *Journal of Abnormal Psychology, 77,* 1–5.

Farina, A., Holland, C. H., & Ring, K. (1966). The role of stigma and set in interpersonal interaction. *Journal of Abnormal Psychology, 71,* 421–428.

Farina, A., & Ring, K. (1965). The influence of perceived mental illness on interpersonal relations. *Journal of Abnormal Psychology, 70,* 47–51.

Farrington, D. P. (1977). The effects of public labeling. *British Journal of Criminology, 17,* 112–125.

Fein, S., & Spencer, S. J. (1997). Prejudice as self-image maintenance: Affirming the self through derogating others. *Journal of Personality and Social Psychology, 73,* 31–44.

Feinberg, D. T. (2005). Managed care: Dr. Robin Hood to cure California's mentally ill. *Journal of Child and Adolescent Psychopharmacology, 15,* 155–156.

Feldman, S., Bachman, J., & Bayer, J. (2002). Mental health parity: A review of research and a bibliography. *Administration and Policy in Mental Health, 29,* 215–228.

Festinger, T. (1983). *No one ever asked us.* New York: Columbia University Press.

Fife, B. L., & Wright, E. R. (2000). The dimensionality of stigma: A comparison of its impact on the self of persons with HIV/AIDS and cancer. *Journal of Health and Social Behavior,* 50–67.

Finlay, K., & Stephan, W. G. (2000). Improving intergroup relations: The effects of empathy on racial attitudes. *Journal of Applied Social Psychology, 30,* 1720–1737.

Finzen, A., & Hoffman-Richter, U. (1999). Mental illness as metaphor. In J. Guimon, W. Fischer, & N. Sartorius (Eds.), *The image of madness: The public facing mental illness and psychiatric treatment* (pp. 13–19). Basel, Switzerland: Karger.

Fishbein, H. D. (2002). *Peer prejudice and discrimination: The origins of prejudice* (2nd ed.). Mahwah, NJ: Erlbaum.

Fishbein, M., & Ajzen, I. (1975). *Belief, attitude, intention, and behavior.* Reading, MA: Addison-Wesley.

Fiske, S. T. (1998). Stereotyping, prejudice, and discrimination. In D. T. Gilbert, S. T. Fiske, & G. Lindzey (Eds.), *Handbook of social psychology: Vol. 2* (4th ed., pp. 357–411). Boston: McGraw-Hill.

Foucault, M. (1965). *Madness and civilization: A history of insanity in the age of reason.* New York: Random House.

Frable, D. E. S., Platt, L., & Hoey, S. (1998). Concealable stigmas and positive self-perceptions: Feeling better around similar others. *Journal of Personality and Social Psychology, 74,* 909–922.

French, H. W. (2002, August 10). Depression simmers in Japan's culture of stoicism. *New York Times,* p. A3.

Frese, F. J., & Walker Davis, W. (1997). The consumer-survivor movement, recovery, and consumer professionals. *Professional Psychology: Research and Practice, 28,* 243–245.

Frost, L. E., & Bonnie, R. J. (Eds.). (2001). *The evolution of mental health law.* Washington, DC: American Psychological Association.

Fryer, J. H., & Cohen, L. (1988). Effects of labeling patients "psychiatric" or "medical": Favorability of traits ascribed by hospital staff. *Psychological Reports, 62,* 779–793.

Gabbard, G. O., & Gabbard, K. (1992). Cinematic stereotypes contributing to the stigmatization of psychiatrists. In P. J. Fink & A. Tasman (Eds.), *Stigma and mental illness* (pp. 113–126). Washington, DC: American Psychiatric Association.

Gaertner, S. L., & Dovidio, J. F. (2000). *Reducing intergroup bias: The common ingroup identity model.* Philadelphia: Psychology Press.

Gallow, K. M. (1994). First-person account: Self-stigmatization. *Schizophrenia Bulletin, 20,* 407–410.

Gardner, H. (1985). *Frames of mind: The theory of multiple intelligences.* New York: Basic Books.

Garmezy, N. (1970). Process and reactive schizophrenia: Some conceptions and issues. *Schizophrenia Bulletin, 2,* 30–74.

Gerbner, G., Gross, L., Morgan, M., Signorelli, N, & Shanahan, J. (2002). Growing up with television: Cultivation processes. In J. Bryant & D. Zillmann (Eds.), *Media effects: Advances in theory and research* (pp. 43–68). Mahwah, NJ: Erlbaum.

Gillmore, J. L., & Farina, A. (1989). The social reception of mainstreamed children in the regular classroom. *Journal of Mental Deficiency Research, 33,* 301–311.

Goffman, E. (1961). *Asylums: Essays on the social situations of mental patients and other inmates.* New York: Doubleday.

Goffman, E. (1963). *Stigma: Notes on the management of spoiled identity.* Englewood Cliffs, NJ: Prentice Hall.

Goldberg, S. G., Killeen, M. B., & O'Day, B. (2005). The disclosure conundrum: How people with psychiatric disabilities navigate employment. *Psychology, Public Policy, and Law, 11,* 463–500.

Goldhagen, D. J. (1996). *Hitler's willing executioners: Ordinary Germans and the Holocaust.* New York: Vintage.

Goode, E. (2003, July 6). Doctors' toughest diagnosis: Own mental health. *New York Times,* pp. D5, D8.

Goodman, S. H., & Gotlib, I. H. (Eds.) (2002). *Children of depressed parents: Mechanisms of risk and implications for treatment.* Washington, DC: American Psychological Association.

Gottfredson, K. (2004). *Psychologists,' psychiatrists,' and other mental health professionals' use of psychoactive medication and therapy: The ongoing stigma connected to psychological problems and treatment.* Unpublished doctoral dissertation, Wright Institute, Berkeley, CA.

Gove, W. (1980). Labeling and mental illness: A critique. In W. Gove (Ed.), *Labeling deviant behavior* (pp. 53–109). Beverly Hills, CA: Sage.

Gove, W. (1982). The current status of the labeling theory of mental illness. In W. Gove (Ed.), *Deviance and mental illness: A critique* (pp. 273–300). Beverly Hills, CA: Sage.

Gove, W., & Fain, T. (1973). The stigma of mental hospitalization: An attempt to evaluate its consequences. *Archives of General Psychiatry, 28,* 494–500.

Grammer, K., & Thornhill, R. (1994). Human (homo sapiens) facial attractiveness and sexual selection: The role of symmetry and averageness. *Journal of Comparative Psychology, 108,* 233–242,

Granello, D. H., & Pauley, P. C. (2000). Television viewing habits and their relationship to tolerance toward people with mental illness. *Journal of Mental Health Counseling, 22,* 162–175.

Graves, R. E., Cassisi, J. E., & Penn, D. L. (2005). Psychophysiological evaluation of stigma toward schizophrenia. *Schizophrenia Research, 76,* 317–327.

Gray, D. E. (2002). Everybody just freezes. Everybody is just embarrassed: Felt and enacted stigma among parents of children with high functioning autism. *Sociology of Health and Illness, 24,* 734–750.

Green, D. P., Glaser, J., & Rich, A. (1998). From lynching to gay bashing: The elusive connection between economic conditions and hate crime. *Journal of Personality and Social Psychology, 75,* 82–92.

Greenberg, E., Kim, H. W., & Greenley, J. R. (1997). Factors associated with subjective burden in siblings of adults with severe mental illness. *American Journal of Orthopsychiatry, 67,* 231–241.

Greenwald, A. G., & Banaji, M. R. (1995). Implicit social cognition: Attitudes, self-esteem, and stereotypes. *Psychological Review, 102,* 4–27.

Greenwald, A. G., Nosek, B. A., & Banaji, M. R. (2003). Understanding and using the Implicit Association Test: An improved scoring algorithm. *Journal of Personality and Social Psychology, 85,* 197–216.

Griesinger, W. (1867). *Mental pathology and therapeutics* (C. L. Robertson & J. Rutherford, Trans.). London: New Sydenham Society.

Grob, G. N. (1994). *The mad among us: A history of care of America's mentally ill.* New York: Free Press.

Guimon, J., Fischer, W., & Sartorius, N. (Eds.). (1999). *The image of madness: The public facing mental illness and psychiatric treatment.* Basel, Switzerland: Karger.

Gupta, S., Mosnik, D., Black, D. W., Berry, S., & Masand, P. S. (1999). Tardive dyskinesia: Review of treatments past, present, and future. *Annuals of Clinical Psychiatry, 11,* 257–266.

Gussow, Z., & Tracy, G. S. (1968). Status, ideology, and adaptation to stigmatized illness: A study of leprosy. *Human Organization, 27,* 316–325.

Haghighat, R. (2001). A unitary theory of stigmatisation. *British Journal of Psychiatry, 178,* 207–215.

Hamre, P., Dahl, A., & Malt, U. (1994). Public attitudes to the quality of psychiatric treatment, psychiatric patients, and prevalence of mental disorders. *Norwegian Journal of Psychiatry, 4,* 275–281.

Hansen, T. E., Goetz, R. R., Bloom, J. D., & Fenn, D. S. (1997). Changes in questions about psychiatric illness asked on medical licensure applications between 1993 and 1996. *Psychiatric Services, 49,* 202–206.

Harrington, A. (2005). The inner lives of disordered brains. *Cerebrum: The Dana Forum on Brain Sciences, 7*(2), 23–36.

Harris, M. J., Milich, R., Corbitt, E. M., Hoover, D. W., & Brady, M. (1992). Self-fulfilling effects of stigmatizing information on children's social interactions. *Journal of Personality and Social Psychology, 63,* 41–50.

Hart, S., Field, T., Stern, M., & Jones, N. (1997). Depressed fathers' stereotyping of infants labeled "depressed." *Infant Mental Health Journal, 18,* 436–445.

Haslam, N. (2000). Psychiatric categories as natural kinds: Essentialist thinking about mental disorder. *Social Research, 67,* 1031–1058.

Haslam, N. (2005). Dimensions of folk psychiatry. *Review of General Psychology, 9,* 35–47.

Haslam, N., & Ernst, D. (2002). Essentialist beliefs about mental disorders. *Journal of Social and Clinical Psychology, 21,* 628–644.

Haslam, N., Rothschild, L., & Ernst, D. (2002). Are essentialist beliefs associated with prejudice? *British Journal of Social Psychology, 41,* 87–100.

Hatfield, A. B. (1978). Psychological costs of schizophrenia to the family. *Social Work, 23,* 355–359.

HBO Home Video. (2001). *Panic: A film about coping.* America Undercover series, VHS, Warner House Video.

Heatherton, T. F., Kleck, R. E., Hebl, M. R., & Hull, J. G. (Eds.) (2000). *The social psychology of stigma.* New York: Guilford.

Hebl, M. R., Tickle, J., & Heatherton, T. F. (2000). Awkward moments in interactions between nonstigmatized and stigmatized individuals. In T. F. Heatherton, R. E. Kleck, M. R. Hebl, & J. G. Hull (Eds.), *The social psychology of stigma* (pp. 275–306). New York: Guilford.

Helfer, R. E., & Kempe, C. H. (1968). *The battered child.* Chicago: University of Chicago Press.

Hemmens, C., Miller, M., Burton, V. S., & Milner, S. (2002). The consequences of official labels: An examination of the rights lost by the mentally ill and mentally incompetent ten years later. *Community Mental Health Journal, 38,* 129–140.

Henry, G. W. (1941). Mental hospitals. In G. Zilboorg (Ed.), *A history of medical psychology* (pp. 558–589). New York: Norton.

Hepworth, J. T., & West, S. G. (1988). Lynchings and the economy: A time-series reanalysis of Hovland and Sears (1940). *Journal of Personality and Social Psychology, 55,* 239–247.

Herman, E. (1995). *The romance of American psychology: Political culture in the age of experts.* Berkeley: University of California Press.

Hewstone, M., Rubin, M., & Willis, H. (2002). Intergroup bias. *Annual Review of Psychology, 53,* 575–604.

Hibbs, E. D., & Jensen, P. S. (Eds.). (2005). *Psychosocial treatment for child and adolescent disorders: Empirically based strategies for clinical practice* (2nd ed.). Washington, DC: American Psychological Association.

Hiday, V. A. (1995). The social context of mental illness and violence. *Journal of Health and Social Behavior, 36,* 122–137.

Hillert, A., Sandman, J., Ehmig, S. C., Weisbecker, H., Kepplinger, H. M., & Benkert, O. (1999). The general public's cognitive and emotional perception of mental illness: An alternative to attitude research. In J. Guimon, W. Fischer, & N. Sartorius (Eds.), *The image of madness: The public facing mental illness and psychiatric treatment* (pp. 96–104). Basel, Switzerland: Karger.

Hinshaw, S. P. (1999). Psychosocial intervention for childhood ADHD: Etiologic and developmental themes, comorbidity, and integration with pharmacotherapy. In D. Cicchetti & S. L. Toth (Eds.), *Rochester Symposium on Developmental Psychopathology: Vol. 9. Developmental approaches to prevention*

and intervention (pp. 221–270). Rochester, NY: University of Rochester Press.

Hinshaw, S. P. (2002a). Intervention research, theoretical mechanisms, and causal processes related to externalizing behavior patterns. *Development and Psychopathology, 14,* 789–818.

Hinshaw, S. P. (2002b). *The years of silence are past: My father's life with bipolar disorder.* New York: Cambridge University Press.

Hinshaw, S. P. (2004). Parental mental disorder and children's functioning: Silence and communication, stigma, and resilience. *Journal of Clinical Child and Adolescent Psychology, 33,* 400–411.

Hinshaw, S. P. (2005). The stigmatization of mental illness in children and parents: Developmental issues, family concerns, and research needs. *Journal of Child Psychology and Psychiatry, 46,* 714–734.

Hinshaw, S. P. (2006). Stigma and mental illness: Developmental issues. In D. Cichetti & D. Cohen (Eds.), *Developmental psychopathology: Vol. 3. Risk and adaptation* (2nd ed., pp. 841–881). New York: Wiley.

Hinshaw, S. P., & Cicchetti, D. (2000). Stigma and mental disorder: Conceptions of illness, public attitudes, personal disclosure, and social policy. *Development and Psychopathology, 12,* 555–598.

Hinshaw, S. P., Owens, E. B., Wells, K.C., Kraemer, H.C., Abikoff, H.B., Arnold, L.E., et al. (2000). Family processes and treatment outcome in the MTA: Negative/ineffective parenting practices in relation to multimodal treatment. *Journal of Abnormal Child Psychology, 28,* 555–568.

Hoening, J., & Hamilton, M. (1966). The schizophrenic patient in the community and his effect on the household. *Journal of Social Psychiatry, 12,* 165–176.

Hoge, C. W., Castro, C. B., Messer, S. C., McGurk, D., Cotting, D. I., & Koffman, R. L. (2004). Combat duty in Iraq and Afghanistan, mental health problems, and barriers to care. *New England Journal of Medicine, 351,* 13–22

Holguin, G., & Hansen, D. J. (2003). The "sexually abused" child: Potential mechanisms of adverse influences of such a label. *Aggressive and Violent Behavior, 8,* 645–670.

Holmes, E. P., & Rivers, L. P. (1998). Individual strategies for dealing with the stigma of severe mental illness. *Cognitive and Behavioral Practice, 5,* 231–239.

Hovland, C., & Sears, R. R. (1940). Minor studies in aggression. VI: Correlation of lynchings with economic indices. *Journal of Psychology, 9,* 301–310.

Huffine, C., & Clausen, J. (1979). Madness and work: Short- and long-term effects of mental illness on occupational careers. *Social Forces, 57,* 1049–1062.

Hyman, S. E. (2002). Neuroscience, genetics, and the future of psychiatric diagnosis. *Psychopathology, 35,* 139–144.

Hyman, S. E. (2004). Introduction: The brain's special status. *Cerebrum: The Dana Forum on Brain Science, 6*(4), 9–12.

Jamison, K. R. (1993). *Touched with fire: Manic-depressive illness and the artistic temperament.* New York: Free Press.

Jamison, K. R. (1995). *An unquiet mind: A memoir of moods and madness.* New York: Free Press.

Jamison, K. R. (1998). Stigma of manic depression: A psychologist's experience. *Lancet, 352,* 1053.

Jamison, K. R. (2006). The many stigmas of mental illness. *Lancet, 367,* 533–534.

Jemelka, R., Trupin, E., & Chiles, J. A. (1989). The mentally ill in prisons: A review. *Hospital and Community Psychiatry, 40,* 481–491.

Johnson, D. L. (1989). Schizophrenia as a brain disease: Implications for psychologists and families. *American Psychologist, 44,* 553–555.

Johnson, M. (1999). Cortical plasticity in normal and abnormal cognitive development: Evidence and working hypotheses. *Development and Psychopathology, 11,* 419–437.

Johnson, S. L. (2005). Mania and dysregulation in goal pursuit: A review. *Clinical Psychology Review, 25,* 241–262.

Joint Commission on Mental Illness and Health. (1961). *Action for mental health: Final report of the Joint Commission on Mental Illness and Health.* New York: Basic Books.

Jones, E. E., Farina, A., Hastorf, A. H., Markus, H., Miller, D. T., & Scott, R. A. (1984). *Social stigma: The psychology of marked relationships.* New York: Freeman.

Jorm, A. F., Korten, A. E., Jacomb, P. A., Christensen, H., & Henderson, S. (1999). Attitudes toward people with a mental disorder: A survey of the Australian public and health professionals. *Australian and New Zealand Journal of Psychiatry, 33,* 77–83.

Josselson, R., Lieblich, A., & McAdams, D. P. (Eds.). (2003). *Up close and personal: The teaching and learning of narrative research.* Washington, DC: American Psychological Association.

Jost, J. T., & Banaji, M. R. (1994). The role of stereotyping in system justification and the production of false consciousness. *British Journal of Social Psychology, 33,* 1–27.

Jussim, L., Palumbo, P., Chatman, C., Madon, S., & Smith, A. (2000). Stigma and self-fulfilling prophecies. In T. F. Heatherton, R. E. Kleck, M. R. Hebl, & J. G. Hull (Eds.), *The social psychology of stigma* (pp. 374–418). New York: Guilford.

Kandel, E. R., Mednick, S. A., Kirkegaard-Sorensen, L., Hutchings, B., Knop, J., Rosenberg, R., et al. (1988). IQ as a protective factor for subjects at a high risk for antisocial behavior. *Journal of Consulting and Clinical Psychology, 56,* 224–226.

Kaplan, B. (Ed.) (1964). *The inner world of mental illness.* New York: Harper & Row.

Katz, I. (1981). *Stigma: A social psychological analysis.* Mahwah, NJ: Erlbaum.

Katz, I., Wackenhut, J., & Hass, R. G. (1986). Racial ambivalence, value duality, and behavior. In J. F. Dovidio & S. L. Gaertner (Eds.), *Prejudice, discrimination, and racism* (pp. 35–60). San Diego: Academic Press.

Kazdin, A. E. (2000). *Psychotherapy for children and adolescents: Directions for research and practice.* New York: Oxford University Press.

Kazdin, A. E., & Wassell, G. (1998). Treatment completion and therapeutic change among children referred for outpatient therapy. *Professional Psychology: Research and Practice, 29,* 332–340.

Kazdin, A. E., & Weisz, J. R. (Eds.) (2003). *Evidence-based psychotherapies for children and adolescents.* New York: Guilford.

Keane, M. (1990). Contemporary beliefs about mental illness among medical students. *Academic Psychiatry, 14,* 172–177.

Keane, M. (1991). Acceptance vs. rejection: Nursing students' attitudes about mental illness. *Perspectives in Psychiatric Care, 27,* 13–18.

Kessler, R. C., Berglund, P., Demler, O., Jin, R., & Walters, E. E. (2005). Lifetime prevalence and age-of-onset distributions of *DSM-IV* disorders in the National Comorbidity Survey replication. *Archives of General Psychiatry, 62,* 593–602.

Kessler, R. C., Chiu, W. T., Demler, O., & Walters, E. E. (2005). Prevalence, severity, and comoribidty of 12-month *DSM-IV* disorders in the National Comorbidity Survey replication. *Archives of General Psychiatry, 62,* 617–627.

Keusch, G. T., Wilentz, J., & Kleinman, A. (2006). Stigma and global health: Developing a research agenda. *Lancet, 367,* 525–527.

Kevles, D. J. (1985). *In the name of eugenics: Genetics and the uses of human heredity.* New York: Knopf.

Kim-Cohen, J., Moffitt, T. E., Caspi, A., & Taylor, A. (2004). Genetic and environmental processes in young children's resilience and vulnerability to socioeconomic deprivation. *Child Development, 75,* 651–668.

Kitayama, S. (2002). Culture and basic psychological processes—Toward a system view of culture: Comment on Oyserman et al. (2002). *Psychological Bulletin, 128,* 89–96.

Klasen, H. (2000). A name, what's in a name? The medicalization of hyperactivity, revisited. *Harvard Review of Psychiatry, 7,* 339–344.

Knapp, C. (1997). *Drinking: A love story.* New York: Dell.

Kolodziej, M. E., & Johnson, B. T. (1996). Interpersonal contact and acceptance of persons with psychiatric disorders: A research synthesis. *Journal of Consulting and Clinical Psychology, 64,* 1387–1396.

Kramer, P. D. (2005). *Against depression.* New York: Viking.

Krauss, S. J. (1995). Attitudes and the prediction of behavior: A meta-analysis of the empirical literature. *Personality and Social Psychology Bulletin, 21,* 58–75.

Kreisman, D. E., & Joy, V. D. (1974). Family response to the mental illness of a relative: A review of the literature. *Schizophrenia Bulletin, 1*(10), 34–57.

Kunda, Z., & Oleson, K. E. (1997). When exceptions prove the rule: How extremity of deviance determines the impact of deviant experiences on stereotypes. *Journal of Personality and Social Psychology, 72,* 965–979.

Kurzban, R., & Leary, M. R. (2001). Evolutionary origins of stigmatization: The functions of social exclusion. *Psychological Bulletin, 127,* 187–208.

Kutchins, H., & Kirk, S. A. (1997). *Making us crazy: DSM: The psychiatric bible and the creation of mental disorders.* New York: Free Press.

Lachenmeyer, N. (2000). *The outsider: A journey into my father's struggle with madness.* New York: Broadway Books.

Laing, R. D. (1965). *The divided self: A study in sanity and madness.* Baltimore: Penguin.

Lakoff, G. (1996). *Moral politics: What conservatives know that liberals don't.* Chicago: University of Chicago Press.

Lakoff, G. (2004). *Don't think of an elephant: Know your values and frame the debate: The essential guide for progressives.* White River Junction, VT: Chelsea Green.

Lamb, H. R., & Weinberger, L. E. (1998). Persons with severe mental illness in jails and prisons: A review. *Psychiatric Services, 49,* 483–492.

Lamy, R. E. (1966). Social consequences of mental illness. *Journal of Consulting Psychology, 30,* 450–455.

Langlois, J. H., Kalakonis, L., Rubenstein, A. J., Larson, A., Hallam, M., & Smart, M. (2000). Maxims or myths of beauty: A meta-analytic and theoretical review. *Psychological Bulletin, 126,* 390–423.

Lauber, C., Anthony, M., Ajdacic-Gross, V., & Rossler, W. (2004). What about psychiatrists' attitude to mentally ill people? *European Psychiatry, 19,* 423–427.

Lazarus, R. S., & Folkman, S. (1984). *Stress, appraisal, and coping.* New York: Springer.

Lee, S., Lee, M. T. Y., Ching, M. Y. L., & Kleinman, A. (2005). Experience of social stigma by people with schizophrenia in Hong Kong. *British Journal of Psychiatry, 186,* 153–157.

Leete, E. (1992). The stigmatized patient. In P. J. Fink & A. Tasman (Eds.), *Stigma and mental illness* (pp. 17–25). Washington, DC: American Psychiatric Press.

Lefley, H. P. (1989). Family burden and family stigma in major mental illness. *American Psychologist, 44,* 556–560.

Lefley, H. P. (1992). The stigmatized family. In P. J. Fink & A. Tasman (Eds.), *Stigma and mental illness* (pp. 127–138). Washington, DC: American Psychiatric Press.

Lehman, S., Joy, V., Kreisman, D., & Simmons, S. (1976). Responses to viewing symptomatic behaviors and labeling of prior mental illness. *Journal of Community Psychology, 4,* 327–334.

Lerner, R. (1980). *The belief in a just world: A fundamental delusion.* New York: Plenum.

Levenson, R. (2005, February). An exercise in NIH-ilism. *American Psychological Society Observer, 18(2),* 3.

Levy, C. J. (2002a, April 28). Broken homes: A final destination: For mentally ill, death, and misery. *New York Times,* p. A1.

Levy, C. J. (2002b, April 29). Broken homes: Where hope dies: Here is squalor and chaos. *New York Times,* p. A1.

Levy, C. J. (2002c, April 30). Broken homes: The operators: Voiceless, defenseless, and a source of cash. *New York Times,* p. A1.

Lewis, K. N., Davis, C. S., Walker, B. J., & Jennings, R. L. (1984). Attractive vs. unattractive clients: Mediating influences on counselors' perceptions. *Journal of Counseling Psychology, 28,* 309–314.

Lieberman, J. A., Perkins, D., Belger, A., Chakos, M., Jarskog, F., Boteva, K., et al. (2001). The early stages of schizophrenia: Speculations on pathogenesis, pathophysiology, and therapeutic approaches. *Biological Psychiatry, 50,* 884–897.

Lilienfeld, S. O., & Marino, L. (1999). Essentialism revisited: Evolutionary theory and the concept of mental disorder. *Journal of Abnormal Psychology, 108,* 400–411.

Lin, K., & Kleinman, A. (1988). Psychopathology and the clinical course of schizophrenia: A cross-cultural perspective. *Schizophrenia Bulletin, 14,* 555–567.
Lin, K., Kleinman, A., Andrews, H., & Cullen, F. T. (1994). The violent illegal behavior of mental patients reconsidered. *American Sociological Review, 57,* 275–292.
Link, B. G., & Cullen, F. T. (1983). Reconsidering the social rejection of ex-mental patients: Levels of attitudinal response. *American Journal of Community Psychology, 11,* 261–273.
Link, B. G., Cullen, F. T., Frank, J., & Wozniak, J. (1987). The social rejection of ex-mental patients: Understanding why labels matter. *American Journal of Sociology, 92,* 1461–1500.
Link, B. G., Monahan, J., Stueve, A., & Cullen, F. T. (1999). Real in their consequences: A social approach to understanding the association between psychiatric symptoms and violence. *American Sociological Review, 64,* 316–322.
Link, B. G., & Phelan, J. C. (2001a). Conceptualizing stigma. *Annual Review of Sociology, 27,* 363–385.
Link, B. G., & Phelan, J. C. (2001b, September). *On stigma and its public health implications.* Paper presented at Stigma and Global Health: Developing a Research Agenda. Bethesda, MD.
Link, B. G., Phelan, J. C., Bresnahan, M., Stueve, A., & Pescosolido, B. A. (1999). Public conceptions of mental illness: Labels, causes, dangerousness, and social distance. *American Journal of Public Health, 89,* 1328–1333.
Link, B. G., Struening, E. L., Rahav, M., Phelan, J., & Nuttbrock, L. (1997). On stigma and its consequences: Evidence from a longitudinal study of men with dual diagnoses of mental illness and substance abuse. *Journal of Health and Social Behavior, 38,* 177–190.
Link, B. G., Yang, L. H., Phelan, J. C., & Collins, P. Y. (2004). Measuring mental illness stigma. *Schizophrenia Bulletin, 30,* 511–541.
Littlewood, R. (1998). Cultural variation in the stigmatisation of mental illness. *Lancet, 352,* 1056–1057.
Luthar, S., Cicchetti, D., & Becker, B. (2000). The construct of resilience: A critical evaluation and guide for future work. *Child Development, 71,* 543–562.
Lynch, M., & Cicchetti, D. (1998). An ecological-transactional analysis of children and contexts: The longitudinal interplay among child maltreatment, community violence, and children's symptomatology. *Development and Psychopathology, 10,* 235–257.
MacDonald, J. D., & MacIntyre, P. D. (1999). A rose is a rose: Effects of label change, education, and sex on attitudes toward mental disabilities. *Journal of Developmental Disabilities, 6,* 15–31.
MacDonald-Wilson, K. L., Rogers, E. S., Massaro, J. M., Lyass, A., & Crean, T. (2002). An investigation of reasonable workplace accommodations for people with psychiatric disabilities: Quantitative findings from a multi-site study. *Community Mental Health Journal, 38,* 35–50.
Macrae, C. N., Bodenhausen, G. V., Milne, A. B., & Jetten, J. (1994). Out of mind but not out of sight: Stereotypes on the rebound. *Journal of Personality and Social Psychology, 67,* 808–817.

Macrae, C. N., Milne, A. B., & Bodenhausen, G. V. (1994). Stereotypes as energy-saving devices: A peek inside the cognitive toolbox. *Journal of Personality and Social Psychology, 66,* 34–47.

Maher, W. B., & Maher, B. A. (1985). Psychopathology: From ancient times to the eighteenth century. In G. A. Kimble & K. Schlesinger (Eds.), *Topics in the history of psychology: Vol. 2* (pp. 251–294). Mahwah, NJ: Erlbaum.

Major, B., Kaiser, C. R., & McCoy, S. K. (2003). It's not my fault: When and why attributions to prejudice protect self-esteem. *Personality and Social Psychology Bulletin, 29,* 772–781.

Major, B., & O'Brien, L. T. (2005). The social psychology of stigma. *Annual Review of Psychology, 56,* 393–421.

Mankowski, E., & Rappaport, J. (1995). Stories, identity, and the psychological sense of community. In R. S. Wyer (Ed.), *Advances in social cognition: Vol. 8* (pp. 211–226). Mahwah, NJ: Erlbaum.

Markowitz, F. E. (1998). The effects of stigma on the psychological well-being and life satisfaction of persons with mental illness. *Journal of Health and Social Behavior, 39,* 335–347.

Markowitz, F. E. (2005). Sociological models of mental illness stigma: Progress and prospects. In P. W. Corrigan (Ed.), *On the stigma of mental illness: Practical strategies for research and social change* (pp. 129–144). Washington, DC: American Psychological Association.

Marshall, C. (2005, August 20). Panel on prison rape hears victims' chilling accounts. *New York Times,* p. A9.

Martin, J., Pescosolido, B., & Tuch, S. (2000). Of fear and loathing: The role of "disturbing behavior," labels, and causal attributions in shaping public attitudes toward people with mental illness. *Journal of Health and Social Behavior, 41,* 208–223.

Masten, A., Best, K., & Garmezy, N. (1990). Resilience and development: Contributions from the study of children who overcome adversity. *Development and Psychopathology, 2,* 425–444.

Matas, M., el-Guebaly, N., Harper, D., Green, M., & Peterkin, A. (1986). Mental illness and the media: Part 2. Content analysis of press coverage on mental health topics. *Canadian Journal of Psychiatry, 31,* 431–433.

McConahay, J. B. (1986). Modern racism, ambivalence, and the Modern Racism Scale. In J. F. Dovidio & S. L. Gaertner (Eds.), *Prejudice, discrimination, and racism* (pp. 91–125). San Diego: Academic Press.

McGuffin, P., Riley, B., & Plomin, R. (2001). Toward behavioral genomics. *Science, 291,* 1232–1249.

McKown, C., & Weinstein, R. S. (2003). The development and consequences of stereotype consciousness in middle childhood. *Child Development, 74,* 498–515.

Mechanic, D. (1998). Cultural and organizational aspects of applications of the Americans with Disabilities Act to persons with psychiatric disabilities. *Millbank Quarterly, 76,* 5–23.

Mehta, S., & Farina, A. (1997). Is being "sick" really better? Effect of the disease view of mental disorder on stigma. *Journal of Social and Clinical Psychology, 16,* 405–419.

Mendoza-Denton, R., & Mischel, W. (in press). Integrating system approaches to culture and personality: The cultural cognitive-affective processing system

(C-CAPS). In S. Kitayama & D. Cohen (Eds.), *Handbook of cultural psychology*. New York: Guilford.
Mendoza-Denton, R., Page-Gould, E., & Pietrzak, J. (2006). Mechanisms for coping with race-based rejection expectations. In S. Levin & C. Van Laar (Eds.), *Stigma and group inequality: Social psychological approaches* (pp. 151–169). Mahwah, NJ: Erlbaum.
Merton, R. K. (1948). The self-fulfilling prophecy. *Antioch Review, 8,* 193–210.
Milgram, S. (1974). *Obedience to authority.* New York: Harper & Row.
Milich, R., McAninch, C. B., & Harris, M. (1992). Effects of stigmatizing information on children's peer relationships: Believing is seeing. *School Psychology Review, 21,* 400–409.
Miller, C. T., & Major, B. (2000). Coping with stigma and prejudice. In T. F. Heatherton, R. E. Kleck, M. R. Hebl, & J. G. Hull (Eds.), *The social psychology of stigma* (pp. 243–272). New York: Guilford.
Miller, G. (2006). The unseen: Mental illness's global toll. *Science, 311,* 458–461.
Mintz, J., Drake, K. E., & Crits-Cristoph, P. (1996). Efficacy and effectiveness of psychotherapy: Two paradigms, one science. *American Psychologist, 58,* 1084–1085.
Mirabi, M., Weinman, M. L., Magnetti, S. M., & Keppler, K. N. (1985). Professional attitudes toward the chronically mentally ill. *Hospital and Community Psychology, 36,* 404–405.
Monahan, J. (1992). Mental disorder and violent behavior: Perceptions and evidence. *American Psychologist, 47,* 511–521.
Monteith, M. J., Sherman, J. W., & Devine, P. G. (1998). Suppression as a stereotype control strategy. *Personality and Social Psychology Review, 2,* 63–82.
Moorman, M. (2002). *My sister's keeper: Learning to cope with a sibling's mental illness.* New York: Norton.
Mora, G. (1992). Stigma during the medieval and Renaissance periods. In P. J. Fink & A. Tasman (Eds.), *Stigma and mental illness* (pp. 41–57). Washington, DC: American Psychiatric Press.
Morrison, J. K. (1980). The public's current beliefs about mental illness: Serious obstacle to effective community psychology. *American Journal of Community Psychology, 8,* 697–707.
Moynihan, R., & Cassels, A. (2005). *Selling sickness: How the world's biggest pharmaceutical companies are turning us all into patients.* New York: Nation Books.
MTA Cooperative Group. (1999a). Fourteen-month randomized clinical trial of treatment strategies for attention-deficit hyperactivity disorder. *Archives of General Psychiatry, 56,* 1073–1086.
MTA Cooperative Group. (1999b). Moderators and mediators of treatment response for children with ADHD: The MTA Study. *Archives of General Psychiatry, 56,* 1088–1096.
Muhlbauer, S. (2002). Experiences of stigma by families with mentally ill family members. *Journal of the American Psychiatric Nurses Association, 8,* 76–83.
Mukherjee, R., Fialho, A., Wijetunge, A., Checinski, T., & Surgenor, T. (2002). The stigmatisation of psychiatric illness: The attitudes of medical students and doctors in a London teaching hospital. *Psychiatric Bulletin, 26,* 178–181.

Murray, C. J., & López, A. D. (Eds.). (1996). *The global burden of disease and injury series, Vol. 1. A comprehensive assessment of mortality and disability from diseases, injuries, and risk factors in 1990 and projected to 2020.* Cambridge, MA: Harvard University Press.

Myers, D. (1996). *Social psychology* (4th ed.). New York: McGraw-Hill.

Myers, M., & Fine, C. (2003). Suicide in physicians: Toward prevention. *Medscape General Medicine, 5.* Retrieved from http://www.medscape.com/viewarticle1462619

Nairn, R. G., & Coverdale, J. H. (2005). People never see us living this well: An appraisal of the personal stories about mental illness in a prospective print media sample. *Australian and New Zealand Journal of Psychology, 38,* 281–287.

Nathan, P. E., & Gorman, J. M. (Eds.). (2002). *A guide to treatments that work* (2nd ed.). New York: Oxford University Press.

Neale, J. M., & Oltmanns, T. (1980). *Schizophrenia.* New York: Wiley.

Neff, J. A., & Husaini, B. A. (1985). Lay images of mental illness: Social knowledge and tolerance of the mentally ill. *Journal of Community Psychology, 13,* 3–12.

Neuberg, S. L., Smith, D. M., & Asher, T. (2000). Why people stigmatize: Toward a biocultural framework. In T. F. Heatherton, R. E. Kleck, M. R. Hebl, & J. G. Hull (Eds.), *The social psychology of stigma* (pp. 31–61). New York: Guilford.

Neugebauer, R. (1979). Medieval and early modern theories of mental illness. *Archives of General Psychiatry, 36,* 477–483.

Neugeboren, J. (1998). *Imagining Robert: My brother, madness, and survival.* New York: Holt.

New Freedom Commission on Mental Health. (2003). *Achieving the promise: Transforming mental health care in America. Final Report.* DHHS Publication No. SMA-03-3832. Rockville, MD: SAMSHA. Retrieved from http://www.mentalhealthcommission.gov/reports

Nisbett, R. E., & Wilson, T. D. (1977). Telling more than we can know: Verbal reports on mental processes. *Psychological Review, 84,* 231–259.

Norvitilis, J. M., Scime, M., & Lee, J. S. (2002). Courtesy stigma in mothers of children with attention deficit/hyperactivity disorder: A preliminary investigation. *Journal of Attention Disorders, 6,* 61–68.

Nuland, S. P. (2005, August 11). Killing cures. *New York Review of Books,* pp. 23–25.

Nunnally, J. C. (1961). *Popular conceptions of mental health: Their development and change.* New York: Holt, Rinehart, and Winston.

Ochs, E., & Capps, L. (2001). *Living narrative: Creating lives in everyday storytelling.* Cambridge, MA: Harvard University Press.

O'Day, B., & Killeen, M. (2002). Research on the lives of people with disabilities: The emerging importance of qualitative research methodologies. *Journal of Disability Policy Studies, 13,* 9–15.

Oestman, M., & Kjellin, L. (2002). Stigma by association: Psychological factors in relatives of people with mental illness. *British Journal of Psychiatry, 181,* 494–498.

Ohaeri, J. U., & Abdullahi, A. (2001). The opinion of caregivers on aspects of schizophrenia and major affective disorders in a Nigerian setting. *Social Psychiatry and Psychiatric Epidemiology, 36,* 403–409.

Olmstead, D. W., & Durham, K. (1976). Stability of mental health attitudes: A semantic differential study. *Journal of Health and Social Behavior, 17,* 35–44.

Oltmanns, T. F., & Emery, R. E. (1998). *Abnormal psychology* (2nd ed.). Upper Saddle River, NJ: Prentice Hall.

Osgood, C. E., Suci, G. J., & Tannenbaum, P. H. (1957). *The measurement of meaning.* Urbana: University of Illinois Press.

Oskamp, S. (2000). Multiple paths to reducing prejudice and discrimination. In S. Oskamp (Ed.), *Reducing prejudice and discrimination: The Claremont Symposium on Applied Social Psychology* (pp. 1–19). Mahwah, NJ: Erlbaum.

Otey, E., & Fenton, W. S. (2004). Editors' introduction: Building mental illness stigma research. *Schizophrenia Bulletin, 30,* 473–475.

Ottati, V., Bodenhausen, G. V., & Newman, L. S. (2005). Social psychological models of mental illness stigma. In P. W. Corrigan (Ed.), *On the stigma of mental illness: Practical strategies for research and social change* (pp. 99–128). Washington, DC: American Psychological Association.

Page, S. (1995). Effects of the mental illness label in 1993: Acceptance and rejection in the community. *Journal of Health and Social Policy, 7,* 61–68.

PatientView. (2004a, February). Part 1: Campaigners fight to improve mental healthcare services: The social and policy battles. *HSC News International, 4,* 8–65.

PatientView. (2004b, February). Stamp Out Stigma. *HSC News International, 4,* 67–72.

Pauley, J. (2004). *Skywriting: A life out of the blue.* New York: Random House.

Pavenstedt, E. (1965). A comparison of the childrearing environment of upper-lower and very low-lower class families. *American Journal of Orthopsychiatry, 35,* 89–98.

Pear, R. (2000, April 18). Many employers found to violate law regarding parity for mental health coverage. *New York Times,* p. A18.

Pear, R (2006, January 21). Medicare woes take high toll on mentally ill: Denied drugs, many face hospitalization. *New York Times,* pp. A1, A9.

Penn, D. J., & Corrigan, P. W. (2002). The effects of stigma suppression on psychiatric stigma. *Schizophrenia Research, 55,* 269–276.

Penn, D. L., Judge, A., Jamieson, P., Garczynski, J., Hennessy, M., & Romer, R. (2005). Stigma. In D. L. Evans, E. B. Foa, R. E. Gur, H. Hendin, C. P. O'Brien, M. E. P. Seligman, et al. (Eds.), *Treating and preventing adolescent mental health disorders: What we know and what we don't know: A research agenda for improving the mental health of our youth* (pp. 532–543). New York: Oxford University Press.

Penn, D. L., & Martin, J. (1998). The stigma of severe mental illness: Some potential solutions for a recalcitrant problem. *Psychiatric Quarterly, 69,* 235–247.

Penn, D., L., & Nowlin-Drummond, A. (2001). Politically correct labels and schizophrenia: A rose by any other name? *Schizophrenia Bulletin, 27,* 197–203.

Pennebaker, J. W., & Seagal, J. D. (1999). Forming a story: The health benefits of narrative. *Journal of Clinical Psychology, 55,* 1243–1254.

Perlick, D. A., Rosenheck, R. A., Clarkin, J. F., Maciejewski, P. K., Sirey, J., Struening, E., et al. (2004). Impact of family burden and affective response on

clinical outcome among patients with bipolar disorder. *Psychiatric Services, 55,* 1029–1035.
Perlick, D. A., Rosenheck, R. A., Clarkin, J. F., Sirey, J. A., Salahi, J., Struening, E. L., et al. (2001). Stigma as a barrier to recovery: Adverse effects of perceived stigma and social adaptation of persons diagnosed with bipolar affective disorder. *Psychiatric Services, 52,* 1627–1632.
Pescosolido, B. A., Monahan, J., Link, B. G., Stueve, A., & Kikuzawa, S. (1999). The public's view of the competence, dangerousness, and need for legal coercion of persons with mental health problems. *American Journal of Public Health, 89,* 1339–1345.
Pettigrew, T. F., & Meertens, R. W. (1995). Subtle and blatant prejudice in Western Europe. *European Journal of Social Psychology, 25,* 57–76.
Pettigrew, T. F., & Tropp, L. R. (2000). Does intergroup contact reduce prejudice? Recent meta-analytic findings. In S. Oskamp (Ed.), *Reducing prejudice and discrimination: The Claremont Symposium on Applied Social Psychology* (pp. 93–114). Mahwah, NJ: Erlbaum.
Phares, V. (2003). *Understanding abnormal child psychology.* New York: Wiley.
Phelan, J. C. (2005). Geneticization of deviant behavior and consequences for stigma: The case of mental illness. *Journal of Health and Social Behavior, 46,* 307–322.
Phelan, J. C., Bromet, E., & Link, B. (1998). Psychiatric illness and family stigma. *Schizophrenia Bulletin, 24,* 115–126.
Phelan, J. C., Cruz-Rojas, R., & Reiff, M. (2002). Genes and stigma: The connection between perceived genetic etiology and attitudes and beliefs about mental illness. *Psychiatric Rehabilitation Skills, 6,* 159–185.
Phelan, J. C., & Link, B. G. (1998). The growing belief that people with mental illness are violent: The role of the dangerousness criterion for civil commitment. *Social Psychiatry and Psychiatric Epidemiology, 33*(Suppl. 1), S7–S12.
Phelan, J. C., Link, B. G., Stueve, A., & Pescosolido, B. A. (2000). Public conceptions of mental illness in 1950 and 1996: What is mental illness and is it to be feared? *Journal of Health and Social Behavior, 41,* 188–207.
Phillips, D. L. (1963). Rejection: A possible consequence of seeking help for mental disorders. *American Sociological Review, 28,* 963–972.
Phillips, D. L. (1966). Public identification and acceptance of the mentally ill. *American Sociological Review, 29,* 679–687.
Pickles, A., & Angold, A. (2003). Natural categories or fundamental dimensions: On carving nature at its joints and the rearticulation of psychopathology. *Development and Psychopathology, 15,* 529–555.
Pinel, E. C. (2002). Stigma consciousness in intergroup contexts: The power of conviction. *Journal of Experimental Social Psychology, 38,* 178–185.
Piner, K. E., & Kahle, L. R. (1984). Adapting to the stigmatizing label of mental illness: Gone but not forgotten. *Journal of Personality and Social Psychology,* 47, 805–811.
Pinfold, V., Huxley, P., Thornicroft, G., Farmer, P., Toulmin, H., & Graham, T. (2003a). Reducing psychiatric stigma and discrimination: Evaluating an educational intervention with the police force in England. *Social Psychiatry and Psychiatric Epidemiology, 38,* 337–344.

Pinfold, V., Toulmin, H., Thornicroft, G., Huxley, P., Farmer, P., & Graham, T. (2003b). Reducing psychiatric stigma and discrimination: Evaluation of educational interventions in UK secondary schools. *British Journal of Psychiatry, 182,* 342–346.

Polubinskaya, S. V. (2001). Law and psychiatry in Russia: Looking backward and forward. In L. E. Frost & R. J. Bonnie (Eds.), *The evolution of mental health law* (pp. 113–125). Washington, DC: American Psychological Association.

Pratto, F., Sidanius, J., Stalworth, L., & Malle, B. F. (1994). Social dominance orientation: A personality variable prediction social and political attitudes. *Journal of Personality and Social Psychology, 67,* 741–763.

Pyszczynski, T., Greenberg, J., & Solomon, S. (2005). The machine in the ghost: A dual-process model of defense against conscious and unconscious death-related thought. In I. P. Furgus, K. D. Williams, & S. M. Laham (Eds.), *Social motivation: Conscious and unconscious processes* (pp. 41–54). New York: Cambridge University Press.

Quinn, D. M. (2006). Concealable versus conspicuous stigmatized identities. In S. Levin & C. Van Laar (Eds.), *Stigma and group inequality: Social psychological approaches* (pp. 83–103). Mahwah, NJ: Erlbaum.

Quinn, D. M., Kahng, S. K., & Crocker, J. (2004). Discreditable: Stigma effects of revealing mental illness history on test performance. *Personality and Social Psychology Bulletin, 30,* 803–815.

Rabasca, L. (1999, July/August). White House Conference an important "first step." *American Psychological Association Monitor, 30,* 11.

Rabkin, J. G. (1972). Opinions about mental illness: A review of the literature. *Psychological Bulletin, 77,* 153–171.

Rabkin, J. G. (1974). Public attitudes toward mental illness: A review of the literature. *Schizophrenia Bulletin, 1*(10), 9–33.

Raguram, R., Raghu, T. M., Vounatsou, P., & Weiss, M. G. (2004). Schizophrenia and the cultural epidemiology of stigma in Bangalore, India. *Journal of Nervous and Mental Disease, 192,* 734–744.

Ramsey, G. V., & Seipp, M. (1948a). Attitudes and opinions concerning mental illness. *Psychiatric Quarterly, 22,* 428–444.

Ramsey, G. V., & Seipp, M. (1948b). Public opinions and information concerning mental health. *Journal of Clinical Psychology, 4,* 397–406.

Rappaport, J. (2000). Community narratives: Tales of terror and joy. *American Journal of Community Psychology, 28,* 1–24.

Ray, M. C., & Downs, W. R. (1986). An empirical test of labeling theory using longitudinal data. *Journal of Research in Crime and Delinquency, 23,* 169–194.

Read, J. (2002). The need for evidence-based destigmatization programmes. *Incite: The Mental Health Journal of New Zealand, 1,* 10–16.

Read, J., & Baker, S. (1996). *Not just sticks and stones: A survey of stigma, taboo, and discrimination experiences by people with mental health problems.* London: Mind.

Read, J., & Harre, N. (2001). The role of biological and genetic causal beliefs in the stigmatization of "mental patients." *Journal of Mental Health, 10,* 223–235.

Read, J., & Law, A. (1999). The relationship of causal beliefs and contact with users of mental health services to attitudes toward the "mentally ill." *International Journal of Social Psychiatry, 45,* 216–229.

Reinke, R. R., Corrigan, P. W., Leonhard, C., Lundin, R. K., & Kubiak, M. A. (2004). Examining two aspects of contact on the stigma of mental illness. *Journal of Social and Clinical Psychology, 23,* 377–389.

Rhodes, R. (1999). *Why they kill: The discoveries of a maverick criminologist.* New York: Vintage.

Ries, A., & Ries, L. (2002). *The fall of advertising and the rise of PR.* New York: Harper Business.

Rissmiller, D. J., & Rissmiller, J. H. (2006). Evolution of the antipsychiatry movement into mental health consumerism. *Psychiatric Services, 57,* 863–866.

Ritsher, J. B., & Phelan, J. C. (2004). Internalized stigma predicts erosion of morale among psychiatric outpatients. *Psychiatry Research, 129,* 257–265.

Ritterfield, U., & Jin, S. (2006). Addressing media stigma for people experiencing mental illness using an entertainment-education strategy. *Journal of Health Psychology, 11,* 247–267.

Riva, G. (2005). Virtual reality in psychotherapy: A review. *CyberPsychology and Behavior: Special Use of Virtual Environments in Training and Rehabilitation, 8,* 220–230.

Rokeach, M. (1971). Long-range experimental modification of values, attitudes, and behavior. *American Psychologist, 26,* 453–459.

Rootman, I., & Lafave, H. (1969). Are popular attitudes toward the mentally ill changing? *American Journal of Psychiatry, 126,* 261–265.

Rosenfeld, S. (1997). Labeling mental illness: The effects of services and perceived stigma on life satisfaction. *American Sociological Review, 62,* 660–672.

Rosenhan, D. (1973). On being sane in insane places. *Science, 179,* 250–258.

Rosenhan, D., & Seligman, M. E. P. (1994). *Abnormal psychology* (2nd ed.). New York: Norton.

Rudman, L. A., Ashmore, R. D., & Gary, M. L. (2001). "Unlearning" automatic biases: The malleability of implicit prejudice and stereotypes. *Journal of Personality and Social Psychology, 81,* 856–868.

Rutter, M. (1987). Psychosocial resilience and protective mechanisms. *American Journal of Orthopsychiatry, 57,* 316–331.

Rutter, M., & Silberg, J. (2002). Gene-environment interplay in relation to emotional and behavioral disturbance. *Annual Review of Psychology, 53,* 463–490.

Rutter, M., & Sroufe, L. A. (2000). Developmental psychopathology: Concepts and challenges. *Development and Psychopathology, 12,* 265–296.

Sackeim, H. A., Devanand, D. P., & Nobler, M. S. (1995). Electroconvulsive therapy. In F. E. Bloom & D. J. Kupfer (Eds.), *Psychopharmacology: The fourth generation of progress* (pp. 1123–1141). New York: Raven.

Sacks, O. (1985). *The man who mistook his wife for a hat.* London: Duckworth.

Sacks, O. (1996). *An anthropologist on Mars: Seven paradoxical tales.* New York: Vintage.

Sameroff, A. J., & Chandler, M. J. (1975). Reproductive risk and the continuum of caretaking casualty. In F. D. Horowitz (Ed.), *Review of child development research: Vol. 4* (pp. 187–244). Chicago: University of Chicago Press.

Santora, M., & Carey, B. (2005, April 13). Depressed? New York screens people at risk. *New York Times,* pp. A1, A13.

Sarbin, T. R., & Mancuso, J. G. (1970). Failure of a moral enterprise: Attitudes of the public toward mental illness. *Journal of Consulting and Clinical Psychology, 35,* 159–173.

Sartorius, N. (1998). Stigma: What can psychiatrists do about it? *Lancet, 352,* 1058–1059.

Sartorius, N. (1999). One of the last obstacles to better mental health care: The stigma of mental illness. In J. Guimon, W. Fischer, & N. Sartorius (Eds.), *The image of madness: The public facing mental illness and psychiatric treatment* (pp. 138–142). Basel, Switzerland: Karger.

Sartorius, N., & Schulze, H. (2005). *Reducing the stigma of mental illness: A report.* New York: Cambridge University Press.

Scambler, G., & Hopkins, A. (1990). Generating a model of epileptic stigma: The role of qualitative analysis. *Social Science and Medicine, 30,* 1187–1194.

Scheff, T. J. (1974). The labeling theory of mental illness. *American Sociological Review, 39,* 444–452.

Scheff, T. J. (1984). *Being mentally ill: A sociological theory* (2nd ed.). Chicago: Aldine.

Schnittker, J. (2000). Gender and reactions to psychological problems: An examination of social tolerance and perceived dangerousness. *Journal of Health and Social Behavior, 41,* 224–240.

Schulze, T. G., Fangerow, H., & Propping, P. (2004). From degeneration to genetic susceptibility, from eugenics to genethics, from Bezugziffer to LOD score: The history of psychiatric genetics. *International Review of Psychiatry, 16,* 246–259.

Scott, D. J., & Philip, A. E. (1985). Attitudes of psychiatric nurses to treatment and patients. *British Journal of Medical Psychology, 58,* 169–173.

Segal, S. (1978). Attitudes toward the mentally ill: A review. *Social Work, 23,* 211–217.

Shain, R., & Phillips, J. (1991). The stigma of mental illness: Labeling and stereotyping in the news. In L. Wilkins & P. Patterson (Eds.), *Risky business: Communicating issues of science, risk, and public policy* (pp. 61–74). Westport, CT: Greenwood.

Shannonhouse, R. (Ed.). (2000). *Out of her mind: Women writing on madness.* New York: Modern Library.

Shaw, F. (1998). Mistaken identity. *Lancet, 352,* 1050–1051.

Sherif, M., & Sherif, C. W. (1953). *Groups in harmony and tension.* New York: Harper & Row.

Shibre, T., Negash, A., Kullgren, G., Kebede, D., Alem, A., Fekadu, A., et al. (2001). Perceptions of stigma among family members of individuals with schizophrenia and major affective disorders in rural Ethiopia. *Social Psychiatry and Psychiatric Epidemiology, 36,* 299–303.

Shields, B. (2005). *Down came the rain.* New York: Hyperion.

Sibicky, M., & Dovidio, J. F. (1986). Stigma of psychological therapy: Stereotypes, interpersonal reactions, and self-fulfilling prophecies. *Journal of Counseling Psychology, 33,* 148–154.

Sidanius, J., & Pratto, F. (1999). *Social dominance: An intergroup theory of social hierarchy and oppression.* New York: Cambridge University Press.

Sirey, J. A., Bruce, M. L., Alexopoulos, G., Perlick, D., Raue, P., Friedman, S. J., et al. (2001). Perceived stigma as a predictor of treatment discontinuation in

young and older outpatients with depression. *American Journal of Psychiatry, 158,* 479–481.

Smart, L., & Wegner, D. M. (2000). The hidden costs of hidden stigma. In T. F. Heatherton, R. E. Kleck, M. R. Hebl, & J. G. Hull (Eds.), *The social psychology of stigma* (pp. 220–242). New York: Guilford.

Smith, B. (Ed.). (2003). *John Searle: Contemporary philosophy in focus.* New York: Cambridge University Press.

Smith, C. S. (2005, September 29). Abuse of electroshock found in Turkish mental hospitals. *New York Times,* p. A3.

Snow, R. P. (1983). *Creating media culture.* Thousand Oaks, CA: Sage.

Solomon, S., Greenberg, J., & Pyszczynski, T. (1991). A terror management theory of social behavior: The psychological functions of self-esteem and cultural worldviews. In M. P. Zanna (Ed.), *Advances in experimental social psychology: Vol. 24* (pp. 93–159). San Diego: Academic Press.

Solomon, S., Greenberg, J., & Pyszczynski, T. (2000). Pride and prejudice: Fear of death and social behavior. *Current Directions in Psychological Science, 9,* 200–204.

Sommer, R., Clifford, J. S., & Norcross, J. C. (1998). A bibliography of mental patients' autobiographies: An update and classification system. *American Journal of Psychiatry, 155,* 1261–1264.

Sontag, D. (2002, September 15). When politics is personal. *New York Times Sunday Magazine,* pp. 90–93, 115.

Sontag, S. (1978/1989). *Illness as metaphor and AIDS and its metaphors.* New York: Doubleday.

Spitzer, A., & Cameron, C. (1995). School-age children's perceptions of mental illness. *Western Journal of Nursing Research, 17,* 398–415.

Spitzer, R. (1981). The diagnostic status of homosexuality in *DSM-III:* A reformulation of issues. *American Journal of Psychiatry, 138,* 210–125.

Sroufe, L. A. (1989). Pathways to adaptation and maladaptation: Psychopathology as developmental deviation. In D. Cicchetti (Ed.), *Rochester Symposium on Developmental Psychopathology: Vol. 1. The emergence of a discipline* (pp. 13–40). Hillsdale, NJ: Erlbaum.

Stangor, C., & Crandall, C. S. (2000). Threat and the social construction of stigma. In T. F. Heatherton, R. E. Kleck, M. R. Hebl, & J. G. Hull (Eds.), *The social psychology of stigma* (pp. 62–87). New York: Guilford.

Steadman, H. J., Mulvey, E. P., Monahan, J., Robbins, P. C., Appelbaum, P. S., Grisso, J., et al. (1998). Violence by people discharged from acute psychiatric inpatient facilities and by others in the same neighborhoods. *Archives of General Psychiatry, 55,* 393–401.

Steele, C. M. (1997). A threat in the air: How stereotypes shape intellectual identity and performance. *American Psychologist, 52,* 613–629.

Steele, C. M., & Aronson, J. (1995). Stereotype threat and the intellectual test performance of African Americans. *Journal of Personality and Social Psychology, 69,* 797–811.

Steele, C. M., Spencer, S. J., & Aronson, J. (2002). Contending with group image: The psychology of stereotype and social identity threat. In M. P. Zanna (Ed.), *Advances in experimental social psychology: Vol. 34* (pp. 379–440). San Diego: Academic.

Stefan, S. (2001). *Unequal rights: Discrimination against people with mental disabilities and the Americans with Disabilities Act.* Washington, DC: American Psychological Association.

Stefan, S. (2002). *Hollow promises: Employment discrimination against people with mental disabilities.* Washington, DC: American Psychological Association.

Stein, J., & Flexner, S. B. (Eds.) (2001). *Random House Roget's college thesaurus.* New York: Random House.

Stephan, W. G., & Finlay, K. (1999). The role of empathy in improving intergroup relations. *Journal of Social Issues, 55,* 729–743.

Stephan, W. G., & Stephan, C. W. (2000). An integrated threat theory of prejudice. In S. Oskamp (Ed.), *Reducing prejudice and discrimination: The Claremont Symposium on Applied Social Psychology* (pp. 23–45). Mahwah, NJ: Erlbaum.

Sternberg, R. J. (2003). A duplex theory of hate: Development and application to terrorism, massacres, and genocide. *Journal of General Psychology, 7,* 299–328.

Stoessner, I. J., & Mackie, D. M. (1993). Affect and perceived group variability: Implications for stereotyping and prejudice. In D. M. Mackie & D. L. Hamilton (Eds.), *Affect, cognition, and stereotyping: Interactive processes in group perception* (pp. 63–86). San Diego: Academic Press.

Storr, A. (1988). *Churchill's black dog, Kafka's mice, and other phenomena of the human mind.* New York: Grove.

Stout, P. A., Villegas, J., & Jennings, N. A. (2004). Images of mental illness in the media: Identifying gaps in the research. *Schizophrenia Bulletin, 30,* 543–561.

Strauss, J. S. (1989). Subjective experiences of schizophrenia: Toward a new dynamic psychiatry: II. *Schizophrenia Bulletin, 15,* 179–187.

Struch, N., & Schwartz, S. H. (1989). Intergroup aggression: Its predictors and distinctions from ingroup bias. *Journal of Personality and Social Psychology, 56,* 364–373.

Struening, E. L., Perlick, D. A., Link, B. G., Hellman, F. G., Herman, D., & Sirey, J. A. (2001). The extent to which caregivers believe most people devalue consumers and their families. *Psychiatric Services, 52,* 1633–1638.

Struening, E. L., Stueve, A., Vine, P., Kreisman, D. E., Link, B. G., & Herman, D. B. (1995). Factors associated with grief and depressive symptoms in caregivers of people with serious mental illness. In J. R. Greenley (Ed.), *Research in community and mental health: Vol. 8* (pp. 91–124). Greenwich, CT: JAI Press.

Sturm, R., Gresenz, C., Pacula, R., & Wells, K. (1999). Labor force participation by persons with mental illness. *Psychiatric Services, 50,* 1407.

Styron, W. (1990). *Darkness visible: A memoir of madness.* New York: Harper & Row.

Sue, S. (2003). In defense of cultural competency in psychotherapy and treatment. *American Psychologist, 58,* 964–970.

Sugiura, T., Sakamoto, S., Tanaka, E., Tomada, A., & Kitamura, T. (2001). Labeling effect of seishin-bunretsu-byou, the Japanese translation for schizophrenia: An argument for relabeling. *International Journal of Social Psychiatry, 47,* 43–51.

Sullivan, M., Hamilton, T., & Allen, H. (2005). Changing stigma through the media. In P. W. Corrigan (Ed.), *On the stigma of mental illness: Practical strategies for research and social change* (pp. 297–312). Washington, DC: American Psychological Association.

Swanson, J. M., Lerner, M., & Williams, L. (1995). More frequent diagnosis of attention-deficit hyperactivity disorder. *New England Journal of Medicine, 333,* 944.

Szasz, T. S. (1961). *The myth of mental illness: Foundations of a theory of personal conduct.* New York: Hoeber-Harper.

Szmulker, G. I., Burgess, P., Herrman, H., Benson, A., Colusa, S., & Bloch, S. (1996). Caring for relatives with serious mental illness: The development of the experience of caregiving industry. *Social Psychiatry and Psychiatric Epidemiology, 31,* 137–148.

Tajfel, H., & Turner, J. C. (1979). An integrative theory of intergroup conflict. In W. G. Austin & S. Worchel (Eds.), *The social psychology of intergroup relations* (pp. 33–47). Monterey, CA: Brooks/Cole.

Tayman, J. (2006). *The colony: The harrowing true story of the exiles of Molokai.* New York: Scribner.

Teachman, B. A., Gaspinski, K. D., Brownell, K. D., Rawlins, M., & Jeyeran, S. (2003). Demonstrations of implicit anti-fat bias: The impact of providing causal information and evoking empathy. *Health Psychology, 22,* 68–78.

Teachman, B. A., Gregg, A. P., & Woody, S. R. (2001). Implicit associations for fear-related stimuli among individuals with snake and spider fears. *Journal of Abnormal Psychology, 110,* 226–235.

Teachman, B. A., Wilson, J. G., & Komarovskaya, I. (2006). Implicit and explicit stigma of mental illness in diagnosed and healthy samples. *Journal of Social and Clinical Psychology, 25,* 75–95.

Teachman, B. A., & Woody, S. R. (2003). Automatic processing in spider phobia: Implicit fear associations over the course of treatment. *Journal of Abnormal Psychology, 112,* 100–109.

Teplin, L. A., McClelland, G. M., Abram, K. M., & Weiner, D. A. (2005). Crime victimization in adults with severe mental illness: Comparison with the National Crime Victimization Survey. *Archives of General Psychiatry,* 62, 911–921.

Tessler, R., & Gamache, G. (2000). *Family experiences with mental illness.* Westport, CT: Auburn House.

Thara, R., & Srinivasan, T. N. (2000). How stigmatising is schizophrenia in India? *International Journal of Social Psychiatry, 46,* 135–141.

Thompson, A. H., Stuart, H., Bland, R. C., Arbodele-Florez, J., Warner, R., & Dickson, R. A. (2002). Attitudes about schizophrenia from the pilot site of the WPA worldwide campaign against the stigma of schizophrenia. *Social Psychiatry and Psychiatric Epidemiology, 37,* 475–482.

Thompson, E. H., & Doll, W. (1982). The burden of families coping with the mentally ill: An invisible crisis. *Family Relations, 31,* 379–388.

Tooby, J., & Cosmides, L. (1992). The psychological foundations of culture. In J. H. Barkow, L. Cosmides, & J. Tooby (Eds.), *The adapted mind: Evolutionary psychology and the generation of culture* (pp. 19–136). New York: Oxford University Press.

Torrey, E. F. (1997). *Out of the shadows: Confronting America's mental illness crisis.* New York: Wiley.

Torrey, E. F., & Miller, J. (2001). *The invisible plague: The rise of mental illness from 1750 to the present.* New Brunswick, NJ: Rutgers University Press.

Tringo, J. L. (1970). The hierarchy of preference toward disability groups. *Journal of Special Education, 4,* 295–306.

Tsang, H. W. H., Tam, P. K. C., Chan, F., & Cheung, W. M. (2003). Stigmatizing attitudes toward individuals with mental illness in Hong Kong: Implications for their recovery. *Journal of Community Psychology, 31,* 338–396.

Twenge, J., & Crocker, J. (2002). Race, ethnicity, and self-esteem: Meta-analyses comparing whites, blacks, Hispanics, Asians, and Native Americans, including a commentary on Gray-Little and Hafdahl. *Psychological Bulletin, 128,* 371–408.

U.S. Department of Health and Human Services. (1999). *Mental health: A report of the surgeon general.* Rockville, MD: Author.

U.S. Department of Health and Human Services. (2001). *Mental health: Culture, race, and ethnicity, a supplement to mental health: A report of the Surgeon General.* Rockville, MD: Author.

Vanden Boom, D. C., & Lustig, D. C. (1997). The relationship between employment status and quality of life for individuals with severe and persistent mental illness. *Journal of Applied Rehabilitation Counseling, 28,* 4–8.

Wahl, O. F. (1992). Mass media images of mental illness: A review of the literature. *Journal of Community Psychology, 20,* 343–352.

Wahl, O. F. (1995). *Media madness: Public images of mental illness.* New Brunswick, NJ: Rutgers University Press.

Wahl, O. F. (1999a). Mental health consumers' experience of stigma. *Schizophrenia Bulletin, 25,* 467–478.

Wahl, O. F. (1999b). *Telling is risky business: Mental health consumers confront stigma.* New Brunswick, NJ: Rutgers University Press.

Wahl, O. F. (2002). Children's views of mental illness: A review of the literature. *Psychiatric Rehabilitation Services, 6,* 134–158.

Wahl, O. F. (2003). Depictions of mental illnesses in children's media. *Journal of Mental Health, 12,* 249–258.

Wahl, O. F., & Harman, C. R. (1989). Family views of stigma. *Schizophrenia Bulletin, 15,* 131–139.

Wahl, O. F., & Lefkowitz, J. Y. (1989). Impact of a television film on attitudes toward mental illness. *American Journal of Community Psychology, 17,* 521–528.

Wahl, O. F., & Roth, R. (1982). Television images of mental illness: Results of a metropolitan Washington media watch. *Journal of Broadcasting, 26,* 599–605.

Wahl, O. F., Ward, A., & Richards, R. (2002). Newspaper coverage of mental illness: Is it changing? *Psychiatric Rehabilitation Skills, 6,* 9–31.

Wakefield, J. C. (1992). Disorder as harmful dysfunction: A conceptual critique of *DSM-III-R*'s definition of mental disorder. *Psychological Review, 99,* 232–247.

Wakefield, J. C. (1999). Evolutionary vs. prototype analyses of the concept of disorder. *Journal of Abnormal Psychology, 108,* 374–399.

Walker, E. F., & Diforio, D. (1997). Schizophrenia: A neural diathesis-stress model. *Psychological Review, 104,* 667–685.

Walker, I., & Read, J. (2002). The differential effectiveness of psychosocial and biogenetic causal explanations in reducing negative attitudes toward "mental illness." *Psychiatry: Interpersonal and Biological Processes, 65,* 313–325.

Wang, P. S., Berglund, P., Olfson, M., Pincus, H. A., Wells, K. B., & Kessler, R. C. (2005). Failure and delay in initial treatment contact in the National Comorbidity Survey replication. *Archives of General Psychiatry, 62,* 603–613.

Ward, M. J. (1946). *The snake pit.* New York: Random House.

Warner, R. (1999). Combatting the alienation experienced by people with mental illness. In J. Guimon, W. Fischer, & N. Sartorius (Eds.), *The image of madness: The public facing mental illness and psychiatric treatment* (pp. 118–128). Basel, Switzerland: Karger.

Warner, R. (2005). Local projects of the World Psychiatric Association programme to reduce stigma and discrimination. *Psychiatric Services, 56,* 570–575.

Warner, R., Taylor, D., Wright, L., Sloat, A., Springett, G., Arnold, S., et al. (1994). Substance abuse among the mentally ill: Prevalence, reasons for use, and effects on illness. *American Journal of Orthopsychiatry, 64,* 30–39.

Watson, A. C., & Corrigan, P. W. (2005). Challenging public stigma: A targeted approach. In P. W. Corrigan (Ed.), *On the stigma of mental illness: Practical strategies for research and social change* (pp. 281–295). Washington, DC: American Psychological Association.

Watson, A. C., Otey, E., Westbrook, A. L., Gardner, A. L., Lamb, T. A., Corrigan, P. W., et al. (2004). Changing middle schoolers' attitudes about mental illness through education. *Schizophrenia Bulletin, 30,* 563–572.

Watson, A. C., Ottati, V., Lurigio, A., & Heyrman, M. (2005). Stigma and the police. In P. W. Corrigan (Ed.), *On the stigma of mental illness: Practical strategies for research and social change* (pp. 197–217). Washington, DC: American Psychological Association.

Watson, A. C., & River, P. (2005). A social-cognitive model of personal responses to stigma. In P. W. Corrigan (Ed.), *On the stigma of mental illness: Practical strategies for research and social change* (pp. 145–164). Washington, DC: American Psychological Association.

Wegner, D. M. (1997). When the antidote is worse than the poison: Ironic mental control processes. *Psychological Science, 8,* 148–150.

Weiner, B. (1985). An attributional theory of achievement motivation and emotion. *Psychological Review, 92,* 548–573.

Weiner, B., Perry, R. P., & Magnusson, J. (1988). An attributional analysis of reactions to stigmas. *Journal of Personality and Social Psychology, 55,* 738–748.

Weinstein, R. (1983). Labeling theory and the attitudes of mental patients: A review. *Journal of Health and Social Behavior, 24,* 70–84.

Weiss, M. F. (1994). Children's attitudes toward the mentally ill: An eight-year longitudinal follow-up. *Psychological Reports, 74*(1), 51–56.

Wekerle, C., & Wolfe, D. A. (2003). Child maltreatment. In E. J. Mash & R. A. Barkley (Eds.), *Child psychopathology* (2nd ed., pp. 632–684). New York: Guilford.

Werner, E., & Smith, R. (1992). *Overcoming the odds: High-risk children from birth to adulthood.* Ithaca, NJ: Cornell University Press.

Wertheim, L. J. (2003, September 8). Prisoners of depression. *Sports Illustrated,* 71–75.

Whatley, C. (1958). Social attitudes toward discharged mental patients. *Social Problems, 6,* 313–320.

Williams, G. C. (1966). *Adaptation and natural selection: A critique of some current evolutionary thought.* Princeton, NJ: Princeton University Press.

Willis, A. G., Willis, G. B., Male, A., Henderson, M., & Manderscheid, R. W. (1998). Mental illness and disability in the U.S. adult household population. In R. W. Manderscheid & M. J. Henderson (Eds.), *Mental health, United States, 1998* (pp. 113–123). Washington, DC: U.S. Government Printing Office.

Wills, T. A. (1981). Downward comparison principles in social psychology. *Psychological Bulletin, 90,* 245–271.

Wilson, C., Nairn, R., Coverdale, J., & Panapa, A. (2000). How mental illness is portrayed in children's television: A prospective study. *British Journal of Psychiatry, 176,* 440–443.

Wilson, E. O. (1975). *Sociobiology: The new synthesis.* Cambridge, MA: Harvard University Press.

Wilson, G. T., Becker, C. B., & Heffernan, K. (2003). Eating disorders. In E. J. Mash & R. A. Barkley (Eds.), *Child psychopathology* (2nd ed., pp. 687–715). New York: Guilford.

Woods, N. S., Eyler, F. D., Conlon, M., Behnke, M., & Webie, K. (1998). Pygmalion in the cradle: Observer bias against cocaine-exposed infants. *Journal of Developmental and Behavioral Pediatrics, 19,* 283–285.

World Health Organization. (2001). *Mental health: New understanding, new hope.* New York: Author.

Wright, E. R., Gronfein, W. P., & Owens, T. J. (2000). Deinstitutionalization, social rejection, and the self-esteem of former mental patients. *Journal of Health and Social Behavior, 44,* 68–90.

Yarrow, M. R., Clausen, J., & Robbins, P. (1955). The social meaning of mental illness. *Journal of Social Issues, 11,* 33–48.

Zahn-Waxler, C., Duggal, S., & Gruber, R. (2002). Parental psychopathology. In M. H. Bornstein (Ed.), *Handbook of parenting, Vol. 4. Social conditions and applied parenting* (2nd ed., pp. 295–327). Mahwah, NJ: Erlbaum.

Zajonc, R. B. (1980). Feeling and thinking: Preferences need no inferences. *American Psychologist, 35,* 151–175.

Zigler, E., & Glick, M. (1986). *A developmental approach to adult psychopathology.* New York: Wiley.

Zilboorg, G., with Henry, G. W. (1941). *A history of medical psychology.* New York: Norton.

Zito, J. M., Safer, D. J., dosReis, S., Gardner, J. F., Boles, M., & Lynch, F. (2000). Trends in the prescribing of psychotropic medications to preschoolers. *Journal of American Medical Association, 283,* 1025–1060.

Zito, J. M., Safer, D. J., dosReis, S., Gardner, J. F., Magder, L., Soeken, K., et al. (2003). Psychotropic practice patterns for youth: A 10-year perspective. *Archives of Pediatric and Adolescent Medicine, 157,* 17–25.

◆監訳者略歴

石垣琢麿｜いしがき たくま

1987年、東京大学文学部心理学科卒業。1993年、浜松医科大学医学部卒業。1999年、東京大学大学院総合文化研究科博士課程修了。現在、東京大学大学院総合文化研究科教授。

●主要著訳書

『幻聴と妄想の認知臨床心理学――精神疾患への症状別アプローチ』（単著・東京大学出版会［2001］）、『統合失調症の臨床心理学』（共著、東京大学出版会［2003］）、『心理学をつかむ』（共著・有斐閣［2009］）、『認知行動療法100のポイント』（監訳・金剛出版［2010］）、『統合失調を理解し支援するための認知行動療法』（監訳・金剛出版［2011］）、『認知行動療法を身につける――グループとセルフヘルプのためのCBTトレーナーガイドブック』（監修・金剛出版［2011］）、『あなたの自己回復力を育てる――認知行動療法とレジリエンス』（監訳・金剛出版［2015］）、『認知行動療法セルフカウンセリング・ガイド』（共訳・金剛出版［2016］）ほか多数。

◆訳者略歴

柳沢圭子｜やなぎさわ けいこ

翻訳業。上智大学外国語学部英語学科卒業

●主要訳書

『自殺で遺された人たちのサポートガイド――苦しみを分かち合う癒やしの方法』（明石書店［2007］）、『統合失調症と家族――当事者を支える家族のニーズと援助法』（金剛出版［2010］）、『精神疾患診断のエッセンス――DSM-5の上手な使い方』（金剛出版［2014］）、『あなたの自己回復力を育てる――認知行動療法とレジリエンス』（金剛出版［2015］）、『頑張りすぎない生き方――失敗を味方にするプログラム』（金剛出版［2017］）ほか。

恥《はじ》の烙《らく》印《いん》

精《せい》神《しん》的《てき》疾《しっ》病《ぺい》へのスティグマと変《へん》化《か》への道標《どうひょう》

2017年7月20日　印刷
2017年7月30日　発行

著者――スティーブン・P・ヒンショー
監訳者――石垣琢磨
訳者――柳沢圭子

発行者――立石正信
発行所――株式会社　金剛出版
〒112-0005
東京都文京区水道1-5-16
電話　03-3815-6661
振替　00120-6-34848

装幀◉岩瀬聡
本文組版◉石倉康次
印刷◉太平印刷社
製本◉東京美術紙工協業組合

ISBN978-4-7724-1566-8 C3047

アンチスティグマの精神医学
メンタルヘルスへの挑戦

［著］＝N・サルトリウス　日本若手精神科医の会（JYPO）

●A5判　●上製　●280頁　●定価 **4,600**円＋税
● ISBN978-4-7724-1288-9 C3047

「アンチスティグマ」を標榜する碩学ノーマン・サルトリウスの
画期的な名著待望の邦訳！
精神障害に対するスティグマ（偏見）を打ち破るための
精神医療構造改革の書。

リカバリー
希望をもたらすエンパワーメントモデル

［編］＝カタナ・ブラウン　［監訳］＝坂本明子

●A5判　●並製　●240頁　●定価 **3,000**円＋税
● ISBN978-4-7724-1255-1 C3047

精神障害者の当事者運動から発生し，
世界中の精神医療福祉政策にインパクトをあたえている
「リカバリー」概念をめぐる
実践的論文集。

精神現象の宇宙へ
〈こころ〉への知的探索の旅――慶應義塾大学講義

［著］＝佐藤裕史

●四六判　●上製　●288頁　●定価 **3,400**円＋税
● ISBN978-4-7724-1260-5 C3011

「劇場型社会」としての現代の〈こころ〉の現象を
音楽，絵画，小説，映画作品から読み解き、
精神の病の実相を明らかにする。
〈こころ〉の多様な表現を探索する試論。

精神疾患診断のエッセンス

DSM-5の上手な使い方

［著］＝A・フランセス　［訳］＝大野 裕　中川敦夫　柳沢圭子

●四六判　●並製　●280頁　●定価 **3,200**円＋税

● ISBN978-4-7724-1352-7 C3047

DSM-5に定義された診断基準を
患者の役に立つように柔軟に活用していくためのヒントを公開。
過剰診断を減らすための注意と、流行の診断による影響・対策など、
DSM-5を読み解く注意点も書かれたサブテキスト。

精神医療・診断の手引き

DSM-IIIはなぜ作られ、DSM-5はなぜ批判されたか

［著］＝大野 裕

●四六判　●並製　●190頁　●定価 **2,400**円＋税

● ISBN978-4-7724-1386-2 C3047

現代精神医学が抱える問題、
DSM-Ⅲが「必要」になった背景とその後の展開,
そしてDSM-5の作成をめぐる「批判」を紹介しながら、
著者独自の治療論を語る。

DSM・ICD対応

臨床家のための精神医学ガイドブック

［著］＝池田 健

●A5判　●並製　●304頁　●定価 **3,600**円＋税

● ISBN978-4-7724-1391-6 C3047

DSM・ICD分類に準拠して事例を提示する
身体疾患についての医学的知識,
心理学的知識、薬物の作用／副作用を解説しながら
臨床現場での診断／対応例を紹介する実践的な入門書。